Actualizaciones **SECOT 5**

Actualizaciones
en Cirugía Ortopédica
y Traumatología

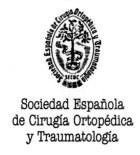

Sociedad Española
de Cirugía Ortopédica
y Traumatología

Actualizaciones en Cirugía Ortopédica y Traumatología

COMITÉ EDITORIAL

Director
Luis Ferrández Portal

Vocales
Juan Manuel Curto Gamallo
Fernando Gómez-Castresana Bachiller
Fernando López Prats
José Paz Jiménez
Antonio J. Pérez Caballer
E. Carlos Rodríguez Merchán
Santiago Suso Vergara

⑪ MASSON

MASSON, S.A.
Travessera de Gràcia, 17-21 - 08021 Barcelona (España)
Teléfono: (34) 93 241 88 00
www.masson.es

MASSON, S.A.
21, rue Camille Desmoulins - 92789 Issy-les-Moulineaux Cedex 9 - Paris (Francia)
www.masson.fr

MASSON S.P.A.
Via Muzio Attendolo detto Sforza, 7/9 - 20141 Milano (Italia)
www.masson.it

MASSON DOYMA MÉXICO, S.A.
Santander, 93 - Colonia Insurgentes Mixcoac - 03920 México DF (México)

© 2005 MASSON, S.A.
          Travesera de Gràcia, 17-21 - Barcelona (España)
ISBN: **978-84-458-2354-5**
Depósito Legal: B. 45.523-2004
Composición y compaginación: JAZ Sistemes Digitals, S.L. (2005)
Impresión: Aleu, S.A. - Zamora, 45 - 08005 (Barcelona) (2005)

Colaboradores

Héctor Aguado Hernández
Médico del Departamento de Cirugía Ortopédica y Traumatología, Hospital Ramón y Cajal, Madrid

José Alía Benítez
Jefe de Sección, Servicio de Cirugía Ortopédica y Traumatología, Hospital Clínico San Carlos, Madrid

Pedro Antich Adrover
Médico Adjunto, Servicio de Cirugía Ortopédica y Traumatología, Hospital Son Llàtzer, Palma de Mallorca

Joan Armengol Barallat
Médico Adjunto, Servicio de Cirugía Ortopédica y Traumatología, Hospital de Bellvitge, L'Hospitalet de Llobregat (Barcelona)

José Luis Baltés Horche
Médico Especialista en Cirugía Ortopédica y Traumatología, Hospital Beata María Ana, Madrid

Teresa Bas Hermida
Facultativo Especialista, Unidad de Cirugía del Raquis, Hospital Universitario La Fe, Valencia

Agustín Blanco Pozo
Jefe de Servicio de Cirugía Ortopédica y Traumatología, Hospital General Yagüe, Burgos

Ángel Bueno Horcajadas
Médico Adjunto, Área de Diagnóstico por Imagen, Unidad de Tumores del Sistema Músculo-Esquelético, Fundación Hospital Alcorcón, Madrid

Antonio José Carrascosa Fernández
Médico Adjunto, Servicio de Anestesia y Reanimación, Hospital 12 de Octubre, Madrid

Juan Luis Cebrián Parra
Médico Adjunto, Servicio de Cirugía Ortopédica y Traumatología, Hospital Clínico San Carlos, Madrid

Andrés Combalía Aleu
Profesor Asociado, Universitat de Barcelona; Consultor de Cirugía Ortopédica y Traumatología, Servicio de Cirugía Ortopédica y Traumatología, Hospital Clínic, Barcelona

José Cordero Ampuero
Profesor Titular de Cirugía Ortopédica y Traumatología, Facultad de Medicina, Universidad Autónoma de Madrid, Hospital Universitario La Princesa, Madrid

Alberto D. Delgado Martínez
Profesor Asociado, Departamento de Ciencias de la Salud, Universidad de Jaén; Facultativo Especialista de Área de Cirugía Ortopédica y Traumatología, Hospital Universitario Neurotraumatológico, Complejo Hospitalario de Jaén

Pedro J. Delgado Serrano
Médico Especialista en Cirugía Ortopédica y Traumatología, Hospital FREMAP, Majadahonda (Madrid)

Pedro Doménech Fernández
Médico Adjunto, Sección de Traumatología y Ortopedia Infantil, Servicio de Cirugía Ortopédica y Traumatología, Hospital General Universitario de Alicante

Pedro Escalona Sada
Médico Especialista en Cirugía Ortopédica y Traumatología, Mutual Cyclops, Madrid

Julián Fernández González
Profesor Asociado, Universidad Autónoma de Madrid; Médico Adjunto, Servicio de Traumatología y Cirugía Ortopédica, Hospital Universitario La Princesa, Madrid

Gabriel Fernández Pérez
Médico Adjunto, Servicio de Radiodiagnóstico, Centro Médico POVISA, Vigo

Pablo Fernández de Retana
Médico Especialista Senior, Unidad de Pie y Tobillo, Servicio de Cirugía Ortopédica y Traumatología, Hospital Clínic, Barcelona

Jenaro A. Fernández-Valencia
Unidad de Pie y Tobillo, Servicio de Cirugía Ortopédica y Traumatología, Hospital Clínic, Barcelona

Ángel Ferreres Claramunt
Coordinador de la Unidad de la Mano, Consultor del Servicio de Cirugía Ortopédica y Traumatología, Hospital Clínic, Barcelona; Institut Kaplan, Barcelona

Francisco Forriol Campos
Director del Laboratorio de Investigación Ortopédica, Facultad de Medicina, Universidad de Navarra, Pamplona

María José García-Galán San Miguel
Magistrada-Juez, Profesora Asociada de Practicum, Facultad de Derecho, Universidad Autónoma de Madrid

Fernando Gómez-Castresana Bachiller
Profesor Titular de Cirugía Ortopédica y Traumatología, Facultad de Medicina, Universidad Complutense, Madrid

Enrique Guerado Parra
Médico Especialista en Cirugía Ortopédica y Traumatología, Director del Departamento de Cirugía Ortopédica y Rehabilitación, Hospital Costa del Sol, Universidad de Málaga, Marbella (Málaga)

Pedro Gutiérrez Carbonell
Jefe de Sección de Traumatología y Ortopedia Infantil, Servicio de Cirugía Ortopédica y Traumatología, Hospital General Universitario, Alicante

Carlos Irisarri Castro
Unidad de Cirugía de la Mano, Centro Médico POVISA, Vigo

Ricardo Larraínzar Garijo
Médico Adjunto, Servicio de Cirugía Ortopédica y Traumatología I, Hospital 12 de Octubre, Madrid; Miembro del Grupo de Dolor de la SECOT

Alejandro Lizaur Utrilla
Jefe del Servicio de Cirugía Ortopédica, Hospital General de Elda, Alicante

Luis López-Durán Stern
Jefe del Servicio de Cirugía Ortopédica y Traumatología, Hospital Clínico San Carlos, Madrid

Antonio Maestro Fernández
Doctor en Medicina, Especialista en Cirugía Ortopédica y Traumatología, Jefe de Servicios Médicos FREMAP, Gijón (Oviedo)

Fernando Marco Martínez
Profesor Titular de Cirugía Ortopédica y Traumatología, Facultad de Medicina, Universidad Complutense de Madrid

José Martel Villagrán
Médico Adjunto, Área de Diagnóstico por Imagen, Unidad de Tumores del Sistema Músculo-Esquelético, Fundación Hospital Alcorcón, Madrid

Vicente Martí Perales
Facultativo Especialista, Servicio de Cirugía Ortopédica y Traumatología Infantil, Hospital Universitario Infantil La Fe, Valencia

Silvia Martín Martín
Médico Adjunto, Servicio de Radiodiagnóstico, Hospital Son Llàtzer, Palma de Mallorca

Luis Miranda Casas
Jefe de Sección, Servicio de Cirugía Ortopédica y Traumatología Infantil, Hospital Universitario Infantil La Fe, Valencia

Luis Munuera Martínez
Catedrático de Cirugía Ortopédica y Traumatología, Universidad Autónoma de Madrid; Jefe del Departamento de Traumatología y Cirugía Ortopédica, Hospital La Paz, Madrid

Eduardo J. Ortiz Cruz
Médico Adjunto, Área de Traumatología y Cirugía Ortopédica, Unidad de Tumores del Sistema Músculo-Esquelético, Fundación Hospital Alcorcón, Madrid

José Palacios Cabezas
Jefe de Equipo, Departamento de Cirugía Ortopédica y Traumatología «Profesor Palacios Carvajal», Hospital de la Zarzuela, Madrid

Pablo Palacios Cabezas
Jefe de Unidad, Departamento de Cirugía Ortopédica y Traumatología «Profesor Palacios Carvajal», Hospital de la Zarzuela, Madrid

José de Palacios y Carvajal
Jefe del Departamento de Cirugía Ortopédica y Traumatología «Profesor Palacios Carvajal», Hospital de la Zarzuela, Madrid

Luis Peidro Garcés
Consultor del Servicio de Cirugía Ortopédica y Traumatología, Hospital Clínic, Barcelona

José Manuel Perales Ruiz
Médico Adjunto, Servicio de Cirugía Ortopédica y Traumatología, Hospital General Yagüe, Burgos

Antonio J. Pérez-Caballer
Profesor Asociado, Facultad de Medicina, Universidad San Pablo-CEU, Madrid; Director del Servicio de Urgencias de Cirugía Ortopédica y Traumatología, Clínica La Milagrosa, Madrid;

Sergio Pombo Expósito
Médico Especialista en Cirugía Ortopédica y Traumatología, Unidad de Cirugía de la Mano, Centro Médico POVISA, Vigo

José M. Rapariz González
Jefe de Unidad, Servicio de Cirugía Ortopédica y Traumatología, Hospital Son Llàtzer, Palma de Mallorca

Óscar Riquelme García
Facultativo Especialista de Área, Servicio de Ortopedia y Traumatología, Hospital Gregorio Marañón, Madrid

Jaime Roca Burniol
Profesor Titular de Cirugía Ortopédica y Traumatología, Universidad Autónoma de Barcelona; Jefe del Servicio de Cirugía Ortopédica y Traumatología, Hospital Germans Trias i Pujol, Badalona (Barcelona)

Javier Roca Vicente-Franqueira
Médico Adjunto, Sección de Traumatología y Ortopedia Infantil, Servicio de Cirugía Ortopédica y Traumatología, Hospital Universitario de Alicante

Luis Rodríguez López
Médico Especialista en Cirugía Ortopédica y Traumatología, Jefe de Sección, Hospital de Cabueñes, Gijón (Oviedo)

E. Carlos Rodríguez-Merchán
Jefe de Sección, Servicio de Traumatología y Cirugía Ortopédica, Hospital Universitario La Paz, Madrid

María Piedad Sánchez Sanz
Médico del Servicio de Cirugía Ortopédica y Traumatología, Hospital Clínico San Carlos, Madrid

Santiago Suso Vergara
Profesor Titular de Cirugía Ortopédica y Traumatología, Universitat de Barcelona; Director del Instituto Clínico de Especialidades Médico-Quirúrgicas, Consultor Senior y Jefe del Servicio de Cirugía Ortopédica y Traumatología, Hospital Clínic, Barcelona

Carlos Villanueva Leal
Coordinador de la Unidad de Cirugía del Raquis, Hospital Vall d'Hebron, Barcelona

Introducción

El número 5 de las ACTUALIZACIONES SECOT que ahora se presenta marca sin duda la continuidad de una obra que dio comienzo en 1999 y que esperamos pueda seguir prolongándose en el tiempo durante muchos años. Creemos que, dentro de las publicaciones que tienen a su cargo tanto la SECOT como la Fundación SECOT, ésta, junto con la *Revista*, deberían ser especialmente cuidadas y, en este sentido, quiero emplazar a las Juntas Directivas venideras para que consideren, apoyen y defiendan esta petición. También me gustaría dejar claro el hecho de que ambas publicaciones no tienen por qué ser motivo de interferencias ni plantear problemas «fronterizos», ya que sus contenidos científicos puedan estar muy bien diferenciados por implicar filosofías distintas.

En este número, en cuanto a su contenido, vuelve a seguirse la línea de los anteriores, al venir ordenado en 5 partes distribuidas en: I «Generalidades» (con 6 capítulos), II «Miembro superior» (con 6 capítulos), III «Miembro inferior» (con 7 capítulos), IV «Columna vertebral» (con 3 capítulos), habiendo incluido dentro de la parte V un «tema de actualización especial» que lleva por título «Cirugía ortopédica biológica», hasta completar un total de 22 capítulos. Destaca en este número el que por primera vez se incluya un tema referente a problemas legales relacionados con nuestra profesión, aunque el resto de los temas sean de marcado interés.

Como siempre, no puedo dejar de agradecer su colaboración a los compañeros que encabezan los trabajos: A. J. Pérez-Caballer, E. C. Rodríguez-Merchán, L. López-Durán Stern, E. J. Ortiz Cruz, J. Roca Burniol, M. J. García-Galán San Miguel, I. Peidro Garcés, A. D. Delgado Martínez, C. Irisarri Castro, A. Blanco Pozo, Á. Ferreres Claramunt, J. M. Rapariz González, J. De Palacios y Carvajal, A. Lizaur Utrilla, A. Maestro Fernández, J. Fernández González, P. Fernández de Retana, P. Gutiérrez Carbonell, J. Alía Benítez, C. Villanueva Leal, L. Miranda Casas y L. Munuera Martínez, así como a los colaboradores que han participado en ellos.

Masson vuelve a presentar una publicación a su estilo, es decir, con el esmero y alta calidad de impresión que caracteriza todas sus labores editoriales, y por ello queremos agradecerle no solamente este trabajo sino el interés que muestra por colaborar con nuestra Sociedad.

Con el deseo antes referido, de que estas ACTUALIZACIONES SECOT tengan una muy larga vida presentamos ahora el número 5, para que de su lectura puedan obtener todos los que la adquieran un rédito importante para su formación continuada.

DR. LUIS FERRÁNDEZ PORTAL
Presidente del Comité Editorial

Índice de capítulos

Parte I

GENERALIDADES

Capítulo 1
Dolor postoperatorio en cirugía ortopédica 3
    A. J. Pérez-Caballer, R. Larraínzar Garijo,
    A. J. Carrascosa Fernández
Percepción del dolor en el paciente quirúrgico 3
Características generales del dolor
    en cirugía ortopédica 4
Medidas analgésicas disponibles para el control
    del dolor agudo postoperatorio en cirugía
    ortopédica y traumatológica 4
    Medidas farmacológicas 4
    Medidas no farmacológicas 6
Analgesia combinada y profilaxis del dolor 6
Estrategias terapéuticas para el control
    del dolor agudo postoperatorio en cirugía
    ortopédica y traumatológica 6
    Analgesia en cirugía ambulatoria 7
    Analgesia en cirugía con hospitalización 8

Capítulo 2
Seudoartrosis: conceptos básicos,
modelos experimentales y tratamiento 11
    E. C. Rodríguez-Merchán, F. Forriol Campos,
    F. Gómez-Castresana Bachiller
Introducción 11
Conceptos básicos 11
    Definición y factores que favorecen
      la seudoartrosis 11
    Fisiopatología 12
    Seudoartrosis infectada 12
Modelos experimentales 13
Tratamiento 14
    Objetivos terapéuticos 14
    Métodos terapéuticos 14
    Fijación interna 14
    Fijación externa 16
    Combinación de fijaciones interna y externa 16
    Injerto óseo 16
    Estimulación biológica 16

Inyección percutánea de médula ósea autóloga 17
Moléculas osteoconductivas 17
Conclusiones 17

Capítulo 3
Estimulación electromagnética: indicaciones
actuales y experiencia clínica 19
    L. López-Durán Stern, M. P. Sánchez Sanz,
    J. L. Cebrián Parra, F. Marco Martínez
Introducción y referencia histórica 19
Bases fisiológicas 20
Indicaciones 20
Experiencia del Hospital Clínico San Carlos de Madrid .. 21
Material y método 21
Resultados 22
Discusión 24

Capítulo 4
Procedimientos miniinvasivos en el tratamiento
de las lesiones óseas tumorales 27
    E. J. Ortiz Cruz, J. Martel Villagrán,
    Á. Bueno Horcajadas
Biopsia 27
    Área de diagnóstico por imagen 28
Tratamiento percutáneo mediante radiofrecuencia 28
    Osteoma osteoide 28
    Metástasis óseas 30
    Condroblastoma 30
Tratamiento percutáneo mediante infiltración
    intraósea 31
    Quiste óseo simple 31
    Resumen 33

Capítulo 5
Neuroartropatías 35
    J. Roca Burniol
Introducción 35
Patogenia 35
Artropatía tabética 35
Artropatía de la siringomielia 38
Neuroartropatía diabética 40

Acropatía ulceromutilante 42

Lepra 42

Indiferencia congénita al dolor 42

Capítulo 6

**Comunicaciones procedentes
de instancias judiciales.
Guía práctica para el cirujano ortopédico** 45

    *M. J. García-Galán San Miguel,
    J. Cordero Ampuero*

Organización básica de la Administración
   de Justicia 45

   Orden Jurisdiccional Civil 45

   Orden Jurisdiccional Penal 46

   Orden Jurisdiccional Contencioso-Administrativo ... 47

   Orden Jurisdiccional Social 47

Conocimientos básicos para entender
   los procedimientos judiciales 47

   Personal que trabaja en un juzgado 47

   Tipos de resoluciones judiciales 48

   Comunicación con las partes y con terceros
     (diligencias) 48

   Comunicación con otros tribunales y con terceros ... 49

Actuación ante comunicaciones judiciales 49

   Citación como imputado 49

   Citación como testigo 50

   Citación como perito 50

   Citación como testigo perito 51

Responsabilidad profesional 51

   Acción penal 51

   Acción civil 51

   Otras acciones 51

Parte II

MIEMBRO SUPERIOR

Capítulo 7

Fracturas de la escápula 55

    L. Peidro Garcés, J. Armengol Barallat

Generalidades 55

Fracturas glenoideas intraarticulares 55

Fracturas del cuello, cuerpo y espina de la escápula 57

   Fracturas combinadas con doble lesión del
     complejo suspensorio superior
     del hombro 57

   Hombro flotante 58

Fracturas apofisarias 59

   Fracturas del acromion 59

   Fracturas de la coracoides 59

Disociación escapulotorácica 59

Capítulo 8

Epicondilitis y epitrocleítis 61

    A. D. Delgado Martínez

   Epicondilitis 61

   Epitrocleítis 65

Capítulo 9

**Necrosis del carpo. Valor de la resonancia
magnética** 69

    *C. Irisarri Castro, S. Pombo Expósito,
    G. Fernández Pérez*

Introducción 69

Resonancia magnética en las lesiones traumáticas
   del escafoides 69

Resonancia magnética en las necrosis avasculares
   idiopáticas del escafoides 71

Resonancia magnética en la enfermedad de Kienböck ... 72

Necrosis avascular en otros huesos del carpo 76

Conclusiones 77

Capítulo 10

Fracturas de la cabeza del radio 79

    A. Blanco Pozo, J. M. Perales Ruiz

Etiología 79

Clasificación 79

Lesiones asociadas 81

Diagnóstico 82

Tratamiento ortopédico 82

Tratamiento quirúrgico 82

Indicaciones 84

   Fracturas recientes 84

Tratamiento de las fracturas antiguas 85

Complicaciones del tratamiento 85

Capítulo 11

Fracturas de los huesos de la mano 87

    Á. Ferreres Claramunt, S. Suso Vergara

Introducción 87

Evaluación de lesiones 87

Pronóstico 88

Principios generales 88

Fracturas de las bases de los metacarpianos 88

   Fracturas de la base del primer metacarpiano 88

   Fracturas de la base del quinto metacarpiano 89

   Fracturas de la base del resto de metacarpianos 90

Fracturas de las diáfisis de los metacarpianos 90

Fracturas de la cabeza y cuello de metacarpianos 91

   Fracturas del cuello del quinto metacarpiano 91

   Fracturas de la cabeza de los metacarpianos 93

Fracturas de las bases de las falanges 94

   Fracturas de las bases de las falanges proximales ... 94

Fracturas extraarticulares de las bases
de las falanges proximales 94
Fracturas de las bases de las falanges medias 95
Fracturas de las bases de la falange distal 95
Fracturas diafisarias de las falanges 97
Fracturas condíleas de las falanges 97
Fractura de los sesamoideos 97
Fracturas múltiples 97

Parte III

MIEMBRO INFERIOR

Capítulo 12
Fracturas subtrocantéreas 103
J. M. Rapariz González, H. Aguado Hernández,
S. Martín Martín, P. Antich Adrover

Introducción 103
Características anatómicas 103
Incidencia y mecanismo de producción 104
Clasificación 104
Diagnóstico por imagen 104
Tratamiento 104
Fracturas subtrocantéreas IA: sin extensión
a la fosa piriforme ni conminución
del trocánter menor 105
Fracturas subtrocantéreas IB:
con conminución del trocánter menor,
sin extensión a la fosa piriforme 107
Fracturas subtrocantéreas IIA:
extensión a la fosa piriforme sin conminución
del trocánter menor 107
Fracturas subtrocantéreas IIB:
extensión a la fosa piriforme
con conminución del trocánter menor 108
¿Cuándo injertar? 109
¿Clavo intramedular estándar o largo? 109
Complicaciones 110

Capítulo 13
Endoprótesis de cadera en pacientes menores
de 40 años. Indicaciones y problemas quirúrgicos .. 113
J. de Palacios y Carvajal, J. Palacios Cabezas,
P. Palacios Cabezas

Introducción 113
Secuelas de la infancia 114
Displasias de la cadera 114
Luxación congénita de cadera 114
Infecciones inespecíficas 115
Infecciones específicas 115
Enfermedad de Perthes 115
Necrosis cefálicas 116
Epifisiólisis *capitis femoris* 116
Coxitis laminar 116
Coxa vara y coxa valga 116
Secuelas de la edad adulta (joven) 117
Fractura de cotilo 117
Fracturas cefálicas 117
Fracturas subcapitales 118
Luxación de cadera 118
Necrosis cefálica avascular no traumática 118
Tumores 118
Artritis reumatoidea de localización rizomélica 118
Tuberculosis de cadera 118
Protrusión acetabular-pelvis de Otto-artrocatadisis ... 119
Espondiloartritis anquilopoyética 119
Sinovitis vellonodular pigmentaria 119
Artrosis degenerativa 120
¿Qué tipo de prótesis de cadera se debe
elegir en los enfermos jóvenes
(menores de 40 años)? 120

Capítulo 14
Luxaciones traumáticas de rodilla 123
A. Lizaur Utrilla

Introducción 123
Resumen anatómico 123
Clasificación 123
Etiología y mecanismos 124
Lesiones asociadas 124
Lesiones de ligamentos 124
Lesiones vasculares 125
Lesiones neurológicas 125
Fracturas asociadas 125
Evaluación y tratamiento 125
Diagnóstico 125
Reducción 126
Evaluación vascular 126
Evaluación neurológica 128
Tratamiento 128
Cirugía inmediata 128
Fracturas asociadas 128
Lesiones ligamentosas 128
Tratamiento conservador 128
Tratamiento quirúrgico 129
Pauta postoperatoria 130
Pronóstico y resultados 130
Pauta de evaluación y tratamiento urgente 131
Paso 1 131
Paso 2 131
Paso 3 131
Paso 4 131
Paso 5 131
Preferencias personales 132

Capítulo 15
Artroplastias de revisión de rodilla 135
    A. Maestro Fernández, E. Guerado Parra,
    L. Rodríguez López
Introducción 135
Etiología del fracaso del implante 136
Métodos diagnósticos generales 136
Indicaciones de cirugía de revisión 137
Aspectos técnicos 137
Revisión de artroplastias sépticas 140
    Etiopatogenia 140
Diagnóstico 141
Tratamiento 142
Valoración de resultados 142

Capítulo 16
**Indicaciones de la cirugía artroscópica
en la artrosis de rodilla** 145
    J. Fernández González, P. Escalona Sada,
    P. J. Delgado Serrano
Introducción 145
Modalidades terapéuticas 145
    Lavado articular y desbridamiento articular 145
    Meniscectomía 147
Modalidades de tratamiento para las lesiones
    condrales de la rodilla 148
    Artroplastia por abrasión y perforaciones 148
    Microfractura 149
    Condroplastia térmica y por láser 149
    Efecto placebo 149
Criterios de selección 149
Conclusión 150

Capítulo 17
**Prótesis frente a artrodesis en la patología
degenerativa de tobillo** 153
    P. Fernández de Retana, J. A. Fernández-Valencia,
    A. Combalía Aleu
Introducción 153
Alternativas a la cirugía articular 153
Antecedentes históricos 154
Artrodesis de tobillo 154
    Indicaciones y técnica 154
    Artrodesis artroscópica 155
    Artrodesis mediante miniartrotomía 156
    Artrodesis a cielo abierto 156
    Complicaciones 156
    Resultados a largo plazo 157
Prótesis de tobillo 158
Conclusión 159

Capítulo 18
**Tratamiento del *hallux valgus* en el niño
y adolescente** 161
    P. Gutiérrez Carbonell, P. Doménech Fernández,
    J. Roca Vicente-Franqueira
Introducción 161
Definición 161
Epidemiología 161
Etiología 161
Anatomía de la deformidad en el *hallux* juvenil 162
Clínica 162
Diagnóstico 163
Clasificación 164
Tratamiento 164
    Técnicas quirúrgicas 165
Resultados 168
Complicaciones 169

Parte IV

COLUMNA VERTEBRAL

Capítulo 19
**Prótesis de disco lumbar: indicaciones
y técnicas** 173
    J. Alía Benítez, J. L. Baltés Horche,
    O. Riquelme García
Introducción 173
Degeneración discal 173
Desarrollo de la artroplastia discal 173
Indicaciones 174
Contraindicaciones 176
Técnica quirúrgica 177
Complicaciones 180
Resultados 180

Capítulo 20
Escoliosis congénita 183
    C. Villanueva Leal
Introducción 183
Anomalías asociadas 183
Patogenia 183
Clasificación 184
Deformidades asociadas 187
Anomalías medulares asociadas 187
    Otras anomalías asociadas 188
Pronóstico 188
Principios del tratamiento 188
Evaluación preoperatoria 189
Tratamiento 189
    Fusión posterolateral *in situ* 189

Epifisiodesis anterior y posterior 190
Artrodesis por doble vía 190
Hemivertebrectomía 190
Instrumentaciones de elongación sin fusión 191
Resecciones segmentarias, artrodesis por doble vía .. 191
Conclusión 191

Capítulo 21
Tratamiento de la enfermedad de Scheuermann ... **193**
L. Miranda Casas, V. Martí Perales, T. Bas Hermida
Clínica 193
Etiología y patogenia 196
Formas clínicas 197
Historia natural 197
Tratamiento 198
Tratamiento conservador 198
Tratamiento quirúrgico 200
Propuesta de pautas de tratamiento 202

Parte V

TEMA DE ACTUALIZACIÓN ESPECIAL

Capítulo 22
Cirugía ortopédica biológica 207
L. Munuera Martínez
El porqué de este capítulo 207
Cirugía articular clásica bajo la influencia biológica 207
Cirugía protésica bajo la influencia de la biología 207
Cirugía biológica en el tratamiento de las fracturas 209
Soluciones biológicas actuales
para la cirugía ortopédica 212
Células 212
Matrices 213
Factores bioactivos 214

Índice alfabético de materias 217

Parte I
GENERALIDADES

Capítulo 1

Dolor postoperatorio en cirugía ortopédica

A. J. PÉREZ-CABALLER, R. LARRAÍNZAR GARIJO, A. J. CARRASCOSA FERNÁNDEZ

Percepción del dolor en el paciente quirúrgico

El tratamiento eficaz del dolor en el paciente quirúrgico es un objetivo fundamental para el cirujano de cualquier especialidad. En el ámbito del confort que dicho paciente percibe es el elemento de valoración de la actividad médica de mayor importancia en el postoperatorio inmediato. Particularmente, la cirugía ortopédica está entre el grupo de especialidades quirúrgicas que mayor dolor postoperatorio generan en el paciente y, por tanto, es obligado tratarlo de forma inmediata y eficaz.

En el postoperatorio, la sensación dolorosa no sólo informa, sino que implica profundamente al médico especialista y le hace tomar partido. Por eso el dolor es siempre más que una percepción sensorial.

Para comprender el dolor posquirúrgico –el único modo de llegar a tratarlo adecuadamente– es preciso diferenciar las dimensiones que conforman la experiencia dolorosa de un modo general (1):

1. *Dimensión discriminativa y sensorial:* que recoge las cualidades estrictamente sensoriales del dolor: localización, cualidad, intensidad, características espaciales y temporales.

2. *Dimensión evaluadora y cognitiva:* no sólo se valora la percepción tal como se está sintiendo, sino que también se considera el significado de lo que ocurre y de lo que puede suceder en relación con esa sensación. Esta capacidad influye de manera clara en el nivel de desagrado con que se percibe una sensación dolorosa.

3. *Dimensión emocional:* la sensación dolorosa despierta igualmente un componente emocional en el que confluyen deseos, esperanzas y temores.

En este campo del análisis del dolor quirúrgico como vivencia personal se pueden distinguir tres etapas (1) en la experiencia dolorosa y en el sentimiento emotivo asociado a ésta. La *primera etapa* es inmediata y afectiva y está marcada por la sensación de intenso desagrado y aflicción que varía en estrecha relación con la

intensidad de la sensación nociceptiva y con el nivel de atención que la acompaña. La *segunda etapa* está basada en procesos de conocimiento más reflexivos que implican significados más elaborados, relacionados con la percepción de las consecuencias derivadas de las sensaciones nociceptivas. El dolor se experimenta como amenaza al propio cuerpo, a su bienestar y a su conciencia. La *tercera etapa* es eventual y a menudo se acompaña por reacciones de resistencia y negación del dolor, con esfuerzos para apartarlo o evitarlo, o bien, por el contrario, para aceptarlo y adaptarse a él. Está estrechamente relacionada con la personalidad y los factores culturales.

Así mismo, en la percepción del dolor por parte del paciente quirúrgico es preciso considerar tres elementos neurofisiológicos que influyen extraordinariamente en la elaboración y expresión de los componentes del dolor. El primero de ellos es la *reacción de alerta*. De todas las estimulaciones sensoriales, la estimulación nociceptiva es la que provoca una más intensa y extensa reacción de atención general. Esta reacción es indispensable para que la sensación dolorosa pueda ser valorada y elaborada convenientemente. El segundo de los elementos que se debe considerar es la *activación vegetativa y somatomotora*, que consiste en la aparición de un conjunto de reacciones vegetativas y somáticas, provocadas de forma inmediata por la estimulación nociceptiva. Por último, la *reacción moduladora* que, activada por la propia aferencia nociceptiva a diversos niveles del neuroeje, sirve para controlar centrífugamente la penetración de dicha conducción nociceptiva.

El tratamiento del dolor exige la valoración precisa de la circunstancia en que nace, es decir, el acto quirúrgico y del entorno en que se desarrolla y se manifiesta. La valoración del dolor postoperatorio debe considerar (2), por tanto, diversos elementos. En primer lugar, *la enfermedad subyacente* que condiciona la etiología del dolor, el modo de inicio, localización, duración, intensidad y pronóstico. De la valoración pertinente de estos elementos dependerá, en buena parte, el grado de percepción del dolor en el postoperatorio. En segundo lugar, *la personalidad del paciente,* que determina su reacción individual ante el estímulo álgico relativo a la cirugía practicada y, finalmente, los *factores cul-*

3

turales y ambientales, ya que la reacción de un individuo ante la cirugía forma buena parte de los patrones de conducta propios de su ámbito cultural o ambiental y, en ese sentido, la percepción del dolor en el período postoperatorio puede manifestarse de forma diferente.

Al considerar el hecho doloroso posquirúrgico con este enfoque pluridimensional, se hace preciso, en primer lugar, valorar ponderadamente la historia álgica previa a la cirugía de este determinado paciente, tanto en relación con el dolor actual como con dolores precedentes; en segundo término, se debe analizar la personalidad del enfermo y, adicionalmente, conocer su pronóstico en cuanto a posible intensidad y duración durante el período posquirúrgico (3, 4).

Características generales del dolor en cirugía ortopédica

La mayoría de las intervenciones en cirugía ortopédica ocasionan un dolor agudo, bien localizado, de gran intensidad y agravado con el movimiento. Este tipo de dolor producido por el daño tisular se denomina nociceptivo y cumple una misión de protección (5). Se transmite mediante nociceptores mecánicos, térmicos o químicos, y en ausencia de repetición en la lesión o inflamación la intensidad del dolor disminuye rápidamente. Los requerimientos analgésicos son mayores en el hombre que en la mujer y en la persona joven o deportista que en el paciente artrósico, acostumbrado a los dolores producidos por su enfermedad. En caso de reintervención, el recuerdo del dolor postoperatorio del procedimiento anterior disminuye el umbral doloroso. La intensidad dolorosa es máxima entre las 3 y las 6 h postoperatorias, se estabiliza durante 24 a 36 h, y posteriormente disminuye notablemente a partir del tercer día (6).

Salvo en cirugía de columna y nervio periférico es raro que en el postoperatorio de la cirugía ortopédica se produzcan cambios patológicos en los mecanismos de información-transmisión del sistema nervioso periférico/sistema nervioso central. Este dolor neuropático no tiene una misión defensiva, persiste o incluso aumenta, aunque no exista más daño tisular y su respuesta a tratamiento con antiinflamatorios no esteroideos (AINE) u opioides suele ser pobre.

La medicina basada en la evidencia concluye que el alivio del dolor aporta pocos beneficios en relación con la morbilidad y la mortalidad postoperatoria a pesar de la inhibición de las reacciones de defensa frente al dolor (7, 8). La analgesia permite la normalización de parámetros como la gasometría, los datos hemodinámicos, electrocardiográficos y pruebas funcionales respiratorias, pero la incidencia de las verdaderas complicaciones como el infarto agudo de miocardio y el distrés respiratorio no se han modificado. Sin embargo, cuando se emplean técnicas perimedulares –intradural, epidural– se ha demostrado que la analgesia conseguida con estos métodos proporciona efectos beneficiosos, como la disminución de la isquemia e infarto de miocardio, el

tromboembolismo pulmonar o el íleo paralítico (9). Así mismo, la analgesia mediante bloqueos nerviosos es ideal en intervenciones que cursan con amplias resecciones óseas (artroplastias totales de cadera y rodilla) debido a que:

1. Permite un mejor control del dolor postoperatorio (la analgesia intravenosa es menos eficaz que los bloqueos nerviosos cuando hablamos de analgesia para grandes articulaciones).

2. Ofrece la posibilidad de realizar una rehabilitación más intensiva. Todo ello conlleva un período de convalecencia menor, la prevención de atrofias musculotendinosas y el desarrollo de un síndrome de algodistrofia.

Medidas analgésicas disponibles para el control del dolor agudo postoperatorio en cirugía ortopédica y traumatológica

MEDIDAS FARMACOLÓGICAS

La analgesia postoperatoria raramente se consigue mediante una única alternativa terapéutica (6, 7, 9, 10). Actualmente se considera que la combinación de sustancias con diferente mecanismo de acción y/o el uso simultáneo de distintas vías de administración son estrategias válidas para obtener una analgesia de carácter sinérgico, con la consiguiente reducción de efectos secundarios gracias a la disminución de la dosis de los fármacos asociados.

Analgesia por vía parenteral

En el control del dolor pueden emplearse diversas sustancias y métodos de administración. En el contexto del dolor agudo, la vía intravenosa es la opción más aceptada, siempre y cuando se emplee una pauta que permita mantener niveles plasmáticos estables de la solución elegida para obtener una analgesia permanente. Otras vías posibles, como la subcutánea, la rectal y la intramuscular, pierden interés por asociarse a una absorción errática medicamentosa. Las posibilidades de administración de la analgesia intravenosa incluyen los bolos, la infusión continua, y la analgesia controlada por el paciente (PCA). Esta última modalidad se considera de elección en el control del dolor por vía parenteral (7, 9).

La asociación farmacológica más aceptada en cirugía ortopédica es la de un AINE: ketorolaco, ketoprofeno, etc., junto a un opioide (9, 11): meperidina, tramadol, morfina, etc. Los AINE son fármacos con una actividad antiálgica de intensidad moderada o media, con un techo claramente inferior al de los opioides. Su interés radica en su capacidad antiinflamatoria, pues contribuyen a disminuir la cascada de producción, liberación y acceso de sustancias que pueden sensibilizar y activar directamente las terminaciones sensitivas. Gracias a ello disminuyen los requerimientos de los mórficos. Es importante remarcar que la eficacia de los diversos AINE en dolores de tipo nociceptivo varía según el fármaco elegido, siendo el ketorolaco y el ketoprofeno especialmente potentes, incluso en dosis bajas.

El paracetamol se considera, desde el punto de vista farmacológico, un AINE por ser un inhibidor reversible de la ciclooxigenasa, aunque en sentido estricto no lo es, pues carece, al menos desde el punto de vista clínico, de actividad antiinflamatoria. Tiene una actividad anticonceptiva más discutida que otros AINE, a pesar de que la asociación paracetamol-codeína pueda prescribirse en primera intención tras intervenciones moderadamente dolorosas.

Los opioides implicados en el control del dolor por una acción central y periférica atenúan la transducción y transmisión de la señal dolorosa. Se consideran los fármacos de elección cuando se trata de aliviar dolores de gran intensidad. A diferencia de los AINE, su potencia es dependiente de la dosis. La morfina sigue siendo el fármaco de elección (7), aunque su eficacia es insuficiente durante las sesiones de fisioterapia y rehabilitación.

Analgesia mediante bloqueos nerviosos

Los bloqueos nerviosos permiten controlar el dolor de áreas específicas del cuerpo. Habitualmente se utilizan durante la cirugía como técnica única o en combinación con la anestesia general. Entre ellos se incluyen la anestesia tópica, las infiltraciones, los bloqueos nerviosos periféricos y los bloqueos perimedulares (intradural, epidural). En todos los casos, la analgesia es superior a la obtenida por vía parenteral.

Los bloqueos nerviosos periféricos evitan las reacciones adversas descritas en las anestesias perimedulares al proporcionar una analgesia más selectiva del miembro operado (9). Con respecto al miembro superior, las técnicas de elección son las vías interescalénica (cirugía del hombro), axilar o subclavicular (cirugía del codo o de la mano). La cirugía de la pierna y el pie requiere un bloqueo ciático. El bloqueo continuo proximal del nervio ciático se ha empleado con éxito para prevenir el dolor postoperatorio y el síndrome del miembro fantasma tras la amputación del muslo (8). El concepto de la analgesia intraarticular se basa en el bloqueo de los receptores de la sinovial con anestésicos locales y la demostración de la existencia de receptores opioides periféricos que alcanzan el axón en caso de proceso inflamatorio. Esta técnica se emplea, sobre todo, después de la cirugía artroscópica de la rodilla. La morfina (de 1 a 10 mg en 20 ml de solución salina) tiene una latencia superior a 1 h, pero su eficacia se prolonga más de 24 h. El volumen de la solución tiene que ser superior a 5 ml, ya que cantidades menores no aportan una analgesia superior a la del suero salino. La bupivacaína procura una analgesia rápida, pero con una duración inferior a 4 h. La adición de morfina a la bupivacaína no mejora su calidad analgésica, pero la prolonga. La solución se inyecta al final de la intervención, en un volumen total de 20 a 30 ml.

La posibilidad de mitigar el dolor postoperatorio utilizando bloqueos está condicionada sobre todo por su realización durante la cirugía, lo cual depende de: *a)* el tipo de procedimiento quirúrgico (p. ej., en extremidades superiores); *b)* los factores asociados al paciente (existencia de coagulopatías, infección de la zona de punción o falta de conformidad del paciente), y *c)* la elección en función de la experiencia del anestesista.

Los anestésicos locales son los analgésicos utilizados habitualmente. El alivio del dolor es de mayor calidad que el obtenido con fármacos sistémicos, especialmente sobre el denominado dolor dinámico, es decir, el agravado con el movimiento. Tanto es así que los pacientes consideran los bloqueos nerviosos como el método analgésico más eficaz (11). Otras ventajas proporcionadas por los anestésicos locales son las secundarias al bloqueo de la transmisión nerviosa desde los tejidos lesionados: *a)* la supresión de la hiperactividad simpática que participa en la cronicidad de los fenómenos dolorosos; *b)* la vasodilatación regional, por lo que se atenúa el dolor de origen isquémico y mejora la cicatrización, y *c)* la supresión de una serie de mecanismos neuroendocrinometabólicos inducidos por el dolor. Ello permite sugerir que su administración previa al daño tisular disminuye la reacción inflamatoria, la intensidad del dolor y el uso intraoperatorio y postoperatorio de analgésicos intravenosos, además de que en el postoperatorio disminuya la incidencia de trombosis venosa profunda, embolismo pulmonar, requerimientos transfusionales, neumonías y depresiones respiratorias. Los inconvenientes de los anestésicos locales son la hipotonía muscular, las retenciones urinarias, los episodios de hipotensión arterial y los riesgos vinculados al desplazamiento del catéter. Es importante resaltar que, a pesar de la seguridad, eficacia y satisfacción proporcionada por la analgesia mediante anestésicos locales, se han de tomar precauciones por el peligro potencial de un síndrome compartimental inadvertido.

La adición de coadyuvantes (10) ha incrementado en mayor o menor grado la duración de la analgesia y la profundidad del bloqueo. De entre ellos destacan los opioides y los agonistas α2 como la clonidina. El descubrimiento de receptores específicos de sustancias antinociceptivas fuera del sistema nervioso central (SNC), así como la mayor comprensión de la fisiología de la nocicepción durante la transducción y la transmisión, han aportado nuevas posibilidades en relación con el empleo de sustancias, ya sea solas o asociadas a los anestésicos locales. Así mismo, los bloqueos nerviosos permiten experimentar con nuevas sustancias que actúan sobre receptores periféricos responsables de la nocicepción (p. ej., antagonistas de los receptores de la bradicinina, purinérgicos, vaniloides) o participan en la modulación endógena del organismo (agonistas cannabinoides, agonistas adrenérgicos como la clonidina, etc.).

La analgesia postoperatoria se consigue administrando la solución analgésica en bolos, infusión continua o con una bomba de PCA a través de catéteres perineurales. El procedimiento habitual consiste en infundir anestésicos locales en bajas concentraciones junto con opioides liposolubles como el fentanilo durante 48 a 72 h, aunque puede extenderse según necesidades.

La mayor ventaja que proporciona la utilización de catéteres es la posibilidad de disminuir la concentración de los anestésicos, lo que implica una analgesia con menor riesgo de efectos secundarios (retención urinaria, bloqueo motor, hipotensión arterial, etc.).

MEDIDAS NO FARMACOLÓGICAS

Existe una gran variedad de medidas no farmacológicas que intentan aliviar el dolor agudo postoperatorio o, al menos, disminuir las dosis necesarias de medicación analgésica (6, 7, 9).

El frío local, sobre todo en cirugía de las extremidades, aplicado directamente sobre la herida quirúrgica disminuye la inflamación y la cantidad de analgésicos necesarios para el confort del paciente.

El papel que la estimulación eléctrica nerviosa transcutánea (TENS) tiene en el dolor postoperatorio es controvertido. Esta técnica se basa en la aplicación local de impulsos eléctricos producidos por un generador y aplicados mediante unos electrodos para bloquear la vía de entrada del dolor. La localización exacta del punto doloroso para la colocación de los electrodos es difícil y la estimulación prolongada e intensa durante horas puede provocar irritaciones cutáneas.

La actividad y movilización precoz son primordiales en el control postoperatorio del paciente. Existe evidencia clínica de que el ejercicio tras la cirugía reduce tanto el riesgo de trombosis venosa como el dolor después de una discectomía.

Por último, la información que se proporcione al paciente y las expectativas reales que éste tenga frente a su dolor son de capital importancia en el control postoperatorio (7, 11). Todas las medidas de apoyo psicológico que el personal sanitario proporciona permiten disminuir la necesidad de analgésicos. Este aspecto es especialmente importante en el ámbito de la cirugía ambulatoria, ya que el paciente tolera mejor un alta precoz si conoce, en términos entendibles para él, el nivel de confort que va a tener y los sistemas de provisión de medidas urgentes que tiene a su disposición.

Analgesia combinada y profilaxis del dolor

La analgesia combinada consiste en realizar simultáneamente diferentes intervenciones terapéuticas en el mismo paciente con el fin de obtener un efecto sinérgico en la antinocicepción y reducción de los efectos adversos. Son ejemplos de combinaciones posibles el uso de medicaciones con diferentes mecanismos de acción –la adición de AINE y paracetamol es particularmente frecuente para reducir el consumo de opioides–, el empleo concomitante de diferentes vías de administración –bloqueos nerviosos y vías parenterales–, o el uso de terapias de rehabilitación u otras de carácter no farmacológico junto a otras que sí lo sean.

La aplicación de recursos analgésicos puede realizarse previa, durante o posteriormente al procedimiento quirúrgico. No obstante, seguir esta práctica desde antes de la cirugía puede ser útil como estrategia para minimizar el dolor postoperatorio (9, 11).

La base conceptual de la *pre-emptive analgesia* viene determinada por estudios experimentales que han demostrado que el dolor agudo y el estado de hiperexcitación de las neuronas del asta posterior pueden ser eliminados, o al menos reducidos, si se previene la entrada de estímulos dolorosos al SNC mediante la realización, previa a la agresión tisular, de un bloqueo nervioso con anestésicos locales o la administración de opioides. Estas intervenciones son menos efectivas si se aplican después de la agresión para el control del dolor postoperatorio.

En la traumatología es frecuente llevar a la práctica clínica los dos conceptos. Así, en cirugías menores de extremidades se infiltra o realiza una analgesia intravenosa con anestésicos locales de larga duración para posteriormente combinar con AINE y/u opioides postoperatorios. En cirugías más extensas se combina el bloqueo nervioso con o sin infiltración, la administración intraoperatoria de AINE como el ketorolaco y los AINE u opioides postoperatorios, o ambos. En los procedimientos asociados con dolor intenso y prolongado se suma la utilización de anestésicos locales de larga duración administrados con catéteres perineurales.

Estrategias terapéuticas para el control del dolor agudo postoperatorio en cirugía ortopédica y traumatológica

Para un total alivio de la clínica dolorosa en la mayoría de los casos es preciso asociar distintas medidas. En la tabla 1-1 se recogen distintas alternativas en función de la intensidad del daño tisular (7, 9).

TABLA 1-1.   Estrategias en dolor postoperatorio

Cirugía menor
- Infiltración herida quirúrgica con anestésico local
- Bloqueo periférico con anestésico local
- AINE orales o parenterales
- Opioides orales

Cirugía intermedia
- Infiltración herida quirúrgica con anestésico local
- Bloqueo periférico con anestésico local
- AINE orales o parenterales
- Opioides intravenosos controlados por PCA
- Opioides perineurales

Cirugía mayor
- Infiltración herida quirúrgica con anestésico local
- Bloqueo periférico con anestésico local
- AINE parenterales
- Opioides intravenosos controlados por PCA
- Opiodes perineurales y anestésico local

AINE, antiinflamatorios no esteroideos; PCA, analgesia controlada por el paciente.

TABLA 1-2. Tratamiento analgésico por vía oral

Principio activo	Dosis en dolor agudo	Presentación comercial
AINE		
Ácido acetilsalicílico	10-15 mg/kg/4-6 h (máx. 4-6 g/día)	Aspirina comp. 500 mg; Orravina comp. 500 mg; Adiro comp. 500 mg; Rhonal comp. 500 mg
Acetil-salicilato de lisina	13-25 mg/kg/4-6 h	Solusprin sobres 1,8 g; ASL Normon sobres 1,8 g
Clonixinato de lisina	1,8-3,5 mg/kg/4-6 h	Dolalgial comp. 125 mg
Paracetamol	30-40 mg/kg/4-6 h, actualmente se ha aumentado la dosis	Gelocatil comp. 650 mg; Termalgin comp. 500 mg; Dolostop 650 mg y otros
Ibuprofeno	3-10 mg/kg/4-6 h	Neobrufen gg. 400 mg; Algisan comp. 400 mg; Neobrufen comp. 600 mg y gg. 400 mg; Espidifen sobres 400 y 600 mg
Dexibuprofeno	–	Seractil comp. 400 mg
Naproxeno	3,5-7 mg/kg/8-12 h	Naprosyn cáps. 250 mg, comp. 500 y 1.000 mg
Ketoprofeno	0,3-0,7 mg/kg/8 h	Orudis cáps. 50 mg; Orudis *retard* 200 mg
Ketorolaco	1 mg/kg/4-6 h	Toradol comp. 10 mg; Droal comp. 10 mg
Metamizol	10-50 mg/kg/6-8 h	Nolotil cáps. 575 mg; Lasain cáps. 575 mg
Indometacina	0,3-0,6 mg/kg/6-8 h	Inacid cáps. 25 mg
Diclofenaco	1,5-3,5 mg/kg/8-12 h	Voltaren comp. 50 mg; si comp. *retard* 75 y 100 mg
Fenilbutazona	0,5-3 mg/kg	Butazolidina gg. 100-200 mg, amp. 600 mg, sup. 250 mg
Opioides		
Débiles		
Codeína	0,5-1 mg/kg/3-4 h	Codeisan comp. 30 mg *Asociado a paracetamol: Fludeten, Cod-Efferalgan
Dihidrocodeína	1-1,5 mg/kg/12 h	Contugesic comp. 60, 90 y 120 mg
Tramadol	1-1,5 mg/kg/5-6 h	Adolonta cáps. 50 mg; Adolonta *retard* comp. 100, 150 y 200 mg
Dextropropoxifeno	1-1,5 mg/kg/8 h	Deprancol comp. 150 mg
Potentes		
Meperidina	2 mg/kg/3-4 h	Dolantina (no hay presentación en comp.)
Metadona	0,2 mg/kg/6-8 h	Metasedin comp. 5 mg
Morfina oral soluble	0,3 mg/kg/4 h	Preparación en farmacia
Morfina de liberación rápida	–	Sevredol comp. 10 y 20 mg
Sulfato de morfina de liberación retardada	–	MST Continus comp. 5, 10, 15, 30, 60, 100 y 200 mg (son preparados). Oblioser cáps. 10, 30, 60 y 100 mg

ASL, acetil-salicilato de lisina; cáps., cápsulas; comp., comprimidos; gg, grageas; sup., supositorios.

ANALGESIA EN CIRUGÍA AMBULATORIA

El dolor debe ser controlable en el domicilio con medicación oral. La presencia de dolor, náuseas o vómitos impiden dar el alta al paciente.

En el postoperatorio inmediato durante su estancia en la zona de recuperación se puede controlar el dolor mediante (7, 9, 11, 12):

1. Opiáceos potentes de corta duración y acción rápida: fentanilo 0,35 μ/kg cada 5 min hasta controlar el dolor. Pueden provocar náuseas y vómitos que retrasen el alta del paciente, por lo que se recomienda el uso concomitante de metoclopramida a 0,15 mg/kg. Generalmente se emplea una dosis única hasta alcanzar el alivio del dolor y a continuación complementarlo con AINE por vía intravenosa (IV).

2. Analgésicos AINE:

a) Propacetamol, 2 g IV/4-6 h en perfusión corta de 15 min.

b) Metamizol, 1-2 g IV (20 mg/kg) cada 6-8 h.

c) Ketorolaco, 30 mg IV (0,5-0,75 mg/kg) cada 6 h.

d) Diclofenaco, 1 mg/kg IM.

Cuando el paciente sea dado de alta en el domicilio (7, 9, 11, 12) (tabla 1-2):

1. Dolor leve-moderado: analgésicos no opiáceos vía oral (paracetamol, 500-1.000 mg/6 h; metamizol, 0,5-2 g/6-8 h; ketorolaco, 10 mg/6-8 h; ketopropofeno, 25 mg/6-8 h; diclofenaco, 50 mg/8 h).

2. Dolor moderado-intenso: AINE asociados a dihidrocodeína de liberación retardada (60 mg/12 h); tramadol, 50-100 mg/6-8 h.

TABLA 1-3.   **Tratamiento analgésico por vía intravenosa (aplicable sólo en ámbito hospitalario)**

Principio activo	Dosis en bolo	En infusión continua	Presentación comercial
AINE			
Acetil-salicilato de lisina	13-25 mg/kg/6-8 h (en cn 900-1.800 mg)	Su uso en administración continua no es una buena alternativa	Inyesprin amp. 900-1.800 mg
Clonixinato de lisina	1,5-3 mg/kg/6 h		Dolalgial amp. 100 y 200 mg
Propacetamol	30 mg/kg/6-8 h		Perfalgan 1 g
Ketorolaco	0,5-0,9 mg/kg/6 h		Toradol amp. 30 mg; Droal amp. 30 mg
Ketoprofeno	0,75-1,5 mg/kg/12 h		Orudis amp. 100 mg
Metamizol	10-50 mg/kg/6-8 h		Nolotil amp. 2.000 mg; Lasain amp. 2 g
Opioides			
Moderado			
Tramadol	1-1,5 mg/kg/5-6 h (en cn 50-100 mg)	Dosis inicial: 1-1,5 mg/kg Dosis de mantenimiento: 0,2-0,4 mg/kg/h	Adolonta amp. 100 mg (2 ml)
Potentes			
Meperidina	0,2-1 mg/kg/2 h	Dosis inicial: 0,75-1,5 mg/kg Dosis de mantenimiento: 0,3-0,6 mg/kg/h	Dolantina amp. 100 mg (2 ml)
Buprenorfina	4 μg/kg/6-8 h	No se recomienda	Buprex amp. 0,3-06 mg/ml
Metadona	Inicialmente: 0,1-0,2 mg/kg Mantenimiento: 4-6-8 h desde 0,03 a 0,07 mg/kg	No se recomienda	Metasedin amp. 10 mg/ml
Morfina	0,075-0,1 mg/kg/2 h	Dosis inicial: 0,075 mg/kg Dosis de mantenimiento: 0,05 mg/kg/h	Cloruro mórfico amp. 10-20 mg
Fentanilo	2-4 μg/0,5 h	Dosis inicial: 2-4 μg/kg Dosis de mantenimiento: 0,5 μg/kg/h	Fentanest amp. 0,15 mg (3 ml)

La administración de la dosis se hace en infusión lenta de 15-20 min, diluida en 15-20 ml de suero fisiológico.
amp., ampollas.

La infiltración de la herida quirúrgica con 6-7 ml de mepivacaína al 2 % es recomendable en la cirugía del *hallux* y la extracción de material de osteosíntesis. Al finalizar una artroscopia se pueden infiltrar 40 ml de bupivacaína al 0,25 % con adrenalina para mitigar el dolor (12).

ANALGESIA EN CIRUGÍA CON HOSPITALIZACIÓN

Se pueden clasificar las cirugías en función de la capacidad nociceptiva (12):

1. Dolor moderado-intenso: hombro, hemiartroplastia de columna, ligamentoplastia, osteosíntesis, osteotomías, etc.
2. Dolor intenso: artrodesis de columna, artroplastia total primaria y de revisión de cadera y rodilla.

Es posible establecer distintas pautas analgésicas (7, 9, 11, 12):

1. Perfusión continua durante 24 h de una asociación de AINE, opiáceo y antiemético (p. ej., 500 mg de tramadol + 90 mg de ketorolaco + 30 mg de metoclopramida) (tabla 1-3).

2. Otras vías de administración analgésica (tabla 1-4).
3. PCA intravenosa: solución de cloruro mórfico al 0,1 % más droperidol (50 μg/ml). Dosis en bolo de 15 μg/kg con intervalo de cierre de 10 min y dosis máxima cada 4 h de 200 μg/kg. La tabla 1-5 recoge el modo habitual de empleo hospitalario.

Otras medidas disponibles, como la PCA intravenosa, el bloqueo nervioso postoperatorio y el bloqueo epidural, se escapan al ámbito de este capítulo.

BIBLIOGRAFÍA

1. Price DD. Psycological and neural mechanisms of pain. New York: Raven Press, 1988.
2. LeFort SM, Gray-Donald K. Randomized controlled trial of a community-based psychoeducation program for the self-management of chronic pain. Pain 1998; 74: 297-306.
3. Yelin E. Arthritis. The cumulative impact of a common chronic condition. Arthritis Rheum 1992; 35: 489-497.
4. Wolman PG. Management of patients using unproven regimens for arthritis. J Am Diet Assoc 1987; 87: 1211-1214.
5. Anand KJS, Craig KD. New perspectives on the definition of pain. Pain 1996; 67: 3-6.
6. Aliaga L, Barutell C. Actualizaciones en el tratamiento del dolor. Barcelona: MCR, 1995.
7. Bonica JJ, ed. The management of pain. Philadelphia: Lea & Fabiger, 1990.

TABLA 1-4. Tratamiento analgésico por otras vías diferentes a la vía oral e intravenosa

Principio activo	Dosis	Presentación comercial
Vía subcutánea		
Tramadol	1-1,5 mg/kg/6 h	Adolonta amp. 100 mg (2 ml)
Meperidina	1 mg/kg/4h	Meperidina amp. 100 mg (2 ml)
Morfina	0,1-0,15 mg/kg/4 h	Cloruro mórfico amp. 10-20 mg
Vía sublingual u oral transmucosa		
Buprenorfina	0,2-0,4 mg/6-8 h	Buprex comp. 0,2 mg
Citrato de fentanilo	5-15 μg/kg puntualmente	Fentanyl Oralet 100 μg, 200, 300 y 400 μg
Vía intramuscular		
AINE[a]		
Ketorolaco	0,75 mg/kg (en cn 60 mg iniciales); 30 mg después/6 h	Toradol amp. 30 mg; Droal amp. 30 mg
Metamizol	30 mg/kg/6 h	Nolotil amp. 2.000 mg; Lasain amp. 2 g
Acetil-salicilato de lisina	13-25 mg/kg/6-8 h (en cn 900-1.800 mg)	Inyesprin amp. 900-1.800 mg
Clonixinato de lisina	1,8-3,5 mg/kg/6 h	Dolalgial 200 mg
Ketoprofeno	0,75-1,5 mg/kg	Orudis amp. 100 mg
Diclofenaco	1 mg/kg/día	Voltaren amp. 100 mg
Opioides[a]		
Meperidina	1 mg/kg/3-4 h	Dolantina amp. 100 mg
Buprenorfina	0,3-0,6 mg/8 h	Buprex amp. 0,3-0,6 mg/ml
Tramadol	1-1,5 mg/kg	Adolonta amp. 100 mg
Metadona	Ídem IV	Metasedin amp. 10 mg/ml
Morfina	0,15 mg/kg	Cl. mórfico, amp. 10 y 20 mg
Ketamina	2-4 mg/kg puntualmente	Ketolar vial 50 y 100 mg
Vía rectal		
AINE		
Paracetamol	20-40 mg/kg/4-6 h	Apiretal sup. 160 mg
Clonixinato de lisina	1,8-3,5 mg/kg/6 h	Dolalgial sup. 200 mg
Ketoprofeno	0,75-1,5 mg/kg/12 h	Orudis sup. 100 mg
Naproxeno	3,5-8 mg/kg/6-8	Naprosyn sup. 500 mg
Metamizol	10-50 mg/kg/6-8 h	Nolotil sup. 0,5 y 1 g; Lasain sup. 1 g
Opioides		
Tramadol	1-1,5 mg/kg/8-12 h	Adolonta sup. 100 mg
Ketamina	9-10 puntualmente	Ketolar vial 50 mg/ml, vial 100 mg/ml

[a] En el caso de que sea necesario pautar debe utilizarse otra vía más eficaz.
amp., ampollas; comp., comprimidos; sup., supositorios.

TABLA 1-5. Empleo de morfina en PCA (IV)

Morfina (1 mg/ml)
- En bolo: 0,5-3 mg
- Tiempo de cierre: 5-20 min
- En perfusión: 1-2 mg/h

Dilución: 1 mg/ml (en *sets* de 100 ml)

Dosis de carga: bolo de 3-4 mg hasta conseguir la analgesia correcta
- Debe ser lo suficientemente alta para alcanzar rango de analgesia, pero no tan alta que alcance efectos secundarios
- En pediatría: se han comparado bolos de 10 μg/kg *versus* 20 μg/kg en una infusión base de 4 μg/kg/h. Ambos regímenes ofrecen una buena analgesia (mejor con el segundo). Dosis más altas se han asociado con incrementos de efectos secundarios

Dosis bolo
En salas de despertar y reanimación
- Dosis demanda:
  - Dosis que se debe emplear: 1-1,5 a 2-4 mg (dosis de 1-1,5 mg son útiles en la mayoría de pacientes)
  - Posteriores dosis demanda (la dosificación depende de la respuesta del paciente a su primera dosis demanda):
    a) Si no fue suficiente: subir dosis en un 25-50 %
    b) Si la sedación fase excesiva o la FR baja: bajar un 25-50 % si es necesario, bolo de refuerzo
- Tiempo de cierre: 5-10 min. Un intervalo de 5 min es comúnmente empleado con un máximo de 4 cada hora
- Dosis máxima: 24 mg/h

En sala de hospitalización ordinaria
- Dosis demandada: 0,5-1,5 mg
- Tiempo de cierre: 10 min
- Dosis máxima: 4-5 mg/h (16-20 mg en 4 h)

Habrá que reprogramar en diversas situaciones:
- Por la noche: disminuir dosis
- Si la analgesia es inadecuada o hay sobredosificación

No administrar otros opioides por ninguna vía

Monitorización
- PA, FC, FR, niveles de analgesia y sedación
- SaO_2 en la unidad de reanimación
- Controles gasométricos y espirométricos en determinados casos

Tratamiento de posibles complicaciones
- Náuseas y/o vómitos: metoclopramida (10 mg IV). Ondansetrón (4 mg IV)
- Prurito: dexclorfeniramina (5 mg IV)
- FR menor de 10/min: naloxona (0,1 mg IV)

FC, frecuencia cardíaca; FR, frecuencia respiratoria; PA, presión arterial.

8. Rowlingson JC. Management of malignant pain syndromes. Anesth Analg 1999; IARS Review course lectures, 1999.
9. Coniam SW, Diamond AW. Practical pain management. Oxford: Oxford Medical Publications, 1994.
10. Muriel VC, Madrid-Arias JL. Fármacos coanalgésicos y coadyuvantes. En: Estudio y tratamiento del dolor crónico. Tomo I. Madrid: Libro del Año, 1994.
11. Raj PP. Tratamiento práctico del dolor. 2.ª ed. Madrid: Year Book, 1994.
12. Urieta A y cols. Protocolos de analgesia postoperatoria. Madrid: Sanfer, 1997.

Capítulo 2

Seudoartrosis: conceptos básicos, modelos experimentales y tratamiento

E. C. RODRÍGUEZ-MERCHÁN, F. FORRIOL CAMPOS, F. GÓMEZ-CASTRESANA BACHILLER

Introducción

Hay determinados aspectos biológicos que son importantes para la consolidación de las fracturas; entre ellos destacan la proliferación celular, la regeneración vascular, los factores bioquímicos (sustancias que aparecen y desaparecen, o que son modificadas durante el proceso de consolidación) y los factores mecánicos (necesarios para la consolidación de la fractura). La reparación de una fractura precisa de, al menos, tres acontecimientos (el reclutamiento, la modulación y la osteoconducción) que inician los seis estadios conocidos de la consolidación. El reclutamiento requiere del transporte de células sistémicas osteoprogenitoras o de proosteoblastos inducibles hacia el foco de fractura. Además, tiene lugar la comunicación de dichas células con la población celular local, lo que estimula sus capacidades osteoblásticas. A continuación, ocurre la modulación o activación de dichas células pluripotenciales. Finalmente, se da la osteoconducción, en la que se utilizan las superficies del colágeno y de la hidroxiapatita para dirigir la producción de hueso hacia un entramado tridimensional que sea adecuado desde el punto de vista biomecánico (1-4). En este capítulo se analizan los conceptos básicos, los modelos experimentales y el tratamiento de las seudoartrosis.

Conceptos básicos

En este apartado se define el concepto actual de seudoartrosis, se analizan los factores que la favorecen y se comenta su fisiopatología. Posteriormente, se revisan los conocimientos más recientes sobre las seudoartrosis infectadas.

DEFINICIÓN Y FACTORES QUE FAVORECEN LA SEUDOARTROSIS

Las seudoartrosis pueden ser hipertróficas o atróficas, diferenciándose entre sí por sus aspectos radiográficos e histológicos. En las seudoartrosis hipertróficas hay un aumento de la vascularización y de la formación de callo óseo, con un aspecto radiográfico «en herradura» o «en pata de elefante». Por el contrario, en las seudoartrosis atróficas hay poca formación de callo, que rodea un espacio de fractura relleno de tejido fibroso. Según Bray y cols. (5) la seudoartrosis es una ausencia de consolidación ósea, de forma que en el foco de fractura hay una cavidad llena de líquido y una membrana de aspecto sinovial. En realidad, no hay una definición totalmente aceptada de la seudoartrosis. Se sabe por experiencia clínica que cada tipo de fractura tarda un determinado período de tiempo en consolidar. Cuando una fractura tarda más de lo previsto, se dice que presenta un retardo de consolidación. En general, si tarda más de 6 a 8 meses en consolidar, se dice que está en seudoartrosis. En realidad, la seudoartrosis se presenta cuando falla la secuencia reparadora de la consolidación de las fracturas. El foco de fractura suele estar formado por tejido fibroso y diferentes cantidades de cartílago. Desde el punto de vista clínico, puede haber movilidad y dolor en dicho foco de fractura. Son diversos los factores mecánicos que influyen en la aparición de una seudoartrosis, sobre todo la movilidad excesiva del foco de fractura, la existencia de un espacio interfragmentario grande y la pérdida de vascularización en dicho foco (6-9).

La movilidad excesiva del foco de fractura suele deberse a una inadecuada estabilización de la lesión, ya sea mediante dispositivos de fijación externa o interna. Un espacio excesivo entre los extremos de la fractura puede deberse a una de las siguientes causas: separación (distracción) secundaria a tracción o fijación interna, interposición de partes blandas, pérdida ósea o mala alineación. La movilidad de los fragmentos aumenta la producción de determinadas sustancias que, junto a las células y a la neoformación de vasos, conducen a la formación de un callo exuberante. La fijación interna rígida hace que disminuya la producción de tejido de granulación y de callo externo. Las placas rígidas también pueden retrasar la producción de sustancias morfogenéticas y de factores de crecimiento en los extremos fracturarios, probablemente porque la excesiva rigidez hace inútil la presencia de dichos factores de crecimiento. El fresado y enclavado de la cavidad medular puede causar lesión ósea, lo que incrementará la actividad osteogénica. La actividad medular en el hematoma de fractura es decisiva para la consolidación, aunque puede ser contrarrestada por un excesivo espacio de fractura, infección o grandes heridas en las partes blandas (circunstancias que estimulan la activación de los macrófagos y de los mediadores que inhiben la osteogénesis) (4, 8).

En determinadas circunstancias tiene lugar una pérdida de vascularización en los extremos fracturarios, a saber: lesiones abiertas de alta energía, cuando existe pérdida del recubrimiento óseo por los tejidos blandos, lesiones de los vasos nutricios y fracturas con fragmentos óseos libres (segmentarios o conminutos). Otros motivos para que la vascularización esté disminuida son la reducción de la fractura a cielo abierto y con excesiva desperiostización, o la lesión ósea o de la vascularización de las partes blandas al implantar los dispositivos de fijación interna. Hay que recordar que la respuesta vascular a las lesiones esqueléticas no cambia con la edad (10) y las citocinas angiogénicas, factor de crecimiento endotelial vascular (VEGF) y factor de crecimiento derivado de las plaquetas (PDGF), no dependen de la edad, lo que significa que deben existir otros mecanismos que expliquen el retraso de consolidación en los pacientes de edad avanzada.

La infección, por sí misma, no es causa de seudoartrosis. Sin embargo, predispone a la falta de consolidación al crear los mismos factores que causan las seudoartrosis de las fracturas no infectadas; es decir, secuestros formados por hueso cortical muerto con contenido purulento, espacios con tejido de granulación osteolítico infeccioso y una movilidad del foco por aflojamiento de los implantes. Algunos factores sistémicos, como la edad avanzada, caquexia y malnutrición, esteroides o anticoagulantes, antiinflamatorios, quemaduras y radiación, pueden contribuir a la aparición de una seudoartrosis.

Hernigou y cols. (11) estudiaron las médulas óseas de 35 seudoartrosis, constatando que el origen de ésta puede estar relacionado con una disminución de la producción de células madre en el hematoma de fractura secundario a algún problema sistémico (quimioterapia, alcohol, tabaco). Los mismos autores (12) observaron que había células madre más pequeñas en la cresta ilíaca de pacientes con seudoartrosis que en los pacientes que sirvieron como control. Wen y cols. (13) observaron fosfato cálcico no cristalino e insuficiente mineralización de las fibras colágenas en seudoartrosis diafisarias de húmero. Adams y cols. (14) compararon fumadores y no fumadores con fracturas abiertas de tibia, encontrando que el hábito tabáquico estaba relacionado con un mayor riesgo de complicaciones, aumentando los índices de fracaso de los injertos cutáneos, de retardo de consolidación y de seudoartrosis. Sin embargo, Furlong y cols. (15) no encontraron relación alguna entre el tabaco o el tipo de clavo intramedular utilizado, ni entre el tabaco y el tiempo de consolidación. Los factores que tuvieron importancia en la consolidación fueron la utilización de injerto óseo, el tiempo de fresado y la dinamización del clavo.

FISIOPATOLOGÍA

La producción de colagenasa por los macrófagos y fibroblastos del foco de fractura contribuye a su consolidación (16, 17). Además, se ha constatado una ausencia relativa de nervios periféricos en el tejido de seudoartrosis, en comparación con la presencia de éste en el tejido óseo y perióstico circundante (3). La ausencia de tejido nervioso puede alterar las señales propioceptivas necesarias para el control local de la deformidad ósea y afectar de forma negativa a la consolidación.

Las causas de seudoartrosis pueden ser sistémicas o locales. Aunque las sistémicas parecen desempeñar un papel pequeño, hoy día existe un gran interés por ellas. El sexo, la edad, la presencia de fracturas múltiples y la situación hormonal del paciente pueden afectar a la consolidación de la fractura. Otros factores que influyen claramente en la aparición de seudoartrosis son las fracturas abiertas con gran lesión de partes blandas, las fracturas de alta energía, la infección, la interrupción del flujo sanguíneo, la irradiación, la pérdida de contacto entre los extremos óseos, la movilidad del foco de fractura, las grandes lesiones de partes blandas y la pérdida ósea (9).

La matriz extracelular sufre una degradación proteolítica en la que los monocitos y los macrófagos del foco lesional se activan. Los macrófagos liberan factor de crecimiento fibroblástico (FGF-β) y estimulan las células endoteliales, que activan el plasminógeno y la procolagenasa. Los gránulos α de las plaquetas estimulan los leucocitos polimorfonucleares, los linfocitos, los monocitos y los macrófagos (18). Mientras tanto, se forma un hematoma que se coagula gracias a la acción plaquetaria. Las plaquetas también liberan PDGF, factor transformador del crecimiento (TGF-β) y FGF-β. La disminución del pH y de la tensión de oxígeno estimula la aparición de leucocitos polimorfonucleares, que eliminan los pequeños materiales de desecho al tiempo que los macrófagos hacen lo propio con los materiales de desecho grandes y producen factores de crecimiento, reclutando células y estimulando la histogénesis. La penetración vascular y la formación de colágeno, junto con la invasión de células osteoprogenitoras, endósticas y periósticas, hacen que aparezcan condrocitos, osteoblastos y osteoclastos.

SEUDOARTROSIS INFECTADA

Este tipo de seudoartrosis suele mostrar un aspecto atrófico en las radiografías, además de presentar una mala vascularización del foco de fractura, una insuficiente falta de cobertura con tejidos blandos y un aflojamiento de los dispositivos de fijación. Es necesario un tratamiento intensivo, para lo que es imprescindible lograr la estabilización, llevar a cabo el desbridamiento y controlar la infección, todo ello para lograr un resultado anatómico siempre que sea posible (19). Se deben administrar antibióticos específicos de forma sistémica y local (mediante bolitas de cemento impregnadas). Después, las partes blandas y el hueso tendrán que ser reconstruidos mediante injertos óseos y colgajos, locales o a distancia.

El tratamiento de una seudoartrosis infectada suele tener dos fases, la consolidación y la eliminación de la infección, que se pueden llevar a cabo de forma secuencial o al mismo tiempo. Parece que lo más recomendable actualmente es hacer el tratamiento en una etapa, con el fin de resolver el problema en el menor tiempo posible. Si la seudoartrosis lleva 3 meses o más sin supurar y la herida está «enfriada» desde hace tiempo, se puede tratar como una seudoartrosis atrófica, ya que la infección normalmente se asocia a la falta de vascularización ósea. El hueso muerto y cualquier infección residual deben ser desbridados con el fin de erradicar la infección. Finalmente, se debe realizar una fijación interna o externa estable del foco. Si hay inflamación, dolor, enrojecimiento o fiebre (que son signos indicativos de infección aguda), o un absceso sin supurar, éste deberá abrirse y drenarse, colocando un sistema de lavado y aspiración hasta que la herida mejore. Si hay supuración, la consolidación tardará más y será más difícil de lograr, siendo necesario un desbridamiento más radical y frecuente para lograr la eliminación de la infección.

Modelos experimentales

No es fácil lograr modelos experimentales de seudoartrosis (fig. 2-1). Suelen estar basados en la eliminación de factores osteoinductores u osteoconductores del foco de fractura, siendo la mayoría de ellos realizados en roedores. Para crear el modelo hay que hacer resecciones óseas diafisarias o metafisarias, junto con la extirpación del periostio circundante. Se puede utilizar un fijador externo para mantener los extremos óseos separados o colocar una pieza de silicona como espaciador. Para desvitalizar el hueso cercano al foco de fractura se recomienda congelarlo a −20 °C (6). Hietaniemi y cols. (20) produjeron seudoartrosis en ratas provocando una fractura inestable por torsión, mientras que Oni (21) las produjo tras realizar una osteotomía, extirpar la médula ósea y el periostio, e insertar una cobertura de silastic alrededor de los extremos óseos.

Las hipótesis actuales defienden que los extremos óseos producen sustancias osteogénicas que actúan con otras (interleucina-1, factores de crecimiento) liberadas por la sangre en el hematoma de fractura (fig. 2-2). El efecto de ciertos factores de crecimiento es bien conocido gracias a los estudios *in vitro*. Sin embargo, su acción en los modelos experimentales todavía está siendo investigada. La carga sobre el foco de fractura estimula los factores de crecimiento y la prostaglandina E_2 (PGE_2), de forma que la remodelación ósea aumenta con la administración de PGE_2 acompañada de una obstrucción del flujo venoso de salida, que incrementa la fibrosis medular y la remodelación ósea *in vivo* (22).

En la reparación ósea existen interacciones específicas entre los sistemas inmunológico, hemopoyético y musculoesquelético (16). Aunque no está definida la función que cada uno de ellos tiene en la consolidación, la producción de interleucina-1 (factor que estimula las colonias de granulocitos y macrófagos) y de interleucina-6 en el callo de fractura sugiere que las citocinas pueden desempeñar un papel muy importante en el proceso de reparación esquelética.

En un modelo de seudoartrosis animal, Brownlow y cols. (23) no encontraron diferencias en la expresión de TGF-β, PDGF, FGF-β o proteína morfogénica ósea (BMP 2/4) entre animales con seudoartrosis y el grupo de control. Sin embargo, Lemaire y Lawton y cols. (17, 24) encontraron osteoblastos con fenotipo anormal para la expresión de colágeno tipo III, molécula característica de las fases ini-

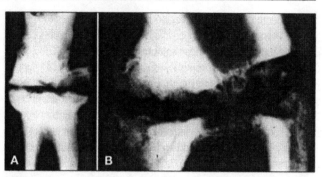

FIGURA 2-1. Seudoartrosis hipertrófica en un modelo experimental ovino tras separar los extremos óseos de una fractura. A) Imagen de la seudoartrosis conseguida. B) Otra visión similar aumentada de tamaño.

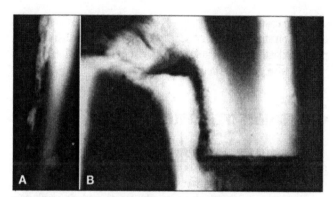

FIGURA 2-2. Capacidad osteogénica del periostio en un modelo ovino: A) Áreas de osificación tras elevar el periostio. B) Formación ósea del periostio tras una fractura tibial mal alineada.

ciales de la diferenciación osteoblástica, que no es expresada por los osteoblastos normales en las superficies óseas. En un estudio de biopsias de seudoartrosis, los mismos autores observaron que los osteoblastos maduros de los procesos lentos de reparación tenían un fenotipo anómalo que expresaba proteína gla de la matriz (MGP).

La reinervación del periostio parece ser importante en el proceso de consolidación de las fracturas cuando hay grandes cantidades de nervios, pero lo es menos en tejidos como el cartílago y la matriz ósea. La detección de factor del crecimiento neural (NGF) en el callo de fractura indica que dicho factor está implicado en la aparición de nervios en el hueso que está siendo reparado (25). Algunos neuropéptidos, como el péptido relacionado con el gen de la calcitonina (CGRP) y el péptido intestinal vasoactivo (VIP) también funcionan como reguladores de las células óseas, ya que los nervios óseos desempeñan cierto papel tanto en la aparición como en la consolidación de las seudoartrosis (3).

Se han realizado varios intentos para influir en el foco de fractura mediante la introducción en éste de determinados factores. Schmitt y cols. (26) practicaron osteotomías bilaterales en radios caninos, insertando hueso esponjoso en un lado y un implante de colágeno en el otro, creando después tres grupos con diferentes dosis de BMP-2. Los ocho implantes de colágeno sin BMP-2 fueron los únicos que no mostraron signos de consolidación. Sin embargo, la concentración de BMP-2 influyó en los resultados. Una cantidad de 5 μg de BMP-2 produjo las mayores cantidades de tejido fibroso y óseo, mientras que 10 μg de TGF-2 produjeron menores cantidades de ambos tejidos. Con 200 μg de FGF-β hubo un efecto negativo sobre la formación de tejido fibroso (27). En ratas, la combinación de BMP-2 y médula ósea permitió reparar todos los defectos óseos en 6 semanas, mientras que la BMP-2 sola logró un 80 % consolidaciones a las 12 semanas (28). Salkeld y cols. (29) también lograron buenos resultados combinando proteína osteogénica 1 (OP-1) con diferentes tipos de injerto.

Tratamiento

En este apartado se revisan los objetivos y métodos terapéuticos más recientes. Entre estos últimos se analizan los distintos tipos de fijación interna, la fijación externa, la combinación de ambos métodos y el papel de los injertos óseos.

OBJETIVOS TERAPÉUTICOS

Antes de llevar a cabo ningún tratamiento, es necesario conocer perfectamente los objetivos. El primero de ellos es la consolidación de la fractura. Otro objetivo es que el miembro afecto sea funcional, sin rigidez en las articulaciones adyacentes, es decir, que la extremidad afecta tenga la máxima capacidad funcional posible. Para ello puede ser necesario corregir acortamientos, angulaciones y rotaciones en el momento de la intervención de fijación interna de la seudoartrosis, lo que se suele conseguir mediante una osteotomía a través de la seudoartrosis o bien cercana a ella.

El alargamiento y la corrección de deformidades importantes se puede lograr mediante corticotomías y distracciones (separaciones) por medio de fijadores externos. También se deben movilizar las articulaciones rígidas, realizar artrotomías y artrólisis, así como liberar las contracturas que dificulten la movilidad articular una vez lograda la consolidación. La fisioterapia y la movilidad continua pasiva deben utilizarse para mantener o incrementar la función, mientras que los yesos articulados o las ortesis pueden proporcionar estabilidad adicional a la fijación interna. Con los conceptos previamente mencionados se puede lograr un miembro funcional, con poca o ninguna deformidad, con consolidación de la seudoartrosis en un gran porcentaje de casos (30).

Los objetivos del tratamiento de una seudoartrosis infectada son la consolidación, la erradicación de la infección y la consecución de una extremidad funcional (19, 31, 32). Antes de llevar a cabo el tratamiento hay que saber que habrá que realizar varias intervenciones (secuestrectomías, desbridamientos, injertos cutáneos y óseos), así como emplear largos períodos de fijación externa y de descarga del miembro afecto. Si existiera gran pérdida cutánea o de partes blandas, pérdida ósea, déficit neurovascular o se diera la circunstancia de un fracaso repetido de varias intervenciones previas, habría que pensar en la amputación como una opción razonable (33).

MÉTODOS TERAPÉUTICOS

Ante una seudoartrosis, lo primero que se debe recordar es que algunas son indoloras. Suelen ser hipertróficas «apretadas», funcionales y asintomáticas para las actividades cotidianas, pero molestas en situaciones de estrés. En tales casos lo más sensato probablemente será no hacer nada, o colocar una ortesis o un yeso. En la mayoría de las ocasiones, la estabilización quirúrgica de una seudoartrosis hipertrófica es el tratamiento de elección, pudiendo llevarse a cabo con tornillos a compresión y placas, con clavos intramedulares o con fijadores externos. No suele ser necesaria la utilización de injerto óseo. Otro tipo de seudoartrosis indoloras son aquellas que han sido tratadas mediante fijación interna (placas, tornillos, clavos intramedulares), que se ha aflojado o roto. En estos casos suele haber una función limitada pero suficiente. Suelen ocurrir en ancianos, especialmente en el húmero. Dichas seudoartrosis probablemente no necesitarán tratamiento quirúrgico, siendo habitualmente tratadas con una ortesis.

La relación entre biología y mecánica queda demostrada en la respuesta cicatricial (consolidación) de fracturas tratadas de diversas formas. El tratamiento conservador con yeso suele producir un callo perióstico externo abundante, así como un callo endóstico interno. La osteosíntesis rígida a compresión con placa inhibe la formación de callo perióstico y estimula la del callo endóstico, siguiendo los principios de la osificación primaria. Los clavos intramedulares producen un callo perióstico e inhiben la formación del callo endóstico.

El callo en forma de «pata de elefante» indica que hay movilidad en un foco de seudoartrosis avascular, en el que el tejido interpuesto es, fundamentalmente, fibrocartilaginoso. A no ser que haya una gran deformidad (mala alineación) no hay que resecar el tejido de los extremos óseos, ni añadir injerto óseo. La consolidación suele ser rápida cuando se frena la movilidad del foco mediante una fijación interna estable o con fijadores externos. La decorticación de las corticales del foco de seudoartrosis en el momento de la intervención acelera el proceso de consolidación.

Las seudoartrosis atróficas suelen ser el resultado de fracturas abiertas o de operaciones previas, en las que el recubrimiento de partes blandas se ha separado (por lesión o extirpación) del hueso. En tales casos, el hueso es avascular o está muy poco y muy lentamente vascularizado. Si existe una buena alineación y no hay espacio entre los extremos óseos, la estabilización a compresión, junto con la colocación de injerto óseo, estimulará la consolidación. Si hay una mala alineación o un espacio entre los extremos óseos, es fundamental resecar el tejido cicatricial, lograr una buena estabilización y añadir injerto óseo.

FIJACIÓN INTERNA

Dependiendo del tipo y de la localización de la seudoartrosis se puede realizar una osteosíntesis con placa o una fijación con clavo intramedular (figs. 2-3 y 2-4). Ambas tienen ventajas e inconvenientes. La fijación con placa requiere la apertura del foco,

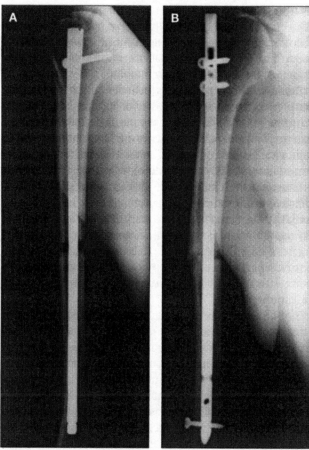

FIGURA 2-3. Seudoartrosis humeral diafisaria tras enclavado cerrojado a cielo cerrado. La seudoartrosis probablemente ocurrió por la separación de los extremos óseos de la fractura. Tras extraer el citado material de osteosíntesis se consiguió la consolidación mediante una nueva fijación ósea con un nuevo clavo fresado cerrojado, y con el foco a compresión. A) Imagen anteroposterior de la seudoartrosis. B) Aspecto 3 meses después de la segunda intervención, con la que se logró la consolidación.

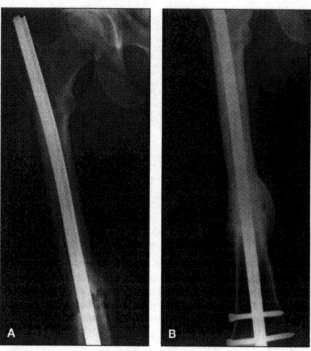

FIGURA 2-4. Seudoartrosis diafisaria femoral tras enclavado a cielo abierto de una fractura a dicho nivel. Se realizó un enclavado fresado, cerrojado y a cielo cerrado. A los 3 meses se logró la consolidación. A) Imagen de la seudoartrosis. B) Consolidación a los 3 meses.

lo que implica cierta lesión de las partes blandas y algún riesgo de infección. El enclavado puede realizarse por vía percutánea, lo que conlleva un menor riesgo de infección. Sin embargo, si existiera ya infección habría un alto riesgo de extenderla por todo el canal medular. Hace años se utilizaron más las osteosíntesis con placa; actualmente se emplea mucho más el enclavado intramedular, excepto en casos de seudoartrosis periarticulares. En una revisión de 65 publicaciones sobre más de 700 fracturas homolaterales de cadera y diáfisis femoral, Alho (34) encontró un 6,1 % de infecciones profundas y un 9,8 % de seudoartrosis cuando se utilizó la osteosíntesis con placa. Este porcentaje bajó al 2,7 % de infecciones y seudoartrosis cuando se empleó el enclavado intramedular. Cuando se usaron clavos cerrojados no hubo infecciones ni seudoartrosis.

La fijación sólo con tornillos no tiene cabida en el tratamiento de las seudoartrosis diafisarias. La osteosíntesis con tornillos asociada a una placa de neutralización puede usarse en las seudoartrosis de fracturas espiroideas largas. La fijación con tornillos pue-

de estar indicada en el tratamiento de seudoartrosis de los pequeños huesos carpianos o tarsianos, ya sea de forma aislada o asociada a injerto óseo. La osteosíntesis con placa puede utilizarse con o sin injerto óseo esponjoso, y siempre que sea posible debe hacerse a compresión. La seudoartrosis debe ser tratada mediante decorticación y petalización, procurando lesionar lo menos posible las partes blandas y el periostio. No se debe resecar el tejido fibroso interpuesto entre los extremos óseos, excepto cuando dichos extremos sean escleróticos, o cuando haya un defecto entre ellos, o sea creado al llevar a cabo la realineación o la corrección de un acortamiento previo. En tales casos no es posible emplear una placa a compresión, por lo que habrá que usar una de neutralización. Si existiera una deformidad angular, habría que corregirla colocando una placa a tensión en el lado convexo del hueso afecto.

Con respecto al enclavado intramedular, sus indicaciones típicas son las seudoartrosis bien alineadas o las mal alineadas que puedan ser corregidas mediante manipulación. En tales casos, lo mejor es realizar un enclavado percutáneo, con lo que se reduce el riesgo de lesión de las partes blandas y de infección. El fresado de la cavidad medular y el propio enclavado alteran de forma temporal la vascularización endóstica, aunque también despiertan una reacción vascular perióstica que estimula la consolidación (35). A veces es imposible realizar el enclavado de forma totalmente percutánea, siendo necesario abrir el foco de seudoartrosis. En tal caso, probablemente lo mejor sea aportar injerto óseo esponjoso, con el fin de compensar el daño producido a la vascularización, tanto endóstica como perióstica.

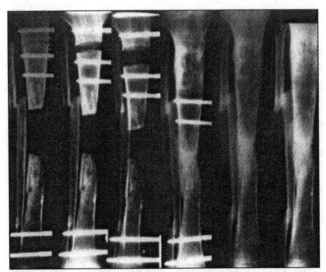

FIGURA 2-5. Pasos sucesivos (seis) de un transporte óseo realizado con un fijador externo unilateral. Se utilizó para resolver un gran defecto óseo tibial resultante de su resección segmentaria a causa de una infección ósea. El resultado fue satisfactorio (curación de la infección y consolidación).

FIJACIÓN EXTERNA

En algunas ocasiones es preferible utilizar un fijador externo, por ejemplo, para el tratamiento de defectos óseos de 3 cm o más (transporte óseo) (fig. 2-5). El método de Ilizarov (36) de transporte óseo permite realizar un efecto de tracción-compresión (de 1 mm cada día) que estimula la osteogénesis. Otra ventaja es que se pueden corregir al mismo tiempo un defecto óseo y una asimetría; sin embargo es un método difícil de realizar.

COMBINACIÓN DE FIJACIONES INTERNA Y EXTERNA

Esta combinación debe ser tenida en cuenta cuando hace falta un alargamiento tibial o femoral para el tratamiento de una seudoartrosis con acortamiento. La utilización de un clavo sin cerrojar ayuda a controlar la alineación, aunque hay que mantener el fijador externo hasta que se logre la total consolidación. Esto se consigue usando clavos cerrojados sólo proximalmente, colocando los cerrojos distales cuando se haya logrado el alargamiento necesario (37). Este método combinado parece ofrecer diversas ventajas sobre la fijación externa aislada, puesto que se reduce el riesgo de mala alineación y de fractura del hueso regenerado, así como el tiempo en que el fijador debe estar colocado. Para evitar la infección del clavo intramedular hay que impedir que las agujas del fijador externo estén en contacto con el clavo.

INJERTO ÓSEO

El injerto óseo puede ser vascularizado o sin vascularizar. El injerto no vascularizado puede utilizarse como un método aisla-

do o asociado a una fijación interna o externa, o en forma de peroné sin vascularizar. El injerto autólogo es, hoy día, el mejor método de injertar hueso, puesto que mantiene las propiedades del hueso fresco y vivo, con sus capacidades osteoconductoras y osteoinductoras, sin interferencia inmunológica y sin riesgo de transmisión de enfermedades. Es preferible utilizar hueso esponjoso por sus grandes cualidades osteoconductoras, siendo necesario lograr la estabilidad del foco por medio de fijación interna o externa. El injerto suele introducirse mediante una intervención quirúrgica. Se puede utilizar de forma aislada en casos de seudoartrosis de escafoides carpiano (técnica de Russe) (38); también en las seudoartrosis infectadas de tibia, en forma de injerto intertibioperoneo. Se recomienda colocar injerto en los casos en los que la fijación previa ha sido ineficaz, y debe ser reemplazada. Si hay que abrir el foco para la nueva osteosíntesis, se colocará el injerto a la vez. Dependiendo de cada caso podrá hacer falta injerto esponjoso triturado en el foco y alrededor de éste, aunque algunas veces puede ser necesario combinarlo con injerto estructural corticoesponjoso.

Se puede emplear un injerto de peroné sin vascularizar para rellenar defectos óseos de cúbito y radio, aunque esto puede provocar inestabilidad de tobillo. En niños es frecuente que el peroné trasplantado se hipertrofie hasta casi alcanzar el volumen y la resistencia de una tibia o de un húmero normales. Desafortunadamente, esto no suele ocurrir en los adultos, por lo que es mejor optar por un injerto de peroné vascularizado, para lo que es necesario utilizar técnicas de microcirugía. También se pueden implantar injertos vascularizados de costillas y de cresta ilíaca; otra alternativa es el empleo de injertos mixtos osteocutáneos o miocutáneos (33).

ESTIMULACIÓN BIOLÓGICA

En este apartado se analizan diversos procedimientos que tratan de estimular de forma biológica la consolidación de los focos de seudoartrosis.

Estimulación eléctrica

Este método es eficaz en las seudoartrosis hipertróficas, pero no tanto en las atróficas o cuando hay espacio interfragmentario. La estimulación eléctrica no permite corregir la deformidad o el acortamiento, por lo que este método está indicado en las seudoartrosis diafisarias hipertróficas sin deformidad, sin acortamiento y sin espacio interfragmentario. Incluso en casos de clara indicación, la estimulación eléctrica requiere de un largo período de descarga con yeso, lo que conlleva un gran riesgo de rigidez y atrofia muscular. Por todo ello, el método nunca ha logrado gran predicamento. En una serie de 21 pacientes con seudoartrosis de huesos largos, Bhandari y cols. (39) trataron a 10 con estimulación eléctrica, logrando la consolidación en 6. Los otros 11 fueron tratados con placebo y en ellos no se logró la consolidación.

Ultrasonidos

Los ultrasonidos pulsátiles de baja intensidad han demostrado su eficacia en la aceleración de la consolidación de fracturas de las extremidades superiores e inferiores (40, 41). El nivel de ultrasonidos utilizado es similar al de la ultrasonografía diagnóstica, por lo que se considera una técnica atérmica y no destructiva. Los ultrasonidos de poca intensidad parecen influir positivamente en diferentes procesos de todas las fases de la consolidación (42).

Ondas de choque extracorpóreas de alta energía

El tratamiento con ondas de choque extracorpóreas (ESW, *extracorporeal shock waves*) parece ser una alternativa a la cirugía en casos de seudoartrosis. No es una técnica invasiva y puede ser utilizada de forma ambulatoria en muchas ocasiones.

INYECCIÓN PERCUTÁNEA DE MÉDULA ÓSEA AUTÓLOGA

Mediante dicha técnica, Garg y cols. (43) obtuvieron la consolidación en 17 de 20 seudoartrosis. Aunque actualmente la aplicación práctica de este método es muy escasa, parece prometedora. La médula ósea autóloga aumenta la respuesta osteogénica en aloinjertos implantados y también cuando es inyectada percutáneamente en focos de seudoartrosis.

MOLÉCULAS OSTEOCONDUCTIVAS

Diversas moléculas han demostrado su capacidad osteoconductora en estudios animales, en el momento en el que se les inyecta en defectos óseos o en fracturas. Destacan las tres siguientes: TGF-β, la BMP y el PDGF (2, 33, 44). Johnson y Urist trataron 30 seudoartrosis femorales mediante la colocación de injerto fresco congelado con BMP, al tiempo que corregían las asimetrías existentes y obtenían la consolidación en 24 casos a los 6 meses. Dichos autores concluyeron que su método inducía la formación ósea y la remodelación del injerto.

En un estudio multicéntrico realizado en 18 hospitales, Friedlaender y cols. (44) observaron que de 123 seudoartrosis de tibia, los grupos tratados mediante injerto autólogo y OP-1 obtuvieron resultados similares, aunque el grupo de OP-1 presentó menor morbilidad relacionada con el injerto, menos dolor, menor sangrado intraoperatorio y menos infecciones. Los resultados obtenidos por Pecina y cols. (45) en 20 pacientes con seudoartrosis fueron espectaculares. Un estudio realizado por Claes y cols. (46) sobre defectos óseos segmentarios infectados de rata demostró que la OP-1 es capaz de inducir la consolidación en presencia de contaminación bacteriana.

Conclusiones

Más del 90 % de las seudoartrosis de los huesos largos pueden curar con una sola intervención quirúrgica. En realidad, el 80 % de los pacientes pueden lograr una función satisfactoria (alineación y longitud correctas). Las seudoartrosis infectadas pueden requerir más de una intervención quirúrgica, puesto que hay que eliminar la infección además de lograr la consolidación. El tratamiento debe individualizarse, puesto que cada caso presenta unas características propias (47, 48).

BIBLIOGRAFÍA

1. Aaron AD. Bone healing and grafting. En: Kasser JR, ed. Orthopaedic knowledge update 5. American Academy of Orthopaedic Surgeons, 1996: 21-28.
2. Cook SD, Baffes GC, Wolfe MW y cols. The effect of recombinant human osteogenic protein-1 on healing of large segmental bone defects. J Bone Joint Surg (Am) 1994; 76: 827-838.
3. Kristiansen TK, Ryaby JP, McCabe J, Frey JJ, Roe LR. Accelerated healing of distal radial fractures with the use of specific, low intensity ultrasound. J Bone Joint Surg (Am) 1997; 79: 961-973.
4. Marsh JL, Buckwalter JA, McCollister-Evarts C. Delayed union, non-union, mal-union and avascular necrosis. En: Epps CH, ed. Complications in orthopaedic surgery. 3.ª ed. Philadelphia: JB Lippincott, 1994; 183-211.
5. Bray TJ. A prospective, double-blind trial of electrical capacitive coupling in the treatment of non-union of long bones. J Bone Joint Surg (Am) 1994; 76: 820-826.
6. An YH, Friedman RJ, Draughn RA. Animal models of fracture or osteotomy. En: An YH, Friedman RJ, eds. Animal models in orthopaedic research. Boca Raton, Fl: CRC Press 1999; 197-218.
7. Chen X, Kidder LS, Lew WD. Osteogenic protein-1 induced bone formation in an infected segmental in the rat femur. J Orthop Res 2002; 20: 142-150.
8. Hulth A. Current concepts of fracture healing. Clin Orthop 1989; 249: 265-284.
9. Milgram JV. Non-union and pseudoarthrosis of fracture healing: a histopathologic study of 95 humans specimens. Clin Orthop 1991; 268: 203-213.
10. Street JT, Wang JH, Wu QD. The angiogenic response to skeletal injury is preserved in the elderly. J Orthop Res 2001; 19: 1057-1066.
11. Hernigou P, Beaujean F. Moelle osseuse des patients présentant une pseudarthrose: étude des progeniteurs par clonage in vitro. Rev Chir Orthop 1997; 83: 33-40.
12. Hernigou P, Beaujean F. Pseudoarthroses traitées par greffe percutanée de moelle osseuse autologue. Rev Chir Orthop 1997; 83: 495-504.
13. Wen HB, Cui FZ, Zhu XD. Microstructural features of non-union of human humeral shaft fracture. J Struct Biol 1997; 119: 239-246.
14. Adams CI, Keating JF, Court-Brown CM. Cigarette smoking and open tibial fractures. Injury 2001; 32: 61-65.
15. Furlong JG, Giannoudis PV, DeBoer P y cols. Exchange nailing for femoral shaft aseptic non-union. Injury 1999; 30: 245-249.
16. Einhorn TA, Majeska RJ, Rush EB y cols. The expresion of cytokine activity by fracture callus. J Bone Miner Res 1995; 10: 1272-1281.
17. Lemaire R. Management of non-unions. An overview. En: Duparc J, ed. Surgical techniques in orthopaedics and traumatology. EFORT 1. Paris: Elsevier, 2000; 55-030-F-10.
18. Sciadini MF, Johnson KD. Evaluation of recombinant human bone morphogenetic protein-2 as a bone-graft substitute in a canine segmental defect model. J Orthop Res 2000; 18: 289-302.
19. Burri C, Wörsdorfer O. Corrective osteotomies of the lower extremity in the presence of infection. En: Hierholzer G, Müller KH, eds. Corrective osteotomies of the lower extremity after trauma. Berlin: Springer Verlag, 1985; 171-182.
20. Hietaniemi K, Peltonen J, Paavolainen P. An experimental model for non-union in rats. Injury 1995; 26: 681-686.
21. Oni OO. A non-union model of the rabbit tibial diaphysis. Injury 1995; 26: 619-622.
22. Welch RD, Johnston CE, Waldron MJ, Poteet B. Intraosseus infusion of prostaglandin E2 in the caprine tibia. J Orthop Res 1993; 11: 110-121.

23. Brownlow HC, Reed A, Simpson AH. Growth factor expression during the development of atrophic non-union. Injury 2001; 32: 519-524.

24. Lawton DM, Andrew JG, Marsh DR, Hoyland JA, Freemont AJ. Expression of the gene encoding the matrix gla protein by mature osteoblasts in human fracture non-unions. Mol Pathol 1999; 52: 92-96.

25. Grills BL, Schuijers JA. Immunohistochemical localization of nerve growth factor in fractured and unfractured rat bone. Acta Orthop Scand 1998; 69: 415-419.

26. Schmitt JM, Hwang K, Winn SR, Hollinger JO. Bone morphogenetic proteins: an update on basic biology and clinical relevance. J Orthop Res 1999; 17: 269-278.

27. Lane JM, Yasko AW, Tomin E y cols. Bone marrow and recombinant human bone morphogenetic protein-2 in osseous repair. Clin Orthop 1999; 361: 217-227.

28. Lawton DM, Andrew JG, Marsh DR, Hoyland JA, Freemont AJ. Mature osteoblasts in human non-union fractures express collagen type III. Mol Pathol 1997; 50: 194-197.

29. Salkeld SL, Patron LP, Barrack RL, Cook SD. The effect of osteogenic protein-1 on the healing of segmental bone defects treated with autograft or allograft bone. J Bone Joint Surg (Am) 2001; 83: 803-816.

30. Rosen H. Non-union and mal-union. En: Browner BD, Jupiter JB, Levine AM, Trafton PG, eds. Skeletal trauma. Vol 1. 2.ª ed. Philadelphia: WB Saunders, 1998; 619-660.

31. Johnson EE, Urist MR. Human bone morphogenetic protein allografting for reconstruction of femoral non-union. Clin Orthop 2000; 371: 61-74.

32. Klein MP, Rahn BA, Frigg R, Kessler S, Perren SM. Reaming versus non-reaming in medullary nailing: Interference with cortical circulation of the canine tibia. Arch Orthop Trauma Surg 1990; 109: 314-316.

33. Lind M. Growth factors: possible new clinical tools: a review. Acta Orthop Scand 1996; 67: 407-417.

34. Alho A. Concurrent ipsilateral fractures of the hip and shaft of the femur: a systematic review of 722 cases. Ann Chir Gynaecol 1997; 86: 326-336.

35. Konttinen Y, Imai S, Suda A. Neuropeptides and the puzzle of bone remodeling: state of the art. Acta Orthop Scand 1996; 67: 632-639.

36. Jenny G, Jenny JY, Mosser JJ. Ilizarov's method in infected tibial pseudoarthrosis and for reconstruction of bone defects. Orthop Traumatol 1993; 3: 55-58.

37. Raschke MJ, Mann JW, Oedekoven G, Claudi BF. Segmental transport after unreamed intramedullary nailing: preliminary report of a «monorail» system. Clin Orthop 1992; 282: 233-240.

38. Russe O. Fracture of the carpal navicular: diagnosis, nonoperative treatment, and operative treatment. J Bone Joint Surg (Am) 1960; 42: 759-768.

39. Bhandari M, Schemitsch EH. High-pressure irrigation increases adipocyte-like cells at the expense of osteoblasts in vitro. J Bone Joint Surg (Br) 2002; 84: 1054-1061.

40. Heckman JD, Ryaby JP, McCabe J, Frey JJ, Kilcoyne RF. Acceleration of tibial fracture healing by non-invasive, low intensity pulsed ultrasound. J Bone Joint Surg (Am) 1994; 76: 26-34.

41. Lamerigts NM, Buma P, Aspenberg P, Schreurs BW, Slooff TJ. Role of growth factors in the incorporation of unloaded bone allografts in the goat. Clin Orthop 1999; 368: 260-270.

42. Hadjiargyrou M, McLeod K, Ryaby JP, Rubin C. Enhancement of fracture healing by low intensity ultrasound. Clin Orthop 1998; 355: 216-229.

43. Garg NK, Gaur S, Sharma S. Percutaneous autogenous bone marrow grafting in 29 cases of ununited fracture. Acta Orthop Scand 1993; 64: 671-672.

44. Friedlaender GE, Perry CR, Cole JD y cols. Osteogenic protein-1 (bone morphogenetic protein-7) in the treatment of tibial non-unions. J Bone Joint Surg (Am) 2001; 83 (supl 1): S151-S158.

45. Pecina M, Giltaij LR, Vukicevic S. Orthopaedic applications of osteogenic protein-1 (BMP-7). Int Orthop 2001; 25: 203-208.

46. Claes L, Wolf S, Augat P. Mechanische Einflüsse auf die Callusheilung. Chirurg 2000; 71: 989-994.

47. Rodríguez-Merchán EC, Forriol F. Non-union: general principles and experimental data. Clin Orthop 2004; 419: 4-12.

48. Rodríguez-Merchán EC, Gómez-Castresana F. Internal fixation of non-unions. Clin Orthop 2004; 419: 13-20.

Capítulo 3

Estimulación electromagnética: indicaciones actuales y experiencia clínica

L. LÓPEZ-DURÁN STERN, M. P. SÁNCHEZ SANZ, J. L. CEBRIÁN PARRA, F. MARCO MARTÍNEZ

Introducción y referencia histórica

Las alteraciones por defecto de consolidación en el tratamiento de las fracturas suponen una frecuente complicación, alargan el período de inactividad del paciente y necesitan, a veces, actuaciones quirúrgicas repetidas con resultados irregulares. También suponen un gran aumento de la morbilidad, un retraso de la recuperación funcional y del retorno a la actividad laboral, con un coste económico elevado. Hay que recordar que, en la aparición de la seudoartrosis influyen diversos factores, aunque en muchos casos la causa principal es mecánica. Los factores más importantes implicados en el desarrollo de esta anomalía son tanto de carácter local como general. Entre los factores generales se encuentran: avitaminosis, tumores, hepatopatías crónicas, edad, radioterapia, politraumatismos y empleo de ciertos fármacos, como anticoagulantes y corticoides. Entre los factores locales destacan los mecánicos, los biológicos y los bioeléctricos.

La estimulación eléctrica es conocida desde hace tiempo y se utiliza en diversos campos de la medicina. En cirugía ortopédica, se considera una técnica estándar en el ámbito de la estimulación de la osteogénesis.

Los primeros estudios que se conocen de los retardos de consolidación y seudoartrosis se remontan a Birch que, en 1812, consiguió curar una seudoartrosis tibial de varios meses de evolución, y a Lente que, en 1850, informó sobre 3 casos de seudoartrosis curados por la aplicación de una corriente galvánica a cada lado del foco de fractura en contacto con el hueso. Garret, en 1869, trató la seudoartrosis aplicando dos electrodos a través de los cuales puso en contacto con el hueso una corriente continua.

Pero no fue hasta 1957, cuando se dio una explicación fisiológica clara, ya que, Fukada y Yatsuda (14) desarrollaron sus estudios sobre piezoelectricidad en el hueso seco. Cuando el hueso es sometido a una fuerza deformante, la parte cóncava, situada bajo cargas en compresión, se vuelve electronegativa e incrementa la formación de hueso, mientras que, en la zona convexa, sujeta a tensión, aparecen potenciales electropositivos y reabsorción ósea. Por tanto, la actividad osteoblástica podría estar regulada por poten-

ciales eléctricos y éstos pueden ser manipulados de forma exógena, siendo posible utilizar esta posibilidad con fines terapéuticos.

Paralelamente a esta línea de investigación sobre los efectos de la piezoelectricidad que también seguía Becker (13), otras se orientaron hacia el estudio de los potenciales bioeléctricos y la posibilidad de la estimulación del callo óseo mediante campos eléctricos o electromagnéticos (20).

Más tarde, Anderson y Erickson (3) sugirieron la existencia de potenciales electrocinéticos en el hueso, producidos como resultado del flujo de fluidos con carga iónica a través de la matriz sólida cuando ésta se deforma.

Bassett (19), en 1974, introdujo los métodos no invasivos. Aplicó de forma externa al hueso una corriente alterna mediante bobinas colocadas en oposición de 180°, y produjo campos magnéticos que a su vez originaban corriente eléctrica en el hueso, de tal manera que el voltaje inducido ayudaba a generar corrientes intermitentes similares a las producidas por el estrés mecánico. Es lo que se denomina una corriente eléctrica inducida (acoplamiento inductivo). Más tarde, en 1981, Bassett y cols. (4) publicaron la curación de una seudoartrosis tibial con electroestimulación.

Brighton (6), en 1981, publicó un estudio en el que trataba 131 seudoartrosis de tibia con corriente directa mediante electrodos aplicados en el foco de fractura durante 12 semanas, consiguiendo así un 81,7 % de consolidación. Comparando con otras publicaciones en las que se empleó el aporte de injerto, y siendo los resultados finales similares, concluyó que prefería el uso de estimulación ya que a igual beneficio el riesgo era inferior con el empleo de esta técnica.

Brighton (8), en 1984, publicó la consolidación de una seudoartrosis de tibia tratada con un método innovador a partir de una fuente externa, el acoplamiento capacitivo, portátil, y por tanto cómodo para el paciente. El mismo autor (9), en 1985, publicó los resultados obtenidos en 20 pacientes utilizando esta técnica: un 77 % de unión ósea tras 22 semanas de tratamiento.

Brighton y cols. (10), en 1995, publicaron un artículo en el que comparaban los resultados del tratamiento de 271 seudoartrosis de tibia tratadas con corriente directa (167 casos), acoplamiento capacitivo (56 casos) y aporte de injerto óseo (48 casos). Los resultados finales fueron similares en ausencia de factores de riesgo, aunque los peores resultados se dieron con el acoplamiento capacitivo en presencia de seudoartrosis atrófica y con el aporte de injerto cuando éste ya se había usado previamente.

En 1996, Friendemberg y Brighton (15) describieron los potenciales bioeléctricos del hueso, dependientes de la viabilidad de las células y que tienen su origen en gradientes químicos.

De todos los estudios realizados hasta la actualidad, se ha llegado a la conclusión de que los campos electromagnéticos seleccionados promueven la calcificación del cartílago, la osificación condral, la angiogénesis y la revascularización rápida del hueso muerto, incluyendo fragmentos necróticos e injertos óseos.

Bases fisiológicas

El hueso vivo presenta electronegatividad sobre el área de reparación y crecimiento y ello depende de la viabilidad celular. La electricidad exógena aplicada al hueso induce la formación de hueso nuevo en la vecindad del electrodo negativo o cátodo.

En el hueso se han descrito dos tipos de potenciales, el piezoeléctrico y el bioeléctrico. Cuando un fragmento óseo se somete a una deformidad mecánica, genera un potencial eléctrico llamado piezoelectricidad. En un principio se pensó que ésta residía en los cristales de hidroxiapatita; más tarde se vio que residía en la matriz colágena del hueso, y gracias a diversos estudios se llegó a la conclusión de que dicho potencial depende del movimiento del flujo líquido iónico a través de los canalículos celulares (23). Otro tipo de potencial es el bioeléctrico, que se registra en reposo y se modifica con la fractura hasta la consolidación del callo óseo. Parece ser que la liberación de mensajeros celulares en el momento del traumatismo es la responsable de la respuesta celular inicial.

Cuando se produce una fractura, el periostio dañado tiende a cargarse de forma negativa, desvaneciéndose este potencial en horas y siendo enmascarado por el potencial generado en la propia fractura. Inicialmente, este potencial se hace positivo, alcanzando el nivel pretraumático en horas. Si la fractura sigue un curso normal y evoluciona hacia la reparación, el potencial llega a hacerse marcadamente negativo, retornando gradualmente al valor normal conforme se realiza la unión.

Los mecanismos por los que la electricidad induce la osteogénesis (7) son diversos y pueden agruparse en: cambios celulares (activación del ADN, en la carga eléctrica de la membrana celular y en la migración iónica) y cambios ambientales (en la tensión local de oxígeno, en el pH, orientación del colágeno).

En el hueso vivo se han descrito tres tipos de potenciales: de deformación; de reposo, donde el hueso sometido a crecimiento activo es electronegativo con respecto a las áreas de reposo, y el potencial de fractura, donde a medida que progresa la consolidación ósea, el potencial negativo va disminuyendo.

Los campos electromagnéticos regulan la síntesis de matriz celular y pueden ser usados para la reparación de fracturas y de seudoartrosis óseas. Diversos estudios (1, 2) han mostrado que los campos electromagnéticos regulan los proteoglucanos y la síntesis de colágeno, aumentando así la formación ósea.

Los campos electromagnéticos se pueden aplicar sobre el hueso de forma directa o invasiva (aplicando dos electrodos directamente sobre el hueso), de forma no invasiva mediante el acoplamiento capacitivo (colocando los electrodos en las caras opuestas del hueso y generando una corriente continua) o bien mediante el acoplamiento inductivo en el cual se producen campos electromagnéticos pulsátiles (PEMF).

Los campos electromagnéticos originan alteraciones tisulares, celulares y subcelulares, que favorecen la proliferación celular y la síntesis de glucosaminoglucanos en las células del cartílago de crecimiento, es decir, aceleran la osificación condral. Los PEMF también actúan sobre el fibrocartílago, acelerando la mineralización, por la formación de vasos procedentes de las células endoteliales y por mecanismos de acción celulares. Por tanto, es necesaria la presencia de fibrocartílago para que las corrientes electromagnéticas estén indicadas.

Ya se ha señalado que cuando un fragmento óseo se somete a una deformidad mecánica genera un potencial eléctrico llamado piezoelectricidad. Los PEMF intentan producir el mismo efecto mediante cambios en el potencial de la membrana celular, con polarizaciones y despolarizaciones intermitentes. Aumentan la síntesis de colágeno en el hueso, así como la actividad proliferativa de los linfocitos y fibroblastos, favorecen la penetración vascular y disminuyen la resorción ósea (19). Es decir, actúan acelerando la osificación condral y, por tanto, la calcificación del cartílago (5).

Es importante recordar que la actuación principal de los PEMF se desarrolla sobre la fase de formación de callo duro, cuando se inicia la calcificación de fibrocartílago interpuesto, preparando así las fases de osificación condral y de penetración vascular. Por el contrario, los PEMF no son capaces de producir la calcificación del tejido fibroso, por eso, cuando predomina este elemento en la lesión, es necesario un período de inmovilización de la fractura para que este tejido se transforme en fibrocartílago y el tratamiento sea eficaz.

Indicaciones

Las indicaciones han ido aumentando con los años (19, 22) y son múltiples en el campo de la medicina, aunque existe una mayor experiencia con los retardos de consolidación y seudoartrosis. Las indicaciones más frecuentes del empleo de la electroestimulación son los retardos de consolidación de fracturas, las seudoartrosis postraumática y congénita, los defectos técnicos en osteosíntesis, los fracasos de la artrodesis y de osteotomías, la osteoporosis localizada, la algodistrofia refleja, la osteointegración en artroplastias, las osteotomías, la integración de injertos óseos, la necrosis ósea avascular, la osteomielitis crónica, los alargamientos de extremidades, la osteogénesis imperfecta, la osteocondritis disecante y las refracturas.

Las contraindicaciones de los PEMF son de carácter general: portador de marcapasos cardíaco, gestación, en niños y en pacientes no colaboradores; y de carácter local: la seudoartrosis con movilidad no controlada, la interposición de partes blandas, la separación de los fragmentos de más de 1 cm y la pérdida ósea de más del 50 %.

La eficacia de los PEMF se ha demostrado a lo largo de los años, tanto *in vitro* como *in vivo* (1, 2) y se han realizado estudios que avalan su empleo en el tratamiento de fracturas recientes, seudoartrosis, artrodesis, aloinjertos tumorales, necrosis ósea avascular, etc. (11, 12, 16, 17, 26), aunque la escasez de estudios aleatorizados a doble ciego nos obligan a seguir investigando sobre la eficacia de su empleo. La electroestimulación se ha mostrado eficaz como tratamiento conservador en la prevención del colapso de la cabeza femoral en los estadios iniciales de la necrosis ósea avascular.

A pesar de la abundante bibliografía existente sobre los efectos de la electricidad, tanto a nivel clínico como experimental, todavía hay cierto escepticismo sobre sus ventajas en medicina, sobre su mecanismo de acción (15), sobre el mejor método de empleo (10) y sobre todo sobre su aplicación en el tratamiento de fracturas de riesgo y seudoartrosis óseas, a pesar de que el empleo de los campos electromagnéticos pulsátiles fue aprobado por la Food and Drug Administration (FDA) en 1979.

Experiencia del Hospital Clínico San Carlos de Madrid

Se han descrito una gran variedad de técnicas para el tratamiento de la seudoartrosis de tibia (fijación interna de la fractura, aporte de injerto óseo, estimulación electromagnética, compresión axial, etc.).

Hace ya algunos años se iniciaron los estudios sobre el efecto de los potenciales bioeléctricos en el hueso (24) y también el empleo de la estimulación electromagnética en este centro hospitalario para el tratamiento de los retardos de consolidación y seudoartrosis óseas, fracturas de riesgo y necrosis ósea avascular de cabeza femoral (12, 16).

Así, López-Durán y cols. (25), en el año 1983, publicaron un estudio de 6 casos de retardos de consolidación tratados mediante estimulación aplicada de forma invasiva asociada a una estabilización del foco y al aporte de injerto, obteniendo resultados satisfactorios de consolidación incluso en las formas óseas infectadas.

Material y método

Se ha revisado la experiencia del Servicio de Cirugía Ortopédica y Traumatológica (COT) del Hospital Clínico San Carlos de Madrid con el empleo de los PEMF, y para ello se han comparado los resultados del tratamiento en pacientes con seudoartrosis de tibia a

TABLA 3-1. Datos técnicos del estimulador empleado

- Baja frecuencia: 75 Hz
- Intensidad: 10-20 A/cm
- Tiempo de pulso: 1,3 μs
- Voltaje: 180-220V
- Tiempo diario: mínimo 8 h

TABLA 3-2. Clasificación de Gustilo-EEM

	EEM	No EEM	Total
Cerradas	7	10	17
Abiertas de grado I	3	5	8
Abiertas de grado II	5	8	13
Abiertas de grado IIIA	4	2	6
Abiertas de grado IIIB	3	9	12
Abiertas de grado IIIC	0	1	1

EEM, estimulación electromagnética.

los que se les añadió estimulación electromagnética respecto a un grupo control en el que no se utilizó.

Se ha realizado un estudio retrospectivo y aleatorizado de 57 seudoartrosis de tibia en 57 pacientes entre febrero de 1987 y febrero de 2002. La media de la edad fue de 38,3 años (mínimo 14-máximo 89) y el seguimiento medio realizado fue de 27,2 meses (mínimo 12-máximo 48). La distribución por sexos fue de 36 hombres y 21 mujeres. El tratamiento de la seudoartrosis fue quirúrgico en todos los casos, asociando estimulación electromagnética de forma aleatoria en 22 de los 57 pacientes. El tiempo medio de empleo del estimulador fue de 5,6 meses (mínimo 3-máximo 10). Los 22 pacientes que emplearon el estimulador electromagnético (Howmedica) lo hicieron en su domicilio durante un mínimo de 8 h diarias y coincidiendo con el descanso nocturno (tabla 3-1).

El estimulador se empleó en 7 seudoartrosis cuya lesión original fueron fracturas cerradas y en 15 seudoartrosis cuya lesión original fueron lesiones abiertas: 3 de grado I, 5 de grado II, 4 de grado IIIA y 3 de grado IIIB (tabla 3-2).

El lado izquierdo estaba afectado en 30 pacientes y el lado derecho en 27 de ellos. Las causas más frecuentes de la fractura fueron: accidente de tráfico en 14 pacientes (25 %), atropello en 12 (21 %), traumatismo directo en 12 (21 %), accidente de motocicleta en 11 (19 %), y precipitación en 8 pacientes (14 %) (fig. 3-1). Se dividió la tibia en 5 fragmentos y las localizaciones (de más a menos frecuentes) de la fractura fueron: el tercio medio-inferior en 25 pacientes, el tercio medio en 14, el tercio inferior en 12, el tercio medio-superior en 5 y el tercio superior en 1 paciente. El trazo de fractura observado fue el espiroideo en 15 pacientes (26 %), conminuto en 13 (23 %), transverso en 9 (16 %), oblicuo corto en 7 (12 %), bifocal en 7 (12 %) y oblicuo largo en 6 (11 %) pacientes. La articulación se vio afectada en el 19 % de las fracturas y no lo estuvo en el 81 %.

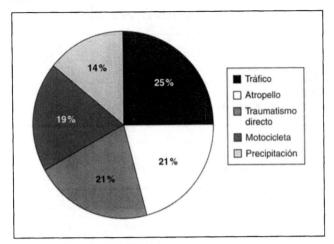

FIGURA 3-1. Etiología de la fractura.

TABLA 3-3. **Clasificación de las seudoartrosis según Weber y Cech**

	EEM	No EEM	Total
Hipertrófica	9	18	27
Atrófica	13	13	26
Infectada	1	3	4

EEM, estimulación electromagnética.

TABLA 3-4. **Tratamiento de la seudoartrosis**

	EEM	No EEM	Total
Enclavado	20	34	54
Fijador externo	1	1	2
Osteotomía	1	0	1

EEM, estimulación electromagnética.

TABLA 3-5. **Consolidación de la fractura**

	Consolidan	No consolidan	Total
EEM	20 (91 %)	2 (9 %)	22
No EEM	29 (83 %)	6 (17 %)	35

EEM, estimulación electromagnética.

Siguiendo la clasificación de Gustilo, 17 pacientes presentaron como lesión inicial fracturas cerradas y 40, fracturas abiertas.

El tratamiento inicial de la fractura fue: ortopédico en 11 pacientes, enclavado intramedular fresado en 23 y fijador externo en 23 pacientes. El tratamiento de la seudoartrosis fue quirúrgico en todos los casos, asociando estimulador electromagnético en 22 pacientes frente a 35 pacientes en los que no se empleó. Los parámetros de inclusión de la seudoartrosis fueron tanto clínicos

como radiológicos. Entre los criterios clínicos se incluyeron el dolor, la movilidad en el foco de fractura y la impotencia funcional. Criterios radiológicos fueron la ausencia de callo óseo a los 9 meses de la fractura, sin evidencia de cambios radiológicos en los 3 últimos meses. El tiempo medio hasta el diagnóstico de la seudoartrosis fue de 7,94 meses (mínimo 6-máximo 18) y el tiempo medio hasta la segunda cirugía fue de 10,4 meses (mínimo 6-máximo 22). Según la clasificación de Weber y Cech, se encontraron 27 seudoartrosis hipertróficas, 26 atróficas y 4 infectadas (tabla 3-3). Para el tratamiento de la seudoartrosis se empleó el enclavado intramedular en 54 pacientes, el fijador externo en 2 y se realizó osteotomía aislada del peroné en 1 paciente (tabla 3-4). Se asoció osteotomía del peroné a la cirugía principal en 34 pacientes.

El estudio estadístico se llevó a cabo con el programa SPSS (Statistical Package for Sciences Socials) para Windows analizando las variables cualitativas con la prueba *chi* cuadrado y las variables cuantitativas con la prueba de *t* de Student. Según criterios de la AO, el retardo de consolidación se define como la no existencia de evidencia clínica o radiográfica de unión en los 4 a 9 meses siguientes a la fractura, y la seudoartrosis o no unión, a aquella fractura que no ha consolidado a los 9 meses después de la fractura. Hoy día, se considera necesario que no haya cambios radiológicos en los últimos 3 meses para diagnosticar la seudoartrosis.

El criterio de consolidación radiográfico empleado fue la presencia de callo óseo en dos proyecciones radiológicas (anteroposterior y lateral), realizadas cada 3 meses. Al realizar el estudio radiográfico, el primer signo que aparece es que se borra el trazo de fractura, seguido de la aparición de hueso cortical y el relleno de la medular ósea.

Resultados

La tasa de consolidación global de la seudoartrosis fue del 86 %, es decir, 49 (86 %) seudoartrosis consolidaron, tanto clínica como radiográficamente, y 8 de ellas (14 %) no lo hicieron. De las 22 seudoartrosis tratadas con estimulación, 20 (91 %) consolidaron y 2 (9 %) no lo hicieron. De las 35 seudoartrosis tratadas sin estimulador asociado, 29 (83 %) consolidaron frente a 6 (17 %) que no lo hicieron (tabla 3-5 y fig. 3-2).

La valoración global de los resultados se estableció en: excelentes (actividad previa sin secuelas clínicas o radiológicas), buenos (actividad previa, consolidación de la seudoartrosis pero algún tipo de secuela clínica o radiológica) y malos (no retornaron a su actividad previa, necesitaron cirugía antes de la consolidación de la seudoartrosis, o ambos) (tabla 3-6). El tiempo medio de consolidación de la seudoartrosis empleando estimulación electromagnética fue de 3,3 meses (mínimo 2-máximo 7) y sin asociar estimulación electromagnética fue de 4,9 meses (mínimo 3-máximo 9).

Se encontraron resultados estadísticamente significativos (p ≤ 0,05) entre: la consolidación de la seudoartrosis y la clasificación de Gustilo, es decir, a mayor grado de lesión de partes blandas, menor porcentaje de consolidación; entre la consolidación y el

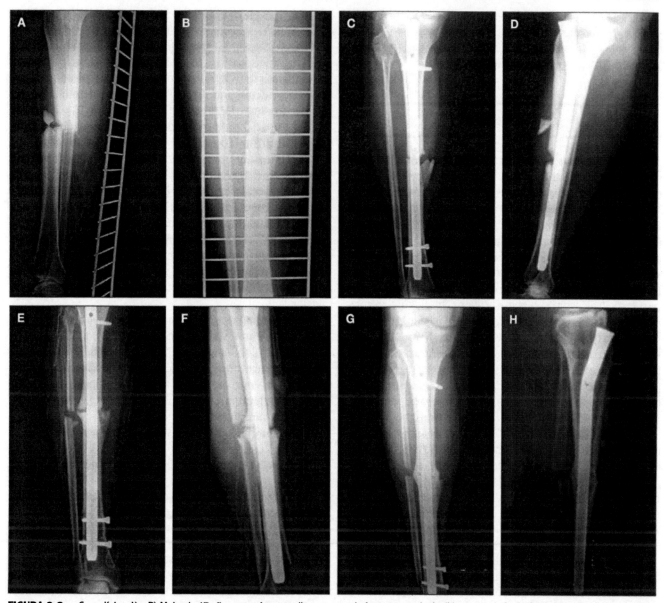

FIGURA 3-2. Caso clínico. A) y B) Mujer de 47 años que sufre atropello, presentando fractura cerrada de tibia y peroné. C y D) Se realizó tratamiento mediante enclavado fresado intramedular. E y F) Presentó seudoartrosis hipertrófica, por lo que a los 9 meses se realizó nueva osteosíntesis, osteotomía del peroné y se asoció electroestimulación. G y H) A los pocos meses se evidenció la consolidación de la seudoartrosis.

empleo de estimulación electromagnética, es decir, mayor tasa de consolidación con el empleo de electroestimulación; y entre el tiempo de consolidación de la seudoartrosis y el empleo del estimulador, es decir, tardaron menos en consolidar aquellas en las que se empleó el estimulador. Los resultados fueron estadísticamente no significativos ($p \geq 0,05$) entre el porcentaje de consolidación y la edad, sexo, etiología de la fractura, localización, tratamiento previo de la fractura y tipo y tiempo de seudoartrosis.

Las complicaciones clínicas fueron dos infecciones profundas y una infección superficial. En el estudio radiológico se encontró un acortamiento de 0,5-1 cm en 6 pacientes, consolidación en varo de 5° en 2, consolidación en valgo de 10° en 2 y la falta de consolidación en 8 pacientes. De estas 8 seudoartrosis sin consolidar,

7 lo hicieron después de una nueva intervención quirúrgica (recambio del clavo intramedular por uno de mayor diámetro y empleo del estimulador) y en 1 caso de seudoartrosis infectada hubo que amputar la pierna.

TABLA 3-6. Valoración global de los resultados

	EEM	No EEM	Total
Excelentes	19	20	39 (68,4 %)
Buenos	3	7	10 (17,5 %)
Malos	0	8	8 (14 %)

EEM, estimulación electromagnética.

En este estudio los autores han encontrado mayor tasa de consolidación de la seudoartrosis con el empleo de estimulación electromagnética, así como menos tiempo de consolidación, siendo ambos resultados estadísticamente significativos.

Discusión

La seudoartrosis es una complicación frecuente en las fracturas de tibia y su tratamiento constituye un reto para el cirujano, ya que, en la mayoría de los casos, el paciente ha recibido previamente algún tratamiento quirúrgico. Se han descrito una gran variedad de técnicas para el tratamiento de la seudoartrosis de tibia (aporte óseo, fijación interna de la fractura, estimulación electromagnética, compresión axial, etc.). La estimulación electromagnética es un método valioso como ayuda a la consolidación de las fracturas, ya que aumenta la síntesis de colágeno y proteoglucanos acelerando el proceso de condrogénesis (1, 2), pero hay que recordar que no es capaz de corregir defectos de la alineación, ni un tratamiento previo mal realizado, si no se acompaña de otras medidas reparadoras. También hay que tener en cuenta que la selección adecuada del paciente es fundamental para que el resultado final sea satisfactorio.

A lo largo de más de 100 años, la estimulación electromagnética se ha empleado en diversos campos de la medicina, pero la mayoría de los estudios se han centrado en ciertas patologías óseas. La literatura médica ha documentado a lo largo de años el éxito de este tratamiento con tasas de curación del 70 al 80 % (17, 21, 27).

La eficacia de la estimulación electromagnética se ha afianzado con los años, y hoy día está considerada una de las armas terapéuticas más valiosas para el tratamiento de las seudoartrosis óseas (15, 28). Pero, debido a la falta de estudios doble ciego y aleatorizados, las conclusiones sobre la eficacia de la electroestimulación en la reparación ósea no pueden considerarse definitivas.

Al ser un tratamiento externo tiene ciertas ventajas, como son: empleo de forma ambulatoria, utilización de forma precoz en fracturas de riesgo, combinación con otros métodos de tratamiento, y además evita las infecciones y los problemas vasculares. Si se emplea en pacientes seleccionados de forma adecuada, los resultados son buenos y los riesgos, mínimos.

Algunos autores defienden que la incidencia de seudoartrosis es mayor en fracturas abiertas, de gran conminución, con lesión de partes blandas asociada, localización en el tercio medio inferior de la tibia, presencia de osteomielitis y cuando la distancia entre fragmentos es mayor de 1 cm (8, 9, 17, 18). En el estudio realizado por los autores de este capítulo la localización en el tercio medio inferior de la tibia y la conminución no tuvieron significación estadística.

La dificultad de diseñar estudios doble ciego y aleatorizados hace que la bibliografía sea escasa. Pese a ello existe el antecedente de Sharrard (27) que, en 1990, publicó un estudio doble ciego y aleatorizado que comparó los resultados obtenidos de 20 pacientes tratados con inmovilización y electroestimulación y un grupo control de 25 pacientes en el que no se asoció el estimulador. La mayor tasa de consolidación de las fracturas se obtuvo en aque-

llos pacientes a los que se les asoció electroestimulación, siendo estos resultados estadísticamente significativos.

Más recientemente, Simonis y cols. (28) publicaron, en 2003, un estudio prospectivo, aleatorizado y doble ciego en el que trata la seudoartrosis de tibia realizando osteotomía del peroné y fijador externo, y se comparan los resultados de 18 pacientes a los que les asoció estimulador frente a un grupo control de 16 pacientes en los que no se asoció. Se encontró una asociación estadísticamente significativa entre la unión tibial y el empleo de estimulador.

En el estudio de Sánchez-Sanz y cols. se ha conseguido una tasa de consolidación global de la seudoartrosis del 86 %, similar a la de otras series publicadas (10, 22, 27, 28). Hubo un 91 % de consolidación en las seudoartrosis que fueron tratadas con cirugía y estimulador, frente a un 83 % en aquellas en las que el estimulador no se asoció, siendo estos resultados estadísticamente significativos.

Las seudoartrosis tratadas con estimulador tardaron 3,3 meses de media en consolidar frente a 4,9 meses en aquellas en las que no se empleó estimulador, siendo estos resultados estadísticamente significativos.

No se encontraron diferencias estadísticamente significativas entre sexos, trazos y la localización de la fractura, al igual que en otro artículo (21). Tampoco se encontraron diferencias en la edad, tiempo de seudoartrosis, tratamiento previo de la fractura y tipo radiológico de la seudoartrosis, es decir, no se hallaron peores resultados en las fracturas atróficas con respecto a las hipertróficas, a diferencia de otros autores (17, 21).

Como conclusiones de este estudio, cabe señalar que:

1. La tasa de consolidación global de la seudoartrosis fue de un 86 %.
2. Existe una mayor tasa de consolidación en pacientes tratados con estimulación electromagnética (91 %).
3. El tiempo de consolidación de las seudoartrosis tratadas con estimulación electromagnética es inferior respecto al de aquellas en las que no se utilizó (3,3 meses).
4. El número de seudoartrosis aumenta en relación con el grado de lesión de partes blandas.
5. No afectan a la consolidación de la fractura: la edad, el sexo, la etiología, el trazo de fractura, la conminución, el tratamiento previo, el tipo y el tiempo de seudoartrosis.

Por todo lo reseñado anteriormente, los autores opinan que la electroestimulación es un método efectivo y sin riesgos para el tratamiento de la seudoartrosis, siempre que se utilice en el marco de un tratamiento adecuado como es la estabilización mecánica y que la separación de los fragmentos no sea mayor de 1 cm. Hay que destacar la necesidad de realizar estudios aleatorizados y multicéntricos para mostrar el beneficio de la exposición ósea a la estimulación electromagnética.

BIBLIOGRAFÍA

1. Aaron RK, Ciombor DMcK, Simon BJ. Treatment of non-unions with electric and electromagnetic fields. Clin Orthop 2004; 419: 21-29.

2. Aaron RK, Ciombor DMcK, Simon BJ. Stimulation of growth factor synthesis by electric and electromagnetic fields. Clin Orthop 2004; 419: 30-37.

3. Anderson JC, Erikson C. Piezoelectric properties of dry and wet bone. Nature 1970; 227: 491-492.

4. Bassett CAL, Mitchell SN, Gaston SR. Treatment of ununited tibial diaphyseal fractures with pulsing electromagnetic fields. J Bone Joint Surg (Am) 1981; 63: 511-523.

5. Bassett CAL, Valdés MG, Hernández E. Modification of fracture repair with selected pulsing electromagnetic fields. J Bone Joint Surg (Am) 1982; 64: 888.

6. Brighton CT. Treatment of non-union of the tibia with constant direct current. J Trauma 1981; 21 (3): 189-195.

7. Brighton CT. Experiencia clínica en el campo de la osteogénesis mediante inducción eléctrica. En: López-Durán Stern L, De Pedro Moro JA, Marco Martínez F, eds. Electroestimulación ósea. IV Memorial «Dr. Federico Rubio». Madrid: Industrias Gráficas EGRAF, 1991.

8. Brighton CT, Pollack SR. Treatment of non-union of the tibia with a capacitively coupled electrical field. J Trauma 1984; 24: 153-155.

9. Brighton CT, Pollack SR. Treatment of recalcitrant non-union of the tibia with capacitively coupled electric field. J Bone Joint Surg (Am) 1985; 67: 577-585.

10. Brighton CT, Shaman P, Heppenstall B. Tibial non-union treated with direct current; capacitative coupling or bone graft. Clin Orthop 1995; 321: 223-234.

11. Capanna R, Donati D, Masetti C, Manfrini M, Panozzo A, Cadossi R y cols. Effect of electromagnetic fields on patients undergoing massive bone graft following bone tumor resection. A double blind study. Clin Orthop 1994; 306: 213-221.

12. Carsi B, Gimeno D, López Oliva F, López-Durán L. Utilidad de los campos electromagnéticos pulsátiles en la necrosis ósea avascular de la cadera. Estudio prospectivo de 30 casos. Rev Clin Esp 1996; 196: 67-74.

13. Becker RO, Bachman CH. Bioelectric effects in tissue. Clin Orthop 1965; 43: 251-256.

14. Fukada E, Yatsuda J. On the piezoelectric effect of bone. J Phys Soc Japan 1957; 12: 121-128.

15. Friendemberg ZB, Brighton CT. Bioelectric potentials in bone. J Bone Joint Surg (Am) 1996; 48: 915-923.

16. Gimeno García-Andrade MD, Domínguez Esteban I, Carsi Lluch B, López-Durán L. La EEM en el tratamiento de la necrosis avascular de la cabeza femoral. En: Hernández Vaquero D, López-Durán L, eds. La estimulación electromagnética en la patología ósea. Madrid: Howmedica Ibérica 1999; 219-235.

17. Heckman JD, Ingram AJ, Loyd RD, Luck JV Jr, Mayer PW. Non-union treatment with pulsed electromegnetic fields. Clin Orthop 1981; Nov-Dec; (161): 58-66.

18. Heppenstall RB y cols. Prognostic factors in non-union of the tibia: an evaluation of 185 cases treated with constant direct current. J Trauma 1984; 24 (9): 790-795.

19. Bassett CA. Fundamental and practical aspects of therapeutic uses of pulsed electromagnetic fields. J Cell Biochem 1989; 51: 387-393.

20. Bassett CA, Pawluk RJ, Pilla AA. Augmentation of bone repair by inductive coupled fields. Science 1974; 144: 575-581.

21. Hernández Vaquero D, Suárez Vázquez A, Ola y Gayoso MJ, Antolín Suárez J. La estimulación electromagnética en los fracasos de consolidación. Factores pronósticos. Rev Ortop Traumatol 2000; 5: 439-443.

22. Lavine LS, Grodzinsky AJ. Electrical stimulation of repairs of bone. J Bone Joint Surg (Am) 1987; 69: 626.

23. López-Durán Stern L. Potenciales eléctricos óseos. En: Hernández Vaquero D, López-Durán L, eds. La estimulación electromagnética en la patología ósea. Madrid: Howmedica, 1999; 41-65.

24. López-Durán Stern L, Yageya J. Bioelectric potentials after fracture of the tibia in rats. Acta Orthop Scand 1980; 51: 601-608.

25. López-Durán Stern L, Cervera Bravo P, Vidal Sanz M, Arredondo Aguirre JL, Otero Fernández R, Ferrández Portal L. El empleo de la estimulación eléctrica en el tratamiento de los retardos de consolidación. Nuestra experiencia preliminar. Rev Ortop Traum 1983; 27 IB, n.º 3: 315-322.

26. Ruiz del Portal Bermudo M. La EEM en las resecciones tumorales óseas. En: Hernández Vaquero D, López-Durán Stern L, eds. La estimulación electromagnética en la patología ósea. Madrid: Industrias Gráficas San Martín, 1999; 261-268.

27. Sharrard WJW. A doubled-blind trial of pulsed electromagnetic fields for delayed union of tibial fractures. J Bone Joint Surg (Br) 1990; 72: 347-355.

28. Simonis RB, Parnell EJ, Ray PS, Peacock JL. Electrical treatment of tibial non-union: a prospective, randomised, doubled-blind trial. Injury 2003; 34 (5): 357-362.

Capítulo 4

Procedimientos miniinvasivos en el tratamiento de las lesiones óseas tumorales

E. J. ORTIZ CRUZ, J. MARTEL VILLAGRÁN, Á. BUENO HORCAJADAS

El objetivo del trabajo es analizar las técnicas miniinvasivas que, debido a sus beneficios, se indican con mayor frecuencia como primera opción terapéutica, y son cada vez más populares entre los grupos multidisciplinarios responsables del tratamiento de los tumores musculoesqueléticos. Se exponen las alternativas a las biopsias abiertas y las opciones al tratamiento quirúrgico utilizando cuatro modelos de tumores (osteoma osteoide, metástasis óseas, condroblastoma y quiste óseo simple).

Biopsia

La biopsia es una de las claves del tratamiento de los tumores musculoesqueléticos. Si se realiza correctamente, guía de forma adecuada el tratamiento del paciente, pero si no es así, puede ser el origen de frustraciones, errores diagnósticos y tratamientos inadecuados, llevando al paciente a una morbilidad significativa que podría haberse evitado.

La biopsia debe ser planificada con cuidado y llevada a cabo por cirujanos ortopédicos oncológicos o radiólogos óseos en el seno de un equipo multidisciplinario. Existen múltiples estudios y trabajos sobre la biopsia, pero si se analiza el excelente y didáctico artículo realizado por Mankin y cols., miembros de la MST o Musculoskeletal Tumor Society (Sociedad de Tumores Musculoesqueléticos) en 1982 (1), destacan varios datos. En 329 pacientes se advirtieron: 18,2 % de errores importantes en el diagnóstico; 10,3 % de biopsias no representativas; 17,3 % de problemas con la herida quirúrgica; en el 18,2 % el plan ideal de tratamiento tuvo que ser modificado por problemas relacionados con la biopsia; en el 4,5 % se realizó una amputación innecesaria, y lo más importante, en el 8,5 % el pronóstico fue adversamente alterado. Pero la situación se hace más dramática cuando, en 1996 (2), o sea 14 años después del primer artículo, se realiza una nueva revisión y los datos desfavorables siguen sin cambiar significativamente, lo cual quiere decir que no existe aún concienciación (3) sobre esta problemática.

Antes de la biopsia se debe realizar un estudio radiológico completo, que incluye radiografías simples, resonancia magnética (RM), tomografía computarizada (TC) y gammagrafía ósea, entre otros estudios. Estas pruebas determinarán la localización del tumor, las áreas más representativas, la asociación de la lesión con las estructuras neurovasculares y los diagnósticos diferenciales que ayuden al anatomopatólogo en el diagnóstico definitivo. En caso de que estos estudios se realicen después de la biopsia, el hematoma y la inflamación causados por la biopsia introducirían artefactos en las imágenes que complicarían la interpretación.

Debe existir una consulta previa con el radiólogo óseo y con el patólogo, para determinar el método de imagen (radioscopia, ecografía o TC) más apropiado para guiar la biopsia, para elegir el tipo de aguja y determinar en qué zona de la lesión se debe obtener el material. Cuando se estima que es suficiente con una muestra citológica, la punción se realiza con agujas finas (calibre igual o inferior a 18 G) tipo Chiba o Vacu-cut. Para obtener material para estudio histológico usaremos agujas tipo Tru-cut o Core-Biopsia, que tienen un calibre de 14 G y se utilizan cuando la lesión tiene componente de partes blandas. En caso contrario, se usarán las agujas tipo Osty-cut, Bonopty o Jamshidi, que pueden penetrar con relativa facilidad en el hueso.

Es fundamental la consulta previa a la biopsia con el radiólogo y patólogo, pues si los diagnósticos diferenciales son conocidos y dan cierta certeza, probablemente con una mínima cantidad de tejido sea posible conseguir el diagnóstico. Es así, como en diagnósticos diferenciales que incluyan las metástasis o el mieloma múltiple una punción-aspiración con aguja fina (PAAF) puede ser suficiente, siempre y cuando se cuente con un citopatólogo con experiencia, pues se debe tener en cuenta que los estudios especiales de inmunohistoquímica y citogenética no pueden realizarse con esta técnica. La biopsia con aguja gruesa puede obtener tejido de, aproximadamente, $1,0 \times 0,1$ cm, y siempre se deben realizar múltiples pases, por el mismo orificio de entrada, obteniendo por lo general suficiente material para los mencionados estudios de inmunohistoquímica y citogenética.

La biopsia percutánea debe ser realizada por el radiólogo tras determinar con el cirujano ortopédico oncológico el trayecto de aquélla para que esté localizada en la misma línea de la incisión

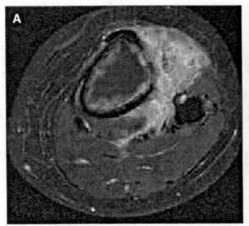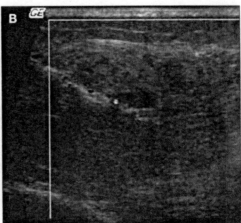

FIGURA 4-1.   A) Paciente de 57 años, RM coronal de lesión metafiso-diafisaria proximal de tibia en la que se observa una gran masa de partes blandas. B) Biopsia percutánea con Tru-cut, realizada con control de ecografía. Se observa el trayecto de la aguja Tru-cut. La lesión fue compatible con linfoma no Hodgkin.

de la cirugía definitiva. El radiólogo se puede ayudar de la ecografía (fig. 4-1) o la TC, que ofrecen el beneficio de la localización ideal de la biopsia con el mínimo daño posible. Siempre se debe realizar una biopsia intraoperatoria para confirmar que existe tejido suficiente para el diagnóstico definitivo.

ÁREA DE DIAGNÓSTICO POR IMAGEN

Las ventajas de las biopsias percutáneas mínimamente invasivas son:

1. Disminución del hematoma y diseminación tumoral.
2. Disminución de la resección de tejido sano en la cirugía definitiva.
3. Biopsia dirigida hacia la zona de mayor fiabilidad, donde se puede encontrar tejido patológico significativo y no necrosis tumoral.
4. Mejor acceso a áreas difíciles de abordar, como es la columna (fig. 4-2).

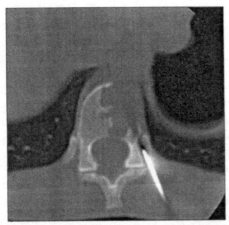

FIGURA 4-2.   Lesión osteolítica en cuerpo vertebral de T12 en una mujer de 35 años. Realización de la biopsia percutánea guiada con TC. El diagnóstico fue un tumor de células gigantes.

La mayor desventaja es el poco tejido extraído, lo que entraña una dificultad para el patólogo. Pero, en caso de que no se pueda ofrecer el diagnóstico con el tejido obtenido, siempre queda la opción de la biopsia abierta.

Tratamiento percutáneo mediante radiofrecuencia

OSTEOMA OSTEOIDE

El osteoma osteoide representa, aproximadamente, el 10 % de los tumores óseos benignos. Consiste de un nido bien vascularizado de tejido conectivo y trabéculas entrelazadas de osteoide y hueso calcificado rodeado de osteoblastos (4). La reacción perióstica es variable y la intensidad depende de si se localiza en la cortical, en el hueso esponjoso o en la zona subarticular, donde no suele estar. La edad de presentación oscila entre 1 y 63 años, con una media de 17 años. En el 85 % de los casos aparece entre los 5 y los 25 años (5) y es más frecuente en varones (2:1). En la experiencia de los autores de este capítulo (Ortiz Cruz y cols.) con 30 casos, las edades oscilaron entre 5 y 43 años, con una media de 18 años. Se mantuvo la proporción entre sexos.

Clínicamente cursa con dolor que no se relaciona con el ejercicio físico, sino que empeora con el reposo; siendo típica la exacerbación nocturna. El dolor, por lo general, cede casi instantáneamente (20-30 min) tras la administración de salicilatos o de antiinflamatorios no esteroideos (AINE). Al parecer, la producción de prostaglandinas por parte del tumor está estrechamente relacionada con la génesis del dolor. A veces son indoloros (sobre todo, los de las manos). El dolor articular y la sinovitis pueden existir en aquéllos de localización periarticular o subarticular; incluso pueden aparecer deformidades o acortamiento del miembro afecto. En los osteomas osteoides vertebrales se detecta escoliosis cóncava del lado del tumor. Estas peculiaridades determinan que el diagnóstico se retrase meses e incluso años o que el paciente reciba tratamientos inadecuados debidos a diagnósticos erróneos. En la serie de Ortiz Cruz y cols. el tiempo que transcurrió entre el inicio de la clínica y el diagnóstico fue de entre 6 meses y 6 años.

Hay evidencia de que estos tumores no son progresivos y nunca degeneran, aunque se han descrito casos excepcionales de transformación en osteoblastomas y se han constatado remisiones espontáneas (6) (media, 5 años). Más de la mitad se localizan en el fémur (especialmente en la región proximal) y en la tibia. Un 13 % lo hacen en la columna vertebral (pedículo, lámina, apófisis espinosa). Otras ubicaciones son húmero, mano y pie, pero se han descrito en cualquier hueso. Normalmente son diafisarios y corticales pero pueden aparecer en metáfisis y epífisis (subarticulares). El nido, que oscila entre 1 y 15 mm, puede ser completamente osteolítico o estar completamente calcificado, pero lo más frecuente es que tenga sólo un centro calcificado rodeado de un halo osteolítico, rodeado a su vez de hueso reactivo escleroso. La reacción perióstica es de tipo lamelar o sólida y puede oscurecer el nido.

La TC es el método de elección para demostrar el nido, ya que la radiología simple puede no detectarlo. En la gammagrafía ósea aparece como un foco hipercaptante. Con la RM puede verse un importante edema intra y extraóseo que puede confundir el diagnóstico. El diagnóstico diferencial radiológico se plantea con osteoblastoma, osteomielitis (absceso de Brodie), artritis, fractura de estrés y enostosis.

En cuanto al tratamiento, una primera opción sería la terapia médica mediante ácido acetilsalicílico o AINE (7), ya que se han descrito remisiones completas en plazos de 3-6 años. No obstante, esta opción presenta los inconvenientes derivados de los efectos secundarios de estos fármacos y de la baja tolerancia de los pacientes a mantener tratamientos temporalmente prolongados. El método terapéutico tradicionalmente utilizado ha sido la escisión quirúrgica (4), no sólo del osteoma osteoide, sino también del hueso normal que lo rodea. La cirugía presenta, sin embargo, una dificultad importante a la hora de localizar e identificar exactamente la posición del nido, lo que provoca recidivas. En otras ocasiones, la localización del osteoma osteoide provoca una aproximación quirúrgica complicada y agresiva que incluso obliga a realizar técnicas de osteosíntesis. También se han descrito complicaciones, como fracturas de estrés y las propias de cualquier cirugía, incluyendo una estancia hospitalaria prolongada. Han sido varios los métodos usados para localizar con mayor precisión el nido, algunos ya abandonados como el uso de tetraciclina, que se acumula en el hueso mineralizado y es fluorescente a la luz ultravioleta, o el empleo de radioisótopos. Otros autores (8) utilizan la identificación visual directa tras extracción gradual de capas del hueso reactivo y la escisión intralesional del nido con mínima escisión de hueso sano.

En los últimos 10 años se han publicado las experiencias de diversos autores (2, 9-11) con la aplicación de tratamientos percutáneos guiados con control de TC. La escisión utilizando una broca fue descrita por primera vez en 1986 y, con diversas variantes, ha sido y es ampliamente utilizada. El procedimiento se realiza utilizando anestesia general o epidural. Los pacientes permanecen ingresados unos días y deben evitar cargar peso sobre la

extremidad afecta durante unas semanas. Un paso más lo constituye la aplicación de técnicas como la destrucción del nido mediante inyección de alcohol, la fotocoagulación con láser (6, 11) o la radiofrecuencia que, aunque también requieren anestesia general o sedación activa, permiten dar de alta a los pacientes en menos de 24 h sin ningún tipo de restricción en su actividad física.

La electrocoagulación mediante radiofrecuencia percutánea comenzó a aplicarse en el tratamiento de la neuralgia del trigémino. El trabajo experimental de Tillotson y cols. (12) describe los efectos de esta técnica en fémures de perro. Rosenthal y cols. (13) publicaron en 1992 el primer artículo en el que se presentaban 4 casos de osteomas osteoides tratados de forma percutánea mediante radiofrecuencia. Desde esta comunicación inicial, han sido varias las series publicadas empleando esta alternativa terapéutica (14, 15-23).

Descripción del procedimiento

Los pacientes son candidatos a la aplicación de la radiofrecuencia como método terapéutico cuando presentan un cuadro clínico típico de osteoma osteoide y hallazgos radiológicos característicos: al menos debe existir una imagen de radiología simple y, sobre todo, TC que permita observar una imagen sugestiva de nido, así como una gammagrafía con captación del radiotrazador positiva. Todos los pacientes de nuestra serie cumplían estos requisitos. Existe otro condicionante de gran importancia previo a la realización del procedimiento: la lesión debe estar a más de 1 cm de estructuras vasculonerviosas susceptibles de ser dañadas.

La técnica se realiza mediante control de imagen con TC estando el paciente bajo los efectos de la anestesia general, aunque en adolescentes y adultos se puede realizar usando únicamente sedación activa. Una vez localizado el nido (fig. 4-3), se avanza un trocar (que servirá de guía) hasta su centro y se extrae un cilindro mediante el uso de una aguja de biopsia. Empleamos agujas de biopsia tipo Osty-cut, de 13 y 17 G. En ocasiones, previamente se debe perforar la cortical ósea con la ayuda de una broca o de agujas tipo Kirschner. A continuación, se introduce el electrodo que está aislado en toda su longitud excepto el centímetro distal. Es importante comprobar que la punta expuesta del electrodo no contacte con el trocar y que el electrodo esté colocado correctamente (el nido debe estar a menos de 5 mm). Excepcionalmente puede ser necesario repetir el procedimiento, realizando un segundo pase en la misma sesión, para asegurar que la lesión será destruida. El electrodo se conecta durante 6-8 min a un generador de radiofrecuencia (480 kHz) y a dos placas que se utilizan como dispersores de calor colocadas sobre la piel del paciente, próximas al punto de entrada. El electrodo que se utiliza tiene una longitud de 15 cm y un calibre de 17 G y es del tipo *cool-tip* (punta fría), ya que tiene un sistema de refrigeración interno que impide su calentamiento. De hecho, la destrucción tisular se produce porque la radiofrecuencia estimula el movimiento iónico que genera calor friccional hasta el punto de provocar una necrosis coagulativa.

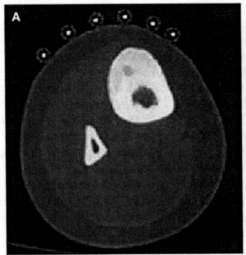
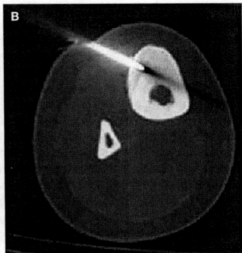

FIGURA 4-3. A) Localización del nido del osteoma osteoide mediante TC. B) Comprobación de la correcta colocación del electrodo y radioablación.

Una vez concluido el proceso, el paciente puede ser dado de alta tras recuperarse de la anestesia y sin ningún tipo de restricción en la actividad física. El dolor desaparece en un período inferior a las 48 h en la gran mayoría de los pacientes (90 % de casos), aunque la recuperación completa puede demorarse, en ocasiones, hasta los 15 días.

Las principales complicaciones están relacionadas con la quemadura accidental de estructuras adyacentes, aunque pueden evitarse con una cuidadosa técnica. Incluso es factible tratar osteomas osteoides localizados en la columna vertebral sin dañar la médula si se asegura que la cortical del canal raquídeo está íntegra, ya que se ha demostrado su efecto aislante (24).

El seguimiento a largo plazo de estos pacientes demuestra que no existen recidivas (o son muy raras), que los pacientes permanecen asintomáticos y que la realización de TC de control muestra la desaparición de la lesión en la mayor parte de los casos, pero no es excepcional que se observen pocos cambios o que, incluso, la lesión permanezca invariable.

Sobre la base de lo anteriormente descrito, con la experiencia de otros autores y la propia de Ortiz Cruz y cols. puede afirmarse que la ablación percutánea mediante radiofrecuencia debe ser el tratamiento de elección en estos tumores.

METÁSTASIS ÓSEAS

Las metástasis óseas son bastante frecuentes en la práctica clínica diaria: hasta un 85 % de los pacientes con cáncer de mama, próstata y pulmón presentan este tipo de lesiones cuando se produce el fallecimiento. Esta patología cursa con una importante afectación de la calidad de vida del paciente, ya que altera la capacidad de movimientos, se acompaña de fracturas y, en muchas ocasiones, de dolor difícilmente controlable.

El tratamiento de estos pacientes es paliativo, bien sea mediante terapias locales (cirugía, radioterapia), con tratamientos sistémicos (quimioterapia, hormonoterapia, etc.), o con el empleo de medicación analgésica. La radioterapia constituye el tratamiento de elección en pacientes que presentan dolor óseo localizado pero muestra una tasa de fracasos de hasta el 30 %.

Técnicamente, el procedimiento no difiere del descrito para el osteoma osteoide. La única diferencia es que al tratarse de lesiones más grandes hay que utilizar electrodos de mayor tamaño de punta expuesta (hasta 3 cm) o en racimo (2 o 3 puntas). También es posible que haya que repetir el procedimiento para asegurar la máxima destrucción tisular posible.

El empleo de la radiofrecuencia para tratar estas lesiones es muy reciente y está siendo actualmente validado (25, 26). En general, se puede aplicar en pacientes con una o dos lesiones dolorosas que no sean blásticas y en los que hayan fracasado otras terapias y cuyas expectativas de vida sean superiores a los 2 meses. Los resultados preliminares que se están obteniendo demuestran que cuando se produce una correcta selección de los candidatos, el tratamiento produce una importante disminución del dolor y, por tanto, aumenta la calidad de vida de estos enfermos.

CONDROBLASTOMA

Es un tumor benigno derivado del cartílago, muy raro, que representa menos del 1 % de los tumores óseos y menos del 3 % de los tumores benignos. La mayoría de los pacientes son menores de 20 años, pero es más frecuente cuando las epífisis están aún abiertas. El síntoma principal es el dolor, sin historia de trauma, y puede ser secundario a la sinovitis inducida por el tumor. Afecta preferentemente a pacientes de sexo masculino. Su origen son las epífisis y las apófisis de los huesos largos (fémur distal, fémur proximal, húmero proximal, tibia proximal), aunque se puede encontrar en un 10 % en huesos cortos de las manos y pies (27, 28).

El condroblastoma no sufre resolución espontánea y su tratamiento es imprescindible para aliviar el dolor y detener su progresión. El diagnóstico se realiza, fundamentalmente, al correlacionar la edad de aparición, su localización y la radiografía simple ofrece el primer diagnóstico (27, 28).

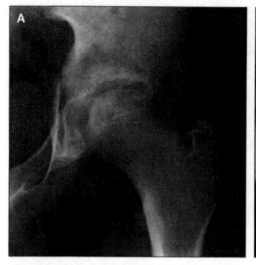
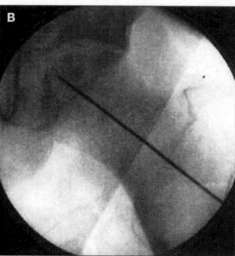

FIGURA 4-4. A) Lesión osteolítica en región epifisaria proximal del fémur en un paciente de 13 años. B) Biopsia percutánea y radioablación. El diagnóstico clínico y radiológico era un condroblastoma, corroborado en la biopsia intraoperatoria y definitiva.

El tratamiento tradicional es la cirugía abierta, mediante resección intralesional *(curetage)* y relleno con injerto o con cemento (27, 28), pero la cirugía tiene el inconveniente de la dificultad de acceso, ya que el condroblastoma se localiza principalmente en las epífisis, por lo que existe riesgo de dañar el cartílago de crecimiento y el cartílago articular por su cercanía al tumor. La cirugía percutánea, utilizando la misma metodología de radioablación que para el osteoma osteoide, es una alternativa (29) (fig. 4-4). A diferencia del osteoma osteoide, el condroblastoma tiene el riesgo de que su crecimiento no se detiene y sobre todo un pequeño riesgo de transformación maligna (30). Si se realiza el tratamiento percutáneo, es fundamental obtener una biopsia, pues a pesar de que el diagnóstico clinicorradiológico es muy preciso, pueden existir más diagnósticos diferenciales que con el osteoma osteoide, como el tumor de células gigantes, el encondroma, el condroma fibromixoide o el condrosarcoma de células claras.

Tratamiento percutáneo mediante infiltración intraósea

QUISTE ÓSEO SIMPLE

Es un tumor benigno frecuente, del que se conoce muy poco acerca de la etiología y patogenia. El quiste óseo simple (QOS) comprende el 3 % de todas las lesiones primarias del esqueleto y la edad de aparición es, fundamentalmente, en la primera década de la vida, con mayor predominio en el sexo masculino (3:1). La localización principal es la metáfisis proximal y afecta con mayor frecuencia al húmero (50 %) y al fémur (25 %). En los pacientes mayores, las localizaciones atípicas, como el calcáneo y astrágalo, son más habituales, al igual que en los huesos planos de la pelvis (31, 32).

El diagnóstico es clínico-radiológico. El paciente, por lo general, se encuentra asintomático y el hallazgo más frecuente es casual o se produce después de una fractura patológica. La radiografía muestra una lesión osteolítica central, con márgenes geográficos, moderadamente expansiva y simétrica, que no presenta reacción perióstica. El 75 % de los pacientes con un QOS presentan una fractura patológica (33). En cuanto a la evolución de la fractura y del quiste, habitualmente las fracturas consolidan en un período de 6 semanas, pero el quiste por lo general persiste y sólo el 10 % se cura completamente después de la fractura (33). Sin embargo, en un estudio multiinstitucional (34), se demostró un mayor porcentaje de curación del QOS, aunque sólo hasta un 50 %, y continuaba siendo un problema. El desplazamiento de las fracturas asociadas al QOS es mínimo y no suele afectar al tratamiento definitivo.

Si bien los QOS se han descrito de forma tradicional como activos si están adyacentes al cartílago epifisario, y latentes si se localizan más allá de 0,5 cm de la fisis (35), en publicaciones más recientes esta descripción no ha sido validada; en el trabajo de Rougraff y Kling (36) se comenta que la actividad del quiste se debe relacionar con las indicaciones terapéuticas. Estos autores definen un QOS como activo cuando en el estudio radiológico seriado se evidencia un aumento de longitud y amplitud que excede el 25 % y cuando el paciente presenta dolor funcional, múltiples fracturas patológicas con o sin resolución del quiste o si se asocia a adelgazamiento de la cortical que sugiere un riesgo de fractura.

El tratamiento del QOS, cuando no existe fractura o no hay riesgo de ésta, es la observación y el seguimiento clinicorradiológico. Si existe una fractura patológica, la reducción cerrada (rara vez se requiere) y una inmovilización con un *sling* durante 4 a 6 semanas es el tratamiento recomendado (37, 38). Los tratamientos específicos del quiste se posponen generalmente hasta que la fractura consolide. Se puede esperar a que el quiste sea inactivo o se aleje de la fisis para evitar dañarla y puede ser necesario un período hasta de 2 años, pero las fracturas que en ocasiones suceden periódicamente de igual modo pueden dañar la fisis. Debido a que la observación

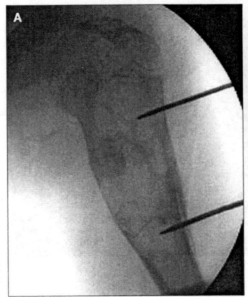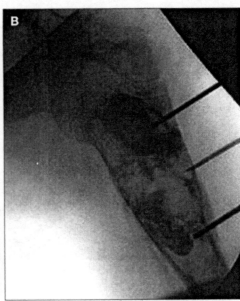

FIGURA 4-5. Comprobación de la localización de las agujas en el amplificador de imágenes.

por un tiempo prolongado y con el riesgo de fracturas patológicas repetitivas angustia a los padres, e incluso al médico tratante, y además afecta a la vida social del niño, ya que las actividades de esfuerzo propias de la infancia se ven limitadas o prohibidas, se considera razonable esperar sólo entre 6 y 12 semanas después de que la fractura haya consolidado para realizar el tratamiento definitivo en caso de que esté indicado.

El principal objetivo del tratamiento en los QOS es la prevención de la fractura y del daño fisario ocasional. Diferentes autores han intentado cuantificar el riesgo de fractura utilizando mediciones radiológicas, pero estos métodos aún no están aceptados (39, 40). El tratamiento del QOS es controvertido y se han descrito múltiples formas.

Opciones terapéuticas

El tratamiento va desde la resección intralesional y el relleno con injerto autólogo hasta los tratamientos miniinvasivos o percutáneos, con inyección de corticoesteroides, con médula ósea, o ambos.

El éxito de los procedimientos abiertos es sólo del 55 al 65 % (41-43), y debido al alto riesgo de recidiva local y a la morbilidad asociada, se iniciaron los procedimientos percutáneos como alternativas.

Scaglietti y cols. (44) investigaron la utilización de corticoesteroides intraquísticos mediante inyección percutánea. Su estudio se basó en las investigaciones de Cohen (45) sobre las características del líquido del quiste. Scaglietti y cols. realizaron el seguimiento de 72 pacientes durante 1 y 3 años, y obtuvieron un resultado del 90 % de éxito. Desde esta publicación, la inyección percutánea de corticoesteroides se convirtió en el método de tratamiento más popular para el QOS activo (46, 47). En el momento actual se desconoce el mecanismo de acción, por lo general se requieren múltiples inyecciones con esteroides. Se han publicado resultados satisfactorios con otros

procedimientos percutáneos, como realizar múltiples orificios dentro del quiste (48) o la inyección de aspirado de médula ósea (49).

Se ha teorizado acerca de que los procedimientos que asocian las perforaciones y la inyección de células osteoprogenitoras provenientes de aspirado de la médula ósea y de la matriz ósea desmineralizada deberían facilitar la curación del QOS (50). Cuando se realizan las técnicas percutáneas, después de la consolidación de las fracturas, se provocan tabicamientos que hacen más difícil el tratamiento definitivo. Las ventajas son: disminución de la morbilidad, de los costos y de las complicaciones. Sus desventajas son: dificultad en el diagnóstico mediante anatomía patológica, embolismo y fracaso para el relleno completo del quiste.

Resumen del procedimiento para la infiltración con corticoesteroides

1. Asepsia, anestesia general, amplificador de imágenes.
2. Dos agujas de calibre 16 G; si la cortical es gruesa, una broca (fig. 4-5).

a) Se deja que salga líquido intratumoral (serohemático). *No aspirar.*

b) Se introduce contraste no iónico del mismo tipo que el utilizado en las exploraciones radiológicas diluido con suero salino a partes iguales, como contraste para demostrar la presencia de tabiques fibrosos u óseos dentro del quiste y descartar que exista comunicación directa con estructuras vasculares de primer nivel, con el objetivo de evitar la inyección directa del corticoesteroide en la circulación sanguínea.

c) Hay que inyectar el corticoesteroide dentro de cada cavidad individualmente en el caso de los quistes tabicados.

d) La cavidad se limpia con solución salina y después se inyecta en solución de acetato de metilprednisolona (40-120 mg).

Resumen del procedimiento para la infiltración de matriz ósea desmineralizada (Demineralized Bone Matrix, *DBM*) asociada o no a aspirado medular

1. Se introduce una aguja 11 de aspiración de médula ósea en la porción más inferior del quiste.

a) Se introduce contraste no iónico del mismo tipo que el utilizado en las exploraciones radiológicas, diluido con suero salino a partes iguales como contraste para demostrar la presencia de tabiques fibrosos u óseos dentro del quiste y descartar que exista comunicación directa con estructuras vasculares de primer nivel, con el objetivo de evitar la inyección directa del corticoesteroide en la circulación sanguínea.

2. Aspiración líquido serohemático.
3. Introducir una segunda aguja de 11 en la porción más superior.

a) Inyectar 50 ml de solución salina.
b) Debe salir líquido por la otra aguja.
c) Se cierra el sistema para prevenir embolismo aéreo.

4. Lavado por las dos agujas.
5. Introducir las dos agujas lo más separadas posible; es un punto técnico importante, pues la mayoría de las recurrencias locales suceden en las porciones extremas del QOS, pudiendo estar relacionado con un llenado deficiente. Si sale líquido sanguíneo pulsátil o no sale líquido, o no hay un relleno completo de la cavidad, es mejor proceder a la realización de una biopsia incisional, para descartar otro diagnóstico. Después de la irrigación, se debe volver a realizar la inyección del medio de contraste, para monitorizar la inyección del injerto. En este momento se procede a la aspiración de médula ósea de la cresta ilíaca con una aguja espinal de 18, y extracción de 2,5 ml. La médula ósea es mezclada con la jeringa de 10 ml de matriz ósea desmineralizada. El procedimiento se debe hacer mediante control de amplificador de imágenes, para asegurar que todo el material de contraste se reemplaza con la mezcla de matriz ósea desmineralizada y médula ósea.

Después de que el quiste se haya rellenado, las dos agujas se retiran y se coloca un pequeño vendaje.

Resumen

Las técnicas diagnósticas y terapéuticas miniinvasivas o percutáneas en el tratamiento de los tumores óseos son una alternativa que hay que tener en cuenta. Las biopsias percutáneas guiadas con ecografía o con TC disminuyen el riesgo de hematoma y diseminación tumoral, y tienen la ventaja de que se puede «navegar» hasta la zona más representativa del tumor, seleccionada previamen-te mediante consulta con el radiólogo, el patólogo y el cirujano ortopédico oncológico.

El tratamiento percutáneo del QOS y del osteoma osteoide son las técnicas de elección antes de realizar una cirugía abierta. Los tratamientos miniinvasivos requieren una estrecha colaboración de un equipo multidisciplinario especializado en el control y tratamiento de los tumores del sistema musculoesquelético.

BIBLIOGRAFÍA

1. Mankin HJ, Lange TA, Spanier SS. The hazards of biopsy in patients with malignant primary bone and soft-tissue tumors. J Bone Joint Surg (Am) 1982; 64: 1121-1127.
2. Mankin HJ, Mankin CJ, Simon MA. The hazards of the biopsy, revisited. Members of the Musculoskeletal Tumor Society. J Bone Joint Surg (Am) 1996; 78 (5): 656-663.
3. Springfield DS, Rosenberg A. Biopsy: complicated and risky (editorial; comment). J Bone Joint Surg (Am) 1996; 78: 639-643.
4. Bloem JL, Kroon HM. Osseous lesions. Radiol Clin North Am 1993; 31: 261-278.
5. Parlier-Cuau C, Champsaur P, Nizard R, Hamze B, Laredo JD. Percutaneous removal of osteoid osteoma. Radiol Clin North Am 1998; 36: 559-566.
6. Witt JD, Hall-Craggs MA, Ripley P, Cobb JP, Bown SG. Interstitial laser photocoagulation for the treatment of osteoid osteoma. J Bone Joint Surg (Br) 2000; 82: 1125-1128.
7. Kneisl JS, Simon MA. Medical management compared with operative treatment for osteoid osteoma. J Bone Joint Surg (Am) 1992; 74: 179-185.
8. Campanacci M, Ruggieri P, Gasbarrini A, Ferraro A, Campanacci L. Osteoid osteoma. Direct visual identification and intralesional excision of the nidus with minimal removal of bone. J Bone Joint Surg (Br) 1999; 81: 814-820.
9. Donhaue F, Ahmad A, Mnaymneh W, Pevsner NH. Osteoid osteoma. Computed tomography guided percutaneous excision. Clin Orthop 1999; 366: 191-196.
10. Sans N, Galy-Fourcade D, Assoun J, Jarlaud T, Chiavassa H, Bonnevialle P y cols. Osteoid osteoma: CT-guided percutaneous resection and follow-up in 38 patients. Radiology 1999; 212: 687-692.
11. Treatment of osteoid osteoma using laser photocoagulation: apropos of 28 cases. Rev Chir Orthop Reparatrice Appar Mot 1998; 84: 676-684.
12. Tillotson CL, Rosenberg AE, Rosenthal DI. Controlled thermal injury of bone. Report of a percutaneous technique using radiofrecuency electrode and generator. Investigative Radiology 1989; 24: 888-892.
13. Rosenthal DI, Alexander A, Rosenberg AE, Springfield D. Ablation of osteoid osteomas with a percutaneously placed electrode: a new procedure. Radiology 1992; 183: 29-33.
14. Rosenthal DI, Springfield DS, Gebhardt MC, Rosenberg AE, Mankin HJ. Osteoid osteoma: percutaneous radio-frequency ablation. Radiology 1995; 197: 451-454.
15. Rosenthal DI, Hornicek FJ, Wolfe MW, Jennings LC, Gebhardt MC, Mankin HJ. Percutaneous radiofrecuency coagulation of osteoid osteoma compared with operative treatment. J Bone Joint Surg (Am) 1998; 80: 815-821.
16. Barei DP, Moreau G, Scarborough MT, Neel MD. Percutaneous radiofrecuency ablation of osteoid osteoma. Clin Orthop 2000; 373: 115-124.
17. Martel J, Ortiz EJ, Bueno A, Dhimes P. Tratamiento percutáneo mediante radiofrecuencia del osteoma osteoide. Radiología 2001; 43: 337-340.
18. Wortler K, Vestring T, Boettner F, Winkelmann W, Heindel W, Lindner N. Osteoid osteoma: CT-guided percutaneous radiofrecuency ablation and follow-up in 47 patients. J Vasc Intervent Radiol 2001; 12: 717-722.
19. Torriani M, Rosenthal DI. Percutaneous radiofrequency treatment of osteoid osteoma. Pediatr Radiol 2002; 32: 615-618.
20. Pinto CH, Taminiau AHM, Vanderschueren GM, Hogendoorn PCW, Bloem JL, Obermann WR. Technical considerations in CT-guided radiofrequency thermal ablation of osteoid osteoma: tricks of the trade. AJR 2003; 179: 1633-1642.
21. Ghanem I, Collet LM, Kharrat K, Samaha E, Deramon H, Mertl P y cols. Percutaneous radiofrequency coagulation of osteoid osteoma in children and adolescents. J Pediatr Orthop B 2003; 12 (4): 244-252.
22. Rosenthal DI, Hornicek FJ, Torriani M, Gebhardt MC, Mankin HJ. Osteoid osteoma: percutaneous treatment with radiofrequency energy. Radiology 2003; 172: 171-175.

23. Cantwell CP, Obyrne J, Eustace S. Current trends in treatment of osteoid os-teoma with an emphasis on radiofrequency ablation. Eur Radiol 2004; 14: 607-617.

24. Dupuy DE, Hong R, Oliver B, Goldberg SN. Radiofrequency ablation of spi-nal tumors: temperature distribution in the spinal canal. AJR 2001; 175: 1263-1266.

25. Dupuy D, Ahmed M, Rodrigues B y cols. Percutaneous radiofrequency abla-tion of painful osseous metastases: A phase II trial. Proc Am Soc Clin Oncol 2001 (abstr 1537); 20: 385a.

26. Goetz MP, Callstrom MR, Charboneau JW y cols. Percutaneus image-guided radiofrequency ablation of painful metastases involving bone: a multicenter study. J Clin Oncol 2004; 22: 300-306.

27. Rammapa AJ, Lee FY, Tang P, Carlson JR, Gebhardt MC, Mankin HJ. Condro-blastoma of bone. J Bone Joint Surg (Am) 2000; 82: 1140-1145.

28. Springfield DS, Cappana R, Gherlinzoni F, Picci P, Campanacci M. Condro-blastoma: a review of seventy cases. J Bone Joint Surg (Am) 1985; 67: 748-755

29. Erikson JK, Rosenthal DI, Zaleske DJ, Gebhardt MC, Cates JM. Primary treat-ment of condroblastoma with percutaneous radio-frecuency heat ablation: re-port of three cases. Radiology 2001; 221: 463-468.

30. Posl M, Werner M, Amling M, Ritzel H, Delling G. Malignant transformation of condroblastoma. Histopathology 1996; 29: 477-489.

31. Springfield DS, Gebhardt MC. Bone and soft tissue tumors. En: Lowell and Winter's Pediatric Orthopedics. Morrissy RT, Weisnstein SL, eds. Philadelphia: Lippincott Williams & Wilkins 2001; 507-561.

32. Kruls HJA. Pathologic fractures in children due to solitary bone cysts. Re-constr Surg Traumatol 1979; 17: 113-118.

33. Galasko CS. Letter: The fate of simple bone cysts which fracture. Clin Orthop 1974; 101: 302-304.

34. Ortiz-Cruz EJ, Isler MH, Navia J, Canosa-Sevillano R. Pathological fractures in children. Pendiente de publicación, 2004.

35. Neer C, Francis KC, Marcove R, Terz J, Carbonara PN. Treatment of unicameral bone cyst: A follow-up study of one hundred seventy-five cases. J Bone Joint Surg (Am) 1966; 48: 731-745.

36. Rougraff BT, Kling TI. Treatment of active unicameral bone cysts with percu-taneous injection of demineralized bone matrix and autogenous bone ma-rrow. J Bone Joint Surg (Am) 2002; 84 (6): 921-929.

37. Dormans JP, Flynn JM. Pathologic fractures associated with tumors and uni-que conditions of the musculoskeletal system. En: Bucholz RW, Heckman JD, Beaty JH, Kasser JR, eds. Rockwood, Green and Wilkin's Fractures, 5.ª ed. Phi-ladelphia: Lippincott Williams & Wilkins 2001; 139-240.

38. Dormans JP, Pill SG. Fractures through bone cysts: Unicameral bone cyst, aneurysmal bone cysts, fibrous cortical defects and non-ossifying fibromas. AAOS Instructional Course 2002; 51: 457-567.

39. Ahn JI, Park JS. Pathological fractures secondary to unicameral bone cyst. Int Orthop 1989; 18: 20-22.

40. Nakamura T, Takagi K, Kitagawa T y cols. Microdensity of solitary bone cyst af-ter steroid injection. J Pediatr Orthop 1988; 8: 566-568.

41. Fahey JJ, O'Brien ET. Subtotal resection and grafting in selected cases of soli-tary unicameral bone cyst. J Bone Joint Surg (Am) 1973; 55: 59-68.

42. McKay DW, Nason SS. Treatment of unicameral bone cysts by subtotal resec-tion without grafts. J Bone Joint Surg (Am) 1977; 59: 515-519.

43. Spence KF, Sell KW, Brown RH. Solitary bone cyst: treatment with freeze-dried cancellous bone allograft. A study of one hundred seventy-seven cases. J Bone Joint Surg (Am) 1969; 51: 87-96.

44. Scaglietti O, Marchetti PG, Bartolozzi P. The effects of methylprednisolone acetate in the treatment of bone cysts. Results of three years follow-up. J Bone Joint Surg (Br) 1979; 61: 200-204.

45. Cohen J. Simple bone cysts. Studies of cyst fluid in six cases with a theory of pathogenesis. J Bone Joint Surg (Am) 1960; 42: 609-616.

46. Bovill DF, Skinner HB. Unicameral bone cysts. A comparison of treatment options. Orthop Rev 1989; 18: 420-427.

47. Scaglietti O, Marchetti PG, Bartolozzi P. Final results obtained in the treatment of bone cysts with methylprednisolone acetate (depo-medrol) and a discussion of results achieved in other bone lesions. Clin Orthop 1982; 165: 33-42.

48. Komiya S, Minamitani K, Sasaguri Y, Hashimoto S, Morimatsu M, Inoue A. Simple bone cyst. Treatment by trepanation and studies on bone resorptive factors in cyst fluid with a theory of its pathogenesis. Clin Orthop 1993; 287: 204-211.

49. Yandow SM, Lundeen GA, Scott SM, Coffin C. Autogenic bone marrow injections as a treatment for simple bone cyst. J Pediatr Orthop 1998; 18: 616-620.

50. Rougraff BT, Kling TI. Treatment of active unicameral bone cysts with percu-taneous injection of demineralized bone matrix and autogenous bone ma-rrow. J Bone Joint Surg (Am) 2002; 84 (6): 921-929.

Capítulo 5

Neuroartropatías

J. ROCA BURNIOL

Introducción

Las neuroartropatías, también llamadas artropatías neuropáticas o artropatías neurogénicas, son trastornos tróficos osteoarticulares que acompañan a diversas afecciones del sistema nervioso.

La artropatía neuropática fue descrita por Charcot (1) en 1868 al observar grandes deformidades articulares en los enfermos afectos de tabes. Posteriormente fueron notificadas las mismas alteraciones articulares en otras enfermedades caracterizadas por lesiones neurológicas, tanto centrales como periféricas, como siringomielia, lesiones nerviosas periféricas, diabetes, lepra, indiferencia congénita al dolor y tumores de la médula espinal.

Johnson (2), en 1967, publicó un estudio basado en 118 casos de neuroartropatías, provenientes de diferentes hospitales. Ochenta y cuatro de ellos eran de origen tabético; 10 estaban asociados a la diabetes; 10 con siringomielia; 4 con lesiones espinales, congénitas o traumáticas; 3 con lesiones nerviosas periféricas, y 2 con enfermedades nerviosas no diagnosticadas. Una estaba asociada a la ausencia congénita de respuesta al dolor.

Actualmente, con la práctica desaparición de la sífilis, el primer lugar en frecuencia lo ocupa la neuroartropatía diabética.

Patogenia

La *teoría mecánica* sostiene que las lesiones son el resultado de microtraumatismos repetidos. Es común en todas las artropatías neuropáticas una pérdida de la sensibilidad profunda con abolición de la capacidad articular de defenderse frente a movimientos intempestivos. Tal como demostraron Freeman y Wyke (3), en el seno de los ligamentos existen mecanorreceptores, sensibles a la tracción, y que al estimularse desencadenan una contracción del grupo estabilizador (4). Se trata de una protección muscular refleja, sin la cual el sistema ligamentoso es incapaz de soportar los esfuerzos a que está sometido. En estas neuropatías, las articulaciones devienen inestables debido al fallo del arco reflejo fibroneuromuscular, y como consecuencia de microtraumatismos de repetición se producen lesiones osteocondrales, derrames articulares, hipertrofia de la sinovial, engrosamiento de la cápsula articular y destrucción progresiva del cartílago y del hueso subcondral.

La *teoría trófica* se basa en el hecho de que la lesión nerviosa altera el trofismo articular. Las artropatías se acompañan de trastornos tróficos, como osteoporosis, mal perforante plantar, edema, hiperemia, hiperhidrosis, enrojecimiento, aumento de la pulsatilidad arterial, etc., que a veces confiere a la extremidad un aspecto seudoflemonoso.

La evolución natural de la enfermedad es hacia el deterioro de ambas epífisis articulares, con deformidad de la articulación y su anulación como entidad funcional cinética.

Artropatía tabética

Con el nombre de tabes dorsal se designa una afección crónica de naturaleza sifilítica tardía que asienta de modo generalizado en los cordones y raíces posteriores de la médula espinal. Las lesiones anatómicas consisten, principalmente, en degeneración de las fibras radiculares largas de la sensibilidad profunda, situadas en los cordones posteriores de Goll y de Burdach de la médula, que determinan incoordinación motora (ataxia), abolición de los reflejos e intensas algias radiculares, denominadas crisis tabéticas.

El tiempo que transcurre entre la infección sifilítica inicial y las primeras manifestaciones tabéticas es bastante variable, generalmente oscila entre 5 y 20 años, con 15 años de término medio.

Es más frecuente en el sexo masculino y especialmente en la edad media de la vida, entre los 30 y los 55 años. Pocas veces aparece después de dicha edad, y más raro todavía es que se presente precozmente. La mujer está poco predispuesta a sufrir tabes.

Se ha discutido mucho acerca del 5 al 10 % de los sifilíticos que contraen tabes o la parálisis general, mientras que la mayor parte de los sifilíticos eluden estas enfermedades metaluéticas; se ha sostenido la existencia de variedades de *espiroquetas neurotrópicas*, hipótesis que fue muy debatida.

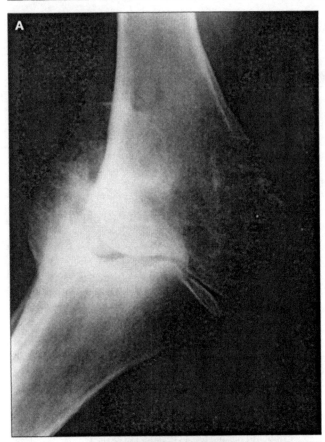

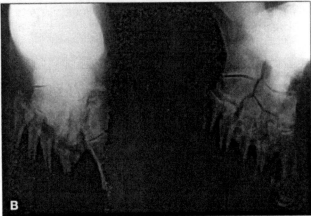

FIGURA 5-1. Varón de 57 años. Artropatía tabética. A) Desaparición de la tuberosidad tibial externa de la rodilla. Acentuada deformidad en valgo. B) Lesión destructiva del escafoides y de la articulación de Lisfranc.

Al cabo de 5 a 20 años de incubación, comenzarían a aparecer las manifestaciones clínicas. Hoy día es difícil observar el cuadro riquísimo en síntomas que ofrecían los tabéticos de principios del siglo xx (5).

Sólo del 5 al 10 % de los tabéticos desarrollan neuroartropatías, principalmente en los individuos atáxicos, que tienen mayor propensión a las lesiones. Esta artropatía se caracteriza por: *a)* se asienta con mayor frecuencia en los miembros inferiores, rodilla, pies, tobillo y cadera, pues las lesiones tabéticas predominan en la médula toracolumbar; *b)* se desarrolla con gran rapidez, incluso en horas; *c)* da lugar a gran deformación, y *d)* existen trastornos vasculosimpáticos, que preceden a las artropatías en algunos meses y se presentan en forma de crisis seudoflemonosas (edema, aumento del calor local, hiperhidrosis) (6, 7).

La neuroartropatía se instaura con gran rapidez. Según Charcot, «sin causa externa apreciable, entre un día y el siguiente, se desarrolla una enorme tumefacción en el miembro, por lo general sin ningún tipo de dolor. (...) Después de 1 o 2 semanas de la invasión, a veces mucho antes, se perciben crujidos más o menos marcados, lo que indica que en este período la alteración de las superficies articulares ya es profunda» (1). Los hallazgos anatomopatológicos dependen del estadio del proceso. En el inicio hay fibrilación y adelgazamiento del cartílago articular con formación de hueso reactivo subcondral. Posteriormente, existen marcados cambios destructivos en los puntos de contacto de las dos superficies articulares, con fragmentación del cartílago articular, destrucción de los ligamentos intraarticulares y de los meniscos, eburneación y absorción de hueso con exposición de áreas de hueso cortical denso. Los cambios productivos ocurren principalmente en la periferia en forma de osteofitos masivos y cuerpos libres. Estos cambios pueden extenderse a través de la cápsula y tejidos periarticulares y prolongarse varios centímetros en la diáfisis. La formación de hueso parostal reactivo puede considerarse patognomónica de la articulación neuropática.

La cápsula y la sinovial se vuelven gruesas y densamente fibrosas. Al microscopio pueden observarse restos de hueso y trozos de cartílago incrustados en la membrana sinovial y en los tejidos subsinoviales. Este hallazgo es altamente indicativo de neuroartropatía (8).

La *rodilla* se afecta con gran frecuencia. La neuroartropatía suele iniciarse con una hidrartrosis. Cuando la artropatía se ha constituido, la rodilla aparece tumefacta, indolora, deformada en varo, valgo o *recurvatum,* y con crujidos en «saco de nueces». La rodilla aumentada de volumen y deformada adquiere un aspecto grotesco. Paradójicamente, la impotencia funcional es mínima. La radiografía muestra grandes destrucciones óseas con desaparición de un cóndilo femoral o de una tuberosidad tibial. Las tuberosidades tibiales se afectan más que los cóndilos femorales y las lesiones son más intensas en el lado interno (fig. 5-1). Existen masas irregulares de hueso fragmentado que flotan en el espacio articular, y eburnación del hueso subcondral con subluxación articular. Se ha dicho que la imagen es una caricatura de la artrosis.

El *pie* tabético puede presentar varias localizaciones:

1. Una *forma global* que afecta a todos los huesos del pie. Las lesiones son más óseas que articulares. La radiografía muestra lesiones muy extendidas en el tarso y el metatarso en forma de hundimiento, condensación y osteoporosis, y múltiples osteofitos que hacen difícil individualizar los elementos anatómicos. Se caracteriza por un aumento global del volumen del pie con hundimiento de la bóveda plantar. A veces, con el tiempo, el pie se acorta y adquiere un aspecto cúbico (pie cúbico de Charcot).

2. Una *forma mediotarsiana* de Alajouanine en la que en el dorso del pie aparece una tumefacción transversal en collar a nivel de

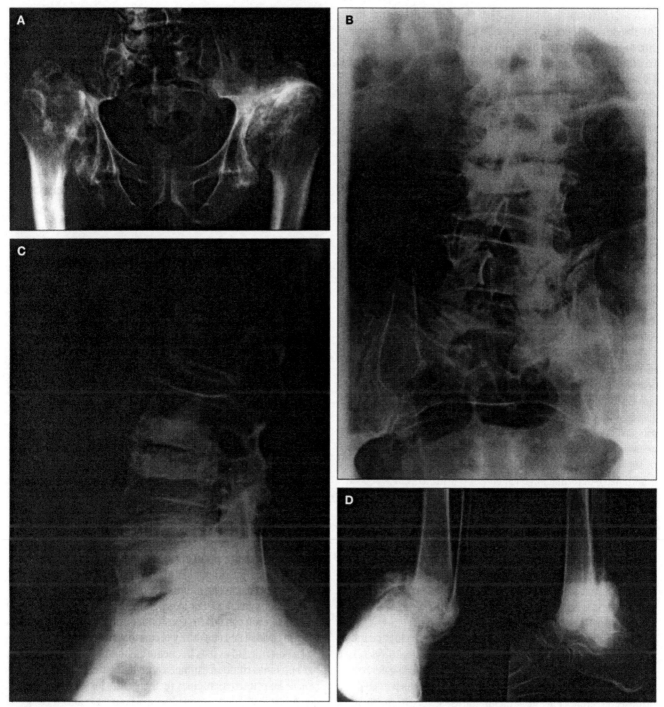

FIGURA 5-2. Varón de 53 años. Artropatía tabética. A) Afectación de ambas caderas de tipo hipertrófico. Fractura espontánea del cuello del fémur derecho con luxación patológica de la cadera. B y C) Eburneación y aplanamiento asimétrico de los cuerpos vertebrales lumbares. D) Fractura espontánea del tobillo con destrucción de la mortaja tibioperonea.

la articulación de Chopart. En la radiografía, las lesiones están localizadas en la región interna mediotarsiana, especialmente en el escafoides, que puede estar aplastado y luxado hacia el dorso, y en la cabeza del astrágalo (fig. 5-1). La bóveda plantar está aplanada.

3. Una *forma limitada al dedo gordo* que adquiere un aspecto voluminoso y seudoinflamatorio. La halomegalia es considerable, doblan-

do o triplicando las dimensiones normales. La radiografía muestra signos de artropatía de la articulación metatarsofalángica o de la interfalángica con notable destrucción de las extremidades epifisarias.

4. La artropatía *tibiotarsiana* es rara. Se caracteriza por la destrucción del astrágalo, que puede estar totalmente hundido y empotrado entre el calcáneo y la mortaja tibioperonea (fig. 5-2).

Cadera. La neuroartropatía adopta habitualmente la forma atrófica. Puede debutar con una báscula aparente de la pelvis, que de entrada se diagnostica de luxación de cadera. El examen radiológico confirma el diagnóstico al observar la lisis de la cabeza femoral y el aplanamiento del cotilo, que permiten la luxación del fémur, cuya extremidad superior reposa en la fosa ilíaca externa. A veces la neuroartropatía comienza bruscamente como una fractura espontánea del cuello femoral, que llama la atención por ser indolora y no acarrear gran impotencia funcional (fig. 5-2).

Columna vertebral. Al ser indolente, a menudo pasa desapercibida. Por lo general, el diagnóstico es tardío y se efectúa cuando aparece una deformidad escoliótica, con inversión de la lordosis lumbar en cifosis. Los problemas funcionales son mínimos. A veces el paciente acusa dolores lumbares y algias radiculares. La compresión medular es excepcional. El aspecto radiológico es muy característico: existe hipertrofia de los cuerpos vertebrales que pueden estar aplastados asimétricamente (fig. 5-2); hay una condensación global de la trama del cuerpo vertebral, que le confiere un aspecto «seudopagético»; se aprecian gran cantidad de osteofitos, a veces exuberantes, especialmente más acusados en la concavidad de la curva escoliótica.

Tratamiento. Es evidente que las fracturas que se protegen inadecuadamente, los esguinces y los derrames de las articulaciones neuropáticas son precursores de la destrucción articular. Así mismo, los casos revisados en el estudio de Johnson (2) demostraron que si las lesiones se trataban adecuadamente, por lo general curaban sin daño articular secundario. La clave del tratamiento de las neuroartropatías es: *a)* la prevención de las lesiones; *b)* el reconocimiento precoz, buscando las áreas de tumefacción, calor local, inestabilidad o deformación incipiente, y *c)* la protección adecuada mediante reposo en cama, inmovilización con vendajes escayolados, descarga con muletas, etc.

En una lesión ya instaurada de forma destructiva aguda, el tratamiento es la protección inmediata para prevenir daños ulteriores y permitir que la hiperemia y la tumefacción remitan. Pasada esta fase, cuando la artropatía está relativamente inactiva y existe deformación e inestabilidad, puede recurrirse a la cirugía. El problema más importante que aqueja al paciente es la falta de estabilidad articular.

La *cadera* neuropática es relativamente estable, incluso cuando está luxada, por lo que no se aconseja el tratamiento quirúrgico. La artrodesis es muy difícil de conseguir y está formalmente desaconsejada. El primer intento de realizar una artroplastia parcial con prótesis de Moore, en 1964, fue un fracaso (9). Posteriormente Sprenger y Foley (10) publicaron un caso tratado mediante artroplastia total, seguido con éxito durante 7 años. Los autores hacían hincapié en que el paciente estaba en un estadio preatáxico.

La *rodilla* deformada e inestable es una indicación de artrodesis. Drenan y cols. (11) propusieron una serie de detalles para obtener la fusión: resección ósea amplia hasta obtener hueso sangrante, bien vascularizado; exéresis del tejido sinovial capsular fibrosado; osteosíntesis estable con clavo intramedular o placas. Otros autores (2, 12) abogan por la síntesis mediante fijador externo, seguida por una inmovilización muy prolongada en un vendaje de yeso.

El *tobillo* inestable requiere una artrodesis, que es difícil de obtener cuando el astrágalo está muy destruido (2). En la experiencia de Johnson (2), en los casos en que la fusión no se había conseguido, los pacientes tenían una función y una estabilidad satisfactorias. En un caso practicó una astragalectomía y obtuvo una estabilidad y una función muy buenas.

El *pie* debe tratarse evitando la carga hasta que remita la fase aguda. Posteriormente, se corrige la deformidad mediante técnicas como la triple artrodesis. Otras veces sólo es necesario escindir las prominencias óseas que interfieran el apoyo o el uso del calzado. Es muy importante prevenir las úlceras tróficas de la piel y la infección secundaria. Cuando aparecen estos problemas secundarios, a menudo es necesaria la amputación.

Artropatía de la siringomielia

El vocablo «siringomielia» (*siringo*, tubo, flauta, y *mielo*, médula) se aplica para designar un proceso degenerativo, progresivo y crónico resultante de la presencia de cavidades quísticas tubulares y gliosis periféricas de la médula espinal que puede extenderse al tallo cerebral. Pero estas cavidades no representan procesos de idéntica etiología y patogenia, sino que, por el contrario, su formación puede sobrevenir en el transcurso de distintas afecciones. Así pues, además de la siringomielia esencial, proceso de orden endogenoconstitucional heredodegenerativo, de tendencia progresiva, existen siringomielias secundarias o síndromes siringomiélicos consecutivos a los gliomas intramedulares, a los hemangiomas, a la neurofibromatosis y a la hematomielia postraumática.

Williams (13) divide la siringomielia en dos grupos: aquellas en las que la cavidad medular es flácida y contiene líquido cefalorraquídeo pueden llamarse «siringomielias comunicantes» debido a que existe comunicación entre la cavidad y la fosa posterior; y aquellas en las que el líquido de la cavidad tiene otro origen, como un tumor o la paraplejía traumática, pueden llamarse «siringomielias no comunicantes». Por lo general, este último grupo tiene un quiste a tensión con una fosa posterior normal y sin comunicación entre la cavidad de la médula y el cuarto ventrículo.

La enfermedad es más frecuente en hombres que en mujeres, pero no tanto como se estimaba antiguamente. La edad de aparición de los primeros síntomas suele ser entre los 25 y los 40 años, que probablemente no coincide con el comienzo del proceso, que puede ser anterior (fase de latencia clínica).

Las lesiones iniciales, al asentar en la sustancia gris periependimaria, son la causa de que el comienzo del proceso ocurra con trastornos de la sensibilidad limitados al dominio de las fibras cortas, cuya decusación es retroependimaria y que son precisamente las conductoras de los estímulos del calor y el dolor. Por el contrario, las fibras radiculares medianas, que transmiten la sensibilidad táctil, se afectan parcialmente dado lo complejo y variado de su curso anatómico y, en consecuencia, la sensibilidad táctil queda respetada o muy poco alterada. Lo mismo ocurre en el dominio de la sensibilidad profunda, aferente por las fibras radiculares largas, que comúnmente son respetadas.

En la fase de comienzo, las alteraciones de la sensibilidad se manifiestan por fenómenos irritativos en forma de parestesias y a menudo de dolores neurálgicos. Las primeras adoptan el tipo de parestesias frente al frío. A los trastornos parestésicos de la sensibilidad le siguen las anestesias frente al dolor y al calor. Éstas adoptan el tipo radicular y aparecen especialmente en los miembros superiores en forma de «anestesia suspendida», es decir, limitada a las metámeras correspondientes, con indemnidad de las restantes. Pueden manifestarse simétricamente o limitarse a un solo lado.

El dolor es el síntoma más común y sus características van cambiando en el curso de los años. Se presenta como crisis radiculares, violentas y lancinantes. El dolor intenso puede ser reemplazado por parestesias, y áreas inicialmente dolorosas pueden volverse anestésicas. En la siringomielia, la anestesia no es incompatible con la percepción subjetiva de fuertes dolores, lo cual constituye, paradójicamente, el caso de una «anestesia dolorosa». Es característico que el dolor tenga lugar muchos años antes de que se establezca el diagnóstico (5).

Es frecuente que los pacientes aquejen dolor en el cuello, hombro o extremidad superior antes de acudir a un neurólogo. A menudo son diagnosticados de neuritis braquial, síndrome del escaleno o síndrome del túnel carpiano. Si mejoran después de una intervención quirúrgica, el error se puede perpetuar.

Otro síntoma común es el dolor de cabeza, que suele producirse en la siringomielia comunicante después de realizar un esfuerzo, toser o estornudar. Esto ocurre porque el aumento de la presión toracoabdominal se transmite al plexo venoso peridural, que fuerza el líquido cefalorraquídeo hacia la cabeza. Ésta es una de las causas de la «cefalea de la tos» (13).

Los primeros trastornos motores consisten en parálisis de los pequeños músculos de las manos y de los antebrazos. En forma asimétrica en un comienzo, las parálisis tienden a hacerse bilaterales. Si se afectan los pequeños músculos inervados por el cubital, aparece la típica actitud paralítica conocida como «mano en garra», si se atrofian los inervados por el mediano, se presenta la «mano de simio». Cuando el proceso siringomiélico alcanza los cordones laterales y posteriores, sobrevienen signos piramidales en la región subyacente, que se traducen por paraplejía espástica con exaltación de los reflejos profundos y signo de Babinski. La lesión cordonal posterior se manifiesta por ataxia y trastornos de la sensibilidad profunda (5).

Los signos radiográficos pueden incluir erosión de los cuerpos vertebrales cervicales y ensanchamiento del canal raquídeo; si son a nivel de C5, el tamaño del canal sobrepasa el del cuerpo en 6 mm en el adulto (13). Puede existir impresión basilar u otras anomalías del *foramen magnum*, de espina bífida y de escoliosis. La resonancia magnética (RM) es la prueba de elección para poner de manifiesto la cavidad intramedular.

Es frecuente la asociación de la siringomielia con la escoliosis, con una incidencia de entre el 20 y el 85 % (13). A veces, la escoliosis se presenta como la primera manifestación de la enfermedad (14). Las curvas atípicas, dolorosas y rápidamente progresivas

son indicativas, a falta de otros signos neurológicos, de posible siringomielia (14-17). También es frecuente la asociación en las escoliosis que aparecen por debajo de los 10 años y con una curva torácica izquierda baja (17).

La *neuroartropatía de la siringomielia* es una entidad relativamente rara. Johnson (2) estudió 118 casos de artropatías neuropáticas y encontró sólo 10 asociadas a siringomielia; sin embargo, las artropatías sí son frecuentes en el curso de la siringomielia. En la serie de Meyer y cols. (18), el 25 % de los pacientes con siringomielia tenían una articulación neuropática, el 80 % de las cuales afectaban a la extremidad superior, especialmente hombros, codos y muñecas, debido a la habitual localización cervicobraquial de la siringomielia.

Artropatía del hombro. La presentación de la artropatía del hombro varía, y los síntomas relacionados con la patología articular pueden preceder o ensombrecer el déficit neurológico (19-21). Por lo general, se presenta de una manera llamativa con rápida y extensa destrucción de la cabeza humeral y de la glenoides (22). Es frecuente que el cirujano ortopédico sea el primero en evaluar al paciente (13). El diagnóstico diferencial a menudo incluye los tumores malignos primarios y metastásicos, la tuberculosis y las infecciones microbianas, y la osteólisis masiva o enfermedad de Gorham.

En una revisión bibliográfica, efectuada en 1998 por Hatzis y cols. (21), se identificaron a un total de 28 pacientes (31 hombros) que tenían una historia bien documentada de artropatía siringomiélica. El síntoma más frecuente fue la tumefacción, presente en el 90 % de ellos. En el momento de la primera consulta el 80 % aquejaban dolor. La rigidez o la pérdida de movilidad era el síntoma que seguía en frecuencia (60 % de los pacientes). La inestabilidad o una franca luxación, acompañada o no de dolor, era la forma de presentación en el 20 % de los casos.

La radiología muestra características preferentemente de tipo atrófico y suele ser muy espectacular. Existe resorción de la cabeza humeral, que llega a desaparecer; la cavidad glenoidea se erosiona y se esclerosa; hay un llamativo ensanchamiento del espacio articular y un cúmulo de cuerpos libres alojados en la bolsa subacromiodeltoidea (figs. 5-3 a 5-5).

El hombro sintomático a menudo es tratado quirúrgicamente antes de establecer el diagnóstico de neuroartropatía. Con frecuencia se efectúa una biopsia para excluir un tumor o una infección. De los 7 casos de Hatzits y cols. (21), en 3 se había practicado una biopsia incisional, en 1, artroscopia, y en 2, una reducción abierta y una fijación interna por una fractura de la escápula.

El tratamiento es controvertido. Aunque algunos autores han conseguido buenos resultados con la artrodesis (19), un estudio de Mau y Nebinger (23), publicado en 1986, puso de manifiesto la gran cantidad de fallos que suceden para obtener la fusión, por lo que se consideró que la artrodesis era una contraindicación para tratar el hombro neuropático. Así mismo, observaron que la sinovectomía no era beneficiosa, en relación con el mantenimiento de la función. A raíz de estos estudios parece que la clave del tratamiento radica en el mantenimiento de la función, más que en la inmovilización. La artroplastia total o parcial se ha practicado en contadas ocasiones con resultados muy discutibles (24).

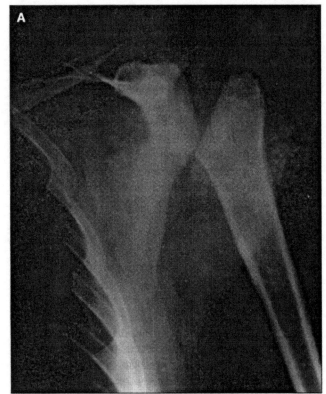

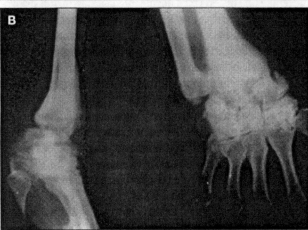

FIGURA 5-3. Mujer de 54 años. Artropatía siringomiélica. A) Forma atrófica con desaparición de la cabeza humeral y cúmulo de cuerpos libres alojados en la bolsa subacromiodeltoidea. B) Afectación de la articulación radiocubital y destrucción proximal del carpo.

Neuroartropatía diabética

La neuroartropatía diabética se ha definido como la lesión del nervio periférico somático o autonómico atribuible exclusivamente a la diabetes mellitus (25).

Jordan (26), en 1936, fue el primero en describirla, y desde entonces esta entidad ha sido reconocida poco a poco, hasta el punto de que hoy se considera la causa principal de artropatía neuropática.

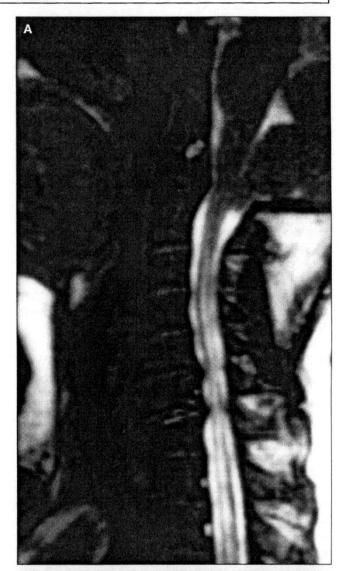

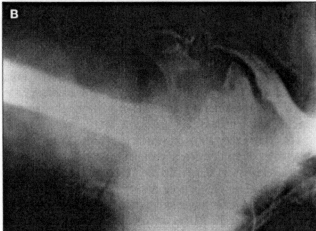

FIGURA 5-4. Mujer de 58 años. Artropatía siringomiélica. A) RM de la columna cervical en donde se observa una cavidad siringomiélica de C3 aT6. B) Subluxación de la cabeza humeral deformada, cavidad glenoidea irregular con proliferación ósea anárquica y calcificaciones heterotópicas en las partes blandas.

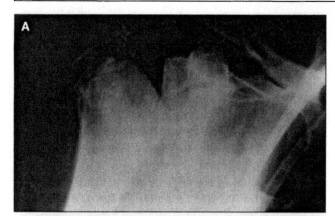

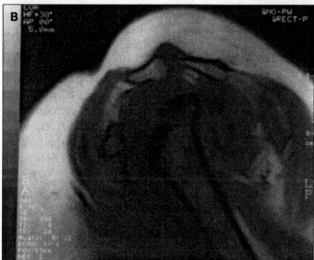

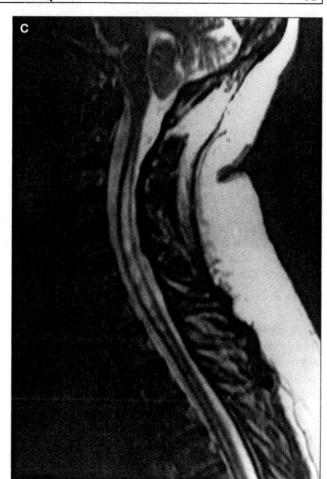

FIGURA 5-5. Mujer de 57 años. Artropatía siringomiélica. A) Radiografía del hombro en la que se observa resorción de la cabeza humeral. B) RM del hombro en la que se visualiza destrucción de la superficie articular de la cabeza humeral. C) RM de la columna cervical que muestra una cavidad medular desde C2 aT10.

La articulación neuropática en la diabetes se ha descrito en varias localizaciones, incluida la columna (27) y la extremidad superior (28), pero el pie es el área que se afecta con mayor frecuencia.

La mayoría de los pacientes diabéticos que desarrollan una neuroartropatía padecen la enfermedad desde hace muchos años (unos 15 años de promedio) (29) y son insulinodependientes, aunque se han descrito casos de luxaciones espontáneas del pie y del tobillo en diabéticos con historia reciente (29).

Newman (30), en 1981, revisó la historia clínica de 67 pacientes con neuropatía diabética que presentaban patología no infectiva osteoarticular en el pie. En la primera consulta todos los pacientes acudían por diversos problemas clínicos que motivaron que se les practicase una radiografía, la mayoría de ellos aquejaban pequeñas infecciones en los dedos del pie. Con mucha frecuencia se observó que el problema clínico no tenía absolutamente ninguna relación con el hallazgo radiológico, que podía ser muy llamativo. Newman (30) clasificó los cambios radiológicos en seis categorías:

1. *Osteoporosis.* En algunos casos se observa una osteoporosis generalizada en el pie sin ninguna inmovilización precedente. Por lo general, no da problemas y no requiere tratamiento.

2. *Neoformación ósea.* Aparece en algún metatarsiano, seguramente relacionado con alguna fractura por sobrecarga que pasó desapercibida. Es importante reconocer esta entidad, ya que la neoformación ósea subperióstica en la diáfisis de un metatarsiano sugiere que puede existir una osteomielitis, y el diagnóstico radiológico es muy difícil. Obviamente, deben evitarse las punciones y las biopsias, ya que en el pie diabético cualquier trauma puede tener problemas de curación.

3. *Pérdida de hueso.* Por lo general, el patrón destructivo se observa a nivel de los dedos primero y quinto, en especial en la diáfisis de los metatarsianos, y con menor frecuencia en las falanges (31). El metatarsiano erosionado adquiere un aspecto en «llama» o «en punta de lápiz», y puede acabar totalmente destruido. Las falanges pueden estar prácticamente desaparecidas (fig. 5-6). Las lesiones cutáneas son casi constantes: mal perforante plantar, placas de gangrena, a veces complicadas con flemones.

4. *Osteoartropatía.* Es la afectación más corriente del pie diabético. Newman (30) observó cambios artropáticos en las articulaciones tibiotarsiana, subtalar, mediotarsiana o tarsometatarsiana en 57 de los 67 pacientes revisados.

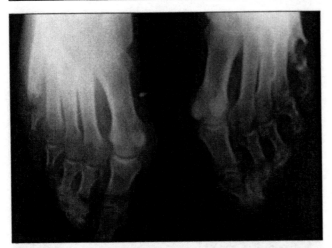

FIGURA 5-6.   Mujer de 62 años. Artropatía diabética. Destrucción bilateral de la cabeza del quinto metatarsiano y lisis de la falange distal del quinto dedo.

Las articulaciones *tibiotarsiana* y *subtalar* se afectan raramente. Al inicio, la radiografía puede mostrar una simple muesca en las superficies articulares. Después, las extremidades óseas se condensan, se deforman y se ensanchan. El astrágalo se hunde, y se desarrollan calcificaciones paraarticulares. El pie se aplana y acorta; es el «pie cúbico de Charcot» (6).

La articulación *mediotarsiana* es la electiva. La artropatía, por lo general, se desencadena después de un traumatismo, y el inicio puede ser progresivo o rápido. El pie, generalmente edematoso, se deforma, se ensancha y se acorta. Suele complicarse con úlceras del tipo del mal perforante plantar. La radiografía evidencia importantes lesiones destructivas irregulares en los huesos del tarso, con zonas aplastadas y otras condensadas, acompañadas de calcificaciones periarticulares. La articulación *tarsometatarsiana* también puede afectarse, aunque con menor frecuencia.

El tratamiento de la artropatía es difícil de establecer. Aunque la enfermedad es indolora, la mayoría de los pacientes aquejan algún dolor o hinchazón en el pie. En la fase activa suele ser necesario proteger el pie para evitar que se instaure una deformidad (32). En los casos de artropatía tibiotarsiana o subtalar con deformidad acusada e importante fragmentación debe estabilizarse el pie practicando una artrodesis (33-36). En las ocasiones en que la neuroartropatía se acompaña de mal perforante plantar y trastornos vasculares, la única terapéutica es la amputación (37).

5. *Fracturas patológicas.* En los estadios iniciales de las neuroartropatías es frecuente observar pequeñas fracturas periarticulares causadas por sobrecarga en un contexto osteoporótico. Una vez reconocidas, el tratamiento es la simple inmovilización.

6. *Subluxaciones* y *luxaciones espontáneas.* Sorprende que la mayoría de las veces ocurren estando las superficies articulares absolutamente normales; lo que hace suponer que la anormalidad está relacionada con los tejidos blandos periarticulares. A la reducción le suele seguir la reluxación. Para evitar la recidiva y obtener un pie estable, se aconseja realizar una artrodesis primaria (32).

Acropatía ulceromutilante

Fue Thévenard (38), en 1942, quien describió la enfermedad de manera magistral. Entidad rara, de etiología desconocida, familiar o esporádica, que se caracteriza por un síndrome a la vez trófico y sensitivo. El elemento típico anatomopatológico es una lesión degenerativa de los ganglios espinales y de las raíces posteriores, que corresponden a los segmentos distales de los cuatro miembros.

La afectación del miembro inferior es constante, la del miembro superior, una contingencia. Los problemas aparecen en la pubertad. Las edades límite se inscriben entre los 5 y los 35 años.

El inicio clínico suele ser una flictena en la cara plantar del dedo gordo o de la cabeza de un metatarsiano. La flictena, de aparición espontánea o después de un traumatismo, se ulcera, crece en profundidad, y se cronifica en forma de mal perforante plantar. Las lesiones óseas se manifiestan muy precozmente por una osteoporosis de las falanges y de los metatarsianos y microgeodas en las cabezas de los metatarsianos. Las lesiones osteolíticas aumentan de tamaño, y el metatarsiano puede acabar afilado «en punta de lápiz». El mismo proceso puede ocurrir en las falanges, que en ocasiones llegan a desaparecer totalmente, en tanto los dedos se retraen.

Lepra

La lepra nerviosa puede provocar lesiones osteoarticulares en las extremidades. A menudo estas lesiones asientan en las manos y acompañan los importantes problemas tróficos de esta forma de lepra: amiotrofia, sequedad y atrofia de la piel, a veces ulceración. Los dedos se afilan y pueden producirse amputaciones espontáneas. La radiografía suele mostrar lesiones destructivas mucho más evolucionadas de lo que hace suponer la clínica, que es indolora.

Las epífisis de las falanges y los metacarpianos son las primeras en afectarse. Los metacarpianos se afilan, las falanges desaparecen.

En el pie, el cuadro suele complicarse por la presencia de sepsis. En el retropié es frecuente la aparición de una úlcera penetrante en el talón, que al ser indolente, se cronifica y se infecta. Súbitamente puede ocurrir la desintegración del tarso con un patrón radiológico muy parecido al descrito en el pie diabético (39), pero con resultados inmediatos mucho más catastróficos. La desintegración de los huesos proximales del tarso puede ser tan masiva que permite que la tibia vaya labrando su camino a través del retropié hasta contactar con el suelo (40).

Indiferencia congénita al dolor

Es una entidad rara. Murray (41), en 1957, analizó 31 casos de la bibliografía y puso de manifiesto que las articulaciones tenían el aspecto de neuropáticas y que los pacientes estaban muy predispuestos a sufrir osteomielitis y fracturas reiterativas.

Fanconi y Ferrazzini (42) señalaron los síntomas de la enfermedad más característicos: *a)* lesiones de la piel y de las mucosas, cicatrices como consecuencia de quemaduras y mordedura de la lengua, y automutilación de los dedos; *b)* deformidades del esqueleto causadas por fracturas espontáneas y traumáticas; *c)* pérdida de dientes por inflamación y formación de abscesos; *d)* deficiencia del sistema nervioso sensorial restringido a hipoalgesia o analgesia, estando presentes las otras modalidades. En muchos casos hay analgesia de la córnea y el reflejo corneal está ausente, por lo que son frecuentes las úlceras corneales; *e)* la estructura de la personalidad y las funciones intelectuales son normales; *f)* no hay estructura patológica alguna en la piel ni en el hueso, y *g)* el pronóstico es bueno. A medida que el niño crece se esfuerza por ser normal, y aprende de los otros niños los estímulos dolorosos y las respuestas a éstos, de forma que adquiere un modelo de conducta que le autoprotege (43).

Las neuroartropatías son frecuentes en las articulaciones de carga, especialmente en el tobillo y en el retropié (44, 45), aunque también se han descrito en el codo.

BIBLIOGRAFÍA

1. Charcot JM. Sur quelques arthropathies qui paraissent dependre d'une lesion du cerveau ou de la moelle èpinière. Arch Physiol Norm Pathol 1868; 1: 161-178.
2. Johnson JTH. Neuropathic fractures and joint injuries. Pathogenesis and rationale prevention and treatment. J Bone Joint Surg (Am) 1967; 49: 1-30.
3. Freeman MA, Wyke B. Articular contribution to limb muscles reflexes. The effects of partial neurectomy of the knee-joint on postural reflexes. Br J Surg 1966; 53: 61-69.
4. Hogervost T, Brand RA. Mechanoreceptors in joint function. Current Concepts Review. J Bone Joint Surg (Am)1998; 13: 65-78.
5. Pedro Pons A. Tratado de patología y clínica médica. Tomo IV. Enfermedades del sistema nervioso. Barcelona: Salvat, 1952.
6. Hubault A. Arthropathies nerveuses et sympathiques. Encycl Med Chir. Appareil Locomoteur. Paris 1961; 14285 A10.
7. Recordier AM, Mouren P, Serratrice G. Les ostèo-arthropathies nerveuses. Paris: Expansion scientifique, 1961.
8. Horwitz T. Bone and cartilage debris in synovial membrane. Its significance in the early diagnosis of neuro-arthropaty. J Bone Joint Surg (Am) 1948; 30: 579-588.
9. Barr JS, Donovan JF, Florence DW. Arthroplasty of the hip. J Bone Joint Surg (Am) 1964; 46: 249-266.
10. Sprenger TR, Foley CJ. Hip replacement in a Charcot joint. Clin Orthop 1982; 165: 191-194.
11. Drennan DB, Fahey JJ, Maylahn DJ. Important factors in achieving arthrodesis of the Charcot knee. J Bone Joint Surg (Am) 1971; 53: 1180-1193.
12. Charnley J. Arthrodesis of the knee. Clin Orthop 1960; 18: 37-42.
13. Williams B. Orthopaedic features in the presentation of syringomyelia. J Bone Joint Surg (Br) 1979; 61: 314-323.
14. Baker AS, Dove J. Progressive scoliosis as the first presenting sign of syringomyelia. J Bone Joint Surg (Br) 1983; 65: 472-473.
15. Weber FA. The association syringomyelia and scoliosis. J Bone Joint Surg (Br) 1974; 56: 568-589.
16. Gurr KR, Taylor TKF, Stobo P. Syringomyelia and scoliosis in children and adolescence. J Bone Joint Surg (Br) 1988; 70: 159-163.
17. Escribá I, Salom M, Bas T, Pérez-Millán L, Aroca JE. Siringomielia como causa de deformidad vertebral. Rev Ortop Traumatol 1999; 43: 13-17.
18. Meyer GA, Stein J, Poppel MH. Rapid osseous changes in syringomyelia. Radiology 1957; 69: 415-418.
19. Kuur E. Two cases of Charcot's shoulder arthropathy. Acta Orthop Scand 1987; 58: 581-583.
20. Norman A, Robbins H, Milgram JE. The acute neuropathic arthropathy. A rapid, severely disorganizing form of arthritis. Radiology 1968; 90: 1159-1164.
21. Hatzis N, Kaar TK, Wirth MA, Toro F, Rockwood A. Neuropathic arthropathy of the shoulder. J Bone Joint Surg (Am) 1998; 80: 1314-1319.
22. Jones J, Wolf S. Neuropathic shoulder arthropathy (Charcot joint) associated with syringomyelia. Neurology 1998; 50: 825-827.
23. Mau H, Nebinger G. Die Schultergelenksarthropathie bei der syringomyelie. Zeitschr Orthop 1986; 124: 157-164.
24. Torrededia L, Via-Dufresne O, Trigo LE, Forns C, Roca J. Prótesis de hombro en la neuroartropatía siringomiélica. A propósito de dos casos. Actas del 38 Congreso Nacional de la SECOT; Octubre 2001; Bilbao, España, p. 289.
25. Horowitz SH. Diabetic neuropathy. Clin Orthop 1993; 296: 78-85.
26. Jordan WR. Neuritic manifestations in diabetes mellitus. Arch Intern Med 1936; 57: 307-366.
27. Feldman MJ, Johnson AM, Walter JF. Acute axial neuroarthropathy. Radiology 1974; 111: 1-16.
28. Feldman MJ, Becker KL, Reefe WE, Longo A. Multiple neurophatic joints, including the wrist, in a patient with diabetes mellitus. JAMA 1969; 209: 1690-1692.
29. Newman JH. Spontaneous dislocation in diabetic neuropathy. A report of six cases. J Bone Joint Surg (Br) 1979; 61: 484-488.
30. Newman JH. Non-infective disease of the diabetic foot. J Bone Joint Surg (Br) 1981; 63: 593-596.
31. Pogonowska MJ, Collins LC, Dobson HL. Diabetic osteopathy. Radiology 1967; 89: 265-271.
32. Heiple KG, Cammarn MR. Diabetic neuroarthropathy with spontaneous peritalar fracture-dislocation. J Bone Joint Surg (Am) 1966; 48: 1177-1181.
33. Bono JV, Roger DJ, Jacob RL. Surgical arthrodesis of neuropathic foot. A salvage procedure. Clin Orthop 1993; 296: 14-20.
34. Schon LC, Easly ME, Weinfeld SB. Charcot neuroarthropathy of the foot and ankle. Clin Orthop 1998; 349: 116-131.
35. Brodsky JW. The diabetic foot. En: Mann RA, Coughlin M, eds. Surgery of the foot and ankle. Saint Louis: C.V. Mosby, 1992.
36. Alfaro J, Arenas A, Pampliega T, Iglesias J. Neuroartropatía de Charcot en tobillo y tarso. Consideraciones clínicas y solución quirúrgica. A propósito de un caso. Rev Ortop Traumatol 1993; 37IB: 462-467.
37. Pinzur MS, Sage R, Stuck R, Osterman H. Amputations in the diabetic foot and ankle. Clin Orthop 1993; 296: 64-67.
38. Thévenard A. L'acropathie ulcéro-mutilante familiale. Rev Neurol 1942; 74: 193-208.
39. Warren G. Tarsal bone disintegration in leprosy. J Bone Joint Surg (Br) 1971; 53: 688-695.
40. Harris JR, Brand PW. Patterns of disintegration of the tarsus in anaesthetic foot. J Bone Joint Surg (Br) 1966; 48: 4-16.
41. Murray RO. Congenital indifference to pain with special reference to skeletal changes. Br J Radiol 1957; 30: 2-6.
42. Fanconi G, Ferrazzini F. Kongenitale Analgie, Kongenitale generalisierte Schmerzindifferenz. Helvetica Paediatrica Acta 1957; 12: 19-23.
43. Drumond RP, Rose GK. A twenty-one-year review of a case of congenital indifference to pain. J Bone Joint Surg (Br) 1997; 57: 241-243.
44. Ingwersen OS. Congenital indifference to pain. Report of a case. J Bone Joint Surg (Br) 1967; 49: 704-709.
45. Rose GK. Arthropathy of the ankle in congenital indifference to pain. J Bone Joint Surg (Br) 1953; 35: 408-410.

Capítulo 6

Comunicaciones procedentes de instancias judiciales. Guía práctica para el cirujano ortopédico

M. J. GARCÍA-GALÁN SAN MIGUEL, J. CORDERO AMPUERO

La Constitución Española establece en su artículo 118: *«Es obligado cumplir las sentencias y demás resoluciones firmes de los Jueces y Tribunales, así como prestar la colaboración requerida por éstos en el curso del proceso y en la ejecución de lo resuelto».*

Dentro del sujeto pasivo de tal obligación deben entenderse incluidos tanto los ciudadanos como las instituciones u organismos, sean éstos públicos o privados.

Por tanto, los cirujanos ortopédicos, ya ejerzan la profesión en el ámbito de la Seguridad Social, ya lo hagan en la sanidad privada, están obligados a prestar su colaboración a jueces y tribunales siempre que sean requeridos.

Organización básica de la Administración de Justicia

Aunque la jurisdicción (juzgar y hacer ejecutar lo juzgado, como poder del Estado) es única, se divide su ejercicio en distintos órdenes jurisdiccionales que entienden de las distintas competencias en razón de la materia, según se regula en el artículo 9 de la Ley Orgánica del Poder Judicial.

ORDEN JURISDICCIONAL CIVIL

El *Orden Jurisdiccional Civil* se caracteriza por entender fundamentalmente, aunque no de forma exclusiva, de procedimientos en que se tratan conflictos entre particulares. Así, son materia propia de este ámbito, a título de ejemplo, los asuntos referidos a la persona (separación, divorcio, filiación, capacidad, menores, derechos fundamentales al honor, intimidad personal y familiar e imagen, etc.), a las obligaciones y contratos (obligaciones derivadas de contratos –compra-venta, préstamo, arrendamiento, etc.– u obligaciones derivadas de hechos dañosos –culpa extracontractual, etc.–), a los derechos reales (propiedad, copropiedad, posesión, usufructo, servidumbre, donaciones, sucesiones, hipotecas,

etc.), o a lo mercantil (sociedades, derecho de competencia, propiedad industrial –marcas, patentes, diseño–, propiedad intelectual, publicidad, derecho concursal, etc.). El Orden Jurisdiccional Civil conoce no sólo de las materias propias de este ámbito, sino además de todas las que no estén atribuidas a otros órdenes, teniendo por tanto competencia residual.

El juzgado que entiende de estas materias en primera instancia (es decir, el que recibe el asunto y conoce de éste en primer lugar) se llama Juzgado de Primera Instancia y tiene competencia en el partido judicial correspondiente. Algunas de estas materias están atribuidas de forma exclusiva, en las circunscripciones en que existen (habitualmente en las grandes ciudades con un gran número de asuntos), a los Juzgados de Familia, de Incapacidades, de lo Mercantil o Hipotecarios.

En segunda instancia (es decir, cuando se interponen recursos contra lo resuelto por el juez en primera instancia) corresponde conocer a la Audiencia Provincial (a la sección de lo Civil de dicha audiencia). A su vez, si las resoluciones de la Audiencia no son aceptadas por alguna de las partes, por entender que no son ajustadas a derecho, y sólo en algunos supuestos, cabrá después el conocimiento del Tribunal Superior de Justicia mediante la interposición de un recurso de infracción procesal, o alternativamente el conocimiento del Tribunal Supremo mediante la interposición de un recurso de casación.

En la jurisdicción civil rige el principio dispositivo, lo cual significa que el juez no puede actuar de oficio (sin que se pida por alguna de las partes del procedimiento), sino que las partes tienen el deber de aportar los hechos y las pruebas de éstos, debiendo el juez aplicar el derecho adecuado a esos hechos y pruebas que le han facilitado las partes. Esto implica que no rige el principio de justicia material, lo cual significa que si la realidad, los hechos realmente ocurridos, no coinciden con los que se han dado a conocer al juez, no podrán ser tenidos en cuenta. No obstante, en algunos procedimientos relativos a la persona no rige este principio dispositivo e interviene el Ministerio Fiscal como defensor de la legalidad y de menores e incapaces.

En el procedimiento civil sólo son parte aquellos particulares que se personen en forma, requiriéndose la intervención de abogado y

45

procurador en todos los procedimientos cuya cuantía exceda de 900 euros y en algunos en razón de la materia. También es característico del procedimiento civil el principio preclusivo, lo cual significa que el procedimiento perfectamente reglado se desarrolla a través de distintas fases (habitualmente éstas son las correspondientes a alegaciones, pruebas y conclusiones). En cada una de éstas se lleva a cabo la realización de determinados trámites, y una vez concluida cada fase y pasado el proceso a la siguiente, no puede volverse atrás. Así, si un demandado se persona en el procedimiento una vez ha terminado («transcurrido» es el término habitualmente utilizado en lenguaje jurídico), el plazo para contestar a la demanda, no podrá hacerlo después; y si el demandado se persona después de concluida la fase de prueba, no podrá proponer prueba alguna y deberá estar en lo que resulte de las pruebas propuestas por las otras partes del procedimiento, perdiendo la ocasión, por tanto, de oponerse a las pruebas de las otras partes que él crea convenientes.

Existen dos tipos de procedimientos civiles declarativos: juicio verbal y juicio ordinario. El juicio verbal se utiliza para reclamaciones de hasta 3.000 euros o en materias como desahucios, procedimientos posesorios y otros de carácter urgente o sin especial complejidad. El juicio ordinario se utiliza para reclamaciones de más de 3.000 euros, derechos honoríficos, propiedad industrial, impugnación de acuerdos, etc.

Cuando se presenta una demanda se inicia el procedimiento correspondiente, se registra en el libro de asuntos con un número de orden seguido de barra («/») y los dos últimos dígitos del año, y se abre una carpeta a la que se van incorporando los distintos documentos y resoluciones. Dicha carpeta recibe el nombre de Autos (p. ej., Autos de juicio verbal 77/00).

ORDEN JURISDICCIONAL PENAL

El *Orden Jurisdiccional Penal* conoce de las causas y juicios criminales, con excepción de aquellos que corresponden a la jurisdicción militar.

A través del Derecho Penal el Estado tutela los valores y principios básicos de la convivencia social. En este Derecho Penal conviene destacar que rigen dos principios: el principio de intervención mínima (el legislador, es decir, el Parlamento, no tipifica cualquier hecho como delictivo, sino que es necesario que la acción sea relevante, merecedora de un reproche y una pena), y el principio de legalidad, de acuerdo con el cual sólo son delitos o faltas las acciones u omisiones dolosas (hechas «a propósito», con intencionalidad) o culposas (no realizadas «a propósito») previstas en la Ley Penal (ley que debe tener necesariamente el rango de orgánica, lo cual implica un mayor consenso parlamentario para su adopción).

Cuando se denuncia un hecho que pudiera ser constitutivo de uno de los tipos previstos en el Código Penal, ya sea como delito (grave) o como falta (leve), corresponderá su conocimiento al juez de instrucción. Éste es el juez de la jurisdicción penal con competencia en el partido judicial correspondiente que debe llevar la Instrucción de la causa. La Instrucción de la causa es la fase de preparación del juicio o primera fase del procedimiento penal por delito.

El juez de instrucción conoce de oficio (sin necesidad de que la víctima o persona afectada se persone como parte en el procedimiento), busca la justicia material (es decir, siempre busca lo realmente ocurrido, no los hechos que aporten las partes), recaba de oficio principios de prueba (sin necesidad de que existan partes o lo pidan éstas), toma declaración a sospechosos (imputados, denunciados, acusados), puede acordar de forma razonada y motivada actuaciones limitativas de derechos individuales (intervenciones telefónicas o de correspondencia, entradas y registros en domicilios), cuando las circunstancias de peligrosidad y alarma social lo exijan, puede acordar medidas privativas de derechos individuales como la prisión provisional (esta actuación exige adicionalmente que lo pida alguna de las partes o el Ministerio Fiscal), etc. También con carácter general el juez de instrucción recaba la declaración de testigos, la petición de documentos, la tasación pericial de daños, la evaluación médica por el médico forense, y cualquier otra diligencia necesaria para la correcta instrucción de la causa. Además, lleva a cabo inspecciones oculares de lugares o de personas mediante ruedas de identificación, diligencias de simulación o reproducción de hechos, y establece medidas precautorias como limitar el acceso a un lugar o decomisar o incautar objetos, etc.

El juez de instrucción toma decisiones que tienden a determinar los hechos realmente ocurridos, enjuicia desde el inicio si dichos hechos tienen relevancia penal (si se pueden circunscribir en algunos de los supuestos legalmente previstos como delitos o faltas), y determina las personas responsables, así como su grado de participación (autor, cómplice, encubridor), circunstancias personales (edad, lengua, capacidad, etc.) y circunstancias modificativas de su responsabilidad (atenuantes, eximentes o agravantes), etc.

Cuando se recibe en el Juzgado de Instrucción una denuncia el juez puede entender que los hechos no son penalmente relevantes (no están incluidos o previstos en el Código Penal), en cuyo caso dictará un auto de sobreseimiento definitivo (archivo). Si el juez entiende que los hechos sí son penalmente relevantes, pero no aparecen pistas para determinar el autor responsable, dictará un auto de sobreseimiento provisional (archivo provisional por falta de autor conocido hasta que se disponga de nuevas pistas o pruebas). Si los hechos no resultaran acreditados, acordará también el sobreseimiento provisional hasta que se acrediten. Si el juez de instrucción entiende que los hechos son penalmente relevantes, están acreditados y existen pistas sobre el autor responsable, abrirá la fase de instrucción mediante la incoación de diligencias previas (si los hechos pueden ser constitutivos de delito) o de juicio de faltas. En ambos casos (diligencias previas y juicio de faltas) se abre el procedimiento y se registra con lo que se llama número de la causa.

En los juicios de faltas la instrucción, la celebración del juicio oral y la sentencia son realizados por el juez de instrucción, quien sólo en este supuesto conoce del procedimiento desde la denuncia hasta la ejecución de la sentencia.

En las diligencias previas (hechos que pueden ser constitutivos de delito), cuando la fase de instrucción termina, las diligencias previas pasan a los imputados y a las acusaciones para su calificación, y tras ésta se transforman en procedimiento abreviado si se trata de delitos no muy graves, o sumario si se trata de delitos muy graves.

La segunda fase del procedimiento penal, denominada fase de plenario o juicio oral, no corresponde al juez de instrucción, sino a los Juzgados de lo Penal o a la Audiencia Provincial, según la gravedad de los hechos. En esta segunda fase las partes ya se deben haber personado en forma para poder intervenir y proponer pruebas. Pueden ser traídas como prueba diligencias ya practicadas en la fase de instrucción, pero los testigos y peritos deberán, con carácter general, comparecer en juicio el día que se les señale para responder a las preguntas, y éstas ya no las formulará el juez de lo Penal o la Sala de lo Penal de la Audiencia Provincial, sino las acusaciones y la defensa.

Como el proceso penal por delito se desarrolla a lo largo de las dos fases descritas, normalmente la causa aparece registrada con dos números, uno correspondiente a las diligencias previas y otro correspondiente al procedimiento abreviado o al sumario. Todos estos números van formados por un número de registro, una barra y los dos últimos dígitos del año. A veces se añade una letra que suele corresponder a la inicial del funcionario que se encarga de su tramitación.

ORDEN JURISDICCIONAL CONTENCIOSO-ADMINISTRATIVO

El *Orden Jurisdiccional Contencioso-Administrativo* conoce de las pretensiones que se deduzcan de la relación con los actos de la Administración Pública sujetos al derecho administrativo y a las disposiciones reglamentarias.

Rigen los mismos principios ya aludidos en la jurisdicción civil con algunas peculiaridades.

Los competentes para el conocimiento de los asuntos de esta jurisdicción, según la materia y el ámbito territorial del organismo demandado, son los Juzgados de lo Contencioso-Administrativo (de competencia provincial), los Juzgados de lo Contencioso-Administrativo centrales (de competencia nacional), las Salas de lo Contencioso-Administrativo de los Tribunales Superiores de Justicia (de competencia en cada Comunidad Autónoma) y la Sala de lo Contencioso-Administrativo de la Audiencia Nacional (con competencia en todo el territorio nacional). La Sala Tercera del Tribunal Supremo conoce de los recursos de casación planteados en materia contencioso-administrativa.

ORDEN JURISDICCIONAL SOCIAL

El *Orden Jurisdiccional Social* conoce de las pretensiones que se promueven dentro de la rama social o laboral del derecho, tanto en conflictos individuales como colectivos, así como las reclamaciones en materia de Seguridad Social o contra el Estado cuando la legislación laboral le atribuye responsabilidad. Materias de las que entienden los órganos judiciales de este orden jurisdiccional son: reclamaciones derivadas de las relaciones laborales (contrato de trabajo, despido, jornada laboral, vacaciones, riesgos laborales), convenios colectivos, libertad sindical, conflictividad colectiva, Seguridad Social, etc.

Rigen también los principios fundamentales aludidos en la jurisdicción civil con algunas peculiaridades propias.

Los órganos judiciales competentes para el conocimiento de este tipo de asuntos son los Juzgados de lo Social (con competencia provincial), la Sala de lo Social del Tribunal Superior de Justicia de la Comunidad Autónoma, la Sala de lo Social de la Audiencia Nacional, y la Sala Cuarta del Tribunal Supremo.

Conocimientos básicos para entender los procedimientos judiciales

PERSONAL QUE TRABAJA EN UN JUZGADO

Un juzgado es un órgano unipersonal porque su titular es un solo juez. Por el contrario, los órganos colegiados están compuestos por tres o más magistrados, y es así como están constituidas las distintas secciones de las Audiencias Provinciales, Audiencia Nacional, Tribunales Superiores y Tribunal Supremo. Un juzgado, sea de Primera Instancia, de Instrucción, de lo Contencioso-Administrativo, de lo Social o de lo Penal, está compuesto, además de por un juez, por un secretario judicial y por funcionarios. Los funcionarios pueden ser oficiales de la Administración de Justicia, auxiliares de la Administración de Justicia o agentes judiciales.

El *juez* es el titular del juzgado. Como regla general tienen, además, categoría de magistrado los jueces que sirven en juzgados unipersonales de partidos judiciales importantes, y todos los jueces de capitales de provincia y órganos colegiados. Los presidentes de Tribunales Superiores y los jueces del Tribunal Supremo tienen categoría de magistrados del Tribunal Supremo. El tratamiento del juez es «Señoría», el del magistrado es «Ilustrísimo» y el de los magistrados del Tribunal Supremo, «Excelentísimo», si bien es costumbre en Sala que quien se dirige al juez le llame «Señoría» o «Señor/a», con independencia del tratamiento escrito.

El *secretario judicial* es un licenciado en Derecho con oposición para su acceso. Tiene tratamiento de «Señoría». Su principal función es la Fe Pública judicial: al igual que el notario tiene encomendada la Fe Pública extrajudicial, el secretario judicial tiene encomendada la Fe Pública judicial, por lo que todo acto público realizado en el juzgado debe realizarse para su validez ante el secretario judicial (es él quien da fe de dicho acto). Además de esta función principal se ocupa de funciones documentales (llevanza de libros y custodia de documentos), de organización de la oficina judicial, y de los ingresos y los pagos a través de la cuenta del juzgado. El secretario judicial es, además, encargado de los actos de comunicación con las partes del procedimiento y con terceros. Juez y secretario suelen colaborar en equipo en la llevanza del Juzgado.

Los *funcionarios* son los que llevan a cabo el trabajo de secretaría y atienden a los profesionales (abogados y procuradores) y a los particulares en la gestión del servicio. Realizan fundamentalmente labores de tramitación del procedimiento y actos de comunicación con las partes y con terceros, así como otras labores auxiliares.

TIPOS DE RESOLUCIONES JUDICIALES

Las resoluciones que dicta un juez en cualquier procedimiento son de tres tipos (Artículo 206 de la Ley de Enjuiciamiento Civil):

1. **Providencias**. Son resoluciones sobre cuestiones procesales que requieren una decisión judicial.

2. **Autos**. Son resoluciones motivadas en las que el juez debe exponer los hechos y razonamientos jurídicos en que se basa para adoptar el acuerdo. Deben utilizar esta forma aquellas resoluciones en que el juez adopta una decisión que trasciende el contenido procesal. Así, en un auto de procesamiento de un juez de instrucción se debe razonar por qué el instructor entiende que existen indicios racionales de que el procesado ha llevado a cabo los hechos que se le imputan. Del mismo modo, en un auto que resuelve un recurso el juez debe esgrimir las razones para estimar o rechazar dicho recurso. De igual manera, el auto en que se acuerda la adopción de medidas cautelares debe explicar las razones por las que se adoptan dichas medidas, sean aseguratorias, preventivas, etc., o las razones por las que se establece una caución o su cuantía.

3. **Sentencias**. Son resoluciones que ponen fin al proceso en primera o segunda instancia, juzgando definitivamente sobre lo que ha sido objeto del procedimiento. Las sentencias han sido definidas doctrinalmente como un silogismo en el que tras dos premisas (la primera de ellas sobre los hechos probados y la segunda sobre el derecho aplicable) se obtiene una conclusión mediante la aplicación de la lógica.

COMUNICACIÓN CON LAS PARTES Y CON TERCEROS (DILIGENCIAS)

Los actos de comunicación con las partes del procedimiento y con terceros se realizan a través de actuaciones que se denominan diligencias, entre las que se encuentran:

1. **Emplazamientos.** Cuando se interpone una demanda civil y el juzgado la admite a trámite tiene que registrarla, formar los autos, y emplazar al demandado para que se persone y la conteste, indicándole si lo tiene que hacer o no con abogado y procurador. De modo análogo, en el procedimiento penal se da traslado para formalizar la acusación o el escrito de defensa. Como el acto procesal de personación y contestación se puede hacer desde el primero al último día del plazo concedido; esta comunicación se llama emplazar. Si el demandado no lo lleva a cabo en el plazo concedido, precluirá el trámite procesal continuando el desarrollo procesal de los autos sin poder volver hacia atrás. También puede emplazarse a las partes para llevar a cabo otras actuaciones. El plazo se computa desde que se recibe la diligencia contando desde el día siguiente hábil. No son hábiles, a efectos de cómputos, los sábados, los domingos, ni los festivos. Se le entrega a la persona emplazada una copia de la resolución en que se acuerda la admisión a trámite de la demanda y el emplazamiento, así como copias de la demanda y de todos los documentos acompañados.

2. **Notificaciones.** Toda resolución que dicte el juez o tribunal debe ser comunicada a las partes el mismo día en que se dicten, o a más tardar al día siguiente. Si la parte está representada por medio de procurador, como es lo común, se hará a través del procurador. Dicha notificación consiste en entregar copia de la resolución que se dicte indicando el recurso que cabe contra aquélla.

3. **Citaciones.** Consisten en citar a una parte o a un testigo, a un perito o a un tercero para que comparezca ante el juez, a la Sala de Audiencia o a la secretaría, en un día y a una hora concretos. Deberá comparecer ese día y a esa hora. También la incomparecencia puede tener efectos preclusivos para las partes.

4. **Requerimientos.** Es el único acto de comunicación en que el destinatario puede hacer constar una respuesta. En el requerimiento se manda hacer o no hacer algo, debe hacerse constar también apercibimiento para el caso de incumplimiento.

Cuando se emplaza, cita o requiere a las partes, a testigos, a peritos o a terceros, debe hacerse con apercibimiento expreso de las consecuencias que puede acarrear la incomparecencia al acto para el que se le cita. Apercibimiento es una advertencia, un aviso para compeler al destinatario a cumplir lo ordenado, y en caso de no hacerlo, hacerle saber a lo que debe atenerse. Los jueces deben juzgar y hacer ejecutar lo juzgado y deben conseguir la colaboración voluntaria de los intervinientes en el proceso, y en caso de no facilitarla, deben acudir al cumplimiento forzoso o involuntario. Cuando los apercibimientos se indican de modo genérico refiriendo «los apercibimientos legales» o «apercibimientos de lo que proceda en derecho», se indica que la incomparecencia podrá tener consecuencias, si bien deberá repetirse nuevamente el apercibimiento concreto si se trata del delito de desobediencia a la autoridad judicial. Otro apercibimiento concreto puede ser «no se le volverá a citar siendo declarado en rebeldía», lo cual implica que el procedimiento seguirá su curso sin volver a citar al declarado en rebeldía, sin oírle en el futuro, y notificándole las ulteriores resoluciones mediante edictos fijados en el tablón del Juzgado. Otro apercibimiento común consiste en que se le podrá tener por conforme. Estos últimos apercibimientos suelen cumplir su efecto inmediatamente sin necesidad de ser repetidos.

Los apercibimientos pueden impresionar a las personas a que se dirigen, pero no tienen por finalidad intimidar, sino evitar suspensiones que son frecuentes con motivo de incomparecencias, teniendo en cuenta que, por lo general, se dirigen a personas difícilmente impresionables como suele ocurrir con los que por unos u otros motivos frecuentan los juzgados.

Los referidos actos de comunicación con las partes y terceros, aunque son competencia del secretario judicial del juzgado en que se tramita el asunto, en las grandes poblaciones son delegados habitualmente en los servicios comunes del decanato cuando hay que acudir al domicilio en la primera comunicación (citación a Juicio o emplazamiento en procedimiento civil). También es frecuente enviarlos por correo certificado con acuse de recibo o por medio de telegrama.

Cuando no se localiza al sujeto pasivo de la comunicación, puede acordarse por el juez o tribunal diligencias de averiguación tanto a través de la policía como por otros medios. En caso de no ser hallado, se anota en un registro de rebeldes por resultar infructuosa su búsqueda, y puede llevarse a cabo comunicación por medio de edictos, ya sea en boletines oficiales, periódicos o en el tablón de anuncios del juzgado, lo cual implica la ficción de su conocimiento.

COMUNICACIÓN CON OTROS TRIBUNALES Y CON TERCEROS

Cuando los tribunales tienen que comunicarse con terceros o con otros tribunales, lo hacen por los siguientes medios:

1. **Oficios.** Es una carta por la que el tribunal solicita información o se requiere que se remita documentación. Es el medio por el que los jueces y tribunales se dirigen a los bancos, sociedades, empresas, organismos públicos, hospitales, etc. Su contenido puede ser variado y su redacción debe ser siempre respetuosa, pero los términos suelen ser imperativos. Si la información la pide un Juzgado de Instrucción, debe ser siempre facilitada sin posibilidad de invocar la Ley Orgánica de Protección de Datos. Si la información es solicitada por un juez o Tribunal Civil, deberá remitirse siempre que la información pedida se refiera a alguna de las partes del procedimiento. Si no se dispone o no se conocen los datos pedidos, el oficio debe ser contestado en sentido negativo para evitar reiteraciones inútiles.

2. **Mandamientos.** Es el medio que tiene la Administración de Justicia para dirigirse a notarios o registradores de la propiedad. En los mandamientos se pide la realización de alguna actuación acordada en el proceso (remisión de una escritura, anotación preventiva de una demanda o de un embargo en el Registro de la Propiedad, remisión de certificación de cargas, etc.).

3. **Exhortos.** Es la forma de petición de auxilio jurisdiccional entre juzgados de distinta circunscripción o partido judicial. A través de los exhortos el juez que entiende de un asunto se dirige a otro juez de otro partido judicial en el que no tiene competencia para solicitar que lleve a cabo un acto en aquel partido judicial. Por ejemplo, le pide que cite a alguien o que se le tome declaración, o que se le requiera de pago, o que se ratifique en un documento, etc. Es costumbre que sean atendidos puntualmente, pues se trata de una forma de colaboración. Cuando el exhorto se pide a tribunales extranjeros hay que atenerse a los tratados internacionales vigentes para cumplir una determinada forma.

Actuación ante comunicaciones judiciales

El cirujano ortopédico que recibe una carta procedente del Juzgado debe, en primer lugar, fijarse en el orden jurisdiccional del que proviene (Penal, Civil, Contencioso-Administrativo, Social).

Si consta el procedimiento como diligencias previas, procedimiento abreviado, juicio de faltas o sumario, se tratará de un Juzgado o Tribunal del Orden Penal y, por tanto, debe tenerse en cuenta el deber reforzado de todo ciudadano de colaborar. En la fase de instrucción penal una citación la acuerda siempre el Juez, si bien puede haber sido a petición de alguna de las partes. En la fase plenario o juicio oral la citación puede ser pedida por la defensa o por las acusaciones particular o pública (Ministerio Fiscal).

La toma de declaración del cirujano ortopédico puede ser como sujeto pasivo de la acción penal (imputado o denunciado), como testigo o como perito.

CITACIÓN COMO IMPUTADO

Si se cita al cirujano ortopédico como imputado se debe acudir el día y hora señalados siempre, sin excusa, ya que de no hacerlo podría ser acordada su presentación por la fuerza.

Antes de la declaración es recomendable hablar tranquilamente con el abogado para entender bien la situación, conocer los hechos que se imputan, y los tipos penales que pudieran ser objeto de aplicación. Es importante, en acciones referidas a la técnica profesional, que el médico haga comprender perfectamente a su abogado todo lo relacionado con el asunto para que prepare de la mejor forma la defensa, facilitándole libros, documentos, bibliografía pertinente, etc.

En la declaración que se realice, a la que deberá acudir acompañado de abogado de su designación y en caso contrario le asistirá uno del turno de oficio, normalmente estarán únicamente presentes el juez o magistrado, el secretario judicial y, si lo hay, el abogado de la acusación particular (en causas por responsabilidad profesional casi siempre lo hay).

Al comenzar la declaración el juez advierte al declarante sus derechos, que son esencialmente el derecho a la presunción de inocencia (el prestar declaración como imputado no supone que se haya destruido la presunción de inocencia, pues para destruirla hacen falta pruebas que se practicarán en la fase del plenario o juicio oral), el derecho a no declararse culpable o a no declarar contra uno mismo, el derecho a hacer uso de las pruebas que considere necesarias para probar su inocencia, y el derecho a un procedimiento justo sin dilaciones indebidas.

Durante la declaración es importante mantener la serenidad. Debe confiarse siempre en la imparcialidad del juez, quien nunca tiene interés en perjudicar a nadie, siendo un profesional que no se deja impresionar fácilmente y cuyo interés principal es la calificación jurídica de los hechos.

El imputado puede pedir en la fase de instrucción que se alce la imputación, que se sobresea el expediente y cuantas diligencias estime oportunas. Las diligencias previas pueden terminar sin imputación al cirujano ortopédico mientras siguen adelante respecto a otros imputados, o bien el imputado puede pasar a ser formalmente acusado. En el escrito de la acusación se relatan los hechos que se consideran imputables y se pide la pena (será en su caso la máxima que podrá imponer el tribunal). En caso de ser formalmente acusado, el cirujano ortopédico podrá pedir, a través de su abogado, que se citen testigos, que se acuerde la práctica de pruebas periciales, etc., en la fase de juicio oral.

La declaración durante la fase de diligencias previas no implica que el cirujano ortopédico no pueda volver a ser citado en el mismo procedimiento en fase de plenario, ya sea ante el Juzgado de lo Penal, ya ante la Audiencia Provincial, para declarar sobre prácticamente los mismos hechos. En esta segunda fase deberá responder en la Sala de Audiencia a todas las preguntas que le dirijan las acusaciones y las defensas, y ésta será la declaración determinante.

CITACIÓN COMO TESTIGO

Se entiende por testigo a toda persona que ha presenciado un hecho, y que ha oído, ha visto, en definitiva, ha tenido percepción directa de éste. El testigo de verdad es «el que estuvo allí». El testigo tiene el deber de decir la verdad en todo caso, y en procedimiento penal puede incurrir en el delito de falso testimonio, de modo que deberá distinguir si los hechos los vio, o llegó después y se los contaron, o si únicamente es testigo de referencia.

Al testigo se le exige imparcialidad, y nunca debe acudir un testigo a un juicio con el interés de beneficiar o perjudicar a una parte. Deberá responder qué relación mantiene con las partes, procuradores, o abogados, es decir, si mantiene relaciones de parentesco, amistad íntima o enemistad manifiesta, relación laboral, o es integrante o perteneciente en su caso a alguna sociedad que sea parte, y en definitiva, si tiene interés personal en el asunto. El hecho de que concurra alguna o varias de dichas circunstancias no implica que carezca el testigo de credibilidad, pero podrán ser tenidas en cuenta en el momento de realizar la valoración de la prueba en la sentencia.

El testigo tiene el deber de declarar cuantas veces sea requerido y no percibe cantidad alguna por ello porque se concibe como un deber hacia el tribunal. Puede ser apercibido de sanciones para el caso de incomparecencia o conducido por la fuerza si se trata de un procedimiento penal, aunque se prevé indemnización por los gastos en algún supuesto excepcional.

Es muy importante destacar que en cualquier tipo de procedimiento que se interviene como testigo se tiene deber de probidad y de lealtad para con el tribunal. La prueba de testigos tiene por finalidad probar un hecho a través del testimonio del que lo presenció, y sirve, como cualquier medio de prueba, para fundar una convicción en el juez, y si un testigo miente y queda patente con el resto de pruebas, deberá deducirse testimonio de lo actuado y remitirse al Juzgado de Instrucción de guardia para que proceda, en su caso, penalmente.

CITACIÓN COMO PERITO

Puede ser citado como perito toda persona experta en una determinada rama del saber. No precisa titulación en determinados casos, pero cuando se trata de profesionales para cuya acreditación es precisa una titulación académica, ésta resulta exigible. La actuación como perito será la colaboración más común que será precisa de los cirujanos ortopédicos en cuanto tales. El perito no debe prometer o jurar decir la verdad, sino atenerse a sus conocimientos y a su leal saber y entender. Sirve para dar una opinión técnica sobre una materia que el juez desconoce, para ilustrar al juez en términos lo más sencillos posibles de manera que puedan ser entendidos por todas las partes.

En primer lugar, tras aceptar y jurar el cargo, debe llevar a cabo un examen detenido de todo aquello que sea objeto de su informe (examen del enfermo, de sus antecedentes personales, historia clínica, exploraciones complementarias). En segundo lugar, debe elaborar por escrito un informe pericial que responda a las cuestiones suscitadas de forma razonada y a ser posible citando las fuentes bibliográficas y su fiabilidad, ya sea mediante valoraciones estadísticas u otras formas que permitan determinar el grado de certeza o probabilidad de lo afirmado. Este informe, si es posible, debería acabar con una conclusión. En último lugar, el perito es citado al juicio oral para que pueda responder verbalmente a las preguntas y aclaraciones que se le formulen.

En un procedimiento civil la prueba pericial, salvo supuestos excepcionales, deberá presentarla la parte que la propone con la demanda o con la contestación, por lo que está preconstituida. En caso de que intervengan en un mismo proceso varios peritos en la misma materia y sus conclusiones sean diferentes, puede pedirse por las partes, y el juez acordar, que se lleve a cabo un careo entre los peritos del que podrá quedar patente el grado de seguridad en las respuestas o incluso matizarlas poniendo de relieve que no son tan importantes los desacuerdos, o que sí lo son.

El perito realiza un trabajo. Tiene derecho a percibir honorarios por éste y a reclamarlos en caso de impago por un procedimiento sumario. La percepción de honorarios es una contraprestación al trabajo realizado, pero no pueden condicionarse a modificar el resultado de la prueba en ningún caso.

Es muy importante destacar que en cualquier tipo de procedimiento que se interviene como perito se tiene deber de probidad y de lealtad para con el tribunal. El juez no tiene conocimientos sobre todas las materias y se sirve de los técnicos para que le ilustren, pero aplica el sentido común. Si el perito lleva a conclusiones absurdas o imposibles podrá tener consecuencias. Abundan ejemplos de conclusiones periciales inadmisibles (como intentar convencer al tribunal de que el miedo causado por un leve impacto en el tráfico produce 8 años después un tumor cerebral, simple especulación sin apoyo estadístico alguno y sin seriedad). El informe pericial debe ser serio y no tiene por qué necesariamente llegar a una conclusión, pues debe responderse según el estado de la ciencia y a la vista del resto de pruebas, las cuales a veces resultan insuficientes para realizar un juicio razonable con base científica o técnica. En estos supuestos bastará indicar si el resultado es muy probable, improbable o casi imposible.

Parece innecesario indicar que en ningún caso debe cambiarse un informe que se considera justo por la promesa de mayor remuneración de otra parte, no sólo por el deber de lealtad antes expresado, sino además porque puede ser considerada una prueba objetivamente engañosa, y ha sido en ocasiones fruto de querellas entre las partes de un procedimiento.

En el Decanato se tienen listados de peritos. Los jueces y tribunales están sumamente interesados en que las listas no sean cortas para evitar que se profesionalicen los pocos que las componen. Es muy deseable que los profesionales que elaboren informes periciales se dediquen a ejercer su profesión y no sólo a firmar informes. Por tanto, todo profesional interesado en formar parte de dichas listas deberá comunicarlo a su Colegio profesional correspondiente para que le incluyan, o acudir al Decanato (Servicio de Peritos) para solicitarlo y para comprobar si se ha realizado. Existen normas orientadoras sobre los honorarios percibibles para la realización de las pruebas periciales.

CITACIÓN COMO TESTIGO PERITO

El testigo perito es una figura mixta entre la de perito y la de testigo. Debe prometer o jurar decir verdad, se le pregunta por las relaciones que mantiene con las partes, y además tiene conocimientos específicos sobre una materia, pero de alguna manera también presenció los hechos que tienen que ser valorados. A título de ejemplo, el testigo perito puede ser aquel traumatólogo que atendió en el primer momento al lesionado y éste le contó el modo en que se había causado la lesión, quien apreció su grado de conciencia, su temor, si emanaba fuerte olor a alcohol, o si le manifestó que no era la primera vez que ocurrían los hechos.

Suele ocurrir que dado el tiempo que media entre el primer informe y la declaración el médico no recuerda bien los hechos, y en ese caso bastará que lo comunique así al Juez, pudiendo atenerse en su declaración a lo que esté escrito, y entonces las preguntas se limitarán a su significado. No puede faltar en ningún caso a la verdad, pero tampoco le es exigible recordar hechos cuya existencia no le conste.

Responsabilidad profesional

Cuando se dirigen acciones legales contra un cirujano ortopédico suele, ser como consecuencia de supuestos daños sufridos por un enfermo a consecuencia de una actuación profesional.

ACCIÓN PENAL

En la acción penal el médico al que se imputa un hecho punible característico de la imprudencia profesional (Artículo 152.3 del Código Penal) gozará durante el curso del proceso –hasta que recaiga en su caso sentencia condenatoria– de presunción de inocencia. Por tanto, la acusación (normalmente el abogado de la víctima o su familia) deberá probar que dicho médico no actuó con la diligencia debida (despreciando toda norma de cuidado) o que carecía de los conocimientos que le eran exigibles (con falta de toda pericia), etc.

Es decir, la culpa penal, para merecer el reproche del Estado y la consecuente imposición de una pena, debe ser una culpa clara, no bastando un error de diagnóstico o una omisión de petición de una prueba que no suele pedirse, no basta una complicación no muy habitual, etc. Y el médico goza de la presunción de que actuó bien. Incurrirá en el supuesto tipificado penalmente cuando incurrió en clara negligencia, cuando despreció las normas de cuidado, de pericia o de técnica y cualquiera de estas circunstancias resulten probadas. Sería importante al efecto contar con protocolos de actuación, de modo que el juzgador pueda conocer en qué consiste la diligencia media.

ACCIÓN CIVIL

En la acción civil, la conocida como culpa extracontractual o aquiliana (Artículo 1902 del Código Civil), deben concurrir tres requisitos: acción u omisión, causación de un daño, e intervención de culpa o negligencia del presunto causante del daño. Respecto de este último requisito rige la inversión de la carga de la prueba, aplicable por una larga trayectoria jurisprudencial. Esto significa que, en el caso de daños como consecuencia de una acción u omisión médica, se presume que el supuesto causante tiene la culpa y, por tanto, a él incumbe probar que actuó con la diligencia exigible.

La diligencia exigible es una diligencia media, la *lex artis ad hoc*. Puede ser considerado como culpable de un error diagnóstico si pudo haberse evitado con una diligencia media, o puede ser considerado culpable el no haber pedido una prueba que podía haber sido necesaria y debió haberse solicitado. Así mismo, puede ser culpable si se sufre una complicación no habitual, siempre que con una actuación diligente pudiera haberse impedido el resultado dañoso.

La acción civil prescribe (por razones de seguridad jurídica) en el plazo de 1 año desde que pudo ejercitarse, y se entiende que se pudo ejercitar desde que concluyó un procedimiento penal previo con sentencia absolutoria, o bien desde que se conocieron las consecuencias del acto médico. Pasado 1 año desde que se pudo ejercitar sin que se haga requerimiento pidiendo indemnización o presentando una demanda, la acción prescribe y ya no podrá ser ejercitada en el futuro.

OTRAS ACCIONES

La jurisdicción laboral conoce de la acción por responsabilidad profesional cuando se produce en el ámbito del trabajo.

La jurisdicción contencioso-administrativa conoce de la acción por responsabilidad profesional cuando se trata de un médico perteneciente al Sistema Nacional de Salud (en virtud de lo establecido en el Artículo 2 de la Ley de Jurisdicción Contencioso-Administrativa). Sus perfiles son iguales que la responsabilidad civil, pues también se aplica por estas jurisdicciones la doctrina indicada.

Parte II
MIEMBRO SUPERIOR

Capítulo 7

Fracturas de la escápula

L. PEIDRO GARCÉS, J. ARMENGOL BARALLAT

Generalidades

Las fracturas de la escápula son poco frecuentes, alrededor del 1 % de todas las fracturas y del 5 % de las fracturas del hombro. Esta baja incidencia se atribuye a su movilidad, que permite la dispersión de la fuerza del traumatismo, y a la protección que le brinda la caja torácica por delante y los músculos y partes blandas por detrás.

Suelen asociarse a otras lesiones en un 35 a 98 %, lo que refleja que se producen como resultado de traumatismos de alta energía (accidentes de tráfico preferentemente). Las lesiones asociadas pueden ser graves y poner en peligro la vida del paciente. De ahí que muchas fracturas de la escápula pasen desapercibidas en la exploración inicial.

La lesión asociada más frecuente es la fractura costal homolateral. La combinación de una fractura de escápula y una fractura de primera costilla es especialmente grave, ya que conlleva un elevado riesgo de compromiso pulmonar y neurovascular.

Se recomienda la práctica de la serie radiográfica traumatológica (anteposterior [AP] verdadera de hombro, axial de escápula y axilar en decúbito) para identificar correctamente las fracturas de glenoides, cuello, cuerpo y acromion. En caso de sospecha de fractura articular es muy útil la tomografía computarizada (TC). En las fracturas más complejas, las reconstrucciones con TC tridimensional pueden mejorar el diagnóstico.

La radiografía de tórax, dada la elevada incidencia de lesiones asociadas en esta región, puede considerarse también esencial para completar la exploración radiológica.

Las fracturas escapulares se clasifican según su localización anatómica. Las del cuerpo son las más frecuentes (45 %), seguidas del cuello glenoideo (25 %), glenoideas intraarticulares (10 %), acromion (8 %), apófisis coracoides (7 %) y espina de la escápula (5 %). Muchas veces están asociadas varias de estas fracturas entre sí. Además, pueden producirse fracturas por avulsión en las uniones musculotendinosas y ligamentosas, y a veces se observan fracturas de fatiga o estrés. También se pueden asociar a otras fracturas o lesiones de la cintura escapular, especialmente de la ar-

ticulación acromioclavicular (1-3). Las fracturas de la escápula se clasifican en tres categorías anatómicas: glenoideas, cuerpo y cuello, y apofisarias.

Fracturas glenoideas intraarticulares

En general, ante una fractura que afecta a la superficie articular de la glena, se plantea la necesidad de realizar tratamiento quirúrgico. El objetivo de la cirugía consiste en evitar la seudoartrosis, la artropatía degenerativa y, en especial, la inestabilidad glenohumeral. A menudo será preciso realizar una TC para determinar el tamaño y desplazamiento del fragmento articular, así como para evaluar una eventual subluxación residual de la cabeza humeral.

Ideberg (4) propuso la primera clasificación detallada de estas fracturas, completada más tarde por Goos (5) (fig. 7-1). El tipo I comprende las fracturas que afectan al reborde glenoideo. El tipo II son fracturas transversas u oblicuas a través de la glena, que dan lugar a un fragmento triangular inferior libre. El tipo III, fracturas del tercio superior de la glena cuyo trazo se continúa hasta el borde medial de la base de la coracoides. El tipo IV es un tipo III en el que el trazo se continúa desde la glena al borde medial de la escápula. El tipo V es la combinación de los tipos II y IV. El tipo VI son las fracturas glenoideas muy conminutas.

1. *Tipo I*. La fractura del reborde glenoideo anterior (tipo Ia) o posterior (tipo Ib) suele asociarse a inestabilidad glenohumeral anterior y posterior, respectivamente. Sin embargo, deben distinguirse de la pequeña fractura-arrancamiento del reborde glenoideo que a menudo se produce en la luxación glenohumeral anterior traumática. Se considera la posible conveniencia de una reducción anatómica y fijación interna para los fragmentos que afectan a más de un 25 % de la glena anterior o de un 33 % de la glena posterior, con un desplazamiento mayor de 1 cm. La indicación quirúrgica

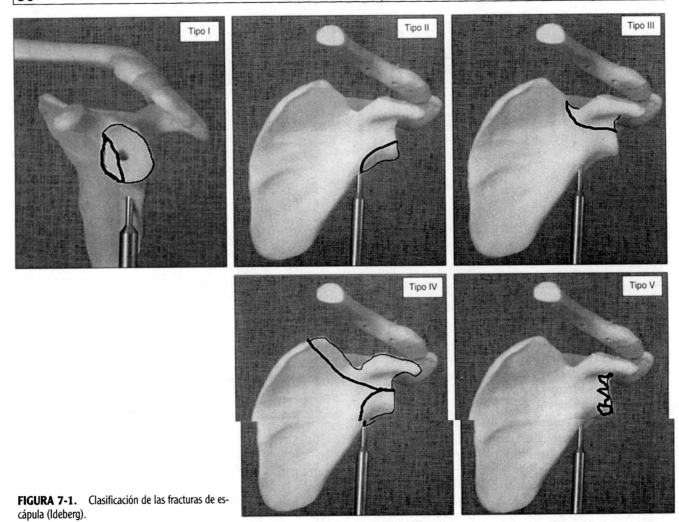

FIGURA 7-1.   Clasificación de las fracturas de escápula (Ideberg).

es absoluta cuando se acompaña de una reducción inestable de la cabeza humeral o de una subluxación persistente de la misma. En el tipo Ia la cirugía se realiza mediante abordaje quirúrgico anterior, recomendándose la síntesis de la fractura mediante dos tornillos canulados de pequeños fragmentos. En el tipo Ib el abordaje quirúrgico será posterior, y la síntesis se realiza de la misma forma que en el Ia. El tratamiento quirúrgico tardío de estas fracturas es mucho

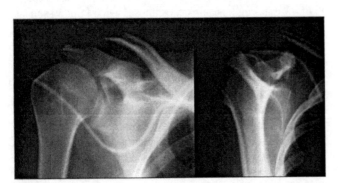

FIGURA 7-2.   Radiografía de una fractura glenoidea de tipo III.

más dificultoso, ya que a menudo requiere la colocación de un injerto autólogo de cresta ilíaca o de la coracoides como tope óseo (6).

2. *Tipo II.* Son fracturas oblicuas o transversas de la cavidad glenoidea con un trazo que se prolonga hacia abajo, en dirección al borde lateral del cuerpo de la escápula, creando un fragmento triangular inferior libre. Se recomienda el tratamiento quirúrgico cuando existe un escalón articular mayor de 5 mm o si se acompaña de subluxación inferior significativa de la cabeza humeral. Se aconseja realizar un abordaje posterior, sintetizando el fragmento glenoideo con uno o dos tornillos canulados. También puede realizarse una osteosíntesis con una placa de reconstrucción adaptada al borde posterior del cuello de la escápula y dirigida al borde lateral o a la base de la espina de la escápula.

3. *Tipo III.* Las fracturas tipo III son fracturas transversas de la cavidad glenoidea que se prolongan hacia el borde superior de la escápula, creando un fragmento de tamaño variable que incluye la apófisis coracoides y la porción superior de la superficie articular de la glena (fig. 7-2). A menudo se asocian a lesión de los ligamentos acromioclaviculares. Se recomienda tratamiento quirúrgico cuando exista un escalón articular de más de 5 mm o si se acompaña de rotura del complejo suspensorio superior del hombro. La sín-

tesis se realiza a través de un abordaje posterosuperior, mediante la colocación de un tornillo canulado desde el fragmento superior de la glena al inferior. Si persiste desplazamiento no tolerable del complejo suspensorio superior del hombro, es preciso también la reparación de éste. No se considera necesaria la reducción y síntesis directa de la fractura del borde superomedial de la escápula.

4. *Tipo IV.* Las fracturas tipo IV se diferencian de las tipo III en que el trazo de la fractura de la escápula se continúa horizontalmente hasta su borde medial. Tanto la indicación quirúrgica como la técnica de osteosíntesis son las mismas que para el tipo III.

5. *Tipo V.* Goss (5) lo subdivide en tres grupos. El Va combina los tipos II y IV. El Vb combina los tipos III y IV. El tipo Vc es la suma de los tipos II, III y IV. Todas las fracturas se producen en traumatismos muy violentos. La indicación y la técnica quirúrgicas son las citadas en el tipo III. Curiosamente, en el trabajo de Ideberg (4) los mejores resultados en estas fracturas se habían conseguido con el tratamiento conservador, por lo que la cirugía suele reservarse para los casos en que la cabeza humeral se subluxa junto con el fragmento glenoideo (fig. 7-3).

6. *Tipo VI.* Para las fracturas muy conminutas de la superficie articular glenoidea se prefiere el tratamiento conservador, reservando el tratamiento quirúrgico para las posibles secuelas articulares degenerativas e inestabilidades resultantes.

El tratamiento no quirúrgico consiste en la inmovilización del hombro en cabestrillo, efectuando movimientos pendulares y autopasivos suaves en cuanto el dolor lo permita. A partir de las 3 semanas se inicia la movilización activa asistida, manteniendo el cabestrillo unas 4-6 semanas en total.

Fracturas del cuello, cuerpo y espina de la escápula

Tienen en común el que son las partes de la escápula que se encuentran cubiertas por músculos. En este grupo se engloban la mayoría de las fracturas de la escápula, del 65 al 90 %, según diferentes series. La mayoría de autores publican que el tratamiento conservador permite alcanzar buenos resultados en cuanto a dolor y movilidad, y la mayor parte de los pacientes son capaces de reincorporarse a sus actividades laborales en el plazo de 4-6 semanas. Sin embargo, debe valorarse el tratamiento quirúrgico en aquellas fracturas del cuello de la escápula desplazadas más de 1 cm o anguladas más de 40°. Este grado de desplazamiento alteraría la dinámica de la articulación glenohumeral y del manguito rotador, provocando una limitación de la movilidad y pérdida de fuerza (7, 8).

Las técnicas quirúrgicas que se aconsejan en estas fracturas de cuello incluyen: la placa de reconstrucción de 3,5 mm aplicada en el borde externo, los tornillos canulados de 3,5 mm interfragmentarios, la estabilización con agujas de Kirschner o bien una combinación de ellas. La reducción y fijación interna se realizará a través de un abordaje quirúrgico posterior (9).

Si la fractura del cuello está muy desplazada, hay que sospechar la asociación de otras fracturas o roturas ligamentosas de la cintura escapular, con posible desorganización del arco coracoacromial (doble lesión del complejo suspensorio superior del hombro).

FRACTURAS COMBINADAS CON DOBLE LESIÓN DEL COMPLEJO SUSPENSORIO SUPERIOR DEL HOMBRO

Goss (10) define el complejo suspensorio superior del hombro como aquel anillo osteofibroso compuesto por el macizo glenoideo, la coracoides, los ligamentos coracoclaviculares, la parte distal de la clavícula, articulación acromioclavicular, acromion y ligamento coracoacromial.

Durante el procedimiento diagnóstico de las fracturas de la escápula es fundamental distinguir aquellas que afectan a dicho complejo, esté o no afectado el cuello de la escápula. El arco coracoacromial completa la parte superior de la glenoides, conformando una especial articulación. Por tanto, una fractura que altere estas

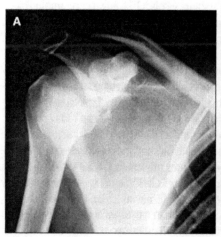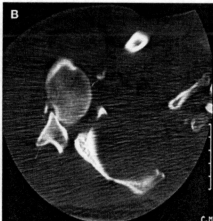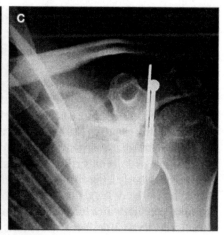

FIGURA 7-3. Radiografía de una fractura-luxación del cuello de la escápula tratada quirúrgicamente. A y B) Radiología y TC preoperatorios. C) Radiología posquirúrgica.

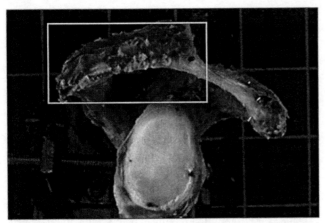

FIGURA 7-4. Complejo suspensorio superior del hombro. Segmento superior.

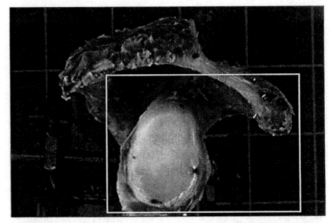

FIGURA 7-6. Complejo suspensorio superior del hombro. Segmento inferior.

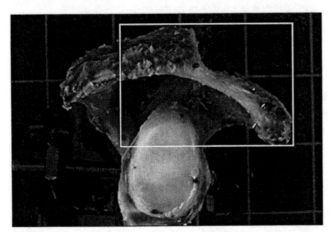

FIGURA 7-5. Complejo suspensorio superior del hombro. Segmento anterosuperior.

El diagnóstico mediante las radiografías simples es difícil. Ante la menor sospecha debe solicitarse una TC, a ser posible tridimensional.

Una vez detectada la lesión, es fundamental evaluar el grado y tipo de desplazamiento, analizar el mecanismo causante de éste y corregirlo de forma adecuada. El tratamiento conservador estará indicado cuando la alteración de la anatomía no modifique de forma notoria la morfología del complejo. Cuando el desplazamiento es importante, hay que planificar la estrategia quirúrgica que seguir. Deben estudiarse las lesiones asociadas y determinar el orden de reducción y estabilización, así como el abordaje quirúrgico adecuado. En ocasiones, es aconsejable utilizar abordajes combinados, como en la figura 7-3, en que fue necesario utilizar simultáneamente un abordaje anterior y uno superior para reducir y estabilizar la fractura.

estructuras tiene que ser entendida y tratada como articular. Este mismo autor ha dividido este complejo en tres segmentos:

1. *Superior:* clavícula-articulación acromioclavicular-acromion (fig. 7-4).
2. *Anterosuperior:* clavícula-ligamentos coracoclaviculares-coracoides (fig. 7-5).
3. *Inferior:* glenoides-coracoides-acromion (fig. 7-6).

La fractura de dos o más de estas estructuras dará lugar a una doble rotura del complejo y, consecuentemente, alterará el mecanismo de elevación del brazo y la función del miembro superior.

El diagnóstico clínico en fase aguda es excepcional, ya que esta lesión suele presentarse en pacientes politraumáticos graves. Así pues, las secuelas de las roturas del complejo superior a menudo se ponen de manifiesto tardíamente, al reiniciar el paciente las actividades habituales de la vida diaria. Los síntomas más frecuentes son dolor, pérdida de arco funcional, crujidos, alteraciones de la mecánica de elevación del brazo y parestesias en la extremidad superior por tracción del plexo braquial.

HOMBRO FLOTANTE

Se conoce como hombro flotante la asociación de fractura del cuello escapular con fractura de clavícula o luxación acromioclavicular de grado III. Hersovici y cols. (11), en su serie publicada en 1992, encontraron una incidencia del 0,1 % de todas las fracturas. Podría ser considerada un tipo especial de lesión del complejo suspensorio superior del hombro, en el que la lesión baja se localiza en el cuello escapular. El miembro superior queda anatómica y mecánicamente desconectado del esqueleto axial debido a la fractura de clavícula o luxación acromioclavicular asociadas. El segmento de escápula lateral a la fractura, junto con toda la extremidad superior (luxación acromioclavicular) o con la parte externa de la clavícula, forma un bloque únicamente conectado con el esqueleto axial mediante estructuras musculares. Rikli y cols. (12) han publicado algún caso en el que la lesión en el segmento clavicular se localiza en la articulación esternoclavicular. Como consecuencia de tal desconexión se originan tensiones anómalas en el plexo braquial y estructuras musculotendinosas, así como consolidaciones viciosas en la cintura escapular. El desplazamiento del segmento externo es, normalmente, inferior y anteromedial, siendo este último el más difícil de detectar y controlar. Los desplazamientos son debidos al peso de la extremidad y a la contracción muscular, que no son debidamente contrarrestados por los mecanismos estabilizadores (13, 14).

No es fácil establecer el grado de desplazamiento inferior o anteromedial a partir del cual tiene que indicarse un tratamiento quirúrgico. Además, tampoco existe un consenso sobre cuál debe ser la estrategia de tratamiento. Algunos autores reconocen no obtener malos resultados con el tratamiento conservador, mientras que otros aconsejan la reconstrucción quirúrgica, ya sea únicamente de la clavícula o de la lesión acromioclavicular o bien de ésta y de la fractura escapular (11-14).

Fracturas apofisarias

FRACTURAS DEL ACROMION

El acromion tiene tres funciones básicas: *a)* constituye el lado externo de la articulación acromioclavicular; *b)* es punto de anclaje del músculo deltoides y del ligamento coracoacromial; *c)* proporciona la estabilidad posterosuperior a la articulación glenohumeral. La mayoría de las fracturas acromiales son no desplazadas y pueden tratarse de forma conservadora, evitando la función del deltoides contrarresistencia hasta la consolidación de la fractura. Se aconseja el tratamiento quirúrgico mediante reducción abierta y osteosíntesis (obenque, placa) si el fragmento acromial se desplaza inferiormente por la tracción del deltoides, disminuyendo el espacio acromiohumeral y produciendo un síndrome subacromial, alterando así la función del manguito rotador (1, 15). Sólo si el fragmento óseo acromial es muy pequeño puede realizarse su escisión.

Generalmente, las fracturas acromiales que están muy desplazadas se asocian a otras fracturas o roturas ligamentosas, como uno de los componentes de una doble disrupción del complejo suspensorio superior del hombro. En ese caso, se propugna el tratamiento quirúrgico de ambas lesiones.

FRACTURAS DE LA CORACOIDES

La apófisis coracoides tiene dos funciones básicas: *a)* es el punto de anclaje del tendón conjunto, del ligamento coracoacromial y de los ligamentos coracoclaviculares, y *b)* contribuye a la estabilidad anterosuperior de la articulación glenohumeral. A pesar de su baja incidencia, se clasifican en dos tipos: el tipo I incluye las fracturas situadas proximalmente a los ligamentos coracoclaviculares, y el tipo II, las situadas distalmente a éstos (16).

Las más frecuentes son las del tipo I y muy a menudo se asocian a luxación acromioclavicular. Sólo se aconseja tratamiento quirúrgico (reducción abierta y síntesis con tornillo canulado de 3,5 mm) en las fracturas muy desplazadas, habitualmente asociadas a otras

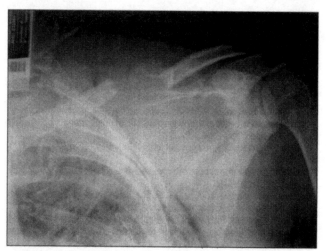

FIGURA 7-7. Disociación escapulotorácica. Obsérvese la diástasis del foco de fractura de la clavícula.

lesiones del complejo suspensorio superior del hombro (fractura del cuello glenoideo, clavícula, luxación acromioclavicular).

Las fracturas de tipo II no lesionan la conexión escapuloclavicular, por lo que son tributarias de tratamiento conservador. En atletas y trabajadores manuales, las fracturas de tipo II desplazadas pueden requerir tratamiento quirúrgico, ya sea de forma inicial o si se produce una seudoartrosis sintomática. Según el tamaño del fragmento distal, la cirugía consistirá en osteosíntesis con un tornillo a compresión o en exéresis del fragmento y reinserción transósea del tendón conjunto con hilo no reabsorbible (1, 16-19).

Disociación escapulotorácica

Es una lesión cerrada que se manifiesta por un desplazamiento lateral de la escápula y una luxación acromioclavicular, esternoclavicular o bien una fractura de clavícula. Está causada por traumatismos de alta energía que se acompañan de tracción sobre la extremidad superior. Cursa con gran tumefacción de partes blandas, debida a la rotura de la musculatura que une la pared torácica a la escápula o al húmero. Es muy frecuente la asociación de lesión vasculonerviosa, siendo la lesión de los vasos subclavios y del plexo braquial las más habituales. Por ello, es imprescindible una evaluación inmediata de las estructuras vasculares y una exploración neurológica del plexo braquial. Se aconseja la síntesis de la fractura de clavícula (fig. 7-7) para estabilizar la articulación escapulotorácica (1, 20).

BIBLIOGRAFÍA

1. Goss TP. Fractures of the scapula: diagnosis and treatment. En: Iannotti JP, Williams GR, eds. Disorders of the shoulder: diagnosis and management. Philadelphia: Lippincot Williams & Wilkins, 1999.
2. Butters KP. The Scapula. En: Rockwood CA, Matsen FA III, eds. The shoulder. Philadelphia: WB Saunders, 1990.
3. Ideberg R, Grevsten S, Larsson S. Epidemiology of scapular fractures. Acta Orthop Scand 1995; 66: 395-397.

4. Ideberg R. Fractures of the scapula involving the glenoid fossa. En: Bateman JE, Welsh RP, eds. Surgery of the shoulder. BC Decker, 1984.

5. Goss TP. Fractures of the glenoid cavity: current concepts review. J Bone Joint Surg (Am) 1992; 74: 299-305.

6. Kavanagh BF, Bradway JK, Cofield RH. Open reduction of displaced intra-articular fractures of the glenoid fossa. J Bone Joint Surg (Am) 1993; 75: 479-483.

7. Nordqvist A, Petersson C. Fracture of the body, neck or spine of the scapula. A long-term follow-up study. Clin Orthop 1992; 283: 139-144.

8. Bauer G, Fleischmann W, DuBler E. Displaced scapular fractures: indication and long-term results of open reduction and internal fixation. Arch Orthop Trauma Surg 1995; 114: 215-217.

9. Goss TP. Fractures of the glenoid neck. J Shoulder Elbow Surg 1994; 3: 42-45.

10. Goss TP. Double disruptions of the superior shoulder complex. J Orthop Trauma 1993; 7: 99-103.

11. Hersovici D, Fiennes AGTW, Ruedi TP. The floating shoulder: ipsilateral clavicle and scapular neck fractures. J Orthop Trauma 1992; 6: 499-503.

12. Rikli B, Regazzoni P, Renner N. The unstable shoulder girdle: early functional treatment utilizing open reduction and internal fixation. J Orthop Trauma 1995; 9: 93-97.

13. Leung KS, Lam TB, Poon KM. Operative treatment of displaced intra-articular glenoid fractures. Injury 1993; 24: 324-328.

14. Hashiguchi H, Ito H. Clinical outcome of the treatment of floating shoulder by osteosynthesis for clavicular fracture alone. J Shoulder Elbow Surg 2003; 12: 589-591.

15. Kuhn JE, Blasier RB, Carpenter JE. Fractures of the acromion process: a proposed classification scheme. J Orthop Trauma 1994; 8: 6-9.

16. Ogawa K, Yoshida A, Takahashi M, Ui M. Fractures of the coracoid process. J Bone Joint Surg (Br) 1996; 78: 17-19.

17. Martín Herrero T, Rodríguez Merchán C, Munuera Martínez L. Fractures of the coracoid process: presentation of seven cases and review of the literature. J Trauma 1990; 61: 1597-1599.

18. Eyres KS, Brooks A, Stanley D. Fractures of the coracoid process. J Bone Joint Surg (Br) 1995; 77: 425-428.

19. García López A, Martínez Sánchez A, Mora Villadeamigo J, Herrainz Hidalgo R, López García A y Abad Rico Jl. Fractura-luxación del cuello humeral asociada a fractura de coracoides. Revista de Ortopedia y Traumatología 1995; 39: 513-514.

20. Ebraheim NA, An S, Jackson WT. Scapulothoracic dissociation. J Bone Joint Surg (Am) 1988; 70: 428-431.

Capítulo 8
Epicondilitis y epitrocleítis

A. D. DELGADO MARTÍNEZ

La epicondilitis y epitrocleítis son cuadros muy frecuentes, de curso habitualmente benigno, que provocan dolor en la cara lateral y medial del codo, respectivamente.

Se pueden definir ambos cuadros como lesiones por sobrecarga de la inserción musculotendinosa (entesopatía) de los músculos que se originan en el epicóndilo (epicondilitis) o en la epitróclea (epitrocleítis) (1).

Sin embargo, y a pesar de la simplicidad en la definición del problema, aún existe mucha controversia acerca de la fisiopatología y el tratamiento de estos cuadros (1).

Epicondilitis

Actualmente se considera que la epicondilitis es una entesopatía por sobrecarga de los músculos que se originan en el epicóndilo (1, 2).

La anatomía de la región del epicóndilo es compleja y aún continúa en estudio (3). En el epicóndilo se originan muchos músculos (4). Si se sigue el borde lateral del húmero de proximal a distal, en primer lugar se encuentra el origen del músculo supinador largo, en el borde lateral del húmero y septo intermuscular, hasta el borde superior del epicóndilo. A continuación se encuentra el músculo primer radial externo (extensor *carpi radialis longus*), en la parte más superior y externa del epicóndilo. El segundo radial externo se origina a continuación, justo anterior e inferior al primer radial (debajo de él). A un nivel más inferior están el extensor común de los dedos, el extensor propio del meñique y el cubital posterior. En la base del epicóndilo también se originan otros músculos, como el fascículo superficial del músculo supinador corto, y el ancóneo. La acción fundamental de la mayoría de estos músculos es estabilizar y extender la muñeca (2), aunque también participan en la extensión y flexión del codo, extensión de los dedos y en la supinación del antebrazo.

Se estima que el músculo más importante en la etiopatogenia de la epicondilitis es el segundo radial externo (extensor *carpi radialis*

brevis) (2), ya que se encuentra morfológicamente afectado en el 97 % de los casos (2). Este músculo se origina en el epicóndilo (3), justo debajo del primer radial, pero no directamente, sino a través del tendón común del músculo extensor común de los dedos y el extensor propio del quinto dedo (3). Además de ahí, también se origina en el ligamento lateral del codo, ligamento anular del codo, la fascia muscular epicondílea y el septo intermuscular (2). El músculo en su origen cubre la articulación del codo, y algo más distalmente está situado por encima del músculo supinador corto (4). En el codo siempre está cubierto por el primer radial externo (4). Su acción fundamental es extender y desviar radialmente la muñeca (3).

La causa de la epicondilitis parece ser la sobrecarga continuada sobre los músculos de la región epicondílea (1), aunque también puede ocurrir tras un solo episodio de sobrecarga brusca (1). Hay que destacar que lo más importante para desencadenar el cuadro es la intensidad del esfuerzo aplicado (superior al que puede soportar la unión musculotendinosa) más que el hecho de que el esfuerzo sea repetitivo (esto condiciona la cronicidad). Como consecuencia, se producen microrroturas en la zona tendinosa cercana a la unión al hueso, que no son capaces de cicatrizar adecuadamente (1, 5). Antiguamente se pensaba que había un cuadro inflamatorio que producía el dolor. Sin embargo, se ha demostrado que, en estadios iniciales, hay un componente inflamatorio importante, pero que posteriormente desaparece y evoluciona hacia cambios degenerativos en la sustancia del tendón (1). Esto explica por qué en la mayor parte de estudios anatomopatológicos (realizados en la fase crónica del proceso) se encuentran cambios degenerativos, con fibras de colágeno desorganizadas, microrroturas, invasión de fibroblastos y un tejido de granulación vascularizado, pero con gran escasez de células inflamatorias (1, 6, 10). Tampoco se han encontrado en la zona signos bioquímicos de inflamación (hay niveles normales de prostaglandinas) (10). Aún no está claro por qué duele la epicondilitis en fase crónica si no hay células inflamatorias (5).

La explicación puede proceder de los hallazgos recientes de receptores nerviosos nociceptivos en la zona (6, 7). Se postula que la causa del dolor podría ser la sensibilización de los receptores nerviosos periféricos ante la gran tensión provocada en la región (7).

TABLA 8-1. **Principales actividades que pueden provocar epicondilitis o epitrocleítis (2)**

	Epicondilitis	Epitrocleítis
Actividades deportivas	Tenis (*drive*, revés) Otros juegos de raqueta	Golf Remo Béisbol (lanzador) Lanzamiento de jabalina Servicio en el tenis
Actividades profesionales	Carnicero (cortar carne) Obrero (colocar vallas, etc.) Pintor Agricultor (rastrillo, etc.) Textil (costurera, etc.)	Secretaria (escribir a máquina) Obrero (cadena de montaje, colocar ladrillos, golpear con martillo, etc.)

Tras esta sensibilización, los receptores disminuyen el umbral del dolor, por lo que éste aumenta (7). Es característico de los pacientes con epicondilitis, que cualquier roce o golpe leve en la zona exacerbe el dolor.

La microrrotura suele comenzar en el origen del músculo segundo radial externo (extensor *carpi radialis brevis*) y posteriormente se extiende a los músculos vecinos: el segundo radial y el extensor común de los dedos (2). Suele comenzar en este músculo porque recientemente se ha demostrado que tiene un comportamiento biomecánico peculiar. Durante la flexoextensión del codo éste se alarga de forma bifásica: está más alargado en extensión y en flexión máxima del codo (8), y más acortado en las posiciones intermedias. Esto podría provocar que este músculo trabaje habitualmente de forma excéntrica (se activa pero se alarga a la vez), lo que predispone a las roturas musculares (6, 9). Esto condiciona que suela ser el primer músculo en desgarrarse, siguiendo después el resto (7, 8). Debido a la naturaleza crónica de la sobrecarga, el tendón no puede regenerarse totalmente (1, 5), lo que conduce a la cronificación del problema.

El cuadro es muy frecuente, con una incidencia de 4-7 pacientes por 1.000 habitantes y año, en la población general (24), y una duración media del proceso de entre 6 meses y 2 años (24). Aparece sobre todo en la cuarta y quinta década de la vida, aunque se ha encontrado en pacientes entre 12 y 80 años (2), sin diferencias entre sexos. El brazo afectado suele ser el dominante (75 % de los casos). Las causas principales son los deportes o actividades que requieren el uso repetitivo y forzado del antebrazo (2), que figuran en la tabla 8-1. Debido a su asociación con el tenis (se ha denominado «codo de tenis»), se ha desarrollado una amplia bibliografía sobre los riesgos de este deporte en el desarrollo de epicondilitis, en detrimento de las demás causas de sobrecarga de los músculos epicondíleos (2). Se estima que el 10-50 % de las personas que juegan al tenis regularmente desarrollarán epicondilitis (2). El riesgo aumenta al doble o triple si se juega más de 2 h por semana (2), así como si se juega al tenis con más de 40 años. Hay muchos detalles deportivos, como la técnica, la empuñadura, el peso de la raqueta, la tensión de las cuerdas, la superficie de juego, etc., que influyen en la aparición del cuadro (2).

La clínica de presentación es de dolor sobre el epicóndilo, que a veces se irradia hacia el antebrazo (1, 2). El comienzo suele ser insidioso. La intensidad del dolor es muy variable entre pacientes (1): unos refieren mucho dolor, mientras que en otros es sólo una molestia persistente. Suele encontrarse algún antecedente de actividad física repetitiva y de sobrecarga del antebrazo (2) (tabla 8-1).

La exploración física detallada revela datos muy característicos. A la palpación, se comprueba una zona de dolor sobre el tendón de origen de los músculos epicondíleos (2). La zona de mayor dolor se encuentra típicamente localizada no en el epicóndilo, sino en un punto situado entre 2-5 mm distal y anterior al vértice de éste (2) (fig. 8-1). El rango de movimiento del codo es habitualmente normal (1, 2), salvo en casos muy crónicos, en los que se puede encontrar una limitación a la extensión completa (1). La exploración neurológica suele ser normal, aunque a veces se puede objetivar una disminución de fuerza de los músculos epicondíleos (extensores de muñeca y dedos) que suele ser debida al dolor. La maniobra clásica de provocación es pedir al paciente que levante una silla con una mano con el antebrazo pronado y la muñeca en flexión (22) (lo que exacerba el dolor), mientras que si la coge con el antebrazo supinado no duele (40). También se puede realizar con la muñeca flexionada, el antebrazo pronado, y diciéndole al paciente que extienda completamente el codo (signo de Mills) (22). Si duele y se reproducen los síntomas con estas maniobras el diagnóstico es bastante probable (fig. 8-2). Otra prueba es la extensión de la muñeca contrarresistencia con el codo en extensión completa (1, 2). También se puede realizar sólo la extensión contrarresistencia del tercer dedo (test de Maudsley) (11). La prueba es positiva si se reproducen los síntomas (1).

Las pruebas complementarias añaden poco a la exploración, y sólo son útiles para el diagnóstico diferencial (40). Las radiografías suelen ser negativas, aunque en un 22-25 % de los casos se pueden encontrar calcificaciones en los tejidos blandos que rodean el epicóndilo (1, 2). Estas calcificaciones no parecen tener relevancia diagnóstica, ni pronóstica y pueden desaparecer tras el tratamiento (2).

La ecografía demuestra la existencia de zonas hipoecoicas difusas (si no hay rotura tendinosa) o localizadas (si la hay) (12). Sin embargo, es una técnica poco sensible (70 %) en estudios realizados sobre placas obtenidas en ecografía. Probablemente si se añade la información clínica que suministra el explorador en tiempo real, valorando la estructura dolorosa en el momento de la exploración, esta sensibilidad sea superior. De todas formas, actualmente no se recomienda realizar esta prueba de forma sistemática (1, 2).

La resonancia magnética (RM) tiene una sensibilidad y especificidad cercanas al 100 % (12). Los signos de epicondilitis son la alteración de la señal dentro del tendón (aumento de señal en las secuencias potenciadas en T1 y T2), así como alteraciones en la morfología de éste (12). Tampoco se recomienda realizarla de forma sistemática (1, 2).

También se han utilizado otras técnicas, como la termografía o el láser-Doppler, que se basan en el estudio de la temperatura o el flujo local de sangre en la zona (13). Sin embargo, estas técnicas requieren equipos especiales, así como un control exhaustivo de las condiciones ambientales, por lo que se usan muy poco en la actualidad (13).

En todos los casos se debe realizar el diagnóstico diferencial con los cuadros que pueden presentar dolor en la cara lateral del codo (síntoma guía). El que más habitualmente se confunde con la epicondilitis es la compresión del nervio interóseo posterior (1, 14), también llamado síndrome del túnel radial (15).

El síndrome del túnel radial aparece cuando se comprime el nervio interóseo posterior (nervio de acción sólo motora, rama del nervio radial) a nivel del codo (15). Existen cinco puntos de posible compresión en la zona (15), pero el más frecuente es el arco fibroso del músculo supinador corto, también llamado arcada de Frohse (1, 14, 15). La forma de presentación del cuadro es muy parecida a la epicondilitis, con dolor en la cara lateral del codo, insidioso, de comienzo progresivo (1, 14, 15). La debilidad de la musculatura extensora de la mano sólo aparece muy tardíamente en el desarrollo del cuadro (14). Además, las maniobras de extensión contrarresistencia de la muñeca y tercer dedo también provocan dolor (14), lo que induce aún más a pensar en la epicondilitis. Por si esto no fuera poco, los estudios de conducción nerviosa suelen ser negativos, por lo que tampoco ayudan al diagnóstico diferencial (15). La única forma de distinguirlos es con un alto grado de sospecha y una exploración clínica minuciosa. En la compresión nerviosa, el dolor es más profundo y distal, y se localiza con la presión en una zona más distal y anterior, que se corresponde con el borde del supinador corto (14, 15). La maniobra que desencadena el dolor es la supinación contrarresistencia del antebrazo, porque contrae las fibras del supinador, aumentando la compresión (1, 14). Esta maniobra es negativa en las epicondilitis y es la que más ayuda al diagnóstico diferencial, por lo que se debería incluir de forma sistemática en la valoración de una posible epicondilitis.

Otros cuadros que también provocan dolor en la cara lateral del codo son las radiculopatías cervicales y los problemas articulares del codo (2). Respecto a los problemas cervicales, de muy alta prevalencia en la población, en la mayor parte de los casos el diagnóstico diferencial es fácil, realizando una exploración cuidadosa de la columna cervical y una exploración neurológica completa del miembro superior. Los problemas articulares del codo, como la artritis, artrosis, osteocondritis disecante, etc., se diferencian adecuadamente por su diferente forma de presentación, con tumefacción articular y dolor más generalizado. La exploración de la movilidad del codo y los movimientos en los que aumenta el dolor, junto a algunas pruebas complementarias básicas (2, 14), confirmarán el diagnóstico.

El tratamiento habitual de la epicondilitis es conservador (1, 2, 14, 15). Existen una gran cantidad de modalidades de tratamiento conservador, con muchísimas variantes, que sólo recientemente han empezado a compararse de forma sistemática en la literatura médica. El objetivo fundamental del tratamiento conservador es la eliminación del dolor y la vuelta lo más rápida posible a las actividades habituales (1).

El tratamiento conservador que proporciona mejores resultados a medio plazo son los analgésicos (sólo en fase aguda) y las medidas posturales (16, 17, 40). Esto se ha llamado también «política de esperar y ver».

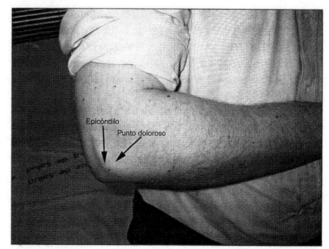

FIGURA 8-1. Punto de mayor dolor en la epicondilitis, 2-5 mm distal al epicóndilo.

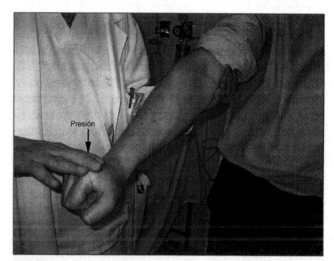

FIGURA 8-2. Maniobra de provocación para la epicondilitis: se le dice al paciente que mantenga la muñeca en extensión máxima, mientras se mantiene el codo en extensión. El explorador empuja la mano hacia abajo contra la resistencia del paciente. La maniobra es positiva si se reproducen los síntomas.

En fase aguda se ha propuesto el uso de fármacos analgésicos, del tipo paracetamol a dosis adecuadas (2-4 g/día) o antiinflamatorios no esteroideos (AINE) (1, 2, 16, 17) vía oral o tópica. Se ha realizado en un ensayo clínico controlado que demuestra que los AINE por vía tópica mejoran el dolor a corto plazo respecto a placebo (18, 19). Respecto a los AINE por vía oral no hay evidencia clara de su utilidad, y aunque se sospecha que podrían ser útiles a corto plazo, también se ha encontrado una mayor tasa de efectos secundarios gastrointestinales (19). En un ensayo clínico controlado que compara naproxeno 500 mg/12 h frente a placebo, no se experimentó una mejoría significativa en el grupo tratado cuando se evaluó a 1 mes, 6 meses o a 1 año (23). La razón fisiopatológica de esta baja respuesta clínica al tratamiento con AINE deriva de que en la fase crónica de la epicondilitis no existe componente inflamatorio, por lo que los AINE no son útiles. Sin embargo, sí puede haberlo en la fase aguda, lo que explicaría su utilidad en esta fase. Por tanto, en la fase crónica no existe actualmente suficiente evidencia que justifique el uso de AINE (18, 19). Por ello, se ha recomendado el uso de AINE sólo durante un período inicial de 10-14 días (2).

El segundo pilar del tratamiento, tanto en fase aguda como crónica, son las medidas posturales. Se le debe indicar al enfermo que evite las maniobras que le produzcan dolor, pero evitando el reposo absoluto, ya que esto provocaría atrofia por desuso y podría retrasar el retorno a las actividades habituales (2). Sólo en fase aguda, si hay mucho dolor, se pueden indicar férulas de inmovilización durante cortos períodos de tiempo (33). La realización de un trabajo manual intenso es un factor pronóstico negativo para la recuperación, independientemente del tipo de tratamiento conservador elegido (20), por lo que se debe intentar la modificación del tipo de trabajo en estos casos (20). Si la causa es deportiva, se debe insistir en el uso de un equipo y una técnica deportiva adecuados (2), reduciendo la tracción a la que se ven sometidos los músculos extensores de la muñeca.

En fase aguda también se ha recomendado el uso de infiltraciones de corticoesteroides (1, 2). Respecto a la técnica de infiltración, se han descrito múltiples variantes, con aguja fina (25 G) (21) o más gruesa (18 G) (22), mediante infiltración conjunta en el punto doloroso (21), en abanico en la zona (22), o inyectando primero el anestésico en un punto y luego el corticoesteroide en abanico (23). Las soluciones inyectadas también varían, pero suelen ser 1 ml de anestésico local y 1 ml de corticoesteroide (metilprednisolona, betametasona o similar) (16, 21-23). La infiltración se puede repetir hasta 3 veces en un período de 6 semanas (16). Puede provocar muchos efectos secundarios, como neuritis química (provoca enrojecimiento y aumento del dolor durante 24-48 h), roturas tendinosas, lesiones neurológicas, infección, atrofia y pigmentación de la piel (24). Para prevenirlos, se debe tener la precaución de inyectar profundamente en la masa muscular del segundo radial, y no en la piel o en la zona tendinosa (1), con técnica aséptica. También se ha descrito la infiltración de dexametasona mediante iontoforesis, obteniendo mejoría clínica a corto plazo respecto a placebo (24), con menores efectos secundarios. Sin embargo, otros autores no han encontrado los mismos resultados (34).

Prácticamente hay acuerdo unánime en que las infiltraciones con corticoesteroides mejoran el cuadro de forma aguda, pero que este efecto es transitorio y sólo dura unas 2-6 semanas (21-23). Sin embargo, en un estudio reciente (16) muy bien diseñado (17) se ha comparado la eficacia a corto, medio y largo plazo de las infiltraciones con corticoesteroides frente al tratamiento con analgésicos y medidas posturales. Se comprobó que en las primeras 12 semanas los resultados de los pacientes tratados con corticoesteroides fueron superiores, pero a los 6 meses y a 1 año el grado de dolor que referían los pacientes era superior en el grupo tratado con infiltraciones frente al tratado sólo con medidas posturales. Esto podría ser debido al daño residual provocado en el tendón por el corticoesteroide (16, 17).

El efecto beneficioso a corto plazo de los corticoesteroides se ha atribuido clásicamente a su efecto antiinflamatorio (6). Sin embargo, la epicondilitis no es un proceso inflamatorio (1, 5, 10), por lo que se han buscado otros mecanismos de acción para explicar su efecto beneficioso. Se han encontrado terminaciones nerviosas sensitivas en la zona epicondílea (6). Estas terminaciones tienen receptores para glucocorticoides (6), por lo que se ha postulado que su efecto beneficioso procedería de la inactivación por el glucocorticoide de la actividad de las terminaciones nerviosas sensitivas, un efecto similar al provocado por los anestésicos locales.

Por ello, otra posibilidad de tratamiento es realizar infiltraciones solo de anestésico local (22). Altay y cols. (22) compararon el tratamiento mediante inyecciones (en abanico) de anestésico local solo o anestésico combinado con corticoesteroides, y encontraron resultados similares entre ambos grupos. Por tanto, ya que el corticoesteroide puede lesionar el tendón a medio plazo, podría ser más seguro, y con la misma efectividad clínica, el tratamiento mediante inyecciones en abanico de anestésico local solo (22). Es importante destacar que estos autores realizaron la infiltración mediante múltiples punciones (entre 40 y 50) a través del mismo orificio de la piel (22), con la idea de «revitalizar» todo el tejido dañado. Los autores atribuyen el éxito de la técnica al sistema de inyección en abanico, más que a la sustancia inyectada (22).

La fisioterapia también se ha usado en la epicondilitis (17). Los resultados han sido, en general, variables (2), dependiendo del tipo exacto de fisioterapia empleada. Algunos autores recomiendan sólo la realización de estiramientos de la musculatura extensora de la muñeca junto a ejercicios isométricos de fortalecimiento (2). Estos ejercicios se realizan inicialmente con el codo en flexión y, posteriormente, se va extendiendo el codo, a medida que lo permita el dolor. A continuación se comienza con contracciones concéntricas y excéntricas, y cuando éstas se pueden realizar sin dolor, se practica una prueba del trabajo o deporte habitualmente utilizado. Sin embargo, en el estudio de Smidt y cols. (17) se encontró que, a corto, medio y largo plazo, la eficacia de este tratamiento (con ultrasonidos, masaje y ejercicios) era similar a la de las medidas posturales («política de esperar y ver»). Por ello, estos autores no recomiendan de forma sistemática la fisioterapia, por los mayores gastos que comporta, aunque la satisfacción en el trato percibida por los pacientes sea superior (16, 17).

El tratamiento mediante ondas de choque ha sido muy debatido en la literatura médica, con varios ensayos clínicos a favor (25, 26) y otros en contra (27, 28) de su utilidad clínica. En el momento actual no hay datos definitivos que justifiquen su uso generalizado (29).

Las ortesis se usan mucho para la epicondilitis (30) (fig. 8-3). La ortesis más utilizada es una banda sobre el antebrazo que presiona sobre la musculatura extensora del antebrazo, colocada distalmente al epicóndilo. La base fisiopatológica que sustenta su uso es que esta presión impide la contracción completa de los músculos que presiona, con lo que disminuye la tensión experimentada en las inserciones proximales del epicóndilo (2, 30). Esto se ha confirmado mediante electromiografía (2). Por eso, estas ortesis se han recomendado como tratamiento en la fase crónica del proceso (2), para facilitar la cicatrización del tendón. En un ensayo clínico realizado recientemente (30) se ha comprobado que el tratamiento con ortesis proporcionaba peores resultados que la fisioterapia durante las primeras 6 semanas, pero después los resultados eran similares. El principal problema de la ortesis es que los pacientes refieren que es molesta, y les impide realizar algunas actividades (30). La ventaja es que los pacientes refieren que les «protege» de la hipersensibilización ante los traumatismos mínimos de la zona. En el momento actual, no está totalmente definida la utilidad de las ortesis (18, 31). Sin embargo, pueden resultar beneficiosas en algunos pacientes.

También se han probado otros tratamientos, como la acupuntura, la irradiación con láser, la inyección de toxina botulínica o de sangre autóloga. En el momento actual no hay evidencia suficiente para apoyar o descartar el uso de estos tratamientos (32, 34).

En resumen, el tratamiento conservador más aceptado actualmente (16) es el uso de analgésicos en la fase aguda, y la recomendación de medidas posturales («política de esperar y ver»), ya que la mayoría de los pacientes mejoran espontáneamente con el tiempo. También se puede utilizar fisioterapia y ortesis, aunque esto implique mayor coste con resultados similares a largo plazo. El uso de infiltraciones sólo se recomienda en casos muy agudos, que no responden a las medidas anteriores, asumiendo los riesgos que comporta.

La gran mayoría de pacientes mejoran con el tratamiento conservador, pero se estima que un 5-15 % de pacientes pueden sufrir recaídas (2, 34), y hasta un 40 % de pacientes pueden quedar con pequeñas molestias. Para evitar las recaídas, se recomienda continuar con las medidas posturales e insistir en la realización de ejercicios de estiramiento y fortalecimiento de los músculos de la región epicondílea (1, 2), una vez que se ha resuelto el cuadro.

El tratamiento quirúrgico se ha recomendado sólo en pacientes que cumplan estos tres requisitos (1, 2, 15, 34): presentar dolor intenso en la zona, no haber respondido al tratamiento conservador realizado al menos durante 6-12 meses, y en los que se han descartado otras causas de dolor. No existen en la actualidad ensayos clínicos controlados que permitan valorar con precisión la utilidad del tratamiento quirúrgico (37).

Se han descrito muchas técnicas quirúrgicas (1, 2, 15). Unas se basan en la liberación del tendón de los extensores o del segundo radial; otras extirpan la zona tendinosa lesionada y la reinsertan al epicóndilo, y otras actúan a nivel intraarticular, extirpando una porción de tejido sinovial y ligamento anular del radio. Las técnicas intraarticulares ya prácticamente no se usan, debido a que no tratan directamente el tejido lesionado. Actualmente la técnica más utilizada se basa en la extirpación de este tejido lesionado (casi siempre el origen del segundo radial), con refrescamiento óseo y reinserción del tendón en el epicóndilo (1, 2, 15, 33). Ésta se considera la técnica quirúrgica de referencia (34), con buenos resultados en el 85-100 % de los casos (15, 34, 35). Un problema del tratamiento quirúrgico es la aparición de debilidad muscular en los músculos extensores de la muñeca. Cuando se compara objetivamente, el 100 % de los pacientes tienen algún déficit funcional residual, aunque éste sólo tiene manifestación clínica en el 36 % de los pacientes (sobre todo limitaciones para levantar pesos grandes) (2).

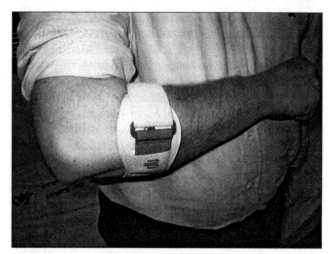

FIGURA 8-3. Una de las ortesis más utilizadas para la epicondilitis, que puede resultar útil en algunos pacientes (v. texto).

Recientemente se han descrito nuevos abordajes quirúrgicos, como la plastia V-Y de la masa extensora (36). Esta técnica presenta una tasa de buenos resultados del 95 %, pero hasta el momento sólo se han publicado los del creador de la técnica (34, 36). La liberación percutánea de la masa extensora se describió en 1982. Aunque se han publicado algunos resultados excelentes, muchos autores se muestran escépticos con esta técnica por el riesgo de lesionar los ligamentos laterales (34).

La artroscopia se ha empezado a utilizar en la epicondilitis desde 1995 (34). La técnica (35) consiste en el desbridamiento artroscópico de la cara interna del segundo radial, introduciendo el motor de limpieza desde un portal proximal y lateral, mientras se visualiza a través de un portal proximal y medial. Una vez realizado, se continúa limpiando proximalmente la cara interna del segundo radial hasta llegar al epicóndilo, que se decortica con la ayuda de una fresa. Esta técnica permite explorar la cavidad articular para descartar otra patología, y la recuperación postoperatoria es más rápida que con la técnica abierta (34, 35). El problema es la dificultad que entraña, y conlleva cierto riesgo de lesionar el paquete vasculonervioso (34). Es curioso que en la mayor parte de artículos publicados con la técnica artroscópica se ha encontrado patología intraarticular asociada en el 19-59 % de los casos (34, 35).

Epitrocleítis

Representa el mismo cuadro observado anteriormente, pero en otra localización anatómica. La epitrocleítis es una entesopatía por sobreuso de la musculatura que se inserta en la epitróclea. Muchas parcelas de su fisiopatología, diagnóstico y tratamiento son muy similares a la epicondilitis.

En la epitróclea se originan músculos pronadores del antebrazo (pronador redondo) y flexores de la muñeca (palmar mayor, palmar menor y cubital anterior) y dedos (flexor superficial) (2, 4, 38). De proximal a distal, el primero es el músculo pronador redondo, que se origina en la parte superior del epicóndilo (4, 38). Más abajo se originan el palmar mayor y menor, a continuación el flexor superficial de los dedos, y en la posición más inferior y posterior se origina el músculo cubital posterior. Los músculos principalmente afectados en la epitrocleítis son el pronador redondo y el palmar mayor (2).

La etiología y fisiopatología del cuadro son similares a las de la epicondilitis. La causa es la sobrecarga de la musculatura flexora-pronadora de la muñeca y antebrazo (38), que se produce por la fuerza en valgo aplicada durante los lanzamientos, así como por la carga excéntrica a que se ven sometidos estos músculos durante la fase de aceleración del lanzamiento (2, 38). Suele deberse a una mala técnica de lanzamiento, calentamiento inadecuado, o fatiga (2). A medida que avanza el cuadro, se producen microrroturas, que comienzan casi siempre en el pronador redondo (2), y se extienden después a los demás.

La epitrocleítis es de 7 a 20 veces menos frecuente que la epicondilitis (2, 38). Aparece, al igual que la epicondilitis, en la cuarta y quinta décadas de la vida, sin diferencias entre sexos (2, 38), y sobre todo en el brazo dominante (39). Aunque se ha denominado «codo de golf», puede ocurrir también en lanzadores y otros deportes y actividades (tabla 8-1), así como en trabajos físicos pesados (39). No se ha encontrado relación entre la epitrocleítis y los trabajos repetitivos que no sean de fuerza (39). La frecuencia entre trabajadores aumenta si llevan más de 10 años en el trabajo y no están satisfechos con él (39). En los trabajadores suele asociarse a otras entesopatías, como epicondilitis, hombro doloroso, etc. (39).

La presentación clínica es similar a la epicondilitis, con dolor sobre la epitróclea, de comienzo insidioso (2). El dolor empeora con el lanzamiento o actividades de flexión y pronación de la muñeca (2). A la exploración física, el punto de mayor dolor se localiza sobre la epitróclea, unos 5 mm distal y lateral a la punta de éste (1, 2). El dolor empeora mediante la flexión contrarresistencia de la muñeca y la pronación contrarresistencia del antebrazo (1). La movilidad del codo es normal, así como la fuerza y sensibilidad del antebrazo (2).

Las pruebas complementarias sólo son útiles para descartar otras patologías. Las radiografías suelen ser normales, aunque en lanzadores puede haber pequeños osteofitos mediales por tracción y calcificación del ligamento colateral (1, 2). Estos osteofitos no suelen tener importancia en el lado lateral del codo, pero sí pueden ser indicadores de inestabilidad del codo cuando ocurren en el lado medial (1). La RM demuestra un aumento de la señal en las estructuras afectadas, al igual que ocurría en la epicondilitis (38). La electromiografía puede demostrar debilidad en el músculo palmar mayor y pronador redondo, pero pocas veces esto tiene repercusión clínica (38).

El cuadro con el que más frecuentemente se confunde la epitrocleítis es la neuropatía cubital en el codo (1, 2, 14), casi siempre producida por compresión de éste en el conducto epitrocleoolecraniano (síndrome del túnel cubital). Este síndrome es el segundo cuadro más frecuente de compresión nerviosa del miembro superior, tras el síndrome del túnel carpiano (14). A veces pueden coincidir ambos cuadros, en hasta un 60 % de las epitrocleítis de causa deportiva. La diferenciación suele ser fácil porque la neuropatía cubital suele provocar manifestaciones sensitivas y motoras en el territorio cubital (2). La neuropatía cubital se descarta mediante la exploración sensitiva, el test de tinel cubital, o el test de flexión del codo, en el que se mantiene el codo en flexión máxima forzada y la muñeca en extensión durante 3 min: si se reproducen los síntomas (dolor y entumecimiento), es indicativo de neuropatía cubital (1, 2).

Otro cuadro que se debe descartar es la inestabilidad del codo por lesión del ligamento colateral cubital (2). Se diagnostica realizando un valgo forzado del codo a 30° de flexión, manteniendo la muñeca en flexión y el codo en pronación (1, 2). Con esta maniobra se reproducen el dolor y la inestabilidad (2).

El tratamiento es muy similar al indicado para la epicondilitis (1, 2), y aunque no ha sido tan estudiada como ésta, en general se asume que el tratamiento es similar (2). El pronóstico es benigno, con altas tasas de recuperación con tratamiento conservador (38, 39). En la fase inicial se recomienda el uso de analgésicos y medidas posturales (reposo breve, entrenamiento y técnica adecuada). También se puede utilizar fisioterapia y ortesis. Las infiltraciones sólo se recomiendan en casos muy agudos, por el riesgo de lesión tendinosa que comporta su uso.

Las indicaciones de tratamiento quirúrgico son similares a las de la epicondilitis: dolor intenso en la zona, sin respuesta al tratamiento conservador durante 6-12 meses y en los que se han descartado otras causas de dolor (1, 2, 38). Se han descrito muchas técnicas quirúrgicas, pero la más usada actualmente es la extirpación del tejido lesionado con refrescamiento óseo y reinserción de la masa tendinosa a la epitróclea (1, 2, 38), con tasas de buenos resultados del 96-97 % (38).

BIBLIOGRAFÍA

1. Ciccotti MG. Epicondilitis in the athlete. Instr Course Lect 1999; 48: 375-381.
2. Jobe FW, Ciccotti MG. Lateral and medial epicondylitis of the elbow. J Am Acad Orthop Surg 1994; 2: 1-8.
3. Mitsuyasu H, Yoshida R, Shah M, Patterson RM, Viegas SF. Unusual variant of the extensor carpi radialis brevis muscle: a case report. Clin Anat 2004; 17: 61-63.
4. Orts Llorca F. Anatomía humana. Barcelona: Editorial Científico-Médica, 5.ª ed., 1984.
5. Kraushaar BS, Nirschl RP. Tendinosis of the elbow (tennis elbow). J Bone Joint Surg (Am) 1999; 81: 259-278.
6. Ljung BO, Alfredson H, Forsgren S. Neurokinin 1-receptors and sensory neuropeptides in tendon insertions at the medial and lateral epicondyles of the humerus. Studies on tennis elbow and medial epicondylalgia. J Orthop Res 2004; 22: 321-327.
7. Ljung BO, Forsgren S, Friden J. Substance P and calcitonin gene-related peptide expression at the extensor carpi radialis brevis muscle origin: implications for the etiology of tennis elbow. J Orthop Res 1999; 17: 554-559.
8. Lieber RL, Ljung BO, Friden J. Sarcomere length in wrist extensor muscles. Changes may provide insights into the etiology of chronic lateral epicondylitis. Acta Orthop Scand 1997; 68: 249-254.
9. Delgado Martínez AD. Lesiones musculares. En: Cáceres Palou E, Fernández Sabaté A, Ferrández Portal L y cols., eds. Manual SECOT de cirugía ortopédica y traumatología. Madrid: Editorial Médica Panamericana, 2003; 375-385.
10. Alfredson H, Ljung BO, Thorsen K, Lorentzon R. In vivo investigation of ECRB tendons with microdialysis technique-no signs of inflammation but high amounts of glutamate in tennis elbow. Acta Orthop Scand 2000; 71: 475-479.

11. Fairbank SR, Corelett RJ. The role of the extensor digitorum communis muscle in lateral epicondylitis. J Hand Surg (Br) 2002; 27: 405-409.

12. Miller TT, Shapiro MA, Schultz E, Kalish PE. Comparison of sonography and MRI for diagnosing epicondylitis. J Clin Ultrasound 2002; 30: 193-202.

13. Ferrell WR, Balint PV, Sturrock RD. Novel use of laser-Doppler imaging for investigating epicondylitis. Rheumatology 2000; 39: 1214-1217.

14. Munuera L. Introducción a la traumatología y cirugía ortopédica. Madrid: McGraw-Hill, 1996.

15. Maloney MD, Goldblatt J, Snibbe J. Elbow problems in the throwing athlete. Curr Opin Orthop 2002; 13: 134-142.

16. O'Driscoll SW. Physiotherapy or a wait-and-see policy were best long-term treatment options for lateral epicondylitis. J Bone Joint Surg (Am) 2002; 84: 1487.

17. Smidt N, van der Windt DA, Assendelft WJ, Deville WL, Korthals-de Bos IB, Bouter LM. Corticosteroid injections, physiotherapy, or a wait-and-see policy for lateral epicondylitis: a randomised controlled trial. Lancet 2002; 359: 657-662.

18. Assendelft W, Green S, Buchbinder R, Struijs P, Smidt N. Tennis elbow. Clinical review. BMJ 2003; 327: 7410.

19. Green S, Buchbinder R, Barnsley L, Hall S, White M, Smidt N y cols. Non-steroidal anti-inflammatory drugs (NSAIDs) for treating lateral elbow pain in adults (Cochrane review). En: The Cochrane Library. Chischester: John Wiley and Sons, 2004; fascículo 1.

20. Haahr JP, Andersen JH. Prognostic factors in lateral epicondylitis: a randomized trial with one-year follow-up in 266 new cases treated with minimal occupational intervention or the usual approach in general practice. Rheumatology 2003; 42: 1216-1225.

21. Cardone DA, Tallia AF. Diagnostic and therapeutic injection of the elbow region. Am Fam Phys 2002; 66: 2097-2100.

22. Altay T, Günal I, Öztürk H. Local injection treatments for lateral epicondylitis. Clin Orthop 2002; 398: 127-130.

23. Hay EM, Paterson SM, Lewis M, Hosie G, Croft P. Pragmatic randomised controlled trial of local corticosteroid injection and naproxen for treatment of lateral epicondylitis of elbow in primary care. BMJ 1999; 319: 964-968.

24. Nirschl RP, Rodin DM, Ochiai DH, Maartmann-Moe C. Iontophoretic administration of dexamethasone sodium phosphate for acute epicondylitis. A randomized, double-blinded, placebo-controlled study. Am J Sports Med 2003; 31: 189-195.

25. Wang C, Chen H. Shock wave therapy for patients with lateral epicondylitis of the elbow. A one to two year follow-up study. Am J Sports Med 2002; 30: 422-425.

26. Rompe JD, Decking J, Schoellner C, Theis C. Repetitive low-energy shock wave treatment for chronic lateral epicondylitis in tennis players. Am J Sports Med 2004; 32: 734-743.

27. Melikyan EY, Shahin E, Miles J, Bainbridge LC. Extracorporeal shock-wave treatments for tennis elbow. A randomised double-blind study. J Bone Joint Surg (Br) 2003; 85: 852-855.

28. Haake M, Konig IR, Decker T, Riedel C, Buch M, Muller HH. Extracorporeal shock wave therapy in the treatment of lateral epicondylitis: a randomized multicenter trial. J Bone Joint Surg (Am) 2002; 84: 1982-1991.

29. Buchbinder R, Green S, White M, Barnsley L, Smidt N, Assendelft WJJ. Shock wave therapy for lateral elbow pain (Cochrane review). En: The Cochrane Library. Chischester: John Wiley and Sons, 2004; fascículo 1.

30. Struijs PA, Kerkhoffs GM, Assendelft WJ, Van Dijk CN. Conservative treatment of lateral epicondylitis: brace versus physical therapy or a combination of both-a randomized clinical trial. Am J Sports Med 2004; 32: 462-469.

31. Struijs PA, Smidt N, Arola H, Van Dijk CN, Buchbinder R, Assendelft WJJ. Orthotic devices for the treatment of tennis elbow (Cochrane review). En: The Cochrane Library. Chischester: John Wiley and Sons, 2004; fascículo 1.

32. Green S, Buchbinder R, Barnsley L, Hall S, White M, Smidt N y cols. Acupuncture for lateral elbow pain. En: The Cochrane Library. Chischester: John Wiley and Sons, 2004; fascículo 1.

33. Almekinders LC. Tendinitis and other chronic tendinopathies. J Am Acad Orthop Surg 1998; 6: 157-164.

34. Barrington J, Hage WD. Lateral epicondilitis (tennis elbow): non-operative, open, or arthroscopic treatment? Curr Opin Orthop 2003; 14: 291-295.

35. Owens BD, Murphy KP, Kuklo TR. Arthroscopic release for lateral epicondylitis. Arthroscopy 2001; 17: 582-587.

36. Rayan GM, Coray SA. V-Y slide of the common extensor origin for lateral elbow tendinopathy. J Hand Surg (Am) 2001; 26: 1138-1145.

37. Buchbinder R, Green S, Bell S, Barnsley L, Smidt N, Assendelft WJJ. Surgery for lateral elbow pain (Cochrane review). En: The Cochrane Library, fascículo 1, 2004. Chischester: John Wiley and Sons, 2004; fascículo 1.

38. Chen FS, Rokito AS, Jobe FW. Medial elbow problems in the overhead-throwing athlete. J Am Acad Orthop Surg 2001; 9: 99-113.

39. Descatha A, Leclerc A, Chastang JF, Roquelaure Y. The Study Group on Repetitive Work. Medial epicondylitis in occupational settings: prevalence, incidence and associated risk factors. J Occup Environ Med 2003; 45: 993-1001.

40. Greene WB. Essentials of musculoskeletal care. 2.ª ed. Rosemont: AAOS, 2001.

Capítulo 9

Necrosis del carpo.
Valor de la resonancia magnética

C. IRISARRI CASTRO, S. POMBO EXPÓSITO, G. FERNÁNDEZ PÉREZ

Introducción

El diagnóstico de una necrosis avascular (NAV) ósea, sin realizar el estudio histológico de una muestra del tejido afectado, no era posible sólo con el empleo de las radiografías convencionales, tras comprobarse que la simple hiperdensidad radiológica de un segmento o de la totalidad de un hueso no se corresponde necesariamente con una necrosis histológica. Por esta razón, la resonancia magnética (RM) fue recibida con alborozo, al considerarla como el método incruento capaz de diagnosticar precozmente su presencia y hasta su grado. Sin embargo, la experiencia clínica ha demostrado que todavía persisten muchas dudas y limitaciones en este terreno, que se exponen en esta revisión.

Resonancia magnética en las lesiones traumáticas del escafoides

Una de las grandes ventajas de la RM respecto a las radiografías simples es su gran sensibilidad para evidenciar una alteración de la estructura trabecular intraósea. Este hecho es especialmente importante en algunas fracturas no desplazadas del escafoides, en las que inicialmente incluso un detallado estudio radiológico no permite detectarla con nitidez, como han podido comprobar los autores (Irisarri y cols.) en algún caso de su serie, mientras que la RM sí la detecta (fig. 9-1).

La utilidad de la RM en las denominadas «fracturas ocultas» del escafoides, fue mostrada por Breitenseher y cols. (1) en su estudio de 42 pacientes con un traumatismo reciente del carpo, que presentaban un estudio radiológico negativo, pero en los que la RM mostró la presencia de una fractura en 14 casos, que posteriormente pudo ser observada en las radiografías obtenidas a las 6 semanas del traumatismo. La secuencia tipo STIR es especialmente sensible, por lo que autores como Munk y cols. (2) in-

sisten en su realización y estudio cuando en T1 no se visualiza una imagen concluyente.

El mayor inconveniente de la RM sigue siendo su elevado coste económico, pero en estos casos de duda razonable está claramente justificada para descartar una posible fractura, especialmente en deportistas profesionales. Si existe, permitirá su diagnóstico y tratamiento precoz, acortando el período de curación. En los casos conflictivos en el ámbito laboral, una RM sin hallazgos es la prueba más útil para dar por terminado un tratamiento y para la baja laboral correspondiente.

En el campo de las seudoartrosis del escafoides (SAE), la experiencia demuestra que se debe tener mucha cautela al afirmar la presencia de una NAV, habitualmente del fragmento proximal, supuestamente con pérdida completa de la vascularización y de carácter irreversible. Inicialmente la disminución de la intensidad de la señal (IS) en T1 se interpretaba como indicativa de una NAV (3, 4) pero se comprobó como dichas SAE consolidaban con el empleo de un injerto. Posteriormente se le concedió gran trascendencia al hecho de si la IS disminuida en T1 mejoraba o no, al repetirla tras la inyección intravenosa de gadolinio. Sin embargo, también es posible conseguir la consolidación de una SAE en la que la IS está disminuida, y sin que mejore con la inyección de gadolinio. Los autores lo han comprobado en 2 casos tratados con un injerto convencional de cresta ilíaca y en otros 2 casos tratados con un injerto vascularizado del radio (fig. 9-2) siguiendo la técnica descrita por Zaidemberg y cols. (5).

Parece, por tanto, necesario seguir buscando un agente marcador más específico para determinar el grado de vascularización residual. No tenemos experiencia personal con el estudio mediante RM «dinámica», un nuevo camino emprendido por algunos autores recientemente (6, 7) calculando el porcentaje de realce obtenido tras la administración del gadolinio. En opinión de Irisarri y cols. la información que proporciona la secuencia T2 sobre la vascularización residual es poco clarificadora, mientras que la secuencia STIR une a su espectacularidad su falta de especificidad. La combinación de la secuencia T1 con supresión grasa y administración previa de gadolinio incrementa la complejidad del es-

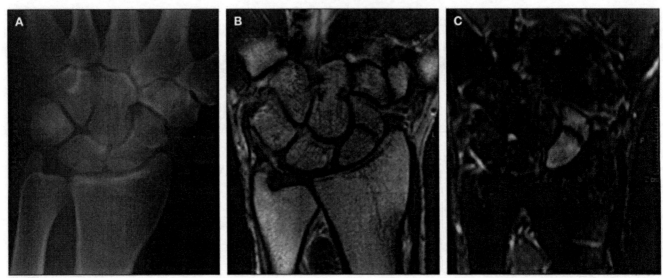

FIGURA 9-1.   A) Radiografía inicial de una fractura del escafoides «oculta». B) Aspecto de la fractura en la secuencia T1 con gadolinio. C) Aspecto en la secuencia STIR.

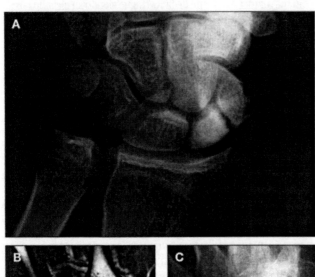

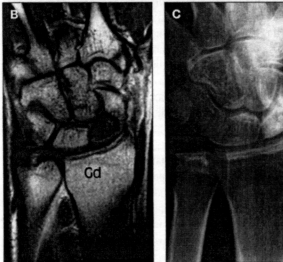

FIGURA 9-2.   A) Seudoartrosis de escafoides: radiografía preoperatoria. B) Ausencia de señal en T1 después de la inyección de gadolinio (Gd). C) Consolidación mediante injerto tipo Zaidemberg.

tudio, y aunque es atractiva, no se ha implantado en la práctica clínica habitual.

En el momento actual debe combinarse la información que proporcionan las radiografías de alta calidad y en las diversas proyecciones referidas por Compson y cols. (8) con la que proporciona la RM de alta resolución. Sólo la confirmación de que el fragmento proximal del escafoides tiene su estructura trabecular irreversiblemente dañada, o se muestra claramente fragmentado, justifica una cirugía paliativa que incluya la exéresis, con el gesto quirúrgico acompañante más adecuado a las circunstancias concretas de cada paciente, ya sea una artrodesis parcial o total del carpo o una carpectomía de la hilera proximal.

La RM ha podido confirmar la presentación de una NAV como consecuencia de una fractura del escafoides, aparentemente consolidada ya sea tras un tratamiento quirúrgico o una inmovilización con yeso. Ésta es una complicación rara pero posible, que hasta el momento sólo podía diagnosticarse tardíamente al hacerse visibles los típicos hallazgos radiológicos. Filan y Herbert (9) publicaron 4 casos, 3 de los cuales habían sido tratados de su fractura mediante ostesíntesis con un tornillo. El cuarto paciente había sido tratado de su fractura (a nivel del istmo) con un yeso durante 6 semanas, y tan sólo 2 años más tarde las radiografías obtenidas a consecuencia del dolor residual mostraron la deformidad y la lesión subcondral del polo proximal. En un caso similar (fig. 9-3), una RM realizada a los 2 años de la lesión mostró una clara alteración de la IS en el fragmento proximal, y las lesiones finales ubicadas en el polo proximal del escafoides. También en este paciente (hombre de 34 años) la fractura original se localizaba en el tercio medio, y la inmovilización se mantuvo tan sólo 6 semanas. No se obtuvieron radiografías de control tras retirar el yeso. Este paciente acude en la actualidad a revisiones periódicas, con molestias residuales al esfuerzo que exigen medicación ocasional y el empleo de una muñequera para la realización de actividades de esfuerzo.

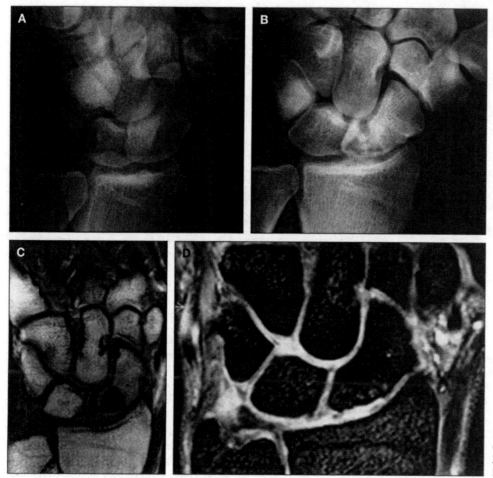

FIGURA 9-3. A) Radiografía inicial de la fractura. B) Aspecto radiológico 2 años más tarde. C) Aspecto en T1. D) Aspecto en T2.

Resonancia magnética en las necrosis avasculares idiopáticas del escafoides

El término «idiopáticas» engloba todas aquellas NAV en las que no existe un traumatismo relevante previo al comienzo de los síntomas. Este tipo de NAV suele presentarse en pacientes con algún tipo de enfermedad que incluye la presencia de vasculitis, como sucede en el lupus eritematoso sistémico (LES). Aunque no es imprescindible para su aparición, existen datos estadísticos que confirman que el tratamiento prolongado con corticoesteroides favorece la presentación de una NAV, como sucedía en pacientes a los que se les realizaba un trasplante de riñón, habiendo disminuido esta incidencia con el empleo del tacrolimus como inmunosupresor (10).

En su primer artículo sobre la NAV del escafoides, que Preiser publicó en 1910 en la revista *Fortschritte Gebiate Roentgenstrahlen* (justamente en el número previo al que incluyó la publicación de Kienböck sobre la lunatomalacia), dicho autor relató 5 casos, en 4 de los cuales existía un claro antecedente traumático, ausente sólo en 1 paciente. De los casos traumáticos, 3 habían sufrido una fractura del propio escafoides, y el otro paciente, una fractura del radio y de la estiloides cubital. Pese a este hecho histórico, quizá fuese preferible reservar el término de «enfermedad de Preiser» para las NAV del escafoides sin antecedente traumático, tanto si existe una causa que pueda explicar su aparición (vasculitis, toma previa de corticoesteroides, etc.) o sin causa conocida alguna (enfermedad de Preiser «idiopática»). Ciertamente es muy difícil descartar de forma tajante un traumatismo previo en la mayoría de los casos, pero el historial clínico de algunos pacientes permite hacerlo, a partir de radiografías efectuadas desde una fase inicial y de las manifestaciones del propio paciente. Creemos interesante el hecho de que en la revisión de 19 casos en un centro de cirugía de la mano de Filadelfia, Kalainov y cols. (11) describieron cómo la enfermedad afectaba a 14 mujeres y tan sólo a 5 hombres, en personas mayores de 40 años (de promedio), dos datos que no apoyan el factor traumático de la etiopatogenia de esta enfermedad.

La precocidad diagnóstica de la RM alerta de la aparición de la enfermedad en su fase prerradiológica y ha alterado inevitablemente la clasificación por estadios, que establecieron Herbert y Lanzetta (12), en una época en la que sólo la utilización de una gammagrafía permitía sospechar la existencia de la enfermedad

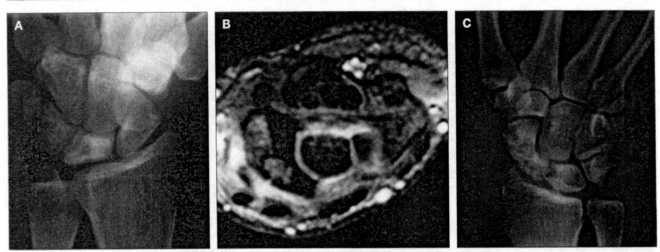

FIGURA 9-4.   A) Necrosis avascular idiopática del escafoides de comienzo distal. B) RM en la que se muestra su progresión hacia proximal. C) Su aspecto en la radiografía.

en su estadio inicial. La RM permite observar, además, cómo en la mayoría de los casos la alteración de la intensidad de la señal afecta a la totalidad o práctica totalidad del escafoides, aunque las radiografías muestren un área de alteración de la estructura trabecular (esclerosis y/o quistes) solamente parcial. Aunque las publicaciones de Herbert (12) y Filan (9) refieren como patrón único la afectación radiológica del polo proximal, Irisarri y cols. han tratado un caso en el que el comienzo se hizo en forma de geoda a nivel distal (fig. 9-4 A), con progresión hacia proximal, comprobada en la RM (fig. 9-4 B) y en la radiografía (fig. 9-4 C) realizada varias semanas más tarde, hecho también señalado por De Smet y cols. (13). Su resección y relleno masivo con hueso esponjoso ilíaco no evitó el total colapso del escafoides, que posteriormente fue extirpado asociando una fusión tipo «cuatro esquinas».

Aunque Kalainov y cols. (11) han propuesto subdividir esta enfermedad en función de si la alteración de la RM afecta a la totalidad o sólo a una parte del escafoides (50 % o menos), parece una clasificación con escaso fundamento, por las siguientes razones:

1. Es muy posible que la afectación se manifieste como parcial en una fase precoz, pero si el proceso continúa, será finalmente total.

2. Su valor práctico sería escaso, ya que aun en el supuesto de que la parte distal fuese viable limitándose a la mitad proximal la fragmentación y colapso, las opciones terapéuticas no difieren de forma significativa.

3. No debe etiquetarse como enfermedad de Preiser la sola aparición de una hiperdensidad radiológica del polo proximal del escafoides, tras un traumatismo previo de la muñeca, especialmente después de una fractura del extremo distal del radio, caso que curiosamente selecciona Kalainov para presentar un ejemplo de su tipo 2 o enfermedad de Preiser parcial. En opinión de los autores este hallazgo refleja tan sólo una menor osteoporosis reactiva del mismo, respecto a las restantes zonas óseas, incluido el fragmento distal del escafoides. Esto explicaría la causa de que en este tipo concreto de supuesta NAV la evolución espontánea sea favorable, lo que no sucede cuando la afectación es total.

Resonancia magnética en la enfermedad de Kienböck

Respecto a la lunatomalacia, cuya expresión radiológica describió con precisión en 1910 el radiólogo vienés Robert Kienböck, la RM ha supuesto la posibilidad de efectuar un diagnóstico precoz, trastocando las clasificaciones previas basadas en los estadios de la evolución natural de la enfermedad. En la clasificación pionera de Stahl (14), dicho autor, partidario de que la lesión podía, excepcionalmente, ser debida a una fractura inicial, incluía en su primer estadio la aparición radiológica de ésta. Sin embargo, observando sus 4 casos pretendidamente postraumáticos, más bien parece tratarse de un estadio más avanzado y, como el propio autor refiere en sus comentarios a las figuras, ya se observa un ligero aplastamiento del área dorsorradial del semilunar en la proyección posteroanterior. Cuando años más tarde Litchmann y cols. (15) modificaron la clasificación de Stahl, para añadirle la valoración de la posible inestabilidad carpiana asociada, mantuvieron lo referido por Stahl para el primer estadio. Por su parte, Decoulx y cols. (16), al proponer su clasificación en cuatro estadios, matizaban que los hallazgos en el primer estadio eran inespecíficos.

Según el criterio de los autores de este capítulo, en todas las NAV (semilunar incluido) debería aceptarse la inclusión de un estadio inicial prerradiológico, y es en éste en el que la RM resultaría especialmente útil por la prontitud con que muestra una alteración intraósea. Sin embargo, en la práctica clínica, habitualmente el paciente no acude a la consulta hasta un estadio más avanzado, por lo que esta ventaja diagnóstica de la RM sobre las radiografías es más teórica que práctica. Además, debe tenerse presente la existencia de un cuadro denominado «síndrome de edema de la médula ósea» (*bone marrow edema syndrome*), con probable relación con una sinovitis transitoria (no necesariamente de origen traumático), que por la experiencia clínica acumulada en diferentes localizaciones óseas, evoluciona hacia la regresión espontánea en un plazo varia-

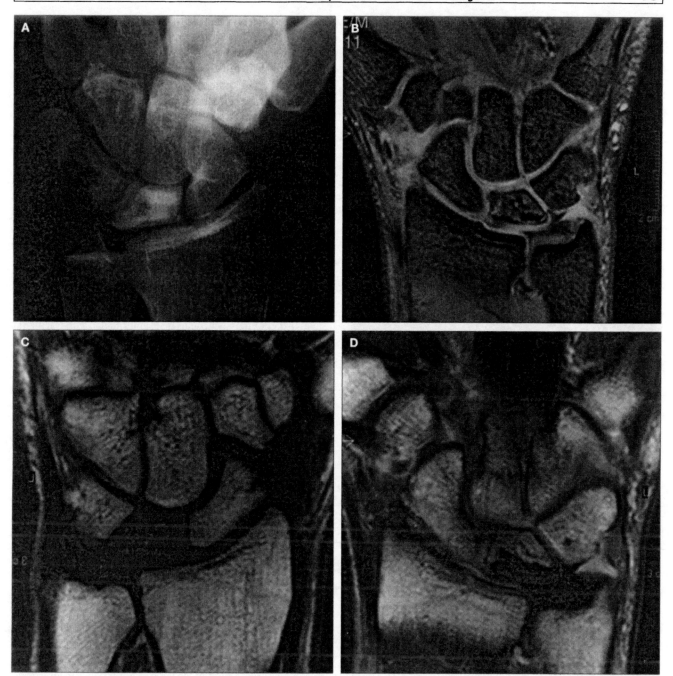

FIGURA 9-5. A) Aspecto radiológico. B) RM (secuencia T2) del mismo caso. C) Su aspecto en T1. D) Secuencia en T1 tras la inyección de gadolinio.

ble. Watson (17) ha utilizado el término «pre-Kienböck» para denominar a esta entidad clínica, imposible de demostrar si no se realiza una RM, en pacientes que acuden por dolor de la muñeca. Hasta qué punto puede ser, en algún caso, el estadio más precoz de una lunatomalacia, o por el contrario se trata de procesos independientes, es una cuestión pendiente de contestar de forma definitiva.

Los cambios en la estructura trabecular del semilunar en un segundo estadio ya son visibles en las radiografías en forma de áreas hiperdensas, geódicas o mixtas, que se expresan igualmente en las imágenes de la RM (fig. 9-5).Como sucede con las radiografías, si la

RM se realiza en el momento oportuno de la evolución del proceso, evidencia con claridad la lesión a nivel subcondral, cuya presencia ocurre en todas las NAV cefálicas (fémur, húmero, cabezas de los metatarsianos o metacarpianos), lo que llevó a Kenzora y Glimcher (18) a definirlo como el «signo ubicuo» *(ubiquitous sign)*. Es preferible sustituir su denominación de «fractura subcondral» por el de «falla subcondral», ya que habitualmente se presenta sin que exista un traumatismo previo que justifique el término «fractura». En el caso del semilunar, la fisura o «falla» subcondral se localiza habitualmente en su zona proximorradial, a cuyo nivel las solici-

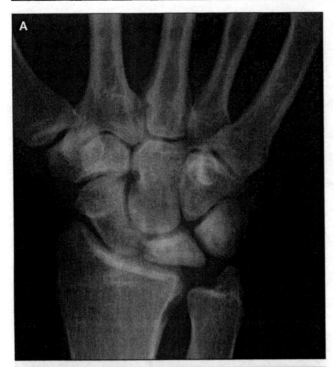

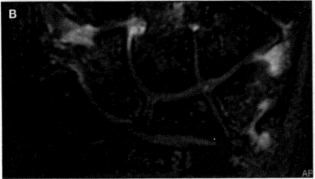

FIGURA 9-6. A) Aspecto radiológico del semilunar. B) Secuencia spin tras la inyección de gadolinio.

taciones mecánicas son máximas, aunque en algunos casos se extiende a toda la superficie proximal, y de forma menos común es especialmente visible en el área cubital.

Combinando el grado y la extensión de la IS, se hicieron diferentes clasificaciones como las propuestas por Sowa y cols. (19) e Imaeda y cols. (20), que tienen más valor «académico» que real. Sin duda, fue muy importante la descripción de Hashizume y cols. (21), quienes comprobaron que la disminución de la IS (especialmente en T1) era motivada no sólo por la necrosis ósea, sino también por la hiperemia reactiva y el tejido de granulación, como se pudo demostrar al hacer el estudio histológico de semilunares extirpados, con la obtención previa de una RM de éstos. Las muchas opiniones publicadas sobre el valor añadido de la secuencia T2 no han clarificado este panorama, y ni siquiera la repetición de las secuencias T1 y T2 tras la inyección intravenosa (IV) de gadolinio asociando la supresión grasa (fig. 9-6) ha permitido disponer de un método realmente fiable para valorar el grado real de perfusión vascular residual del semilunar

afectado. Pese a ello, y aun cuestionando su valor pronóstico real, los autores dividen el segundo estadio en tres fases. En la primera, la alteración de la señal afecta tan sólo a un área localizada del semilunar. En la siguiente fase, todo el semilunar muestra una clara disminución de la IS en T1, que mejora (en un grado y extensión variable) al repetir el estudio en T1 tras la inyección IV de gadolinio. Si no lo hace, se trataría ya de la tercera fase de este segundo estadio.

En cualquier caso, la aparición de la falla subcondral, o *crescent line*, supone un «punto de no retorno» que no detiene un tratamiento conservador y debe inducir a una rápida intervención quirúrgica que trate de evitar el aplastamiento y fragmentación que generalmente se produce poco después de su aparición. La excepción la constituyen aquellos pacientes en los que la NAV se presenta excepcionalmente en edades muy tempranas (hasta el límite de los 12 años en el caso del semilunar). En estos pacientes, debido a su gran potencial de remodelación ósea, es posible observar años más tarde, la recuperación de un semilunar con una estructura trabecular normal, y una morfología así mismo normal, o tan escasamente deformada que no implica un trastorno funcional.

En estadios más avanzados de la enfermedad, con fragmentación y colapso del semilunar, las radiografías simples son suficientes tanto para confirmar el diagnóstico como para ayudar a elegir la técnica quirúrgica más adecuada, en atención a la presencia o ausencia de una inestabilidad carpiana asociada, o de una artrosis perilunar en el estadio final. Sin embargo, en algún caso las imágenes de la RM muestran con mayor claridad que las radiografías la división completa del semilunar en un fragmento dorsal y otro volar (fig. 9-7). Como sucede con las radiografías en proyección lateral, la imagen sagital de la RM proporciona una información muy valiosa (fig. 9-8) sobre el grado de alteración trabecular en las diferentes áreas (dorsal y volar) y de conservación o alteración de la morfología externa del semilunar afectado.

Un tema de controversia actual es el valor de la RM realizada después de la intervención quirúrgica, ya sea tras un injerto óseo o un acortamiento del radio. Especialmente con esta última técnica, se ha pretendido demostrar la eficacia de la intervención debido al aumento de la IS del semilunar comparativamente con la RM preoperatoria, o con la aparente normalidad de ésta respecto a los huesos vecinos, cuando no se ha realizado una RM preoperatoria. Hasta qué punto este hecho se corresponde con una mejoría clínica equiparable y sostenida en el tiempo es un tema pendiente de confirmación, por series clínicas amplias, de largo seguimiento, y valoradas por cirujanos sin compromiso personal en cuanto que defensores a ultranza de una técnica quirúrgica concreta. Es bien conocida la falta de correlación que muchas veces se ha observado entre una aceptable evolución clínica y una desfavorable evolución radiológica. Si va a ocurrir o no la misma discrepancia entre la evolución clínica y los hallazgos de la RM, está todavía por determinarse.

La experiencia de los autores al respeto es todavía limitada. Sólo en 2 pacientes a los que se había practicado una resección del área necrótica seguida del relleno con hueso esponjoso de la cresta ilíaca se ha realizado una RM de control a medio plazo. Al primer paciente, diagnosticado y operado cuando tenía 17 años (fig. 9-9 A), no se le hizo RM preoperatoria, que sí pudo realizarse

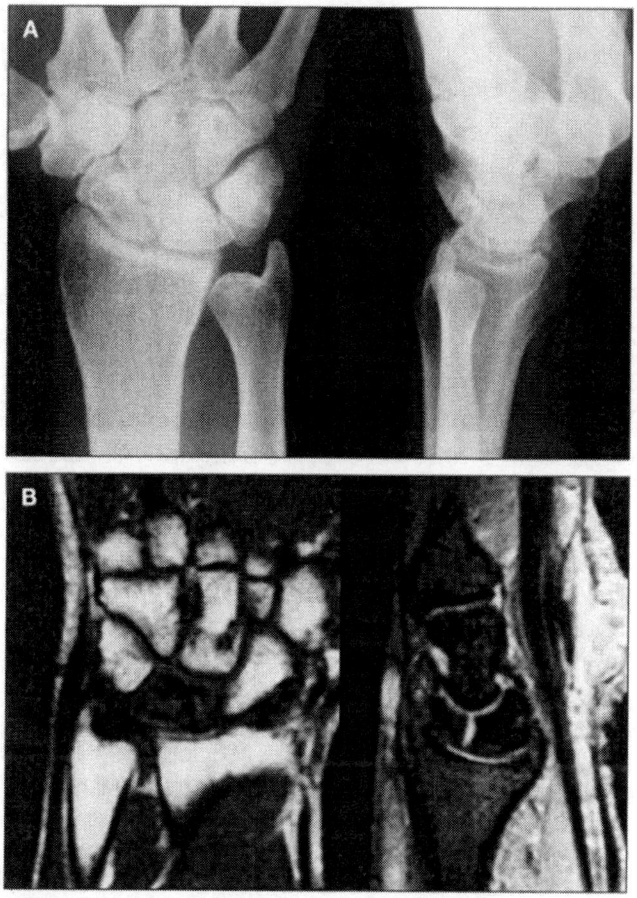

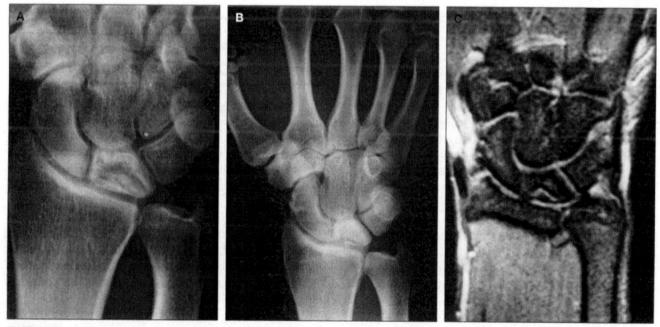

FIGURA 9-7. A) Radiografía preoperatoria. B) RM que muestra el corte sagital el semilunar fragmentado.

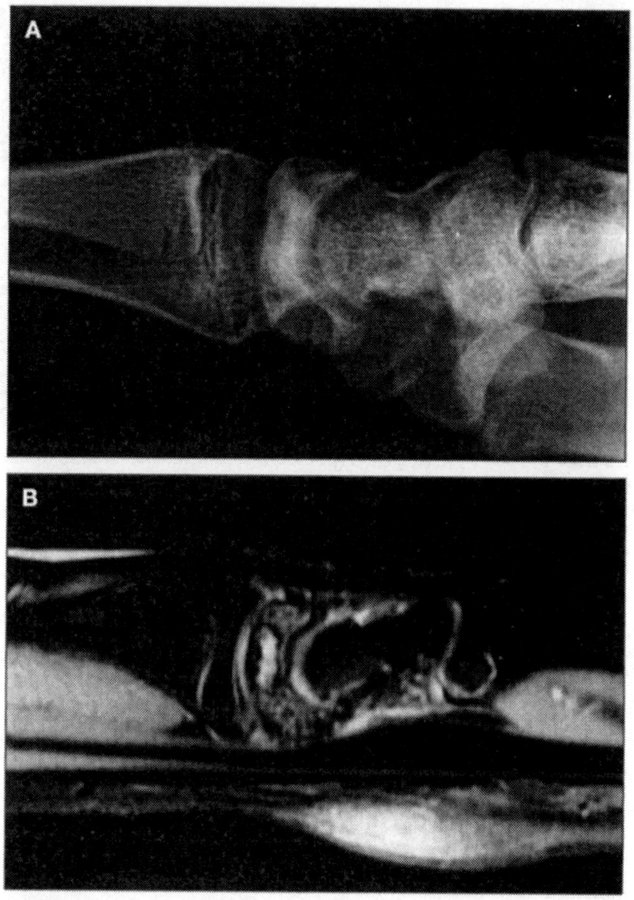

FIGURA 9-8. A) Radiografía en proyección lateral. B) RM del mismo caso.

FIGURA 9-9. A) Radiografía preoperatoria. B) Radiografía a los 6 años de la intervención. C) Aspecto de la RM a los 6 años: obsérvese su similitud con la radiografía inicial.

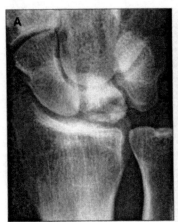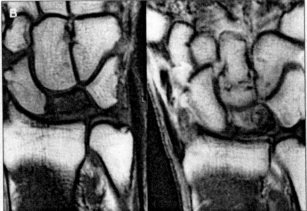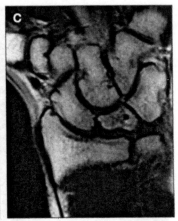

FIGURA 9-10.   A) Radiografía inicial. B) RM preoperatoria: T1 antes (izquierda) y después (derecha) de la inyección de gadolinio (aumenta la intensidad de la señal). C) RM a los 4 años de la intervención.

a los 6 años de la intervención, aprovechando que acudió a la consulta por un traumatismo de la otra muñeca, ya que la operada (mano no dominante) apenas le ocasionaba molestias, pese a seguir trabajando como operario en una cadena de montaje de automóviles. Pese a este favorable resultado funcional, la RM mostró una significativa disminución de la señal en T1, dibujando un aspecto similar al que mostraba la radiografía previa a la cirugía (figs. 9-9 B y C).

El segundo paciente fue diagnosticado a los 24 años (fig. 9-10 A). La RM preoperatoria mostró una disminución global de la IS en T1 (fig. 9-10 B), que mejoró sustancialmente tras la inyección de gadolinio. La RM realizada 4 años más tarde mostró una IS en T1 prácticamente similar a los huesos vecinos (fig. 9-10 C). La morfología externa del semilunar se conservaba prácticamente invariable. Funcionalmente el resultado también fue favorable, si bien el paciente había querido y podido seguir el consejo del especialista, de cambiar su trabajo manual por otro sin exigencias funcionales de relevancia.

Los autores no disponen de experiencia personal en comparar los cambios observados en las RM previas y posteriores a un acortamiento del radio, y su correspondencia con la evolución clínica. La experiencia mostrada por Lamas y cols. (22) parece evidenciar un efecto beneficioso de esta técnica quirúrgica sobre ambos aspectos, aunque otros autores no refieren un resultado tan favorable, resultando especialmente negativo el caso de una niña de tan sólo 12 años y 3 meses, en la que después de una aparente mejoría en el primer año tras la intervención, se comprobó un nuevo agravamiento de la lesión (23).

Si la mejoría de la IS del semilunar afectado es consecuencia de la «descarga» mecánica o provocada por la reacción vascular que provoca sigue siendo un tema de controversia. Según la experiencia de Illarramendi y cols. (24), que se limita a la resección de la epífisis radial, parece más verosímil la teoría vascular que la mecánica. En opinión de Watson y cols. (17), «parece probable que los beneficios del alargamiento del cúbito o del acortamiento del radio son debidos a la respuesta vascular que provoca la cirugía». Más escéptico todavía fue en su día Stahl (14), que atribuía la mejoría

observada a la inmovilización postoperatoria y no al gesto quirúrgico en sí mismo. La falta de correlación entre la evolución radiológica y el resultado clínico ha sido observada tanto en pacientes no operados (25) como operados mediante osteotomía radial, hecho comprobado en la revisión de Koh y cols. (26) efectuada en 25 pacientes operados por el propio Nakamura y cols. Es así mismo interesante leer cómo Wada y cols. (27), tras revisar 13 casos propios, reconocen que la osteotomía de cierre lateral radial no ha mejorado ni el ángulo radiolunar ni el radioescafoideo, es decir, que no corrige la mala posición del escafoides, ni la del semilunar. El aumento o disminución de las cargas que el semilunar sufre tras una osteotomía radial sigue siendo un tema controvertido tanto a nivel experimental como clínico, y es necesario continuar observando series amplias y a largo plazo antes de pretender establecer conclusiones definitivas.

Necrosis avascular en otros huesos del carpo

También en las NAV idiopáticas de otros huesos del carpo se ha utilizado la RM para llegar o confirmar el diagnóstico de la lesión. En el hueso grande, Lapinski y Mack (28) publicaron la afectación de una paciente de 20 años, y Whiting y Rotman (29), otro caso que afectaba también a una joven de 23 años. En ambos casos, pese a que las radiografías mostraban unos cambios limitados al área proximal del hueso grande, la RM evidenció una alteración de la IS de todo el hueso. Se han constatado hallazgos similares en los 2 casos que los autores de este capítulo han tenido oportunidad de ver, ambos hombres y con una escasa sintomatología que no ha requerido hasta el momento cirugía paliativa, lo que por otro lado hace que el diagnóstico de NAV sea solamente de presunción, sin confirmación histológica.

Sobre el trapecio, García-López y cols. (30) publicaron la afectación global del trapecio en una paciente de 36 años, tratándolo mediante exéresis y sustitución por una plastia tendinosa. Un caso de NAV a nivel del trapezoide fue publicado por Sturzenegger y Mencarelli (31) tratándolo mediante resección, relleno con injerto autólogo de hueso esponjoso de cresta ilíaca e introducción de un pedículo vascular intermetacarpiano. La imagen de la RM en un caso de NAV del ganchoso se presenta en una revisión sobre NAV realizada por Bishop y Pelzer (32), sin acompañarla de radiografías, ni de los datos clínicos del paciente. La NAV se presenta sólo excepcionalmente en el piramidal y en el pisiforme, y no se ha documentado ningún caso con RM.

Conclusiones

En el momento presente, todavía se desconoce el mecanismo íntimo de producción de las NAV. La presentación de casos clínicos con NAV simultánea en diferentes y distantes localizaciones, por ejemplo en ambos escafoides y semilunares en el mismo paciente (17) obliga a contemplar esta patología como un fenómeno al menos «regional» más que como una alteración local atribuible a un factor mecánico o postraumático concreto, pero la causa de la rotura del equilibrio entre la acción de los osteoblastos y los osteoclastos sigue siendo desconocida. Aunque autores como Watson y Guidera (33) tratan de explicar su aparición en un problema esencialmente de tipo mecanicista, no somos partidarios de esta teoría, y creemos más probable que tengan su origen en una alteración de la osteogénesis, en relación con los trastornos de la coagulación en la microcirculación intraósea que se producen en diversos procesos inflamatorios (34). Tanto el concepto de «infarto vascular» que en 1913 utilizó Schwartz (35) en la enfermedad de Perthes, como el de «enfermedad coronaria de la cadera» que Chandler (36) utilizó en 1945 en la NAV del adulto, deberían tenerse muy en cuenta en la etiopatogenia de las NAV. Para estos autores, su causa común sería la obstrucción de la circulación terminal, que desencadenaría los cambios óseos consiguientes. La investigación genética probablemente consiga aclarar la razón de la predisposición individual y racial a padecer una NAV. Estas diferencias raciales podrían explicar la disparidad entre los hallazgos de Glueck y cols. (37), que encontraron en su serie de NAV de la cabeza femoral en adultos (realizada en Cincinnati) una significativa incidencia de trastornos de coagulación (hipofibrinólisis y trombofilia), y los de Lee y cols. (38), que no han podido confirmarlos, en su grupo de pacientes estudiados en Corea del Sur.

Lo que sí parece cierto es que la fragmentación y el colapso de la estructura trabecular intraósea son precisamente debidos a un intento de revascularización del área afectada. De hecho, se ha comprobado que cuando un hueso del carpo se luxa por completo, perdiendo todas sus conexiones, no sufre este proceso de fragmentación y colapso, pese a la necrosis histológica (39). Posiblemente, como señalaron Aspenberg y cols. (40), el colapso se inicia en la interfase entre el hueso necrótico y el hueso viable. Dichos autores previenen en consecuencia sobre el potencial efecto perjudicial de las técnicas de revascularización, y como algunos autores ya han propuesto, esto hace pensar en el papel que los susti-

tutivos óseos puedan tener en estas patologías, si bien en los casos iniciales parece más prometedor el empleo (mediante inyección intraósea) de factores estimulantes de la osteogénesis.

BIBLIOGRAFÍA

1. Breitenseher M, Metz V, Gilula L, Gaebler C, Kukla C, Fleischman D y cols. Radiographically occult scaphoid fractures: value of MR imaging in detection. Radiology 1997; 203: 245-250.
2. Munk P, Lee M., Logan P, Connell D, Janzen D, Poon P y cols. Scaphoid bone waist fractures acute and chronic: imaging with different techniques. Am J Radiology 1997; 168: 779-786.
3. Perlik P, Guilford W. Magnetic resonance imaging to assess vascularity of scaphoid non-unions. J Hand Surg (Am) 1991; 16: 479-484.
4. Trumble T. Avascular necrosis after scaphoid fracture: a correlation of magnetic resonance imaging and histology. J Hand Surg (Am) 1990; 15: 557-564.
5. Zaidemberg C, Siebert J, Angrigiani C. A new vascularized bone graft for scaphoid non-union. J Hand Surg (Am) 1991; 16: 474-478.
6. Dawson J, Martel A, Davis T. Scaphoid blood flow and acute fracture healing: a dynamic MRI study with enhancement with gadolinium. J Bone Joint Surg (Br) 2001; 83: 809-814.
7. Downing N, Oni J, Davis T, Vu Q, Dawson J, Martel A. The relationship between proximal pole blood flow and the subjective assessment of increased density of the proximal pole in acute scaphoid fractures. J Hand Surg (Am) 2002; 27: 402-408.
8. Compson J, Waterman J, Heatley F. The radiological anatomy of the scaphoid. Part 2: radiology. J Hand Surg (Br) 1997; 22: 18-15.
9. Filan S, Herbert T. Avascular necrosis of the proximal scaphoid after fracture union. J Hand Surg (Br) 1995; 20: 551-556.
10. Sakai T, Sugano N, Kokado Y, Takahara S, Ohzono K, Yoshikawa H. Tacrolimus may be associated with lower osteonecrosis rates after renal transplantation. Clin Orthop 2003; 415: 163-170.
11. Kalainov D, Cohen M, Hendrix R, Sweet S, Culp R, Osterman AL. Preiser's disease: identification of two patterns. J Hand Surg (Am) 2003; 28: 767-778.
12. Herbert T, Lanzetta M. Idiopathic avascular necrosis of the scaphoid. J Hand Surg (Br) 1993; 19: 174-182.
13. De Smet L, Aerts M, Fabry G. Avascular necrosis of the scaphoid: report of three cases treated with a proximal carpal row carpectomy. J Hand Surg (Am) 1987; 17: 907-909.
14. Stahl F. On lunatomalacia (Kienböck's disease). Acta Chir Scand 1947; (supl 126): 1.
15. Litchman DM, Alexander AH, Mack GH, Gunther SF. Kienböck's disease-update on silicone replacement arthroplasty. J Hand Surg (Am) 1982; 7: 343-347.
16. Decoulx P, Marchand M, Minet P, Razemon J. La maladie de Kienböck chez le mineur. Lille Chirurgicale 1957; 2: 65.
17. Watson H, Weinzweig J. Theory and etiology of Kienböck's disease. En: Watson H, Weinzweig J, eds. The wrist. Philadelphia: Lippincott Williams & Wilkins, 2001; 411-417.
18. Kenzora J, Glimcher M. Pathogenesis of idiopathic osteonechrosis: the ubiquitous crescent sign. Orthop Clin North Am 1985; 16: 681.
19. Sowa D, Holder L, Patt Ph, Weiland A. Application of magnetic resonance imaging to ischemic necrosis of the lunate. J Hand Surg (Am) 1989; 14: 1008-1016.
20. Imaeda T, Nakamura R, Miura T, Makino N. Magnetic resonance imaging in Kienböck's Disease. J Hand Surg (Br) 1992; 17: 12-19.
21. Hashizume H, Asahara H, Nishida K, Inonue H, Kunishike T. Histopathology of Kienböck's Disease. J Hand Surg (Br) 1996; 21: 189-193.
22. Lamas C, Mir X, Llusa M, Navarro A. Dorsolateral biplane closing radial osteotomy in zero variant cases of Kienböck's disease. J Hand Surg (Am) 2000; 25: 700-709.
23. Edelson G, Reis N, Fuchs D. Recurrence of Kienböck disease in a twelve-year-old after radial shortening. Report of a case. J Bone Joint Surg (Am) 1988; 70: 1243-1245.
24. Illarramendi A, Schulz C, DeCarli P. The surgical treatment of Kienböck's disease by radius and ulna metaphyseal core decompression. J Hand Surg (Am) 2001; 26: 252-260.
25. Taniguchi Y, Yoshida M, Iwasaki H, Otekara H, Iwata S. Kienböck's disease in elderly patients. J Hand Surg (Am) 2003; 28: 779-787.
26. Koh S, Nakamura R, Horii E, Nakao E, Inagaki H, Yajima H. Surgical outcome of radial osteotomy for Kienböck's disease – Minimun 10 years of follow-up. J Hand Surg (Am) 2003; 28: 910-916.

27. Wada A, Miura H, Kubota H, Iwamoto Y, Uchida Y, Kojima T. Radial closing wedge osteotomy for Kienböck's disease: an over 10 year clinical and radiographic follow-up. J Hand Surg (Br) 2002; 27: 175-179.

28. Lapinsky A, Mack G. Avascular necrosis of the capitate: a case report. J Hand Surg (Am) 1992; 17: 1090-1092.

29. Whitting J, Rotman M. Scaphocapitolunate arthrodesis for idiopathic avascular necrosis of the capitate: a case report. J Hand Surg (Am) 2002; 27: 692-696.

30. García-López A, Cardoso Z, Ortega L. Avascular necrosis of trapezium bone: a case report. J Hand Surg (Am) 2002; 27: 704-706.

31. Sturzenegger M, Mencarelli F. Avascular necrosis of the trapezoid bone. J Hand Surg (Br) 1998; 23 (4): 550-551.

32. Bishop A, Pelzer M. Avascular necrosis. En: Berger R, Weiss AP, eds. Hand Surgery. Philadelphia: Raven & Lippincott, 2004; 549-575.

33. Watson H, Guidera P. Aetiology of Kienböck's disease. J Hand Surg (Br) 1997; 22 (1):5-7.

34. Jurado R. Non-bleeding clotting: the role of the coagulation system in inflammation. Infect Dis Clin Pract 2001; 10: 415-421.

35. Schwartz E. A typical disease of the upper femoral epiphysis. 1913. Reprinted in Clin Orthop 1986; 209: 5-12.

36. Chandler F. Coronary disease of the hip, 1949. Clin Orthop (The Classic) 2001; 386: 7-10.

37. Glueck Ch, Freiberg R, Fontaine R, Tracy T, Wang P. Hypofibrinolysis, thrombophilia, osteonecrosis. Clin Orthop 2001; 386: 19-33.

38. Lee J, Koo K, Ha Y, Kon K, Kim S, Kim J y cols. Role of thrombotic and fibrinolytic disorders in osteonecrosis of the femoral head. Clin Orthop 2003; 417: 270-276.

39. Arner M, Jonson K, Aspenberg P. Complete palmar dislocation of the lunate in rheumatoid artritis. J Hand Surg (Br) 1996; 21 (3): 384-387.

40. Aspenberg P, Wang J, Jonsson K, Hagert C. Experimental osteonecrosis of the lunate. Revascularization may cause collapse. J Hand Surg (Br) 1994; 19 (5): 565-569.

Fracturas de la cabeza del radio

A. BLANCO POZO, J. M. PERALES RUIZ

La cabeza del radio es un punto clave en la articulación del codo, pues interviene al mismo tiempo en la flexoextensión (humerorradial) y en la pronosupinación (articulación radiocubital proximal). Las fracturas de la cabeza radial suponen del 20 al 30 % de todas las que afectan al codo. Muchas veces pasan inadvertidas debido al desplazamiento mínimo o nulo de los fragmentos. Afectan sobre todo a adultos jóvenes, bien por accidentes de tráfico o por lesiones deportivas.

Etiología

Este tipo de fractura se produce por una caída sobre la palma de la mano en diferente posición de flexión del codo y pronosupinación del antebrazo. El codo se ve sometido a fuerzas de varo-valgo, pero sobre todo esta última, que no hacen sino acentuar el valgo fisiológico, cosa que no ocurre en extensión completa al bloquearse el codo completamente debido al encaje de la coronoides y el pico del olécranon en sus fositas correspondientes.

Al comenzar la flexión, los topes al valgo corresponden al ligamento lateral interno y a la cabeza del radio, que permanece encajada en el *capitelum* como tope óseo externo. Morrey (15) demostró que la cabeza del radio entra en contacto con el húmero por el efecto de la contracción de los músculos periarticulares y que transmite las solicitaciones más en extensión y pronación, por lo que resulta más vulnerable en los traumatismos en valgo forzado que se producen en esa posición.

Duparc separó dos grandes grupos de fracturas en función del mecanismo de producción: la fractura-hundimiento y la fractura-separación. En el caso de caídas con apoyo de la palma de la mano y codo en semiflexión, se acentúa el valgo fisiológico de ésta. Si el ligamento lateral interno resiste, la cabeza del radio se ve comprimida contra el cóndilo externo y termina por fracturarse a través del hueso subcapital, que es más frágil. En el caso de que el codo esté completamente flexionado, si se rompe el ligamento lateral interno,

el cúbito tiende a desplazarse hacia atrás y afuera, seguido por el radio. En el transcurso de este desplazamiento, la cabeza radial puede fracturarse al chocar con el cóndilo externo (fractura-separación por cizallamiento). En supinación, el fragmento sería de la parte anterior de la cabeza, y en pronación, la parte posterior. No obstante, ambos tipos de fracturas suelen asociarse frecuentemente.

Clasificación

1. Clasificación de Mason (fig. 10-1):

a) Tipo I: fractura no desplazada o con un desplazamiento inferior a 2 mm, que no limitan la pronosupinación. Se produce una línea de fractura vertical casi siempre y puede pasar fácilmente inadvertida (figs. 10-2 y 10-3).

b) Tipo II: fractura desplazada más de 2 mm, de dos fragmentos, y que bloquea la pronosupinación. Línea de fractura más o menos vertical y fragmento frecuentemente anterior o externo.

c) Tipo III: fractura multifragmentaria (conminuta). Es la más frecuente. Puede afectar hasta el cuello o incluso la tuberosidad bicipital.

d) Tipo IV: cualquiera de los anteriores asociado con otra fractura de codo.

2. Clasificación de Radin: utiliza la clasificación de Mason pero en los dos primeros tipos distingue según el fragmento separado sea de un tercio, la mitad o las dos terceras partes del tamaño de la cabeza.

3. Clasificación de Gerard: modifica la clasificación de Mason distinguiendo:

a) Tipo IIA: fragmento separado único.

b) Tipo IIB: conminución en la línea de fractura o del fragmento.

c) Tipo V: sería la combinación de un tipo IV y un tipo II o III.

4. Clasificación de Duparc (fig. 10-1 B): es una clasificación basada en el mecanismo de fractura:

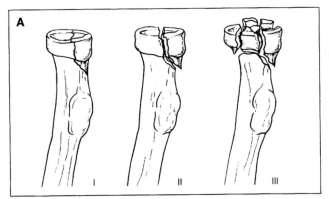

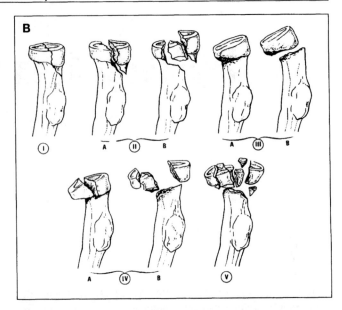

FIGURA 10-1. A) Clasificación de Mason. Tipo I: fractura no desplazada. Tipo II: fractura no desplazada de los fragmentos. Tipo III: fractura multifragmentaria. B) Clasificación de Duparc. Tipo I: fractura no desplazada. Tipo II: fractura-separación desplazada de dos (tipo IIA) o tres (tipo IIB) fragmentos. Tipo III: fractura-hundimiento subcapital desplazada encajada (tipo IIIA) o desencajada (tipo IIIB). Tipo IV: fractura mixta (separación-hundimiento), encajada (tipo IVA) o desencajada (tipo IVB). Tipo V: estallido de la cabeza del radio.

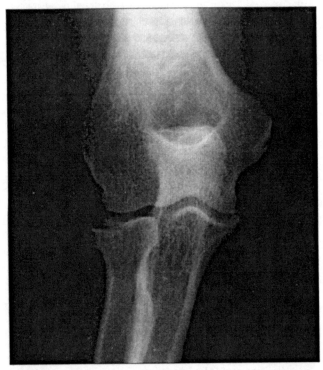

FIGURA 10-2. Fractura parcelar de cabeza del radio tipo I de Mason. Radiografía anteroposterior.

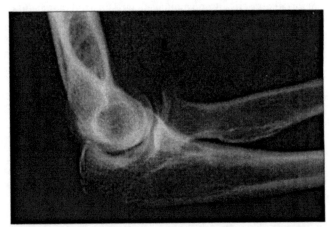

FIGURA 10-3. Fractura parcelar de cabeza del radio tipo I de Mason. Radiografía lateral.

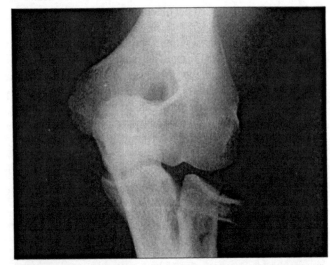

FIGURA 10-4. Fractura de tipo IV de Duparc o fractura-separación hundimiento, desplazada, de tres o más fragmentos.

    a) Tipo I: fractura no desplazada.

    b) Tipo II: fractura-separación desplazada en dos fragmentos (IIA) o más (IIB).

    c) Tipo III: fractura-hundimiento subcapital desplazada. Encajada (IIIA) o no encajada con enucleación (IIIB).

    d) Tipo IV: fractura-separación hundimiento, desplazada, de tres o más fragmentos. Encajada (IVA) o no encajada (IVB) (fig. 10-4).

    e) Tipo V: estallido de la cabeza del radio (fig. 10-5).

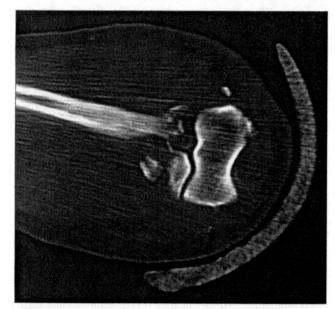

FIGURA 10-5.   Fractura por estallido de la cabeza del radio tipo V de la clasificación de Duparc. Imagen de TC.

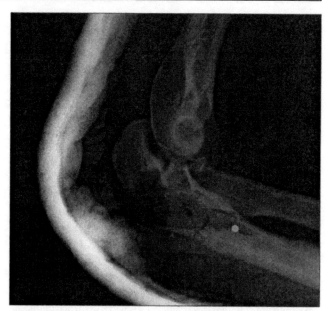

FIGURA 10-6.   Fractura de cabeza del radio asociada a fractura proximal del cúbito. Radiografía anteroposterior.

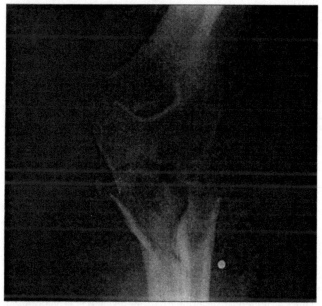

FIGURA 10-7.   Fractura de cabeza del radio asociada a fractura proximal del cúbito. Radiografía lateral.

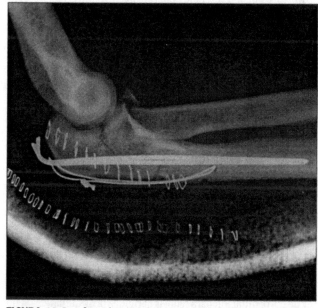

FIGURA 10-8.   Osteosíntesis de la fractura proximal del cúbito y extirpación de la cabeza del radio.

Lesiones asociadas

Aparecen con frecuencia, siempre agravan el pronóstico y se explican por el mecanismo causal de fractura:

1. Roturas o arrancamientos óseos del ligamento lateral interno.
2. Luxaciones posteroexternas del codo con fractura de la apófisis coronoides asociadas o no. La fractura de apófisis coronoides se asocia en un tercio de los casos a fracturas de la cabeza radial.

3. Lesiones en «espejo» del cóndilo externo al chocar la cabeza del radio con él. Pueden ser erosiones cartilaginosas o fracturas osteocondrales.
4. Fracturas del extremo proximal del cúbito (figs. 10-6 a 10-8).
5. Fracturas de la paleta humeral.
6. Lesiones en la muñeca:

a) Síndrome de Essex-Lopresti: fractura de la cabeza del radio y luxación radiocubital distal. Es poco frecuente.
b) Esguinces de muñeca.

c) Subluxaciones.

d) Lesiones asociadas del ligamento triangular.

Diagnóstico

Si la lesión es evidente en la radiografía, deben buscarse lesiones asociadas, como dolor y hematoma en la región del ligamento interno, estrés al valgo positivo o arrancamientos óseos de la inserción del ligamento interno.

Cuando por la radiografía no sea posible observar la fractura, se debe explorar el codo cuidadosamente en busca de signos y síntomas que hagan sospechar o descartar la fractura. La tumefacción y el dolor provocado al presionar sobre la cabeza del radio mientras se prona y supina el antebrazo son los signos característicos.

La artrocentesis por punción en la cara posterior del codo, en el triángulo formado por el olécranon, el epicóndilo y la cabeza del radio, confirma el hemartros lipídico. La inyección intraarticular de lidocaína permite evaluar si la fractura provoca bloqueo mecánico a la pronosupinación pasiva (7).

Puede recurrirse a la radiografía en diversas proyecciones, siendo la más útil la frontal con el codo discretamente flexionado, o las realizadas con diferentes grados de pronosupinación. Pero el diagnóstico definitivo lo dará la resonancia magnética (RM) o la tomografía computarizada (TC). La RM permite diagnosticar fracturas con muy poco o ningún desplazamiento, mientras que la TC da una imagen tridimensional de todos los fragmentos en las fracturas conminutas, muy útil para el planeamiento quirúrgico (fig. 10-5).

Tratamiento ortopédico

1. Método funcional: consiste en movilizar el codo inmediatamente ayudando al paciente con antiinflamatorios y analgésicos. Es el método ideal en fracturas no desplazadas y estables, y se tolera muy mal en el resto. Puede favorecer la aparición de callos viciosos o de osificaciones periarticulares (10).

2. Inmovilización con yeso braquiopalmar: su utilización debe ser de corta duración para reducir la rigidez postraumática. Si no existe laxitud interna, suele bastar con una férula de 3 a 10 días para inmovilización antiálgica. En el caso de fractura-luxación, la mayoría de los autores preconizan una inmovilización de, al menos, 21 días, para reducir el riesgo de luxaciones recidivante, laxitud crónica, o ambas.

Aunque puede producir cierta limitación de la extensión, con este tratamiento se consiguen buenos resultados a los 3 meses. Se requiere en todos los casos un exhaustivo control radiológico, mayor cuanto mayor sea la complejidad de la fractura o el riesgo de desplazamiento secundario.

Este tipo de tratamiento también se ha recomendado en fracturas conminutas no desplazadas irreconstruibles, dado que la conservación de la cabeza radial mejora la estabilidad y que la movilización precoz contribuye a su remodelado. Además, siempre puede recurrirse a la ablación de la cabeza en un segundo tiempo, si los resultados no son los deseados (25). Algunos autores publican que en los raros casos de fracturas que no consolidan, incluso del tipo III de Mason, los problemas de la cabeza radial raramente son sintomáticos (19).

Tratamiento quirúrgico

Para el acceso a la cabeza del radio se utilizan dos vías, fundamentalmente, la lateral externa y la posteroexterna. La primera de ellas pasa justo por la interlínea, entre los músculos radiales por delante y el extensor común por detrás. El ligamento anular aparece en la parte media de la incisión. En la parte distal, el cuello del radio queda flanqueado por las dos cabezas del músculo supinador corto, entre las que pasa la rama profunda motora del nervio radial, con variantes anatómicas; el nervio se localiza a unos 7 mm, aproximadamente, de la articulación radiocubital proximal (23).

La vía posteroexterna, descrita por Pankovich (16), pasa entre los músculos ancóneo por detrás y cubital posterior por delante. Tiene mucho menos riesgo de lesión que la vía externa, pero limita la exposición de la parte anterior de la cabeza radial. El nervio interóseo posterior se origina muy cerca de la articulación, pero en el 98 % de los casos discurre intramuscular, por lo que el riesgo de lesionarlo es pequeño (23).

La ablación de uno o varios fragmentos separados sólo está indicada en fracturas que conservan indemne la mayor parte de la cabeza radial. Es una intervención muy útil si se trata de pequeños fragmentos que se comportan como cuerpos libres.

Pero la mayoría de las veces se deberá intentar un tratamiento quirúrgico mediante osteosíntesis, siendo preferibles los tornillos a las agujas de Kirschner, excepto cuando los fragmentos son muy pequeños (20).

1. Fracturas por cizallamiento: la osteosíntesis con tornillos de pequeños fragmentos, miniplacas, tornillos de Herbert e incluso agujas de material reabsorbible permite restablecer la anatomía articular, aunque se trata de una intervención difícil (5, 18, 20). Además, se debe seccionar el ligamento anular para acceder a la cabeza del radio, lo que puede inestabilizar la articulación. La sección debe hacerse muy oblicua, para poder suturar sólidamente y sin acortamiento el ligamento. El material de osteosíntesis debe hundirse completamente en el hueso en sus dos extremos para no perturbar el funcionamiento articular, siendo preferible hacerlo en supinación completa y de fuera adentro, para que no sobresalga en la cavidad sigmoidea del cúbito (11).

Una alternativa a este tipo de tratamiento sería la reducción abierta y la síntesis con el «sistema de fibrina adhesiva», limitado para las fracturas de tipo II de Mason de uno o dos fragmentos, y seguido de una movilización precoz a los 7-10 días de la intervención. Se han publicado algunos estudios en los que esta técnica ha ofrecido unos resultados excelentes clínicos y funcionales (1).

2. Fracturas por compresión: en este caso es necesario reducir el hundimiento y mantener los fragmentos en su posición con injerto óseo (8). La fractura subcapital puede fijarse con agujas introducidas desde la apófisis estiloides del radio y debe hundirse en la cortical interna para que mantenga la posición.

3. Resecciones de la cabeza radial: es una intervención sencilla, pero debe practicarse de la manera más restringida posible, respetando la membrana interósea con objeto de reducir el riesgo de ascensión secundaria del radio. No debe dejarse ningún fragmento de la cabeza radial y la sección del cuello no debe dejar ninguna esquirla ósea, ya que podría formar osificaciones secundarias (11).

Con objeto de reducir el riesgo de osificaciones secundarias que pudieran limitar la movilidad, algunos autores han propuesto recubrir el muñón del cuello radial con un manguito perióstico de cápsula o de *fascia lata*, pero no se ha demostrado que estos procedimientos sean más eficaces. Los rebrotes óseos son relativamente frecuentes y a veces exuberantes, pero no alteran necesariamente la movilidad (21).

La rehabilitación debe iniciarse a los 8-10 días si no hay rotura del ligamento interno. La resección de la cabeza radial tiene la ventaja de que no aparecen problemas humerorradiales, pero su principal inconveniente es que permanece una inestabilidad externa y puede aparecer una ascensión progresiva de la diáfisis radial que podría tener diversas consecuencias:

a) Luxación radiocubital distal.

b) Aumento de la tensión en la membrana interósea que limita la supinación.

c) Distensión progresiva del ligamento interno que provoca una desviación en valgo y un estiramiento del nervio cubital.

d) Osteoporosis por desuso del cóndilo externo.

Todas estas complicaciones se traducen en dolores de muñeca, limitación de la supinación, inestabilidad de codo, disminución de la fuerza de prensión y del codo y sufrimiento del nervio cubital. Un modo de intentar evitarlo sería la introducción temporal de una aguja de Kirschner para unir la articulación radiocubital distal (fig. 10-9).

Las fracturas de la cabeza del radio en pacientes jóvenes activos no deben tratarse de modo sistemático mediante la ablación de la cabeza del radio. Las técnicas más precisas de diagnóstico por imagen, el abordaje quirúrgico y los implantes han mejorado la oportunidad de preservar la cabeza. Las lesiones que pueden asociarse hacen todavía más importante la conservación de la cabeza para conseguir una estabilidad inmediata y a largo plazo. En pacientes con una posible lesión del ligamento interóseo, conservar la cabeza del radio puede evitar la migración proximal patológica. La fijación interna rígida que permite la movilización temprana puede aplicarse a la cabeza y cuello del radio en una «zona segura» que no impida la movilidad. La ablación de la cabeza del radio debe hacerse en pacientes con fracturas con gran conminución y en los que

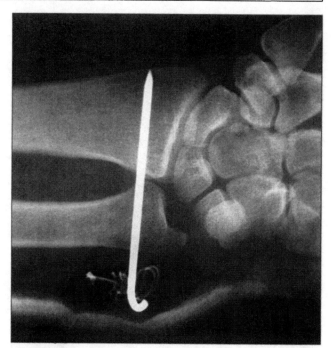

FIGURA 10-9. Aguja radiocubital distal utilizada ocasionalmente tras la extirpación de la cabeza del radio.

precisan una función poco exigente de sus extremidades superiores (12). Algunos autores han experimentado en cadáveres la reconstrucción del ligamento interóseo sustituyéndolo con tendón de Aquiles y proponen que esta reconstrucción impide la migración proximal del radio en caso de ablación de la cabeza gracias a la transmisión de fuerzas al cúbito, aunque con esta reconstrucción experimental tan sólo se ha conseguido la transmisión de la mitad de la fuerza que con el ligamento sano (American Medical Association, AMA). De todas formas, conservar perfectamente las relaciones anatómicas entre cúbito y radio parece ser lo más importante y lo más factible desde el punto de vista técnico (11, 22).

4. Resección con artroplastia: se trata de una artroplastia de interposición, que se realiza seccionando el ligamento anular para luego repararlo y alargarlo en caso necesario alrededor de la prótesis. La resección será lo más económica posible y preferiblemente con sierra oscilante para obtener una sección regular y evitar las esquirlas óseas que podrían impedir la implantación protésica o retrasarla. La diáfisis se prepara tallándola con una fresa. Antes de la implantación definitiva se usará una prótesis de prueba para comprobar que no es expulsada durante la flexión y supinación de codo.

La prótesis definitiva tendrá que ser lo bastante alta para restablecer la longitud del radio y asegurar la estabilidad del codo en todas las posiciones, en ausencia de lesiones del ligamento lateral interno. La prótesis cumple la función de *spacer*, es decir, asegura la estabilidad inmediata del codo y mantiene la longitud y el eje del radio. La rehabilitación se iniciará después de 48 h (13).

Las primitivas prótesis de diversos materiales (cemento acrílico, Cherry [1953]; Vitalium, Carr [1971] y silicona, Swanson [1981]), ofrecían una eficacia inconstante y no siempre evitaban una discreta

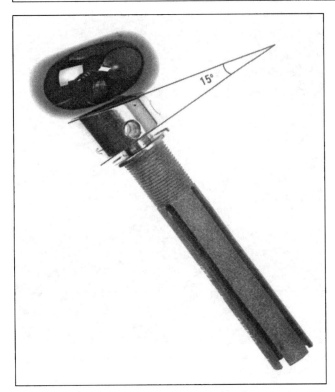

FIGURA 10-10. Modelo de prótesis de cabeza del radio.

ascensión del radio, ni la osteoporosis del cóndilo externo. Además, la fuerza y la estabilidad no son satisfactorias en muchos de los casos. Por si fuera poco, estas prótesis pueden complicarse con luxaciones, roturas u osteólisis periprotésica. Estas complicaciones pueden provocar dolores más o menos constantes y derrames articulares en el caso de osteólisis macrofágica (13) aunque otros autores que demuestran buenos resultados con su utilización (2).

El desgaste y la osteólisis son, por lo general, asintomáticos. Cuando provocan una impotencia funcional dolorosa, estas complicaciones pueden tratarse con sólo retirar el implante, lo que no altera la calidad del resultado, ya que la fibrosis periprotésica suele ser suficiente para oponerse a la desviación del codo en valgo y a la ascensión del radio.

La mayoría de los autores han renunciado a las más frecuentemente utilizadas prótesis de silicona de Swanson, en busca de materiales más resistentes y mejor tolerados, que aseguren una mejor transmisión de fuerzas, dado que la silicona es demasiado elástica. Se están utilizando actualmente nuevas prótesis metálicas. Aunque no ha transcurrido el tiempo suficiente para evaluar su eficacia, parecen ofrecer mejores resultados que las de silicona, y algunos autores publican buenos resultados con esta técnica, especialmente indicada para restaurar la estabilidad en los casos en los que la fractura de la cabeza radial se asocia a luxación del codo, rotura del ligamento interno, fracturas del cúbito proximal o de la coronoides (6, 20). Recientemente se ha propuesto el uso de una prótesis modular de cabeza basculante o flotante (fig. 10-10), que parece ofrecer resultados prometedores en las fracturas de tipo III de Mason con rotura del ligamento lateral interno, ya sea de primera intención o diferida (13). La cúpula radial presenta una superficie cóncava para adaptarse perfectamente a la convexidad condilar en todos los rangos de movimiento, y esto se ha comprobado mediante radioscopia, lo que permite la transmisión de solicitaciones desde el cóndilo humeral a la prótesis o viceversa (9). En los casos de cirugía de segunda intención ésta debe reservarse para aquellos pacientes que presenten deformidad e inestabilidad en valgo o problemas en la articulación radiocubital distal.

5. Tratamiento de las lesiones asociadas:

a) Reparación del ligamento lateral interno.
b) Osteosíntesis de la apófisis coronoides cuando se trata de un gran fragmento, debido al riesgo de luxación posterior.

Indicaciones

FRACTURAS RECIENTES

1. Tipo I: requieren inmovilización con yeso. Algunos autores han propuesto la osteosíntesis de los fragmentos mayores de un tercio de la superficie de la cabeza, con objeto de poder movilizar el codo precozmente sin correr el riesgo de un desplazamiento secundario. Esta indicación parece exagerada, ya que los desplazamientos secundarios son excepcionales y la osteosíntesis podría complicarse con rigidez.

2. Fracturas desplazadas: algunos autores han propuesto la simple inmovilización con yeso e incluso la movilización precoz, con resultados aparentemente satisfactorios. De hecho, estos tratamientos acaban formando callos viciosos, complicados frecuentemente con rigidez, sobre todo cuando existen fragmentos libres intraarticulares.

Las fracturas tipo IIA, fracturas-separación de dos fragmentos, constituyen la mejor indicación de la osteosíntesis mediante uno o dos tornillos hundidos adecuadamente en el hueso, mejor que con alambres. La reducción tendrá que ser anatómica y el ligamento anular deberá repararse exactamente. El montaje deberá ser lo más sólido posible con el objeto de comenzar una rehabilitación precozmente. Preferentemente la reducción y síntesis se llevarán a cabo con el antebrazo en supinación para obtener la más correcta reducción del ligamento interóseo, que ofrece su tensión máxima en esa posición (4).

En las fracturas tipo IIB, con separación de varios fragmentos, el tratamiento también será quirúrgico, y dependerá de la complejidad de la fractura, lo que muchas veces sólo puede apreciarse durante la intervención, ya que las lesiones suelen ser más graves de lo que podía ver en las radiografías. La elección es la osteosíntesis satisfactoria. Si resultara imposible, la simple ablación de los fragmentos sólo estará indicada cuando el segmento de superficie articular restante sea lo bastante voluminoso y no exista riesgo de conflicto con el ligamento anular, con el cóndilo humeral, ni la cavidad sigmoidea menor del cúbito.

La elección entre la resección aislada y la prótesis es una cuestión de escuelas y depende de la existencia o no de laxitud debido a lesiones ligamentosas asociadas. La prótesis presenta la ventaja de que proporciona un estabilidad inmediata que permite movilizar precozmente el codo y evita la ascensión secundaria del radio. Sin embargo, otros autores prefieren llevar a cabo la resección de la cabeza, reparando el ligamento interno e inmovilizando durante 3 semanas para obtener la cicatrización ligamentaria.

3. Fracturas de tipo IIIA (fracturas-hundimientos subcapitales encajadas): pueden tratarse ortopédicamente si no están muy desplazadas. En caso de grandes desplazamientos pueden reducirse mediante un punzón introducido percutáneamente, pero existe un alto riesgo de lesionar la rama motora del nervio radial. Lo mejor es practicar una reducción abierta y mantener la reducción mediante injerto óseo y agujas de Kirschner introducidas desde la zona proximal o distal. En este tipo de fracturas siempre existe una probabilidad de necrosis de la cabeza del radio.

4. Fracturas de tipo IV (fracturas-separación hundimiento encajadas de tres o más fragmentos): es muy difícil obtener una osteosíntesis satisfactoria por la fragilidad de los fragmentos y las lesiones osteocondrales. La complejidad de la fractura y la existencia de lesiones asociadas, además, provocan casi siempre fibrosis y rigidez. Es preferible renunciar a una osteosíntesis muy difícil que muchas veces es imperfecta y requiere una inmovilización de 4-5 semanas, abocando a la rigidez y la obtención de peores resultados que en el caso de las resecciones o las prótesis de primera intención (fig. 10-4).

5. Fracturas de tipo V: deberá practicarse la resección de la cabeza del radio o una prótesis.

Estas indicaciones no son aceptadas por todos los autores. Así, por ejemplo, Broberg y Morrey (3) comprobaron que los resultados de las resecciones diferidas son idénticos a los de las resecciones de primera intención, por lo que preconizaron el tratamiento ortopédico en la mayoría de las fracturas y la reserva de la resección de segunda intención cuando el tratamiento ortopédico no diera buenos resultados. También Miller y cols. (14) propusieron el tratamiento ortopédico de todas las fracturas recientes, excepto en el caso de fracturas con fragmentos intraarticulares libres. En ese caso recurren a la resección.

Aunque las indicaciones de tratamiento en este tipo de fracturas ha sido y es muy controvertido, en general, parece admitido que las fracturas de tipo I y algunas de tipo II podrían ser tratadas de forma ortopédica, con movilización precoz, pero vigilada y protegida (24). Las fracturas conminutas pero sin lesiones asociadas y sin inestabilidad podrían tratarse de igual manera, reservando la ablación de la cabeza femoral para aquellos casos en los que persistiera el dolor residual (5).

Las fracturas de cabeza de radio con inestabilidad, asociadas a luxación del codo, rotura del ligamento colateral interno y fractura del cúbito proximal, generalmente requieren tratamiento quirúrgico y una técnica que preserve la mecánica de la cabeza radial, bien sea mediante osteosíntesis, bien mediante artroplastia (5, 24).

Con el tratamiento quirúrgico, los mejores resultados se obtienen en las fracturas de Mason de tipo II, seguidas por las de tipo III

y, por último, las de tipo IV. Así mismo, los mejores resultados se obtienen mediante la fijación con tornillos, seguido de la ablación de la cabeza radial. Los peores resultados se obtienen mediante la síntesis con agujas, ablaciones parciales y prótesis de silicona (17), aunque otros autores publican buenos resultados (2).

Tratamiento de las fracturas antiguas

Las fracturas antiguas de la cabeza del radio constituyen una de las causas más frecuentes de rigideces postraumáticas de la articulación del codo. Las fracturas no tratadas y los fracasos de las intervenciones causan una limitación de la pronosupinación y frecuentemente de la flexoextensión. La resección de la cabeza radial resulta suficiente en la mayoría de los casos para liberar la pronosupinación y, a veces, la flexoextensión. Si a pesar de esto persiste un flexo, se puede asociar una sección de la cápsula anterior y también, si fuera necesario, de los fascículos anteriores de los ligamentos laterales.

Complicaciones del tratamiento

Las complicaciones son distintas dependiendo del tratamiento utilizado. Así, con el tratamiento ortopédico pueden aparecer las típicas de una inmovilización incorrecta y las secundarias de dolor y limitación funcional, tanto por fallo en la consolidación de la fractura como por rigidez, fibrosis u osificaciones ectópicas. Las complicaciones del tratamiento quirúrgico son distintas según se haya practicado una osteosíntesis o una artroplastia.

En el caso de la osteosíntesis pueden aparecer las siguientes:

1. Neuroapraxia.
2. Infección.
3. Osificaciones heterotópicas.
4. Distrofia simpaticorrefleja.
5. Necrosis avascular.
6. Consolidación en posiciones viciosas.
7. Ausencia de unión o seudoartrosis.
8. Complicaciones estrictamente debidas a la fijación:

   a) Fallo o error en la fijación.
   b) Síndrome de *impingement* por el material de osteosíntesis.
   c) Prominencia del material.
   d) Dolor debido al material.

En el caso de las artroplastias podemos encontrar complicaciones por:

1. Neuroapraxia del cubital, mediano o radial.
2. Inestabilidad persistente.

3. Infección.
4. Sinostosis radiocubital.
5. Osificaciones heterotópicas.
6. Complicaciones estrictamente debidas al implante:

   a) Sinovitis reactiva.
   b) Roturas del implante.
   c) Artritis inflamatoria.
   d) Luxación o subluxación de la prótesis.
   e) *Impingement.*
   f) Aflojamiento.

BIBLIOGRAFÍA

1. Arcalis Arce A, Matin Garin D, Molero García V, Pedemonte Jansana J. Treatment of radial head fractures using a fibrin adhesive seal. J Bone Joint Surg (Br) 1995; 77 (3): 422-424.
2. Barberá Castillo ED, Ciénega Ramos MA, Micha Mizrahi M, Saldívar Farrera E. Estudio comparativo de tratamiento quirúrgico mediante reemplazo protésico vs resección en fracturas de la cabeza radial. Rev Mex Ortop Traum 1995; 9 (3): 179-184.
3. Broberg MA, Morrey BF. Result of delayed excision of the radial head after fracture. J Bone Joint Surg (Am) 1986; 68: 669-674.
4. DeFrate LE, Li G, Zayontz SJ, Hemdon JH. A minimally invasive method for the determination of force in the interosseous ligament. Clin Biomech (Bristol, Avon) 2001; 16: 895-900.
5. Furry KL, Clinkscales CM. Conminuted fractures of the radial head. Arthroplasty *versus* internal fixation. Clin Orthop Related Research 1998; 353: 40-52.
6. Harrinton IJ, Barrinton TW, Evans DC. The functional outcome with metallic radial head implants in the treatment of unstable elbow fractures: a long term review. J Trauma Inj Infec Critical Care 2001; 50: 46-52.
7. Hernández Hermoso JA, Morales De Cano JJ. Fracturas y luxaciones de codo. En: Gómez-Castresana Bachiller F/Sociedad Española de Cirugía Ortopédica y Traumatología. Manual SECOT de Cirugía Ortopédica y Traumatología. Madrid: Editorial Médica Panamericana, 2003; 524-537.
8. Gordon KD, Duck TR, King GJ, Johnson JA. Mechanical properties of subchondral cancellous bone of the radial head. J Orthop Trauma 2003; 17: 285-289.
9. Gupta GG, Lucas G, Hahn DL. Biomechanical and computes analysis of radial head prostheses. J Shoulder Elbow Surg 1997; 6: 37-48.
10. Liow RYL, Cregan A, Nanda R, Montgomery RJ. Early mobilisation for minimally displaced radial head fractures is desirable. A prospective randomised study of two protocols. Injury 2002; 33: 801-806.
11. Hammacher ER, Van der Werken C. Radial head fractures: operative or conservative treatment? The Greek temple model. Acta Orthop Belg 1996; 62 (supl 11): 12-15.
12. Hotchkiss RN. Displaced fractures of the radial head: internal fixation or excision? JAAOS (Journal of the American Academy of Orthopaedic) 1997; 5: 158-162.
13. Judet T, Garreau De Loubresse C, Piriu P, Charnley G. A floating prothesis for radial-head fractures. J Bone Joint Surg (Br) 1996; 78: 244-249.
14. Miller GK, Dennan DB, Maylahn DJ. Treatment of displaced segmental radial head fractures. J Bone Joint Surg (Am) 1981; 63: 712-717.
15. Morrey BF, Stormont TJ. Force transmision through the radial head. J Bone Joint Surg (Am) 1988; 70: 250-256.
16. Pankovich AM. Anconeus approach to the elbow joint and the proximal part of the radius and ulna. J Bone Joint Surg (Am) 1977; 59: 124-126.
17. Parasa RB, Maffulli N. Surgical management of radial head fractures. J R Coll Surg Edinb 2001; 46: 76-85.
18. Pearce MS, Gallannaugh SC. Mason type II radial head fractures fixed with Herbert bone screws. J R Soc Med 1996; 89: 340-344.
19. Ring D, Psychoyios VN, Chin KR, Lupiter JB. Non-union of non-operatively treated fractures of the radial head. Clin Orthop 2002; 398: 235-238.
20. Rizzo M, Nunley JA. Fractures of the elbow's lateral column radial head and capitellum. Hand Clin 2002; 18: 21-42.
21. Rokkjaer M, Knudsen H. Fractures of the head and neck of the radius treated by excision. Acta Chir Scand 1972; 138: 793-737.
22. Rozental TD, Beredjiklian PK, Bozentka DJ. Longitudinal radioulnar dissociation. J Am Acad Orthop Surg 2003; 11: 68-73. (AMA) Tomaino MM, Pfaeffle J, Stabile K, Li ZM. Reconstruction of the interosseous ligament of the forearm reduces load on the radial head in cadavers. J Hand Surg (Br) 2003; 28: 267-270.
23. Tornetta P, Hoch Wald N, Bono C, Grossman M. Anatomy of the posterior interosseus nerve in relation to fixation of the radial head. Clin Orthop 1997; 345: 215-218.
24. Van Glabbeek F, Van Riet R, Verstreken J. Current concepts in the treatment of radial head fractures in the adult. A clinical and biomechanical approach. Acta Orthop Belg 2001; 67: 430-441.
25. Weseley MS, Barenfeld PA, Eisenstein AL. Closed treatment of isolated radial head fractures. J Trauma 1983; 23: 36-39.

Capítulo 11

Fracturas de los huesos de la mano

Á. FERRERES CLARAMUNT, S. SUSO VERGARA

Introducción

En este capítulo de ACTUALIZACIONES EN CIRUGÍA ORTOPÉDICA Y TRAUMATOLOGÍA de la SECOT se tratan, entre otros, aspectos de las fracturas de falanges y metacarpianos que no son generalmente abordados. Así mismo, se hace hincapié en algunos aspectos de los accesos quirúrgicos que pueden afectar al curso postoperatorio de las lesiones que se describen.

Es importante tener en cuenta aspectos estéticos cuando se tratan lesiones de la mano. Ésta es una parte muy importante de la imagen personal y cuanto se haga en ella debe hacerse con ese condicionante.

No se tratan en este capítulo aspectos anatómicos y nociones básicas, que deben ser conocidos por quienes consulten o lean este capítulo. Tampoco es posible ser exhaustivos en el abordaje de los temas, ni en las referencias de éstos. Se trata, tan sólo, de introducir las aportaciones técnicas o conceptuales que supongan una mejora para el tratamiento de estas lesiones.

Evaluación de lesiones

En el entorno general del paciente, las lesiones de la mano no tienen la prioridad de las lesiones de otros órganos o partes del cuerpo vitales. Ello motiva, en el caso de pacientes politraumatizados, que no se realicen, o no se tenga la oportunidad de realizar, los estudios complementarios, fundamentalmente de radiología simple, adecuados para la evaluación de las lesiones. En estos casos, siempre existirá la posibilidad de una exploración clínica cuidadosa, o de una radiología mediante el amplificador de imágenes para descubrir lesiones de la mano. El tratamiento temprano no será en muchos casos el ideal, debido a la presencia de las lesiones acompañantes. En el caso de lesiones de la mano que no puedan ser tratadas de urgencia porque el estado general del paciente no lo permita o por otra circunstancia cualquiera, la inmovilización y un tratamiento pos-

tural y farmacológico del edema permitirán, cuando sea posible, abordar su tratamiento en una mejor situación local.

Cuando se tratan lesiones aisladas de la mano hay que insistir en la calidad de la radiología, no tanto de las características de contraste como en la adecuada proyección radiográfica y posición de la mano o dedos. Una mala proyección radiográfica puede hacer pasar desapercibida una lesión grave, de la que posteriormente sólo se podrán tratar las secuelas (fig. 11-1).

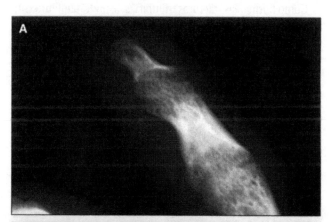

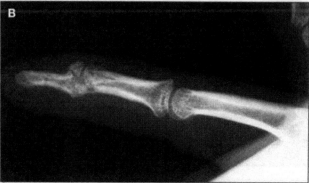

FIGURA 11-1. A) Radiografía oblicua tomada el día de la lesión. B) Radiografía lateral tomada 3 meses más tarde por persistencia de dolor de la lesión.

Pronóstico

Es variable y, según algunos autores, depende de la afectación de partes blandas. Las fracturas de metacarpianos tienen mejor pronóstico que las de las falanges, 76 frente al 67 %, analizando la suma de movilidades (1). Chow y cols., en un estudio que recogió 245 fracturas, la mayoría de falanges, obtuvieron los peores resultados cuando estaba asociada una lesión del flexor (2). Las fracturas de la falange proximal presentan peores resultados que las de la falange media, según Duncan (3).

En la bibliografía existen diferencias significativas en los resultados del tratamiento de estas lesiones. Un factor determinante es la diferente proporción de fracturas abiertas incluidas en los estudios (1, 4).

Principios generales

No solamente se debe tener en cuenta el tipo de fractura, trazo, conminución, localización y afectación de partes blandas para realizar una indicación, sino también las posibles secuelas y complicaciones, así como la actividad laboral y de ocio que realice el lesionado. Estas últimas circunstancias pueden, y deben en ocasiones, cambiar la orientación terapéutica de la fractura.

Como norma, las fracturas tributarias de un tratamiento conservador serán las no desplazadas y cerradas. La inmovilización de la muñeca en 20-30° de extensión y de las articulaciones metacarpofalángicas (MF) en 60° de flexión, para las fracturas de los metacarpianos, durante 3 semanas, es una buena pauta. En el caso de fractura de la falange proximal, la inmovilización debe contener las articulaciones MF e interfalángica proximal (IFP); la MF en 60° de flexión y la IFP en extensión completa, para evitar la rigidez, a cau-

sa de la disposición de los ligamentos colaterales y de la placa volar en esas articulaciones. El tipo de inmovilización podría ser una férula digital apoyada en un yeso tipo Zancolli (5). Si la lesión asienta en la falange media, la inmovilización con una férula digital de aluminio almohadillada de la IFP y de la interfalángica distal (IFD), ambas en extensión, es suficiente. Como opción, la férula digital puede colocarse en la parte dorsal del dedo. De este modo se compromete menos el retorno venoso del dedo y, al quedar libre el pulpejo, se puede utilizar para la pinza.

Cuando se decida un tratamiento quirúrgico, la opción se inclinará hacia una osteosíntesis estable con miniplacas. Desde el inicio de su aplicación, en que las opciones de tamaño pudieran no adaptarse a todas las posibilidades (6), han aparecido en el mercado nuevas variedades que permiten extender la indicación en todos los casos, habiéndose generalizado ya su uso (7, 8).

Fracturas de las bases de los metacarpianos

FRACTURAS DE LA BASE DEL PRIMER METACARPIANO

Las fracturas de la base del primer metacarpiano podrán ser de tres tipos: fractura extraarticular, fractura-luxación de Bennett y fractura conminuta tipo Rolando. Son los tres tipos de fractura posible según la clasificación AO: tipo A o extraarticular, B o Bennett y C o Rolando.

El tipo extraarticular puede ser tratado de forma conservadora con un yeso antebraquial que incluya la primera falange del pulgar. Debe ser antebraquial para actuar sobre el tendón del *abductor pollicis longus* (ABPL, abductor largo del pulgar) cuya contracción

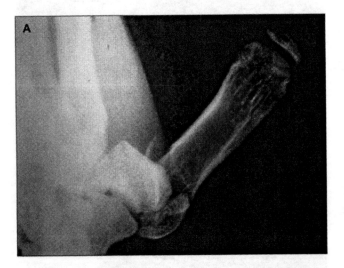
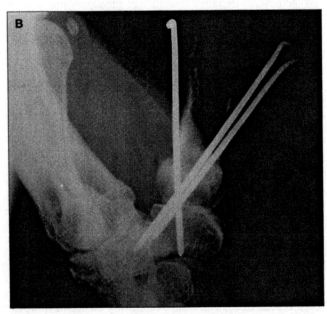

FIGURA 11-2. A) Fractura de la base del primer metacarpiano con desplazamiento y arrancamiento del tubérculo radial del trapecio. B) Osteosíntesis realizada de forma percutánea que incluye el trapecio y el trapezoide.

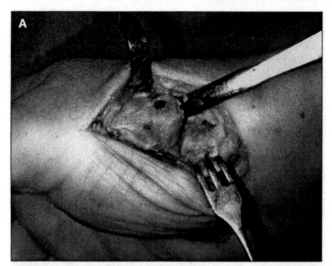
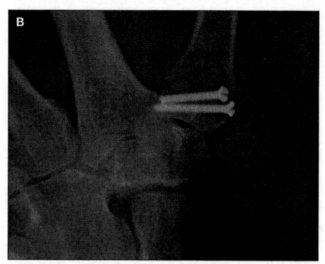

FIGURA 11-3. A) Reducción y osteosíntesis de una fractura-luxación de Bennett. El separador de Senn sujeta el tendón del *abductor pollicis longus* (ABPL, abductor largo del pulgar). B) Control radiográfico.

tiende a desplazar la fractura, y la primera falange para inmovilizar parcialmente la musculatura de la eminencia tenar que tendería a angular la fractura en flexión. Si está desplazada, se puede realizar una reducción cerrada y, de ser estable la reducción, seguir con la indicación de tratamiento conservador. No obstante, en el caso de desplazamiento, será mejor mantener la reducción con una aguja de Kirschner que solidarice los dos fragmentos. Ésta puede colocarse de forma percutánea. Si se quiere dar más estabilidad a la reducción, puede introducirse la aguja en el trapecio según técnica de Wagner (9) o trapezoide, en cuyo caso deberemos colocar la articulación trapeziometacarpiana en antepulsión para evitar la retracción de la primera comisura (fig. 11-2).

La fractura-luxación de Bennett es una lesión que debe ser tratada de forma quirúrgica. El tratamiento conservador, del que Livesley menciona 17 casos revisados una media de 26 años tras el tratamiento inicial, no aporta buenos resultados (10). La tracción de Thorén es considerada en ese estudio un tratamiento conservador. A pesar de que algunos pacientes no refieren sintomatología tras un largo período, sí presentan deformidad y pérdida de fuerza. Radiológicamente hay cambios degenerativos en todos los casos presentados por el autor. La fractura-luxación de Bennett, por tanto, debe reducirse y mantenerse de forma extrínseca, bien sea con agujas de Kirschner colocadas de forma percutánea siguiendo la técnica de Wagner mencionada anteriormente o mediante uno o dos tornillos. La vía de acceso recomendada es la de Gedda (11) (fig. 11-3). La inmovilización puede ser mantenida 2-3 semanas, ya que en el acceso se ha desinsertado la cápsula articular y antes de permitir una movilidad libre debe existir una cicatrización considerable que confiera estabilidad suficiente a la articulación. Si se ha optado por mantener la reducción con agujas de Kirschner, vale la pena cortarlas a una medida que permita que se sitúen por debajo de la piel y que sea fácil su extracción. La intolerancia de las agujas, que deben ser mantenidas *in situ* varias semanas y atraviesan la piel, puede originar granulomas y dejar secuelas estéticas, y si se retiran antes de tiempo pueden comprometer la reducción.

La fractura-luxación de Bennett puede ir asociada a lesiones del trapecio, como mencionan García-Elías y cols. (12). Por lo general, son avulsiones de la tuberosidad radial que pueden afectar a la articulación trapeziometacarpiana o trapecioescafoidea. En ese caso, la reducción del metacarpiano lleva el fragmento del trapecio a su lugar y, dependiendo del tamaño, no precisa osteosíntesis adicional.

La fractura de Rolando o fractura conminuta de la base del primer metacarpiano debe ser tratada también de forma quirúrgica. Aunque Langhoff y cols. (13) no han encontrado relación entre la calidad de la reducción y la presencia de dolor o signos de artrosis ante una fractura articular, se debe, por principio, intentar obtener la reducción más precisa posible. Los métodos de osteosíntesis disponibles en la actualidad permiten mantener la reducción (agujas de Kirschner u otros métodos de osteosíntesis). Cabe mencionar en este apartado la aportación de Proubasta y Lluch de usar un fijador externo y aplicar los principios de la ligamentotaxis a esta articulación (14).

FRACTURAS DE LA BASE DEL QUINTO METACARPIANO

Las fracturas de la base del quinto metacarpiano pueden ser consideradas de la misma manera que las del pulgar. Su articulación con el ganchoso remeda la del primer metacarpiano con el trapecio. No en vano existe un músculo oponente del meñique y la movilidad de esta articulación es de unos 35-40° de flexoextensión en el plano sagital con algunos grados de rotación en el transversal. La inserción del tendón del *extensor carpi ulnaris* (ECU, tendón del cubital posterior) en su apófisis estiloides tiene un efecto idéntico, en cuanto al desplazamiento de las fracturas, al del ABPL en la base del primer metacarpiano. Es decir, que la calidad de la reducción de una fractura articular a ese nivel debe ser tratada con la misma exigencia que una de la base del primer metacarpiano (fig. 11-4).

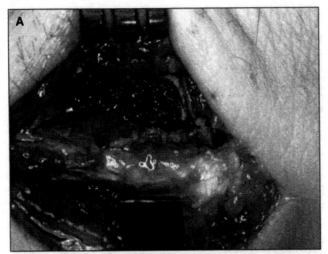

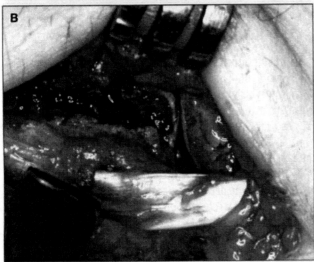

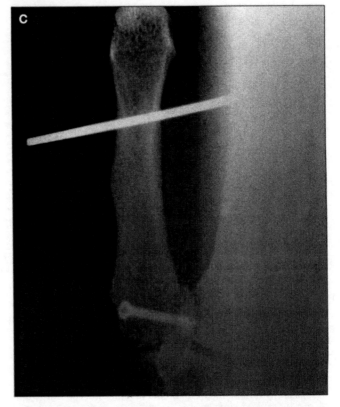

FIGURA 11-4. A) Fractura-luxación de la base del quinto metacarpiano. En el lado derecho de la imagen se aprecia la superficie articular del ganchoso y el fragmento de la base del quinto metacarpiano *in situ*. B) Realizada la osteosíntesis, se observa la congruencia de la articulación. En la parte inferior se observa el tendón del ECU. C) Control radiográfico. Se colocó una aguja de Kirschner en el cuello del quinto metacarpiano para ayudar a neutralizar las fuerzas del ECU que tienden a la luxación. ECU, *extensor carpi ulnaris* (tendón del cubital posterior).

Las fracturas articulares de la base del quinto metacarpiano tienen unos resultados mediocres. La mitad de los casos comunicados por Kjaer y cols. (15) presentan una disminución de la fuerza de garra y una proporción similar, cambios degenerativos.

FRACTURAS DE LA BASE DEL RESTO DE METACARPIANOS

Como fracturas aisladas son poco frecuentes, pero pueden observarse asociadas a luxación de las articulaciones carpometacarpianas como consecuencia de un traumatismo directo por impacto de un manillar, aunque en estos casos casi siempre la fractura pertenece a los huesos de la hilera distal del carpo (16).

Su reducción es fácil, casi siempre se consigue por métodos cerrados, pero no son estables intrínsecamente, sino que es necesaria una síntesis. La más sencilla, y a la vez eficaz, es mediante una o dos agujas de Kirschner que estabilicen el tercer metacarpiano al hueso grande y otra desde la base del cuarto o del quinto metacarpiano hasta el ganchoso. Si existe una luxación del segundo meta-

carpiano respecto al trapezoide, seguramente el primero será solidario del tercer metacarpiano, y la estabilización de éste con el hueso grande será suficiente (fig. 11-5).

Fracturas de las diáfisis de los metacarpianos

Las fracturas de la diáfisis de los metacarpianos pueden ser tratadas de forma ortopédica si no ha habido desplazamiento y, por lo general, deben ser intervenidas cuando lo haya. Si hay desplazamiento, difícilmente se obtendrá una reducción estable y ésta deberá mantenerse de forma extrínseca. Son preferibles los métodos de osteosíntesis basados en las miniplacas de titanio que han conseguido una buena fiabilidad. Tampoco descartamos la posibilidad de un tratamiento con osteosíntesis en fracturas no desplazadas, tanto del primer metacarpiano como cuando existan fracturas múltiples, en pacientes que no puedan prescindir del uso de la mano.

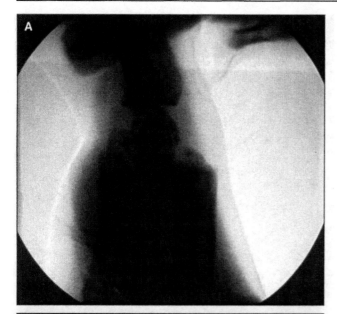

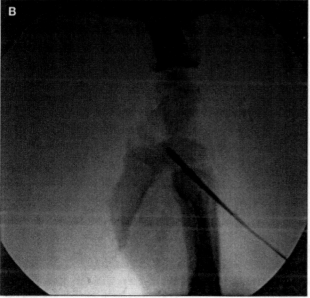

FIGURA 11-5.   A) Imagen tomada del monitor del fluoroscopio de un paciente que presentaba una luxación carpometacarpiana. B) Imagen que muestra la reducción de la luxación y estabilización con una aguja de Kirschner entre el tercer metacarpiano y el hueso grande.

Las fracturas de los metacarpianos primero, segundo y quinto casi siempre serán desplazadas y precisarán de un método de mantenimiento de la reducción. En los metacarpianos tercero y cuarto es donde asientan más comúnmente las fracturas sin desplazamiento. La musculatura interósea ejerce de fijación interna al tomar apoyo en los metacarpianos vecinos íntegros. Un desplazamiento que ha de ser tenido en cuenta es el acortamiento, que ocasiona una deformidad significativa. Si se opta por un tratamiento conservador, debe ser advertido al paciente y especificado en el consentimiento informado de forma expresa, para que el defecto estético sea aceptado (fig. 11-6).

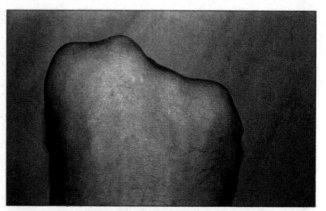

FIGURA 11-6.   Aspecto tras la consolidación de un fractura del cuarto metacarpiano desplazada con acortamiento y tratada de forma conservadora.

El desplazamiento que debe ser corregido con mayor precisión es el del plano transversal, es decir, la rotación. Para asegurarse de que es corregido, basta con observar los dedos con las MF en flexión de 90°. En ese caso el paralelismo entre los dedos trifalángicos permite asegurar que no existe ningún defecto de rotación.

La osteosíntesis con agujas de Kirschner entradas por ambos lados de la cabeza del metacarpiano puede, en el pulgar, ser un buen método de osteosíntesis percutánea. No se recomienda en los metacarpianos de los otros dedos porque el punto de entrada coincide con la inserción de los ligamentos colaterales, con lo que puede provocar molestias a la movilidad de las MF y la consecuente rigidez.

Como métodos de osteosíntesis ya se ha descrito la preferencia por los métodos estables que permitan la movilidad precoz. Ésta, al tercer o cuarto día, hará que desaparezca el edema al utilizar la mano y evitará la rigidez (fig. 11-7).

La aplicación de una placa a la cara dorsal del metacarpiano ejercerá mayor efectividad y resistencia al desplazamiento, en caso de fracturas transversales o conminutas (17, 18). Si el trazo es espiral, los tornillos de compresión permiten una mayor estabilidad (19).

Los tendones extensores, en el metacarpiano, se hallan en íntima relación con las diáfisis. Es conveniente, tras la colocación de una placa, establecer un plano de partes blandas que separe la osteosíntesis del tendón, para que éste deslice sin dificultad (fig. 11-8).

Fracturas de la cabeza y cuello de metacarpianos

FRACTURAS DEL CUELLO DEL QUINTO METACARPIANO

La fractura del cuello del quinto metacarpiano, tan frecuente en los servicios de urgencias, merece una consideración especial aparentemente contradictoria. Cuanta menor fuerza de garra re-

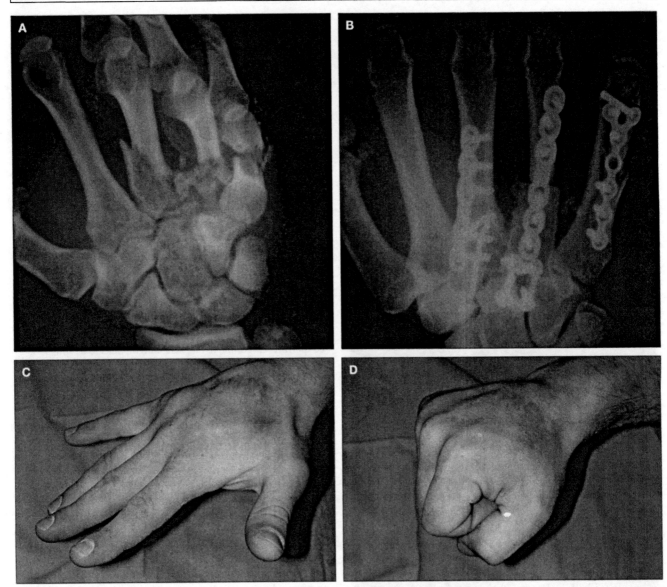

FIGURA 11-7.   A) Fractura de los metacarpianos tercero, cuarto y quinto. Se observa una conminución y pérdida de sustancia en la base del cuarto. B) Se optó por la osteosíntesis en el tercero y quinto. En el cuarto se realizó una artrodesis de la parte distal con el ganchoso con aporte de hueso tricortical de cresta ilíaca. C) Extensión de los dedos. D) Flexión de los dedos.

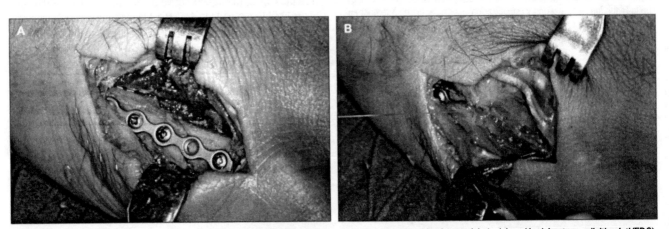

FIGURA 11-8.   A) Osteosíntesis de una fractura del quinto metacarpiano. B) Cierre de un plano de partes blandas por debajo del tendón del *extensor digiti quinti* (EDQ).

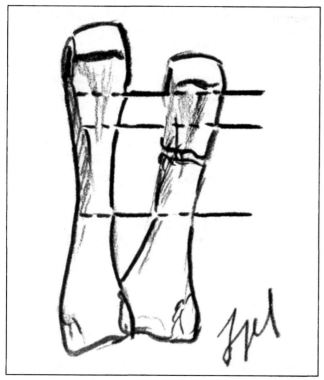

FIGURA 11-9. Esquema de la estabilización percutánea de una fractura del cuello del quinto metacarpiano. La aguja proximal solidariza el fragmento proximal al cuarto metacarpiano. Distalmente, son necesarias dos agujas para evitar rotaciones en el plano sagital.

quiera el paciente para sus actividades laborales o de ocio, mayor desplazamiento en el plano sagital (flexión) se puede aceptar. Si requiere fuerza para agarrar el mango de una herramienta o una raqueta de tenis en el caso de que ésta sea su afición, la reducción debe ser más anatómica. Los dedos cuarto y quinto son los que sujetan con mayor fuerza las herramientas y útiles deportivos, por tanto, una deformidad en flexión obligaría a ejercer la presa de garra con una articulación ganchoso-metacarpiano en hiperextensión para equilibrar la flexión del callo óseo, caso de consolidación en flexión.

El enclavamiento intramedular desde la apófisis estiloides, en la base del metacarpiano, es un buen método prácticamente percutáneo. A través de una incisión cutánea transversal se labra un orificio con un punzón en la cortical cubital de la base. Se introducen dos agujas de Kirschner levemente anguladas a 1 cm del extremo que se inserta para que no se claven en la cortical radial de la diáfisis y deslicen en sentido distal. Bajo control escópico, se hacen progresar distalmente hasta que se introducen en la cabeza del metacarpiano. Puede permitirse la movilidad prácticamente inmediata.

Otra forma de tratar de forma percutánea una fractura del cuello del quinto metacarpiano es con tres agujas de Kirschner, introducidas perpendicularmente a la diáfisis, desde la cara interna de la mano: una que solidarice el fragmento proximal al cuarto metacarpiano y otras dos que estabilicen el fragmento distal también al cuarto metacarpiano (fig. 11-9).

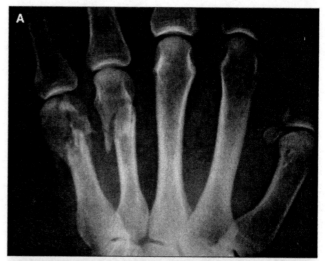

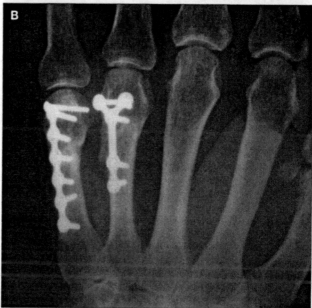

FIGURA 11-10. A) Fractura conminuta del cuello del cuarto metacarpiano y del cuello y cabeza del quinto. B) Osteosíntesis. Un tornillo de la parte distal de la placa del quinto metacarpiano es, a su vez, interfragmentario en la cabeza.

FRACTURAS DE LA CABEZA DE LOS METACARPIANOS

Como cualquier fractura articular, deben ser reducidas de forma anatómica y estabilizadas. Poco frecuentes a nivel de los metacarpianos, lo son más a nivel de falanges (20). Los tornillos de titanio, de los que existen en el mercado desde 1 mm de diámetro, permitirán una estabilización que facilite la movilidad y evite la formación de adherencias. El acceso será a través de una incisión en «V», de vértice distal, transversal u oblicua sobre la cabeza del metacarpiano. A continuación se realizará una tenotomía longitudinal central del tendón extensor y una capsulotomía dorsal. La cabeza del tornillo, si el punto de entrada es articular, será enterrada bajo el cartílago de la cabeza del meta-

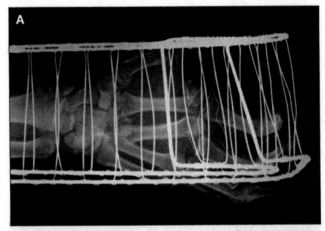

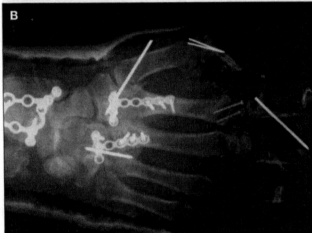

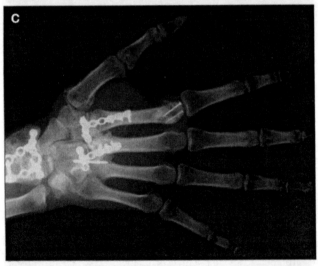

FIGURA 11-11. A) Paciente politraumatizado. En la mano derecha presentaba, además de la fractura del radio, fracturas de la base del primer metacarpiano y de la base de la falange proximal del pulgar. En el segundo metacarpiano, una fractura conminuta de la base y de la cabeza. El tercer metacarpiano presentaba una fractura-luxación conminuta de la base y una luxación de la MF, así como una luxación de la IFD. B) Se optó por la estabilización percutánea de las lesiones del pulgar y de la luxación de la IFD del tercer dedo. Se realizó una osteosíntesis estable de las lesiones de la base y cabeza del segundo metacarpiano y una artrodesis del tercero con el hueso grande. C) Aspecto tras la retirada de las agujas de Kirschner.

carpiano para evitar lesionar la base de la falange proximal. La tenotomía del extensor realizada en su parte central permite una reparación sólida y la movilidad precoz.

Las fracturas múltiples y combinadas frecuentemente asociadas a lesiones de otras estructuras deben ser estabilizadas para permitir la movilidad precoz y evitar la rigidez (figs. 11-10 y 11-11).

Fracturas de las bases de las falanges

FRACTURAS DE LAS BASES DE LAS FALANGES PROXIMALES

Pueden corresponder a fracturas por arrancamiento de los ligamentos colaterales de las articulaciones MF. Con el fragmento no desplazado, el tratamiento conservador será suficiente. La inmovilización puede ser prescindible, excepto los primeros días, si el dolor fuera importante. Una simple sindactilia con el dedo vecino puede aliviar el dolor.

Si son desplazadas, generalmente el fragmento está volteado. En ese caso debe ser reinsertado, bien con un anclaje óseo o con un tornillo, dependiendo del tamaño del fragmento.

Cuando afectan a la falange proximal del pulgar, la inmovilización, en caso de las no desplazadas, debe ser mayor por las fuerzas que actúan a ese nivel. El desplazamiento aceptado como límite del tratamiento conservador en el caso del pulgar será menor que en el caso de dedos trifalángicos.

En las fracturas conminutas, el tratamiento quirúrgico mediante reducción abierta y fijación interna con miniplacas es el más adecuado.

FRACTURAS EXTRAARTICULARES DE LAS BASES DE LAS FALANGES PROXIMALES

Si no están desplazadas, el tratamiento consiste en una inmovilización de la articulación MF durante 2 o 3 semanas y, posteriormente, realizar una sindactilia. Son fracturas epifisarias y la consolidación es rápida.

El medio de inmovilización será una férula digital, de aluminio y almohadillada, apoyada en un yeso de Zancolli.

Si están desplazadas y se trata de una fractura de dos fragmentos, puede realizarse un intento de reducción, pero si éste fracasa o la reducción no es estable, se recomienda el tratamiento quirúrgico con reducción abierta y osteosíntesis mediante una miniplaca de titanio. Se aconseja una incisión en zigzag u oblicua sobre la base de la falange y, a continuación, una tenotomía central longitudinal del tendón extensor. Debe intentarse hacer otro plano, el perióstico y de paratendón profundo al tendón, para establecer un plano de deslizamiento entre tendón y hueso al cerrar. En el postoperatorio los métodos de masoterapia permiten despegar la piel del tendón extensor, pero no es posible despegar el tendón del hueso si se producen adherencias ahí (fig. 11-12).

FRACTURAS DE LAS BASES DE LAS FALANGES MEDIAS

Las lesiones de la base de la falange media van desde el arrancamiento de la placa volar hasta la fractura conminuta de la base, una de las más difíciles de tratar en el esqueleto de la mano.

Si el fragmento de la placa volar es suficientemente grande, la colocación de un tornillo lo estabilizará y no será prácticamente necesaria la inmovilización. Si existe una subluxación dorsal de la falange media, también debe realizarse alguna acción quirúrgica.

Para el arrancamiento *in situ* de la placa volar, una férula digital, tanto mejor si solamente inmoviliza la IFP, es suficiente durante un período de 7-10 días. Como siempre, resulta muy importante prevenir el problema del edema. Existen multitud de estructuras superpuestas que se deslizan entre sí (cápsula, ligamentos, aparato extensor, piel) y el edema puede dificultar su funcionamiento.

Para las fracturas complejas se dispone de dos opciones: un método indirecto y un método de reducción abierta y fijación interna. El método indirecto es el descrito por Suzuki y que permite la movilidad activa de la articulación (21, 22).

En el método de reducción abierta, Beckenbaugh y Linscheid (23) aportaron como novedad el acceso volar para el implante de prótesis (fig. 11-13).

Permite una reducción exacta y la fijación con tornillos de pequeño diámetro. A través de una incisión cutánea en zigzag, se aborda la vaina de los flexores a nivel de la polea A3 y C1 y C2. Una vez apartados los tendones, se desinserta la placa volar de la base de la falange media y se seccionan los ligamentos colaterales de la IFP. Se hiperextiende entonces la articulación y queda expuesta la base de la falange media que, a partir de este momento, puede reducirse fácilmente. El cierre se realiza simplemente flexionando la articulación, y puede darse un punto reabsorbible muy fino a la placa volar; se cierra la vaina flexora y la piel. La inmovilización puede mantenerse unos días de forma permanente, pero debe favorecerse la movilidad activa para evitar la rigidez y pasar a una inmovilización discontinua.

FRACTURAS DE LAS BASES DE LA FALANGE DISTAL

Con diferencia, la más frecuente es la fractura de Bush o arrancamiento del tendón extensor.

Si el fragmento no está desplazado o solamente es una avulsión tendinosa del extensor, el método ideal es la inmovilización de la IFD con una férula de Stack (24). Si está desplazado, un método ingenioso es el bloqueo de la extensión mediante agujas de Kirs-

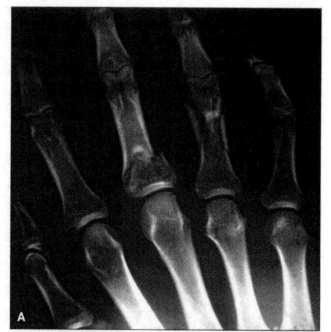
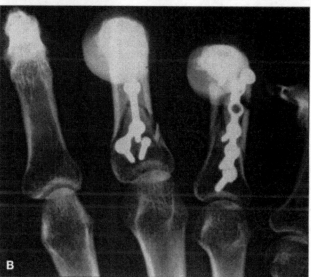

FIGURA 11-12. A) Fracturas conminutas de la base de la falange proximal del tercer dedo y diafisaria de la del cuarto. B) Osteosíntesis. En la base de la falange del tercer dedo hay un tornillo interfragmentario.

chner, originalmente descrito por Ishiguro en 1988 y del que Darder-Prats y cols. (25) publicaron más recientemente resultados que ponen de relieve la eficacia de la técnica (fig. 11-14).

En primer lugar, tras flexionar la falange distal, se debe bloquear el fragmento arrancado con una aguja de Kirschner dirigida a la cabeza de la falange proximal e introducida proximalmente al fragmento arrancado. A continuación, se extiende la falange distal y en la mayoría de casos se reducirá la fractura. En caso de que persista una subluxación volar de la falange distal, se reduce manualmente y se fija la IFD con otra aguja de Kirschner, que puede ser longitudinal u oblicua.

FIGURA 11-13.   A) Fractura de las bases de las falanges medias del tercer y cuarto dedos. Se aprecia una conminución y hundimiento de fragmentos. B) Proyección lateral del cuarto dedo. C) Proyección lateral del tercer dedo. D) Proyección lateral tras la osteosíntesis. E) Proyección anteroposterior tras la osteosíntesis. F) Acceso volar en que se observa la conminución y el fragmento hundido. En la parte superior se aprecian los tendones flexores. Se ha abierto la vaina flexora desde las poleas A2 hasta A4. Los ligamentos colaterales han sido seccionados. G) Tras la reducción se aprecia una mejor congruencia articular.

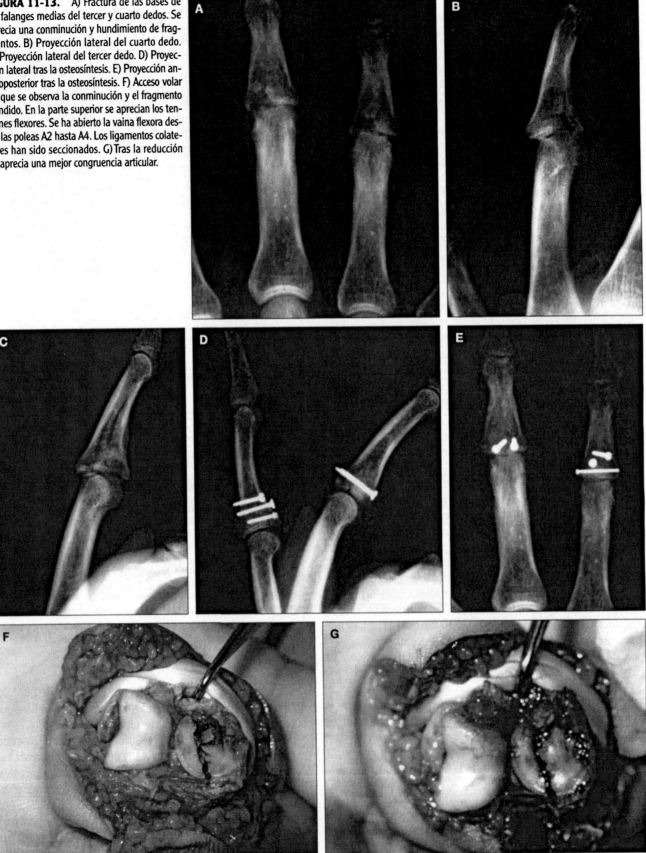

Fracturas diafisarias de las falanges

Como norma general, el tratamiento conservador queda reservado solamente a los casos de fracturas no desplazadas; las desplazadas son inestables y requieren fijación. Desde el punto de vista de los autores de este capítulo, el tratamiento más difícil es el de dos agujas cruzadas, un método que se describe en numerosos textos (26), pero prácticamente imposible de realizar. El canal de una falange media, por ejemplo, no tiene el espacio suficiente para que quepan dos agujas. Si se observa la proporción de tamaños entre falange y agujas de Kirschner, que representan los dibujos, las agujas serían tan finas que no estabilizarían. Por ello, los autores prefieren la osteosíntesis con miniplacas de titanio con los cuidados ya mencionados de acceso y cierre en el apartado de fracturas de las bases de las falanges.

Si se optara por la osteosíntesis mediante agujas de Kirschner, se debe tener en cuenta que según Viegas y cols. (27) la mayor estabilidad se consigue, en el caso de las fracturas transversales, con cuatro agujas oblicuas entradas desde ambos lados de los cóndilos, y en el caso de fracturas oblicuas, con tres agujas introducidas perpendicularmente al trazo de fractura.

Otra consideración técnica es que en muchos catálogos se muestran placas colocadas de forma lateral. La colocación dorsal, aparte de tener un acceso mejor, permite controlar mucho mejor la alineación de la fractura y oponerse mucho mejor a las fuerzas que actúan sobre la fractura al mover el dedo (28).

Para las fracturas oblicuas pueden colocarse agujas de Kirschner o tornillos a compresión. La estabilidad ofrecida por ambos métodos permite una movilidad activa precoz (fig. 11-15).

Fracturas condíleas de las falanges

Serán casi siempre fracturas desplazadas; se impone la reducción abierta y fijación interna mediante tornillos para una mejor compresión entre los fragmentos. En ocasiones se ha perdido reducción tras una fijación con agujas de Kirschner. Además, se plantean diversas opciones si en una reducción abierta se colocan agujas de Kirschner. ¿Se dejan enterradas para no retirarlas? Si se dejan algo sobresalientes para retirarlas con facilidad, dificultan la movilidad. Es mejor colocar un tornillo o dos.

Los autores no tienen experiencia con las placas minicondíleas (29), pero parece que se posee mejor control sobre la reducción de una fractura que afecte a los cóndilos desde un acceso dorsal. Se recomienda el acceso a través de una lengüeta del tendón central de base distal que permite la movilización activa inmediata tras la reparación. Descrito inicialmente para el acceso quirúrgico de colocación de prótesis IFP, parece muy útil en casos traumáticos (30) (fig. 11-16).

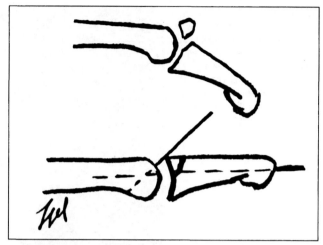

FIGURA 11-14.   Esquema de la colocación de las agujas de Kirschner en la técnica descrita por Ishiguro.

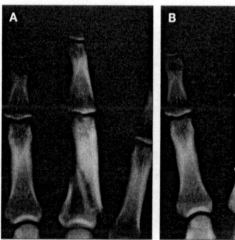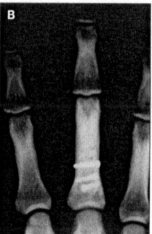

FIGURA 11-15.   A) Fractura oblicua de la falange proximal del cuarto dedo. B) Osteosíntesis mediante tres tornillos de minifragmentos.

Fractura de los sesamoideos

Aunque es poco frecuente, no es menos cierto que es poco diagnosticada. Precisa de una proyección oblicua para cada uno de los sesamoideos del pulgar. El tratamiento es conservador y solamente se considera la cirugía en caso de complicaciones (31). Éste sería el caso de dolor en la cara volar de la MF del pulgar tras la consolidación, pero en los 4 casos tratados por los autores nunca ha sido necesario.

Fracturas múltiples

En estos casos se debe realizar la combinación de diferentes métodos. Dependiendo de la complejidad o cantidad de lesiones

FIGURA 11-16. A) Acceso para la osteosíntesis de una fractura del cóndilo de la falange proximal. Se observa la banda central del tendón extensor que se mantiene insertada en la falange media. Las bandas laterales se hallan desplazadas a ambos lados de los cóndilos. B) Control radiográfico postoperatorio.

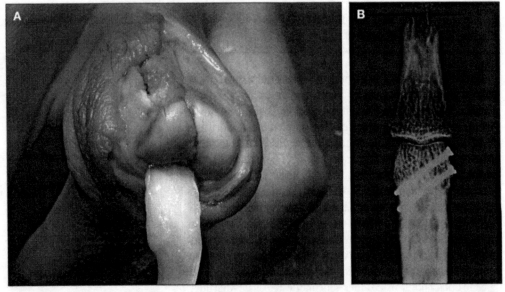

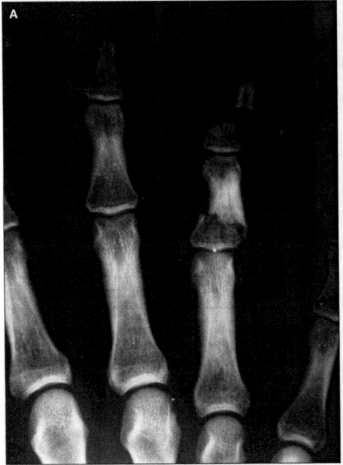

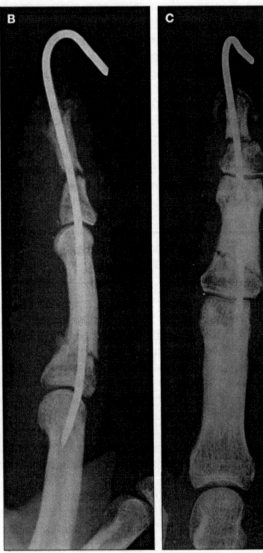

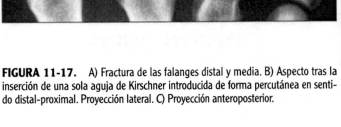

FIGURA 11-17. A) Fractura de las falanges distal y media. B) Aspecto tras la inserción de una sola aguja de Kirschner introducida de forma percutánea en sentido distal-proximal. Proyección lateral. C) Proyección anteroposterior.

que tratar en una mano se opta por osteosíntesis más rígidas y definitivas o por técnicas percutáneas en función del tiempo quirúrgico y del tipo de fractura. Como norma general de sentido común, las fracturas articulares deberán ser tratadas, en estos casos, con reducción abierta y fijación interna rígida. Las fracturas extraarticulares se intentarán reducir mediante maniobras externas y fijaciones percutáneas con agujas de Kirschner, que deberán dejarse bajo la piel, aunque permitiendo que se palpen para facilitar su extracción. En ocasiones, como en la figura 11-17, una sola aguja de Kirschner puede solucionar una compleja lesión. En otras ocasiones, se deben combinar diversos métodos, como en la figura 11-11.

BIBLIOGRAFÍA

1. Page SM, Stern PJ. Complications and range of motion following plate fixation of metacarpal and phalangeal fractures. J Hand Surg (Am) 1998; 23: 827-832.
2. Chow SP, Pun WK, So YC, Luk KDK, Chiu KY, Ng KH y cols. A prospective study of 245 open digital fractures of the hand. J Hand Surg (Br) 1991; 16: 137-140.
3. Duncan RW, Freeland AE, Jabaley ME, Meydrech EF. Open hand fractures: An analysis of the recovery of active motion and complications. J Hand Surg (Am) 1993; 18: 387-394.
4. Bartelman U, Kotas J, Landsleitner B. Causes for reoperations after osteosynthesis of finger and mid-hand fractures. Handchir Mikrochir Plast Chir 1997; 29: 204-208.
5. Gallart FJ, Riba J. El yeso de Zancolli aplicado a la traumatología. Rev Quir Esp 1986; 13: 25-29.
6. Pereira BP, Hui-King L, Murai M, Pho RW. Comparison of the size of plates for fracture fixation with the size of phalanges and metacarpals in cadavers of Asian origin. J Hand Surg (Am) 1998; 23: 142-149.
7. Berman KS, Rothkopf DM, Shufflebarger JV, Silverman R. Internal fixation of phalangeal fractures using titanium miniplates. Ann Plast Surg 1999; 42: 408-410.
8. O'Sullivan ST, Limantzakis G, Kay SP. The role of low-profile titanium miniplates in emergency and elective hand surgery. J Hand Surg (Br) 1999; 24: 347-349.
9. Wagner CJ. Transarticular fixation of fracture-dislocations of the first metacarpal-carpal joint. West J Surg Obstet Gynecol 1951; 59: 362-365. (Citado en Fractures of metacarpals and phalanges. En: Stern PJ, Green DP, eds. Operative Hand Surg. New York: Churchill Livingstone, 1993.)
10. Livesley PJ. The conservative management of Bennett's fracture-dislocation: a 26 year follow-up. J Hand Surg (Br) 1990; 15: 291-294.
11. Gedda KO, Moberg E. Open reduction and osteosynthesis of the so called Bennett's fracture dislocation in the carpometacarpal joint of the thumb. Acta Orthop Scand 1953; 22: 249-256.
12. García-Elías M, Henríquez A, Rossignani P, Fernández de Retana P, Orovio J. Bennett's fracture combined with fracture of the trapezium. J Hand Surg (Br) 1993; 18: 523-526.
13. Langhoff O, Andersen K, Kjaer-Petersen K. Rolando's fracture. J Hand Surg (Br) 1991; 16: 454-459.
14. Proubasta I, Lluch A. Utilización del minifijador externo de Shearer en las fracturas conminutas de la base del primer metacarpiano. (Fractura de Rolando). A propósito de un caso. Avances Traum 1989; 19: 137-139.
15. Kjaer-Peternse K, Jurik AG, Petersen LK. Intra-articular fractures at the base of the fifth metacarpal. A clinical and radiographical study of 64 cases. J Hand Surg (Br) 1992; 17: 144-147.
16. García-Elías M, Bishop AT, Dobyns JH, Cooney WP, Linscheid RL. Transcarpal carpometacarpal dislocations excluding the thumb. J Hand Surg (Am) 1990; 15: 531-540.
17. Firoozbakhsh KK, Moneim MS, Howey T, Castaneda E, Pirela-Cruz MA. Comparative fatigue strengths and stabilities of metacarpal internal fixation techniques. J Hand Surg (Am) 1993; 18: 1059-1068.
18. Prevel CD, Eppley BL, Jackson R, Moore K, McCarty M, Wood R. Mini and micro plating of phalangeal and metacarpal fractures: a biomechanical study. J Hand Surg (Am) 1995; 20: 44-49.
19. Matloub HS, Jensen PL, Sanger JR, Grunert BK, Yousif NJ. Spiral fracture fixation techniques. A biomechanichal study. J Hand Surg (Br) 1993; 18: 515-519.
20. Shibata T, O'Flanagan SJ, IP FK, Chow SP. Articular fractures of the digits: A prospective study. J Hand Surg (Br) 1993; 18: 225-229.
21. Suzuki Y, Matsunaga T, Sato S, Yokoi T. The pins and rubbers traction system for treatment of conminuted fractures and fracture-dislocation in the hand. J Hand Surg (Br) 1994, 19: 98-107.
22. Ferreres A, Serra A, Riba J, Suso S. Tratamiento de la fractura luxación de la interfalángica proximal con la fijación-distracción de Suzuki. Revista de Fijación Externa 1997; 3: 70-72.
23. Beckenbaugh RD, Linscheid RL. Arthroplasty in the hand and wrist. En: Green DP, ed. Operative Hand Surgery. New York: Churchill Livingstone, 1993; 143-187.
24. Katzman BM, Klein DM, Mesa J, Geller J, Caliguri DA. Immobilization of the mallet finger. Effects on extensor tendon. J Hand Surg (Br) 1999; 24: 80-84.
25. Darder-Prats A, Fernández-García E, Fernández-Gabarda R, Darder-García A. Treatment of mallet finger fractures by the extension-block K-wire technique. J Hand Surg (Br) 1998; 23: 802-806.
26. Stern PJ. Fractures of the metacarpals and phalanges. En: Green DP, ed. Operative Hand Surgery. New York: Churchill Livingstone, 1993; 695-758.
27. Viegas SF, Ferren EL, Self J, Tencer AF. Comparative mechanical properties of various Kirschner wire configurations in transverse and oblique phalangeal fractures. J Hand Surg (Am) 1988; 13: 246-253.
28. Nunley JA, Kloen P. Biomechanical and functional testing of plate fixation devices for proximal phalangeal fractures. J Hand Surg (Am) 1991; 16: 991-998.
29. Ouellette EA, Freeland AE. Use of minicondylar plate in the metacarpal and phalangeal fractures. Clin Orthop 1996; 327: 38-46.
30. Lischeid RL, Murray PM, Vidal MA, Beckenbaugh RD. Development of a surface replacement arthroplasty for proximal interphalangeal joint. J Hand Surg (Am) 1997; 22: 286-298.
31. Patel MR, Pearlman HS, Bassini L, Ravich S. Fractures of the sesamoid bones of the thumb. J Hand Surg (Am) 1990; 15: 776-781.

Parte III
MIEMBRO INFERIOR

Capítulo 12

Fracturas subtrocantéreas

J. M. RAPARIZ GONZÁLEZ, H. AGUADO HERNÁNDEZ, S. MARTÍN MARTÍN, P. ANTICH ADROVER

Introducción

Las fracturas que afectan al área subtrocantérea del fémur conllevan inherentemente una elevada complejidad en su tratamiento, debida sobre todo a las peculiaridades anatómicas y biomecánicas de la zona. Sin embargo, el avance tanto en el diseño como en las características biomecánicas de los implantes en los últimos años ha permitido que el abordaje quirúrgico de este peculiar grupo de fracturas sea posible y tenga éxito.

El éxito en el tratamiento quirúrgico de estas fracturas es un hecho reciente. Hace sólo 100 años, la mayoría de las fracturas subtrocantéreas eran tratadas mediante tracción y yeso. Los limitados dispositivos de síntesis de los que se disponía a principios del siglo xx resultaban en una tasa muy elevada de complicaciones (1). Un gran avance se produjo a mediados de siglo, cuando Zickel, inspirado en los trabajos de enclavado intramedular de Küntscher, diseñó su clavo intramedular con síntesis cervicocefálica (2). Las continuas mejoras en los materiales de síntesis y el desarrollo del tornillo deslizante (3) aportaron el impulso definitivo en el tratamiento quirúrgico de este complejo grupo de fracturas. En la década de 1980, la escuela de Estrasburgo desarrolló el clavo Gamma, indicado inicialmente en las fracturas subtrocantéreas, pero que pronto amplió su indicación a las intertrocantéreas (4).

Características anatómicas

El área subtrocantérea viene delimitada proximalmente por el borde inferior del trocánter menor y distalmente por el istmo del fémur (5). Dado que este límite distal no es un punto bien definido, se acepta que se halla a 5 cm del borde inferior del trocánter menor (6, 7). Las fracturas que se tratan son aquellas cuyo trazo principal se encuentra en esta zona, aunque pueden tener extensión al macizo trocantéreo, extensión diafisaria, o ambas (8).

En la región subtrocantérea, el fémur está cubierto circunferencialmente por potentes grupos musculares. El desplazamiento de los distintos fragmentos viene determinado por la acción de los músculos que se insertan en ellos. El fragmento proximal se coloca en flexión, abducción y rotación externa. La flexión se debe, fundamentalmente, al iliopsoas; la abducción del fragmento proximal, a los glúteos mediano y menor, y la rotación externa, al iliopsoas y rotadores externos (piriforme, gemelos, obturador interno y externo y cuadrado femoral). Los aductores e isquiotibiales acortan y aducen el fragmento distal, dificultando la reducción y haciendo evidente el varo relativo de la cadera (9). Por último, el tracto iliotibial también es un importante neutralizador de las fuerzas variantes del extremo proximal del fémur (10). Su ausencia (p. ej., artroplastias de rodilla) multiplica por nueve las fuerzas de tensión en la cortical lateral y duplica las fuerzas de compresión de la cortical medial (11).

La cortical subtrocantérea posteromedial es la que soporta la mayor carga en el cuerpo humano (5, 12). Las fuerzas que cruzan la articulación de la cadera durante la marcha son, aproximadamente, 5-7 veces el peso corporal, pero también se pueden obtener presiones elevadas en la articulación en descarga (p. ej., elevar la pierna con la rodilla estirada (13). Estas fuerzas llegan a ser iguales al peso corporal en cada centímetro cuadrado de la superficie articular de carga, y son aún mayores en la cortical medial (14). A su vez, la compresión en la cortical medial genera fuerzas de tensión en la cortical lateral. Esto justifica que cuando no existe conminución en la cortical posteromedial, el restablecimiento de un buen contacto cortical posteromedial permite que una síntesis con una placa lateral neutralice las fuerzas de tensión. Sin embargo, si existe conminución posterolateral o no se puede lograr un buen contacto cortical en dicha zona, se generan fuerzas muy importantes, tanto de compresión medial como de tensión lateral, que aconsejan la utilización de implantes intramedulares. Este hecho biomecánico explica el recuerdo de la mayoría de los traumatólogos de la fatiga y rotura de una gruesa placa, incapaz de mantener una fractura subtrocantérea.

Incidencia y mecanismo de producción

Debido a la ambigüedad de los límites de este grupo de fracturas, la frecuencia de éstas varía mucho según las distintas series, entre el 10 y el 34 % (15). En lo que sí coinciden los autores es en la distribución bimodal de estas lesiones, debido al mecanismo lesional (alta energía para pacientes jóvenes; baja energía para pacientes ancianos). En los pacientes jóvenes se producen por accidentes de tráfico, precipitación o heridas por arma de fuego. El trazo de fractura causado por la transmisión de esta elevada energía presenta una importante conminución. En pacientes ancianos, la fractura se produce por transmisión de baja energía, resultando en fracturas subtrocantéreas de trazo espiroideo largo y menor conminución (5). El 75 % de las fracturas subtrocantéreas se producen en ancianos, y el 25 % restante, en jóvenes (16).

Un tercer mecanismo lesional lo constituyen las fracturas patológicas (8), cuya incidencia varía entre el 17 (8) y el 38 % (17) del total de fracturas patológicas.

Otro mecanismo, aunque excepcional, de fractura subtrocantérea es el secundario a la utilización de tornillos canulados en cuello femoral. Estos tornillos pueden debilitar la cortical lateral, especialmente cuando se colocan muy distales en ésta (18).

Clasificación

Se han propuesto numerosos sistemas de clasificación de estas fracturas. La mayoría de ellos siguen criterios puramente topográficos, con poca significación en el tratamiento de estas lesiones; otros no son útiles en la práctica diaria debido a su complejidad.

Fielding y Magliato (19) clasificaron estas fracturas según la localización del trazo principal respecto al trocánter menor. No consideran el grado de conminución de la fractura. Zickel (20) realiza una clasificación morfológica de estas fracturas en 6 grupos y publica los resultados de la aplicación de su implante en 44 fracturas subtrocantéreas. Seinsheimer (21) define otro sistema de clasificación siguiendo criterios morfológicos: serían fracturas tipo I las no desplazadas; tipo II las de dos fragmentos, no conminutas; tipo III las fracturas de tres fragmentos (IIIA con tercer fragmento medial, IIIB con tercer fragmento lateral); tipo IV las de cuatro o más fragmentos; y tipo V las que tienen afectación del trocánter mayor. En su serie, de las nueve fatigas de implante, ocho se produjeron en fracturas subtrocantéreas espiroideas de tres fragmentos, con conminución de la cortical medial (IIIA y IV). La clasificación de Seinsheimer muestra una gran variabilidad tanto intraobservador como interobservador (22), pero su trabajo tiene interés porque resalta el concepto de la inestabilidad de la fractura en relación con la conminución medial. Waddell (23) define un nuevo sistema de clasificación según la configuración de la fractura. En su serie llama la atención que 22 de los 130 pacientes estudiados son tratados mediante tracción. En la clasificación AO/ASIF (Association for the Study of Internal Fixation), las fracturas subtrocantéreas están incluidas en las diafisarias. Además, no consideran específicamente la extensión trocantérea (24). Russell y Taylor (15) dividen las fracturas subtrocantéreas en dos grupos, con sus respectivos subgrupos: I: el trazo de fractura no afecta a la fosa piriforme; será IA si no se afecta el trocánter menor, y IB si se afecta. II: el trazo de fractura afecta a la fosa piriforme; será IA si la conminución no afecta al trocánter menor y IB si lo afecta. Si la fractura tiene extensión a la fosa piriforme (radiografía lateral), la síntesis con sistemas intramedulares entrará a través del propio foco de fractura, desplazando los fragmentos. La clasificación de Russell y Taylor (15) tiene la ventaja de ser simple, fácilmente memorizable, y tiene implicaciones directas en la elección del método de síntesis. Si existe conminución en la zona del trocánter menor, no está indicado el bloqueo con clavos de primera generación (bloqueo intertrocantéreo), sino de segunda generación (bloqueo cervicocefálico). Por otra parte, la afectación de la fosa piriforme hace previsible un enclavado difícil.

Diagnóstico por imagen

La radiografía anteroposterior (AP) de pelvis es necesaria no sólo para valorar el patrón de fractura, sino para valorar la cadera contralateral, dado que el ángulo cervicodiafisario disminuye con la edad. Además, permite aproximar el grado de osteopenia del paciente. Para valorar la extensión piriforme de la fractura no es suficiente con la proyección AP, es necesaria la visión lateral. Por último, es conveniente una proyección AP y lateral del fémur completo para comprobar también la extensión distal de la fractura y descartar lesiones asociadas.

La tracción del miembro fracturado es útil para obtener una visión más exacta de la configuración del trazo. También ayuda la colocación de una almohadilla glútea, para compensar la tendencia del fragmento proximal a la rotación externa (5). Cuando existe gran conminución de la fractura, puede ser difícil restaurar la longitud inicial del miembro si no se dispone de una telemetría del fémur contralateral.

Tratamiento

La inmovilización tan prolongada que requiere el tratamiento conservador de este tipo de fracturas eleva la morbimortalidad de tal forma que no es una indicación en la actualidad (5, 23). Mucho más controvertido es plantear una indicación respecto al tipo de implante más adecuado para la síntesis de las fracturas subtrocantéreas. Los tipos de implantes más utilizados en la actualidad pueden dividirse según el siguiente esquema:

1. Extramedulares:

a) Tornillo-placa de cadera. El tornillo cefálico es deslizante, y el ángulo variable (p. ej., tornillo-placa deslizante).

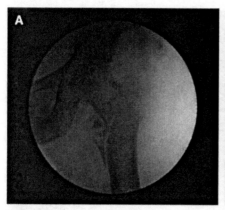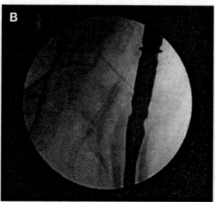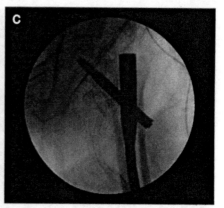

FIGURA 12-1. A) Fractura intertrocantérea inestable. Escopia intraoperatoria tras reducción. B) La introducción del clavo provoca una pérdida de la reducción. C) Para conseguir la reducción definitiva es necesaria la compresión interfragmentaria.

b) Dispositivos de ángulo fijo. Diseñadas para fémur distal, la placa femoral incluye un tornillo o una lámina a 95° (p. ej., tornillo-placa deslizante y lámina-placa).

c) Fijadores externos.

2. Intramedulares:

a) Anterógrados:

– Clavos intramedulares de primera generación. El bloqueo proximal se realiza mediante un tornillo intertrocantéreo (p. ej., Russell-Taylor estándar, Grosse-Kempf).
– Clavos intramedulares de segunda generación. El bloqueo proximal lo realizan mediante un tornillo cervicocefálico (p. ej., Gamma, clavo proximal del fémur [PFN]).

b) Retrógrados:

– Clavos condilocefálicos. Introducidos a través del cóndilo interno hasta alcanzar la cabeza femoral (p. ej., Ender).
– Clavo supracondíleo retrógrado. Introducido desde la zona intercondílea de la rodilla.

La elección del tipo de implante más apropiado para cada fractura debe ser guiada por una serie de cuestiones que definen la personalidad de la fractura:

1. *¿Existe extensión hacia trocánter mayor?* La afectación de la fosa piriforme complica la colocación de clavos intramedulares. Es necesario mantener una reducción exquisita durante el fresado e introducción del implante, dado que el clavo tiende a entrar a través del foco de fractura, desplazando el fragmento distal durante la introducción del implante. Este fenómeno se observa con frecuencia en las fracturas pertrocantéreas (fig. 12-1).

2. *¿Existe conminución en el trocánter menor?* Obviamente, la conminución del trocánter menor impide la utilización de tornillos de bloqueo intertrocantéreo. Por ello, estarían contraindicados los dispositivos intramedulares de primera generación, siendo ne-

cesaria la síntesis cervicocefálica, en los que el bloqueo proximal se realiza en la cabeza femoral (segunda generación). La conminución de la cortical posteromedial justo por debajo del trocánter menor hace que la fractura sea muy inestable. Si no se puede restaurar el contacto cortical, es aconsejable evitar los extramedulares. Dichos implantes soportan un brazo de palanca mayor que los implantes intramedulares, con riesgo de fatiga de material (25). Por otra parte, los clavos intramedulares permiten una menor desperiostización ósea y proporcionan productos del fresado que funcionan como autoinjerto, con lo que la consolidación del defecto posteromedial será más rápida. La reducción anatómica de la zona posteromedial no se debe conseguir a expensas de desvitalizar los fragmentos óseos (26).

Los autores del capítulo proponen una estrategia de tratamiento de estas fracturas siguiendo los cuatro supuestos que se derivan de la clasificación de Russell-Taylor.

FRACTURAS SUBTROCANTÉREAS IA: SIN EXTENSIÓN A LA FOSA PIRIFORME NI CONMINUCIÓN DEL TROCÁNTER MENOR

La integridad de la fosa piriforme permite utilizar sistemas de enclavado intramedular sin que ello implique un mayor desplazamiento de los fragmentos. La integridad del trocánter menor permite utilizar sistemas de bloqueo intertrocantéreo. Sin embargo, en pacientes ancianos o cuando hay sospecha de lesión ósea subyacente, no es recomendable la utilización de estos clavos de primera generación por el riesgo de que se produzca una fractura en el cuello femoral durante la introducción del clavo o bien una fractura de estrés durante el postoperatorio (27) (fig. 12-2).

En este grupo de pacientes también se podrían utilizar dispositivos extramedulares de ángulo fijo, siempre que se pueda asegurar la restauración de la cortical posteromedial. No se debe utilizar el tornillo-placa dinámico de cadera, dado que el tornillo deslizante suele entrar directamente a través del foco de fractu-

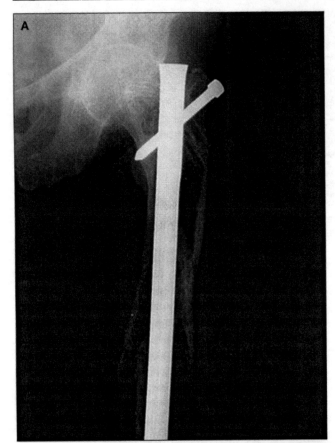

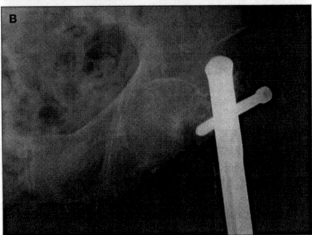

FIGURA 12-2. Mujer de 78 años que sufre caída casual. Hemiplejía izquierda y osteoporosis. Marcha previa con un bastón. Sufre una fractura espiroidea del fémur izquierdo. A) Se realiza reducción y síntesis de la fractura diafisaria con Grosse-Kempf. B) A los 4 años acude por dolor en la ingle. Presenta una fractura subcapital de estrés, ya desplazada. La elección de un clavo de primera generación no ha sido afortunada, especialmente si el portal de entrada se realiza medial y anterior.

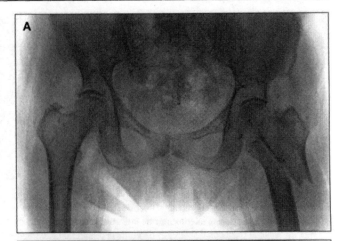

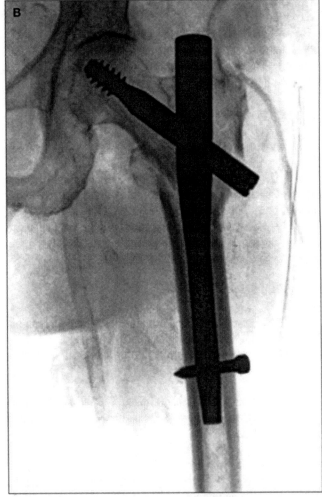

FIGURA 12-3. Mujer de 90 años. Caída casual. A) Fractura subtrocantérea con oblicuidad inversa. B) Síntesis con clavo intramedular de segunda generación (clavo Gamma trocantéreo).

ra, con lo que el deslizamiento del tornillo se traduce en una medialización de la diáfisis, y no en la impactación del foco de fractura (5). Esta medialización se puede evitar utilizando la placa de estabilización trocantérea (10); sin embargo, el implan-

te ha sido utilizado para las fracturas pertrocantéreas, y debería utilizarse con mucha cautela en las subtrocantéreas, dado que existen otras técnicas intramedulares que ofrecen mejores resultados (28-30).

FRACTURAS SUBTROCANTÉREAS IB: CON CONMINUCIÓN DEL TROCÁNTER MENOR, SIN EXTENSIÓN A LA FOSA PIRIFORME

La integridad de la fosa piriforme permite la utilización de clavos intramedulares. Sin embargo, la conminución del trocánter menor hace que el bloqueo intertrocantéreo no sea efectivo, por lo que los clavos de primera generación no están indicados en este grupo de fracturas. Tampoco es una buena indicación para los dispositivos extramedulares, dado que su elevado brazo de palanca puede ser insuficiente para resistir las elevadas fuerzas varizantes, especialmente si se pretende la carga inmediata (30, 31). Están indicados los clavos de segunda generación.

Un subgrupo especial lo constituirían las fracturas de oblicuidad inversa (fig. 12-3). Aunque clásicamente se incluyen dentro de las intertrocantéreas, existen fracturas subtrocantéreas que incluyen trazos de oblicuidad inversa. Constituyen, aproximadamente, el 2 % de todas las fracturas de cadera (32). En este tipo de fracturas la síntesis con tornillo-placa de ángulo fijo (DCS) se ha mostrado muy superior al tornillo-placa deslizante (DHS), debido a que este último implante dispondría el tornillo deslizante paralelo al trazo de fractura, y sin posibilidad de colocar tornillos de compresión unidos a la placa. El tornillo deslizante del DHS no atraviesa la fractura, por lo

que su telescopaje no favorece el que se impacte la fractura, sino el desplazamiento de ésta o la fatiga de material. Los DHS de 135.º están contraindicados en las fracturas de oblicuidad inversa. La especial biomecánica de estas fracturas hace necesaria una síntesis potente, por lo que el enclavado intramedular de segunda generación es la indicación adecuada para este tipo de fracturas. Aunque el tornillo cefálico también es paralelo al trazo de fractura (al igual que los tornillos-placa de 135.º), la situación intramedular del implante estabiliza sólidamente el foco de fractura al impedir el desplazamiento lateral del fragmento proximal (fig. 12-3).

FRACTURAS SUBTROCANTÉREAS IIA: EXTENSIÓN A LA FOSA PIRIFORME SIN CONMINUCIÓN DEL TROCÁNTER MENOR

En este grupo se pueden utilizar tornillos-placa, dado que la integridad del trocánter menor hace que la placa sea suficiente para neutralizar las fuerzas de tensión generadas en la cortical lateral (23, 33). El tornillo-placa dinámico de cadera tampoco está diseñado para estas fracturas, dado que produce una medialización de la diáfisis femoral. Por otra parte, al tener sólo el tornillo de compresión en el fragmento cefálico, se pueden producir angulaciones en el plano sagital (fig. 12-4). Este implante sólo se debe utilizar si la exten-

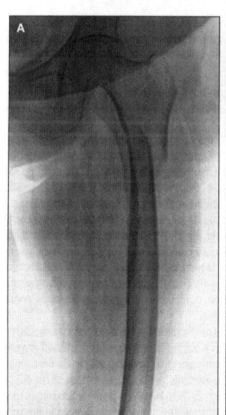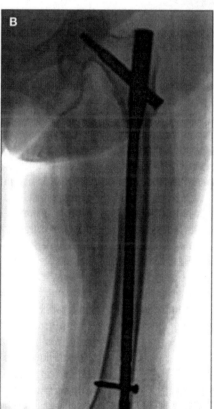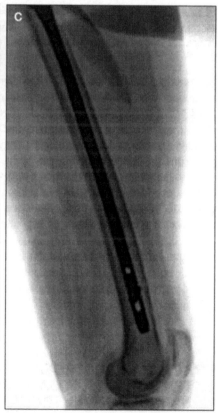

FIGURA 12-4. Mujer de 93 años. Caída casual. A) Fractura subtrocantérea espiroidea con afectación del trocánter menor, pero sin afectación de la fosa piriforme. B) La extensión de la fractura obliga a sintetizarla con un clavo intramedular de segunda generación largo. C) El enclavado sin apertura del foco no es suficiente para controlar la tendencia a la flexión del fragmento proximal.

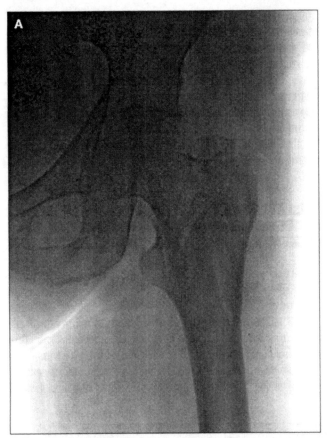
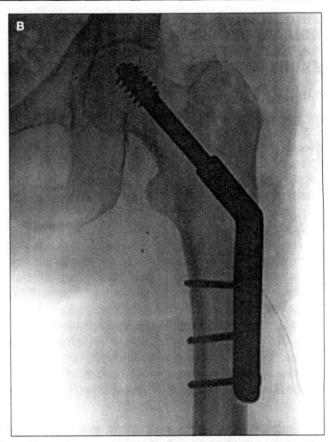

FIGURA 12-5.   A) Fractura per-subtrocantérea no desplazada, con extensión a la fosa pirifome, sin conminución del trocánter menor. B) Síntesis con tornillo-placa dinámico de cadera. Estos implantes son adecuados para fracturas pertrocantéreas, pero deben ser utilizados sólo en determinadas ocasiones en las subtrocantéreas.

sión proximal de la fractura crea un trazo intertrocantéreo, cuando existe una certeza absoluta del buen contacto cortical posteromedial (fig. 12-5). En estos casos se puede añadir a la síntesis la placa de estabilización trocantérea. Si no existe trazo intertrocantéreo, aun con un buen contacto cortical posteromedial, se puede utilizar un DCS (34) o un clavo intramedular de segunda generación.

Si se opta por un DCS, debe evitarse toda desperiostización de los fragmentos posteromediales. Los resultados en cuanto a tasa de seudoartrosis e infección son muy superiores cuando se utiliza la técnica de reducción indirecta de Mast (26). Este autor evita la desvitalización de dichos fragmentos –a expensas de no lograr una reducción anatómica– utilizando para ello un distractor femoral (26) o la propia mesa de tracción (25, 35-37). Un inconveniente de esta técnica es que no permite la carga inmediata, sino que se debe esperar a la consolidación radiológica (en torno a los 4 meses) (35), independientemente de la utilización o no de injerto autólogo de esponjosa (36).

FRACTURAS SUBTROCANTÉREAS IIB: EXTENSIÓN A LA FOSA PIRIFORME CON CONMINUCIÓN DEL TROCÁNTER MENOR

La conminución del trocánter menor impide la utilización de clavos intramedulares de primera generación, dado que el tornillo

de bloqueo intertrocantéreo no sería eficaz. Por otra parte, la conminución posteromedial desaconseja la utilización de dispositivos extramedulares.

La extensión de la fractura a la fosa piriforme de las fracturas tipo IIA y IIB permite que puedan ser tratadas adecuadamente con clavos intramedulares de segunda generación. Sin embargo, en este tipo de fracturas el cirujano deberá afrontar dificultades en la exposición del canal medular. Si existe conminución en la fosa piriforme, la introducción de las guías y el clavo tienden a varizar y diastasar la fractura (fig. 12-1). Por otra parte, la tendencia natural del fragmento proximal a colocarse en varo y flexión hace que el fresado sea mayor en la parte posterolateral. Se puede utilizar una ficha de Schanz insertada en el macizo trocantéreo para ayudar a mantener la reducción, manejando el fragmento proximal como un *joy stick* (15).

Este grupo de fracturas también pueden ser tratadas mediante reducción indirecta y DCS fijo. Sin embargo, la estabilidad proporcionada por un clavo intramedular permite una rápida deambulación en carga asistida, mientras que la síntesis extramedular obliga a una descarga prolongada (30). Por ello, a pesar de las dificultades detalladas, los clavos intramedulares de segunda generación parecen ser los más adecuados para la síntesis de este tipo de fracturas.

Simplificando, en la gran mayoría de los casos la síntesis más adecuada de las fracturas subtrocantéreas es el clavo intramedular de segunda generación (tabla 12-1), aunque se deben conocer las particularidades de la fractura para prever las dificultades que se van a encontrar.

Existen situaciones especiales en las que hay que elegir el dispositivo de síntesis independientemente de la configuración de la fractura:

1. *Deformidad femoral en el plano coronal.* En pacientes ancianos se produce una varización progresiva del ángulo cervicodiafisario que puede aconsejar la colocación de implantes intramedulares de 125°, o incluso DCS (95°). Es importante la planificación quirúrgica mediante radiografía de la cadera contralateral sana.

2. *Deformidad femoral en el plano sagital.* El radio de curvatura femoral en el plano coronal también aumenta con la edad, lo que puede dificultar o impedir la utilización de clavos intramedulares, por el riesgo de fracturar la cortical anterior del fémur.

3. *Artrodesis/anquilosis de cadera.* Dicha situación hace difícil la utilización de clavos intramedulares anterógrados, si bien puede constituir una buena indicación de clavos retrógrados supracondíleos (38).

4. *Fracturas patológicas.* En estos casos se debe utilizar una síntesis intramedular que incluya toda la longitud del fémur, por si se produce una propagación distal del tumor, y de segunda generación, por si existe una propagación proximal al cuello femoral (Gamma largo, PFN largo, Russell-Taylor de reconstrucción) (39-41). Puede ser conveniente la utilización de cemento (42).

5. *Fracturas abiertas.* Las fracturas subtrocantéreas abiertas no son frecuentes, debido tanto a la abundante cobertura muscular de la zona como a que el mecanismo de producción más frecuente es de baja energía. Se suelen producir por accidentes de tráfico o armas de fuego. El tratamiento consiste en el desbridamiento y lavado abundante, junto con la síntesis intramedular, incluso en fracturas IIIA de Gustilo (10, 43).

6. *Grave lesión de partes blandas.* En principio, los clavos de Ender están contraindicados en la síntesis de las fracturas subtrocantéreas siempre que exista otra posibilidad de síntesis. Sin embargo, puede ser necesario utilizarlos cuando existe una grave lesión cutánea en la zona glútea que impida el abordaje necesario en otro tipo de síntesis (15), pero incluso en estos casos suele ser posible la colocación de un fijador externo hasta que la resolución de los problemas cutáneos permita una síntesis definitiva (44).

¿CUÁNDO INJERTAR?

Con los continuos progresos en la técnica quirúrgica, las indicaciones de añadir injerto en el foco de una fractura subtrocantérea se han ido reduciendo. Cuando se utilizan clavos intramedulares, no es necesario el aporte de injerto, dado que el propio producto de fresado constituye injerto esponjoso, y no se desvitaliza el foco de fractura. Cuando se utilizan las técnicas de reducción indirecta (26) en la aplicación de DCS, no se ha demostrado que la utilización de injerto modifique los resultados, por lo que no es necesario (36). El aporte de injerto es conveniente cuando se colocan implantes de ángulo fijo (tornillos-placa o lámina-placa) mediante la técnica de reducción directa o anatómica de la cortical posteromedial. Sin embargo, esta técnica no debería ser recomendada en la actualidad por la importante desvitalización ósea que implica.

Probablemente la única indicación clara de aporte de injerto es la revisión de una seudoartrosis por fracaso de una osteosíntesis previa, en la que sea necesaria la exposición del foco para la extracción del implante (34, 45).

¿CLAVO INTRAMEDULAR ESTÁNDAR O LARGO?

La extensión diafisaria de las fracturas subtrocantéreas o las fracturas intraoperatorias durante la introducción del clavo o el bloqueo distal de éste planteaban situaciones que limitaban la utilización de clavos intramedulares de segunda generación. La aparición de los clavos largos amplió las indicaciones (46). Sin embargo, éstas son muy debatidas en la literatura médica, desde limitar su utilización a fracturas con importante conminución medial (47) hasta considerarlo el tratamiento de elección para todas las fracturas subtrocantéreas (48). Recomendamos su utilización en los siguientes supuestos:

1. En fracturas patológicas, para evitar que la extensión del tumor supere la longitud del clavo (39, 41).

2. Fracturas subtrocantéreas con extensión diafisaria (48), incluso algunos autores recomiendan una distancia mínima desde el extremo distal del trazo de fractura y la punta del clavo de 8 cm. Si no se puede cubrir con un clavo estándar, se utilizará uno largo (10).

3. Fracturas segmentarias, subtrocantéreas y diafisarias (49).

4. Fracturas yatrogénicas, producidas durante la introducción de un clavo estándar (46).

TABLA 12-1. **Clasificación de las fracturas subtrocantéreas de Russell y Taylor, y tratamiento quirúrgico propuesto**

	IA	IB	IIA	IIB
Extensión fosa piriforme	No	No	Sí	Sí
Conminución trocánter menor	No	Sí	No	Sí
Tratamiento propuesto	Clavo intramedular 1.ª generación o 2.ª generación	Clavo intramedular 2.ª generación	Clavo 2.ª generación o dispositivos de ángulo fijo	Clavo 2.ª generación

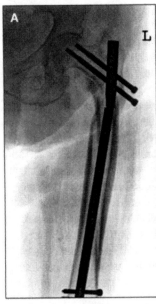
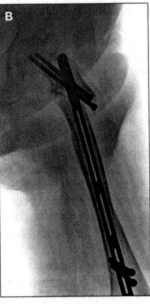

FIGURA 12-6. Rotura de un clavo FD en fractura subtrocantérea (A) con afectación de la cortical posteromedial (B).

La utilización de clavo largo en fracturas subtrocantéreas con extensión proximal no está universalmente aceptada en la bibliografía (50).

COMPLICACIONES

La mortalidad de las fracturas subtrocantéreas en pacientes de edad avanzada es similar a la de otras fracturas extracapsulares de cadera (8).

Las complicaciones más específicas de este tipo de fractura (consolidación viciosa, seudoartrosis y rotura del implante) se deben, fundamentalmente, a un tratamiento inadecuado (6). La consolidación viciosa se produce siguiendo los mismos vectores de desplazamiento de la fractura (varo, acortamiento y rotación externa) (43). El fracaso de la consolidación es el resultado de un tratamiento inapropiado en fracturas con defecto posteromedial (especialmente las tipo IIIA de Seinsheimer) (16). La rotura del implante es más frecuente cuando se utilizan síntesis extramedulares, habitualmente a través de un orificio de la placa, si bien también se pueden producir en clavos intramedulares (10) (fig. 12-6).

BIBLIOGRAFÍA

1. Hibbs RA. The management of the tendency of the upper fragment to tilt forward in fractures of the upper third of the femur: A question of priority. New York Medical Journal 1902; 75: 239-240.
2. Zickel RE. A new fixation device for subtrochanteric fractures of the femur: a preliminary report. Clin Orthop 1967; 54: 115-123.
3. Massie WK. Extracapsular fractures of the hip treated by impaction using a sliding nail-plate fixation. Clin Orthop 1962; 22: 180-202.
4. Valverde JA, Alonso MG, Porro JG, Rueda D, Larrauri PM, Soler JJ. Use of the gamma nail in the treatment of fractures of the proximal femur. 1998 [classical article]. J Orthop Trauma 2003; 17 (8 supl): S51-S56.
5. Sims SH. Subtrochanteric femur fractures. Orthop Clin North Am 2002; 33 (1): 113-126.
6. Trafton PG. Subtrochanteric-intertrochanteric femoral fractures. Orthop Clin North Am 1987; 18 (1): 59-71.
7. Ruff ME, Lubbers LM. Treatment of subtrochanteric fractures with a sliding screw-plate device. J Trauma 1986; 26 (1): 75-80.
8. Parker MJ, Dutta BK, Sivaji C, Pryor GA. Subtrochanteric fractures of the femur. Injury 1997; 28 (2): 91-95.
9. Froimson AI. Treatment of comminuted subtrochanteric fractures of the femur. Surg Gynecol Obstet 1970; 131 (3): 465-472.
10. Albareda Albareda J, Seral Iñigo F. Fracturas subtrocantéreas de fémur. En: De Pedro Moro JA, Pérez Caballer AJ, eds. Fracturas. Madrid: Editorial Médica Panamericana, 1999; 507-523.
11. Kumm DA, Rack C, Rutt J. Subtrochanteric stress fracture of the femur following total knee arthroplasty. J Arthroplasty 1997; 12 (5): 580-583.
12. Koch JC. The laws of bone architecture. Am J Anat 1917; 21: 177-298.
13. Meislin R, Frankel VH, Kummer FJ. Intramedullary nailing of subtrochanteric fractures: a critical review of device failure and case analysis. Bull Hosp Joint Dis 1993; 52 (2): 17-20.
14. Fielding JW, Cochran GV, Zickel RE. Biomechanical characteristics and surgical management of subtrochanteric fractures. Orthop Clin North Am 1974; 5 (3): 629-650.
15. Russell TA, Taylor J. Subtrochanteric fractures of the femur. En: Browner BD, Jupiter JB, Levine AM, Trafton PG, eds. Skeletal trauma. Philadelphia: WB Saunders Company, 1998; 1883-1925.
16. Lechner JD, Rao JP, Stashak G, Adibe SO. Subtrochanteric fractures. A retrospective analysis. Clin Orthop 1990; (259): 140-145.
17. Broos P, Reynders P, van den BW, Vanderschot P. Surgical treatment of metastatic fracture of the femur improvement of quality of life. Acta Orthop Belg 1993; 59 (supl 1): 52-56.
18. Karr RK, Schwab JP. Subtrochanteric fracture as a complication of proximal femoral pinning. Clin Orthop 1985; (194): 214-217.
19. Fielding JW, Magliato HJ. Subtrochanteric fractures. Surg Gynecol Obstet 1966; 122 (3): 555-560.
20. Zickel RE. An intramedullary fixation device for the proximal part of the femur. Nine years' experience. J Bone Joint Surg (Am) 1976; 58 (6): 866-872.
21. Seinsheimer F. Subtrochanteric fractures of the femur. J Bone Joint Surg (Am) 1978; 60 (3): 300-306.
22. Gehrchen PM, Nielsen JO, Olesen B, Andresen BK. Seinsheimer's classification of subtrochanteric fractures. Poor reproducibility of 4 observers' evaluation of 50 cases. Acta Orthop Scand 1997; 68 (6): 524-526.
23. Waddell JP. Subtrochanteric fractures of the femur: a review of 130 patients. J Trauma 1979; 19 (8): 582-592.
24. Mueller ME, Allgower M, Schneider R. Manual of internal fixation. 2.ª ed. Berlin: Springer-Verlag, 1979.
25. Kyle RF, Cabanela ME, Russell TA, Swiontkowski MF, Winquist RA, Zuckerman JD y cols. Fractures of the proximal part of the femur. Instr Course Lect 1995; 44: 227-253.
26. Kinast C, Bolhofner BR, Mast JW, Ganz R. Subtrochanteric fractures of the femur. Results of treatment with the 95 degrees condylar blade-plate. Clin Orthop 1989; 238: 122-130.
27. Rapariz JM. Indicaciones límite del enclavado intramedular. En: De Lucas Cadenas P, Domínguez Esteban I, eds. Manual de osteosíntesis. Barcelona: Masson, 2002; 225-234.
28. Aune AK, Ekeland A, Odegaard B, Grogaard B, Alho A. Gamma nail vs compression screw for trochanteric femoral fractures. 15 reoperations in a prospective, randomized study of 378 patients. Acta Orthop Scand 1994; 65 (2): 127-130.
29. Chevalley F, Gamba D. Gamma nailing of pertrochanteric and subtrochanteric fractures: clinical results of a series of 63 consecutive cases. J Orthop Trauma 1997; 11 (6): 412-415.
30. Curtis MJ, Jinnah RH, Wilson V, Cunningham BW. Proximal femoral fractures: a biomechanical study to compare intramedullary and extramedullary fixation. Injury 1994; 25 (2): 99-104.
31. Goldhagen PR, O'Connor DR, Schwarze D, Schwartz E. A prospective comparative study of the compression hip screw and the gamma nail. J Orthop Trauma 1994; 8 (5): 367-372.
32. Haidukewych GJ, Israel TA, Berry DJ. Reverse obliquity fractures of the intertrochanteric region of the femur. J Bone Joint Surg (Am) 2001; 83 (5): 643-650.
33. Wile PB, Panjabi MM, Southwick WO. Treatment of subtrochanteric fractures with a high-angle compression hip screw. Clin Orthop 1983; (175): 72-78.
34. Haidukewych GJ, Berry DJ. Non-union of fractures of the subtrochanteric region of the femur. Clin Orthop 2004; (419): 185-188.

35. Blatter G, Janssen M. Treatment of subtrochanteric fractures of the femur: reduction on the traction table and fixation with dynamic condylar screw. Arch Orthop Trauma Surg 1994; 113 (3): 138-141.

36. Chrisovitsinos JP, Xenakis T, Papakostides KG, Skaltsoyannis N, Grestas A, Soucacos PN. Bridge plating osteosynthesis of 20 comminuted fractures of the femur. Acta Orthop Scand Suppl 1997; 275: 72-76.

37. Siebenrock KA, Muller U, Ganz R. Indirect reduction with a condylar blade plate for osteosynthesis of subtrochanteric femoral fractures. Injury 1998; 29 (supl 3): C7-15.

38. Wulke AP, Mader K, Pennig D. Femoral neck fracture in an arthrodesed hip treated by a supracondylar intramedullary locked nail. J Orthop Trauma 2004; 18 (2): 116-118.

39. Edwards SA, Pandit HG, Clarke HJ. The treatment of impending and existing pathological femoral fractures using the long gamma nail. Injury 2001; 32 (4): 299-306.

40. Ramakrishnan M, Prasad SS, Parkinson RW, Kaye JC. Management of subtrochanteric femoral fractures and metastases using long proximal femoral nail. Injury 2004; 35 (2): 184-190.

41. Samsani SR, Panikkar V, Georgiannos D, Calthorpe D. Subtrochanteric metastatic lesions treated with the long gamma nail. Int Orthop 2003; 27 (5): 298-302.

42. Harrington KD. New trends in the management of lower extremity metastases. Clin Orthop 1982; (169): 53-61.

43. Wiss DA, Brien WW. Subtrochanteric fractures of the femur. Results of treatment by interlocking nailing. Clin Orthop 1992; (283): 231-236.

44. Dhal A, Singh SS. Biological fixation of subtrochanteric fractures by external fixation. Injury 1996; 27 (10): 723-731.

45. Malkawi H. Bone grafting in subtrochanteric fractures. Clin Orthop 1982; (168): 69-72.

46. Rodriguez AJ, Casteleiro GC, Laguna AR, Ferrer BM, Cuervo DM. Indications for use of the long Gamma nail. Clin Orthop 1998; (350): 62-66.

47. Roberts CS, Nawab A, Wang M, Voor MJ, Seligson D. Second generation intramedullary nailing of subtrochanteric femur fractures: a biomechanical study of fracture site motion. J Orthop Trauma 2002; 16 (4): 231-238.

48. van Doorn R, Stapert JW. The long gamma nail in the treatment of 329 subtrochanteric fractures with major extension into the femoral shaft. Eur J Surg 2000; 166 (3): 240-246.

49. Di Puccio G, Lunati P, Franceschi G, Bonicoli F. The long Gamma nail: indications and results. Chir Organi Mov 1997; 82 (1): 49-52.

50. Barquet A, Francescoli L, Rienzi D, Lopez L. Intertrochanteric-subtrochanteric fractures: treatment with the long Gamma nail. J Orthop Trauma 2000; 14 (5): 324-328.

Capítulo 13

Endoprótesis de cadera en pacientes menores de 40 años. Indicaciones y problemas quirúrgicos

J. DE PALACIOS Y CARVAJAL, J. PALACIOS CABEZAS, P. PALACIOS CABEZAS

Introducción

Es evidente que la lucha por las indicaciones quirúrgicas en la patología de la cadera de las personas jóvenes continúan en la mesa de trabajo y en el pensamiento de los cirujanos ortopédicos, así como también que las opiniones son bien distintas y todos son razonamientos sólidos.

En la presente exposición se han excluido la cadera infantil y juvenil dado que, pese a su patología, no han terminado el crecimiento y, por tanto, pueden variar la morfología y la longitud de la articulación o del miembro en su totalidad, y esto puede afectar gravemente al resultado de una cirugía si ésta es de sustitución.

Este capítulo obvia las indicaciones y la práctica de las osteotomías que, paulatinamente, son cada vez menos empleadas.

El pensamiento ortopédico en general ha ido cambiando con los años. Los cirujanos ortopédicos mayores nacieron a la especialidad cuando las prótesis sólo eran una entelequia y un sueño de futuro, y se practicaban casi de forma sistemática las muy distintas osteotomías de cadera debido a patologías diferentes. Pero llegaron las endoprótesis con una fuerza tremenda y aunque, en un principio, sólo se utilizaran en enfermos mayores (siempre mayores de 60 o 70 años), se mantenía el uso muy habitual de las osteotomías como terapéutica quirúrgica selectiva en la mayoría de las afecciones de la cadera joven.

La cuestión es enormemente compleja debido a la gran cantidad de posibilidades terapéuticas y de indicaciones, dados los innumerables matices existentes que llegan incluso a personalizar cada caso debido a sus múltiples factores variantes.

En primer lugar se debe definir a qué se llama «cadera joven» y si esto es acorde con la cadera en menores de 40 años, así como su relación con la indicación de una endoprótesis. Sánchez Sotelo y Munuera Martínez (1) establecen que para comparar distintas series publicadas de artroplastias totales de cadera en jóvenes es necesario comparar el número de pacientes en cada década de la vida, ya que conviene distinguir entre «adultos jóvenes» de 20-25 años a 40-50 años de los «muy jóvenes» menores de 20-25 años. Exis-

ten una serie de circunstancias que varían en la implantación y evolución de una prótesis total de cadera, como que la maduración esquelética continúa desde el cierre fisario hasta alrededor de los 25 años, el remodelado óseo es más rápido en los pacientes muy jóvenes y éstos, a su vez, son menos disciplinados en el control de la actividad física. Es claro que el término «cadera joven» no se interpreta al pie de la letra, no prejuzga la existencia de ninguna patología, sino que todavía conserva características morfológicas casi normales y es posible aún la indicación de cualquier otra técnica de reconstrucción de cadera, como podría suceder en los primeros estadios de una necrosis cefálica esencial del adulto. En otros casos, la morfología de la articulación está alterada, en cuyo caso todavía sería posible, si la deformidad no es muy grave, intentar otra técnica para conservar la función y eliminar el dolor.

Aparte de estas consideraciones, que se sistematizan más adelante, el ser mayor o menor de 40 años, edad en la que se divide la vida de la cadera en joven o vieja, no permite ser estrictos en su interpretación, ya que está sujeta a la esperanza de vida del paciente afecto. Jamás debe tenerse en cuenta esta situación cronológica en caso de una cadera tumoral en la cual nadie dudará, en caso necesario según el tipo de tumor existente, como en los tumores malignos, de su resección en masa. El objetivo es la salvación de la vida del enfermo, tenga 16 o 69 años, sea o no necesario después el reemplazo de la cadera, aun siendo conscientes de que en algunos casos es posible su reconstrucción sin prótesis articular. No obstante, cuanto peor sea el pronóstico del tumor, mayor será la indicación de endoprótesis, y habitualmente el postoperatorio será más rápido y confortable.

Como resumen se podría afirmar que el tiempo de la juventud es directamente proporcional a la esperanza de vida, o bien que a mayor esperanza de vida, mayor tiempo de juventud. Dado que no es posible conocer la esperanza de vida de un enfermo, estadísticamente sí se puede presuponer, con las excepciones que confirman la regla. En los países desarrollados el «joven» de menos de 40 años tiene una esperanza de vida, actualmente, de unos 75-80 años, de ahí que la indicación de una endoprótesis deba sopesarse atentamente. Sin embargo, este mismo enfermo afecto de un tumor maligno, primitivo o metastásico en la cadera, acorta

113

de tal manera su esperanza de vida que puede ser tratado como «viejo» e indicar, sin duda, una endoprótesis.

La biología y la cronología suelen ser paralelas, pero la primera condiciona la segunda, ya que ésta dejará de contar los años precozmente. Por muchos motivos puede llegar al especialista un enfermo menor de 40 años «joven» con una cadera, o las dos, dolorosas, con más o menos función y más o menos invalidante. Las circunstancias son muy variadas y el tipo de ayuda e indicación de endoprótesis, diferente. Pueden ser:

1. Condicionadas a afecciones de la infancia. Secuelas de éstas:

 – Displasias menores de cadera.
 – Luxaciones congénitas de cadera.
 – Artritis séptica de la cadera.
 – Artritis específicas de la cadera.
 – Enfermedad de Legg-Perthes-Calvé.
 – Necrosis cefálicas.
 – Coxa valga.
 – Coxa vara.
 – Fracturas.
 – Epifisiólisis *capitis femoris*.
 – Enfermedad de Waldenström.

2. Condicionadas a afecciones previas traumáticas en el adulto joven con el común denominador de artrosis secundaria:

 – Fracturas del cotilo.
 – Fracturas cefálicas.
 – Fracturas subcapitales.
 – Fracturas del resto de la extremidad superior del fémur consolidadas en mala posición.
 – Necrosis postraumáticas.

3. Patología directa de la cadera:

 – Tumores benignos.
 – Tumores malignos.
 – Artritis reumatoidea.
 – Espondilitis crónica anquilosante de localización rizomílica.
 – Protrusión acetabular (pelvis de Otto).
 – Osteocondritis disecante de la cabeza femoral.
 – Artrosis degenerativa.

Para el *tratamiento quirúrgico* de estas patologías el arsenal terapéutico existente es múltiple y buena parte de éste, *en competencia con las endoprótesis*, continúa teniendo vigencia:

 – Osteotomías.
 – Artroplastias sin interposición.
 – Artroplastias con interposición.
 – Artrólisis.
 – Artrodiástasis.
 – Tenotomías y miotomías múltiples (*temporäre hange hufte*).
 – Guirdlstone.

Con todos estos datos, a continuación se matizan las posibilidades del empleo de las endoprótesis.

Secuelas de la infancia

Antes de iniciar las indicaciones de endoprótesis en estos casos, es necesario matizar hasta qué punto, y como profilaxis de futuras acciones quirúrgicas, está indicada la cirugía correctora, la llamada cirugía profiláctica, que podrá dar lugar, en un futuro lejano, a la no indicación de endoprótesis o al retraso de la necesidad de indicarla.

DISPLASIAS DE LA CADERA

No se pretende describir ni indicar el tipo de cirugía que se debe practicar en la infancia, pero sí insistir en la importancia de que, en los gestos quirúrgicos que sean se debe intentar que la articulación de la cadera llegue a su madurez con la morfología más parecida a la normal. Así se evitan las artrosis precoces, que muchas veces obligan a tomar decisiones de cirugía en la edad adulta, ya sean osteotomías o de sustitución endoprotésica, sobre todo en las deformidades angulares del cotilo, fundamentalmente cotilo exageradamente vertical y en la coxa valga; ambas son culpables con frecuencia de artrosis en jóvenes menores de 40 años, y obligan a la intervención. Con el cotilo de evidente desaxación del ángulo de inclinación, todavía pueden indicarse varios tipos de cirugía de corrección angular, aunque su resultado no sea bueno de forma inmediata o tardía, dado que siempre facilitarán la colocación de una endoprótesis al tener el cotilo más cavidad, mayor profundidad y más apoyo superoexterno, fundamental para la estabilidad de un cotilo protésico. Además, las osteotomías tipo Chiari crean una mayor superficie articular, reducen la presión de la zona de apoyo de la cabeza femoral y mantienen por su abordaje una buena tensión de la musculatura, evitando la insuficiencia y eventual claudicación. La osteotomía de Chiari se considera útil en los casos de displasias graves de cadera (2), aunque no es posible saber exactamente de qué manera esta técnica puede influir en el retraso de la implantación de una prótesis total, ni se puede predecir la evolución natural de la progresión de la artrosis en caderas no tratadas. Lo mismo se puede decir de una coxa valga de gran ángulo. La osteotomía curará definitivamente la deformidad y evitará la evolución degenerativa de la articulación o permitirá la implantación de una endoprótesis de forma más segura, siempre y cuando conserve el eje metafisodiafisario y permita utilizar unas prótesis de vástago normal.

LUXACIÓN CONGÉNITA DE CADERA

No es necesario insistir en que el diagnóstico y el tratamiento oportuno temprano, ya sea ortopédico u ortopedicoquirúrgico, es condición *sine qua non* para que esa «displasia primaria mínima» pase a las complicaciones morfológicas que se observan en las luxaciones congénitas que llegan a la edad adulta sin tratamiento o con tratamiento inadecuados, y que plantean verdaderos problemas técnicos y significan un auténtico reto ortopédico. En estos casos, cuando aparece dolor invalidante y graves contracturas que dictan importantes desviaciones posturales que agravan la situación, pese a la juventud del enfermo (menor de 40 años), están indicadas las endoprótesis articulares que a veces exigen técnicas especiales para la implantación, como puede ser el acortamiento diafisario para abatir lo suficiente el muñón metafisario para colocar una endoprótesis sin tensión exagerada. En estos casos se puede plantear el dilema de colocar el cotilo en su lecho anatómico o implantarlo en el neocotilo que, poco a poco, ha ido formándose frente a la cadera luxada. Todo dependerá de dos factores: si la luxación es monolateral o bilateral. Si es monolateral, se procura colocar el cotilo en el paleo o anatómico, para evitar una exagerada dismetría, y si es bilateral, siempre y cuando la pelvis a nivel del neocotilo tenga suficiente grosor como para labrar un neocotilo profundo, que permita la colocación segura del cotilo protésico, se utilizará el neocotilo.

En estos casos de persistencia en el adulto de la luxación congénita debe valorarse muy bien no solamente el grosor pelviano, para cuando se deba colocar un cotilo protésico en el neocotilo, sino también el estado de la diáfisis ya que, muy frecuentemente, es muy fina y puede dificultar la colocación de un tallo resistente y adecuado. En caso de que las dificultades técnicas sean insuperables, que la seguridad de una buena estabilidad de los componentes no sea satisfactoria, es preferible no implantar y practicar una operación de Girldstone que las personas jóvenes toleran muy bien y deja una cadera útil e indolora.

INFECCIONES INESPECÍFICAS

La artritis séptica de la cadera de la infancia, si el tratamiento no es lo suficientemente urgente y el drenaje de la articulación no se hace de forma rápida, puede dar lugar a graves lesiones en la articulación y, por tanto, en la morfología de la extremidad superior del fémur, a nivel de toda la parte intracapsular. En esta zona la presión del pus, además de las lesiones intrínsecas a la infección, colapsa la vascularización dando lugar a zonas de necrosis irreversible que, en mayor o menor grado, puede llevar a la práctica desaparición del núcleo epifisario, y llegar al final del crecimiento con deformidades importantes. Éstas, en muchos casos, son irreparables con cualquier cirugía, y obligan a la sustitución con una endoprótesis. Por fortuna esto es cada vez menos frecuente ya que el conocimiento del problema da lugar a que la terapéutica temprana, tanto de drenaje como antibiótica, minimice notablemente las secuelas.

INFECCIONES ESPECÍFICAS

Melitococia

Es cada vez menos frecuente observar secuelas de la «fiebre de Malta» en la cadera, afectada en la infancia, la adolescencia o en la edad adulta. Casi siempre, por no decir sistemáticamente, los enfermos presentan anquilosis de la cadera, dada la gran tendencia de esta infección a desarrollar esta complicación causada por la rápi-

da destrucción del cartílago articular. Si la anquilosis ha dejado la cadera fija pero en buena posición, no existe, en principio, en el enfermo menor de 40 años, ninguna indicación de transformarla en una cadera móvil con la implantación de una endoprótesis, salvo el deseo del enfermo por razones no médicas. El problema se plantea cuando son ambas caderas las que sufren la artritis melitocócica –cosa que ocurre rara vez– y dan lugar a una anquilosis bilateral. Estén en postura fisiológica o no en estos casos, en pacientes muy jóvenes podría estar indicada alguna de las técnicas de artroplastia con interposición, aunque el mediocre resultado que ofrecen obliga a recurrir, como técnica de elección, a la endoprótesis, aun sabiendo que no es una técnica libre de complicaciones (fracturas de fémur, luxaciones protésicas y osificaciones periprotésicas graves) (3, 4).

Es oportuno señalar que la endoprótesis debe realizarse solamente en un lado, dejando el contrario para hacer, cuando el enfermo sea mucho mayor, la cirugía de sustitución, si procede.

Tuberculosis

Esta enfermedad también ha disminuido grandemente, siendo sus secuelas mucho más raras. Pese a ello, y una vez curada del período activo de la infección, la cadera puede llegar al especialista o bien anquilótica, y entonces se plantea el mismo problema que en la artritis melitocócica, o bien con un grado de rigidez mayor o menor. En estos casos la cadera suele ser dolorosa, amén de la limitación de la función. Cuando esto sucede, la decisión debe ser quirúrgica, y lógicamente podrá practicarse una artrodesis (con buenos resultados inmediatos pero que, con el tiempo, crea problemas degenerativos en la columna lumbar, en la cadera contraria o en las rodillas, sobre todo en la homolateral), o bien elegir cualquier cirugía movilizadora no sustitutiva (como cualquier técnica artroplástica con interposición, artrólisis con o sin artrodiástasis previa). El proceso de esta cirugía y la persistencia de la sintomatología dolorosa llevarán, como última oportunidad, a la práctica de una endoprótesis de cadera que, forzosamente, dado el daño articular completo, deberá ser una prótesis total.

ENFERMEDAD DE PERTHES

La enfermedad de Legg-Perthes-Calvé es otra coxopatía de la infancia que, con demasiada frecuencia, deja secuelas que significarán el fracaso de la cadera en enfermos de menos de 40 años. La deformidad cefálica, con la cabeza chata, poco a poco moldea el cotilo, inocente de inicio, y da lugar a la cadera plana, característica de la secuela de esta afección. Habitualmente, pese a las muchas veces grave deformidad, suele ser asintomática o casi asintomática, debido a la buena situación del cartílago articular. Parece aceptada la indicación quirúrgica de osteotomía varizante y desrotadora en los grados III-IV de Caterall y en niños menores de 7 años (5). Pero, pasado el tiempo, normalmente de los 20 a los 40 años, aparece la artrosis secundaria a la disarmonía de la articulación, y la cadera pierde función y movilidad, es cada vez más dolorosa, y en estos casos la decisión quirúrgica es más dudosa. Habitualmente, la calidad del hueso es excelente y, por tanto, las posibilidades de una buena fijación protésica son muy buenas. Al ser la deformidad solamente cefálica, y cotiloidea secundariamente, las osteotomías son complejas y de resultados no perfectamente pronosticables, y en algunos pacientes ya les fue practicada de niños. De ahí que, excepto casos exageradamente jóvenes y con posibilidades de remodelación en que la osteotomía podría ser útil, sea preferible, en primer lugar, intentar otra técnica. En enfermos muy jóvenes es aceptable, si el dolor es intenso y existe alguna contractura, sobre todo en flexión, realizar cualquiera de las técnicas de *temporäre hange hufte*, la cadera colgante con tenotomías o miotomías más o menos selectivas de la musculatura flexora y aproximadora de la cadera.

En estos casos de juventud y mucho dolor podía pensarse en indicar una artrodesis como solución final, pero, desgraciadamente, el resultado de la artrodesis a cierta distancia ha hecho que muchísimos especialistas que la practicaban de forma habitual se hayan abstenido de llevarla a cabo. Aparte de ello, las personas afectas de la lesión artrósica, secundaria a la enfermedad de Perthes, acostumbradas hasta entonces a hacer una vida casi normal o totalmente normal, e incluso deportiva, aceptan muy mal la artrodesis, por mucho que se les explique el riesgo de padecer una artroplastia exageradamente precoz (6).

NECROSIS CEFÁLICAS

En este caso se trata de las secuelas que pudo dejar en la cadera una necrosis cefálica consecutiva a un tratamiento, casi siempre inadecuado, de una luxación congénita de cadera. Es conocido que las maniobras bruscas y extemporáneas, ya sean ortopédicas o quirúrgicas, pueden dar al traste con la circulación, y por tanto la nutrición, del núcleo epifisario cefálico, provocando, *a posteriori*, graves lesiones morfológicas de la cadera femoral adulta. La situación es muy parecida a la que se describe en la enfermedad de Perthes y, por tanto, las consideraciones son prácticamente las mismas.

EPIFISIÓLISIS *CAPITIS FEMORIS*

Esta afección de la cadera infantil puede dar lugar a dos tipos de secuelas diferentes. Ambas llevan a artrosis secundarias, que exigen frecuentemente soluciones quirúrgicas. La primera de ellas, cuando el niño ha sido operado en la fase aguda de epifisiólisis, y la reducción ha sido brusca, es la necrosis cefálica como complicación del tratamiento inadecuado. Nunca se debe pretender realizar ese tipo de reducción, sino hacerlo suave y lentamente, incluso fijando la cadera desviada para osteotomizar después lo suficientemente lejos del cartílago de crecimiento, para no herir los vasos nutricios cefálicos.

La otra complicación de esta afección es la no reducción, o reducción insuficiente, de la lesión, que puede dar lugar a deformidades secundarias, habitualmente de retroposición, retroversión y varo de la cabeza con respecto al cuello femoral. Estas situaciones deben ser tratadas de forma temprana con osteotomías correctoras que solucionen definitivamente el problema. Para los autores de este capítulo, y para tantos otros (7), la osteotomía deberá estar alejada del cartílago de crecimiento, preferentemente intertrocantérea, y corrigiendo las tres deformidades angulares que modifican la relación cuello-cabeza femoral. Si no es así, la disarmonía articular llevará a la articulación a una degeneración temprana que exige, en enfermos jóvenes menores de 40 años, tomar nuevas decisiones quirúrgicas. Procuramos llevar al límite las indicaciones de la osteotomía, ya que éstas son enormemente agradecidas, pero cuando las lesiones del cartílago articular son muy graves y generalizadas, está indicada la endoprótesis total de cadera.

COXITIS LAMINAR

Conocida también con el nombre de condrólisis de la articulación de la cadera, o enfermedad de Waldenström, afecta sobre todo a jóvenes de 10 a 20 años, pudiendo desarrollarse como complicación de una epifisiólisis de la cabeza femoral o de una fractura del tercio superior del fémur. En ambos casos, sobre todo cuando han sido tratados quirúrgicamente, la movilidad va disminuyendo, siendo frecuentes las contracturas que, de no tratarse quirúrgicamente de forma temprana, van creando posturas y malas posiciones, y dada la tendencia a la anquilosis, significan graves problemas posteriores. En estos casos están justificadas las técnicas de artrólisis, artroplastias de interposición, con o sin artrodiástasis previa. Dada la conservación de la esfericidad de la cabeza femoral, para retrasar la endoprótesis total se pueden emplear las cúpulas de interposición o la cirugía con mínima resección cefálica y cubierta metálica con vástago cervical (prótesis TARA), aunque los resultados son muy aleatorios y se utilizan cada vez menos. Por este motivo, casi siempre, después del fracaso de la cirugía de las partes blandas, que puede llegar hasta la indicación de una cadera colgante *(tempörare hange hufte)*, no hay más remedio que practicar una endoprótesis total de cadera, pese a la edad del paciente.

COXA VARA Y COXA VALGA

En la coxa vara, con independencia de la etiología, es necesaria la corrección quirúrgica temprana para no condenar a la articulación a una precoz sustitución. Tanto en la coxa vara epifisaria como en la traumática (mucho menos frecuente) está justificada esta práctica, y sus resultados son mucho mejores cuanto más joven es el paciente. Cuando no ha sido así, lo normal es el desarrollo de una artrosis secundaria, que todavía puede mejorar con una osteotomía correctora, pero desgraciadamente casi todos los pacientes requerirán una artroplastia.

La coxa valga, corregida a tiempo incluso en enfermos de hasta 30-35 años, puede conservar la cadera mucho más tiempo, y retrasar, y a veces evitar, la necesidad de una artroplastia total.

Secuelas de la edad adulta (joven)

FRACTURA DE COTILO

Es por todos conocido que las fracturas de cotilo aumentan conforme se incrementan los graves accidentes, sobre todo de tráfico y de deportes de riesgo, que suelen recaer en gente joven. Con independencia del tipo de tratamiento, el objetivo prioritario debe ser la reducción perfecta de la fractura. Dado que ésta es interarticular, si no se consigue el objetivo, el enfermo está condenado a recibir una prótesis total en poco tiempo. En enfermos de menos de 40 años esta postura es obligatoria, aunque a veces es difícil de mantener, dadas las dificultades técnicas que en ocasiones conllevan las fracturas de cotilo. Abordajes difíciles, vías poco utilizadas, dobles vías, reducciones complejas y el estado del paciente (en muchas ocasiones se trata de polifracturados) hacen que el cirujano no se decida a realizar esta intervención, sobre todo si no tiene suficiente práctica en tratar este tipo de fracturas. Solucionado el problema quirúrgico, tampoco suelen llevarse al pie de la letra las reglas de tracción continua, ni de descarga, el suficiente tiempo como para que la fractura esté totalmente consolidada y la deambulación no cause un traumatismo adicional.

Los jóvenes que padecen este problema, que tienen de 18 a 25 años, y que habitualmente se lo han producido en un grave accidente de circulación, volando en parapente o ala delta o haciendo *puenting*, tendrán precozmente una artrosis secundaria a la disarmonía de la articulación más o menos alterada si la cadera no ha quedado perfecta. Las osteotomías son inútiles en este caso; la artrodesis casi nunca es aceptada y se propone con poco interés. Cabe aceptar la indicación de las cúpulas o de las artroplastias de resuperficialización, aunque es mucho más frecuente proceder a colocar una prótesis total de cadera, aun teniendo en cuenta las contras. En estos casos de fracturas del cotilo, se debe recordar que la necrosis cefálica, la cabeza femoral de martillo y el cotilo de yunque que da lugar a la fractura pueden ser una complicación, y aunque la cabeza no esté fracturada, las lesiones intraóseas pueden ser las que lleven a la necrosis de aquélla. Esta complicación lleva a reforzar la indicación de la artroplastia total en estos casos, aun siendo conscientes de que la implantación del cotilo protésico puede ser muy dificultosa y, por tanto, se debe estar preparado con métodos adicionales de fijación primaria, incluso con injertos óseos o sustancias osteoinductoras (8) (fig. 13-1).

FRACTURAS CEFÁLICAS

Son poco frecuentes, pero en los casos que se dan, acontecen en gente joven, al igual que las del cotilo. Las causas son los grandes accidentes de tráfico o deportivos. La desviación de los casquetes cefálicos, al ser intraarticulares, es difícil de reducir, y menos de mantener. De ahí que prácticamente el tratamiento quirúrgico sea la única solución. El traumatismo *per se* y el traumatismo quirúrgico dejan

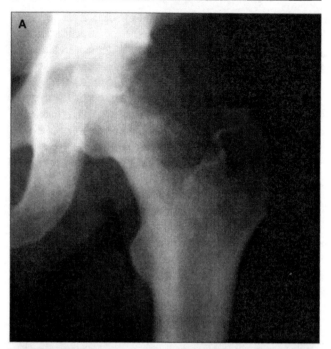

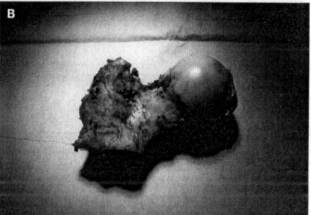

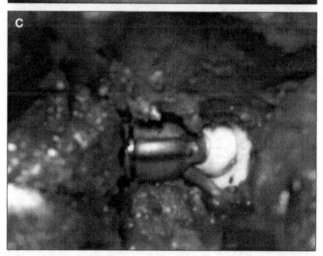

FIGURA 13-1. A) Mujer de 37 años de edad con tumoración metastásica única de carcinoma mamario en cadera derecha. B) Se procede a la exéresis de la tumoración con márgenes oncológicos. C) Se realiza la artroplastia con prótesis de reconstrucción.

casi avascular el fragmento desprendido, y sólo algunas veces éste puede escaparse de las complicaciones necróticas pese a que la reducción sea perfecta y la síntesis, poderosa, bien emplazada y bien realizada. Con las excepciones que confirman la regla, la mayoría de los enfermos llegan a desarrollar artrosis secundarias de cadera que, pese a su juventud, exigen tratamiento quirúrgico, dándose la misma situación que en las fracturas de cotilo señaladas anteriormente.

FRACTURAS SUBCAPITALES

Aunque son muy frecuentes en las personas mayores, de edad avanzada, no son frecuentes en jóvenes o menores de 40 años, representando menos del 1 % del total de las fracturas pediátricas (9); sin embargo, la situación es exactamente la misma tanto en unos como en otros. Es necesaria una reducción exacta, una síntesis potente y una descarga prolongada, para evitar la terrible necrosis de la cabeza femoral que complica gravemente la situación. De ahí que en las personas mayores muchos cirujanos somos partidarios de la prótesis inmediata a partir de un grado II de Garden.

En enfermos menores de 40 años la situación es distinta porque se deben sintetizar prácticamente todas las fracturas subcapitales y proceder, si es necesario, a la colocación de una prótesis de cadera porque puede haber aparecido una necrosis cefálica.

LUXACIÓN DE CADERA

Son características sobre todo en enfermos menores de 40 años. El mismo traumatismo en el joven da lugar a una epifisiólisis traumática, y en el anciano, a una fractura del tercio superior del fémur. Las luxaciones de cadera deben ser reducidas bajo anestesia lo más tempranamente posible. Se debe controlar la no lesión fracturaria del cotilo y de la cabeza femoral y guardar reposo y descarga el tiempo necesario (un mínimo de 6 semanas). No hay que olvidar que la luxación puede provocar una crisis vascular que desemboque en una necrosis de la cabeza femoral. También es oportuno controlar radiográficamente la cadera durante 1,5 o 2 años.

De una u otra manera la necrosis cefálica se trataría según arte, ondas magnéticas pulsátiles (10), forajes, etc., y solamente en los casos de persistencia estará justificada la endoprótesis total.

NECROSIS CEFÁLICA AVASCULAR NO TRAUMÁTICA

Es otra de las afecciones que puede plantear la necesidad de emplear prótesis totales en enfermos menores de 40 años. De todos es conocido el cuadro clínico y la evolución de este tipo de lesión, y la edad en la que suele desarrollarse, así como la problemática de su tratamiento.

En tanto en cuanto la esfericidad de la cabeza femoral permanece intacta, se deben emplear las múltiples técnicas que ofrece la terapéutica, quirúrgica o no. En concreto, el tratamiento con ondas

magnéticas pulsátiles (10), posiblemente eficaz en el primer estadio; los forajes de descompresión, con o sin introducción de elementos de estimulación ósea a través de uno de ellos; o las osteotomías; los injertos vascularizados, etc. Pero cuando la cabeza ha perdido su esfericidad, a partir del estadio II final y restantes de Ficat, prácticamente ninguno de los tratamientos citados son eficaces, ya que, aunque dieran buen resultado, la cabeza deformada daría lugar, sin duda, a una artrosis secundaria. Es a partir de ese momento cuando, en los casos muy dolorosos, que no lo son siempre pese a la deformidad cefálica, es necesario implantar algún tipo de endoprótesis, de resurperficialización, en algunos casos, o casi siempre la prótesis total de cadera.

TUMORES

En estos casos, cuando se trata de tumores malignos, no se plantean muchas dudas. La vida está ahora por encima de la función, aunque se pretenda conservarla siempre que sea posible. La edad importa mucho menos, aunque en muchos casos se deban emplear prótesis tumorales, que a la larga habrán de tener peores resultados (figs. 13-1 A, 13-1 B y 13-1 C).

ARTRITIS REUMATOIDEA DE LOCALIZACIÓN RIZOMÉLICA

Desgraciadamente, en estos casos la afectación de la articulación de las caderas y de las rodillas es frecuente. Después de apurar la totalidad de tratamientos médicos, que han enriquecido enormemente las posibilidades de la reumatología, si éstos han fracasado es necesario acudir a la cirugía ortopédica. Así como en la rodilla las sinovectomías tempranas pueden detener localmente la evolución, las de la cadera no suelen ser tan completas y raramente están indicadas en esta localización. El resto de técnicas conservadoras, como las osteotomías, en opinión de los autores están contraindicadas y son inútiles. De ahí que solamente la prótesis total sea eficaz, dada la frecuencia con que están afectadas otras grandes articulaciones, como la cadera contralateral o las rodillas. Pese a la edad, en estos casos está justificada la implantación de las prótesis que sean necesarias si se desea dar al enfermo un cierto confort, aun siendo conscientes de la posible necesidad de realizar futuros retoques o recambios. Siempre que se coloca una endoprótesis por artritis reumatoidea, es oportuno practicar a la vez una sinovectomía lo más completa posible, dado el poder osteolítico de la sinovial reumatoidea (figs. 13-2 A y 13-2 B).

TUBERCULOSIS DE CADERA

La tuberculosis osteoarticular no tiene, en la actualidad, la importancia que tenía hace sólo unos años. Su frecuencia ha disminuido notablemente, aunque existen repuntes importantes que sorprenden casi siempre.

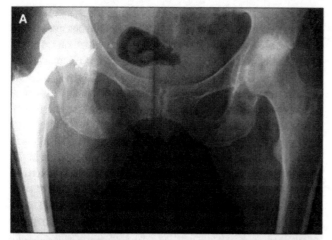

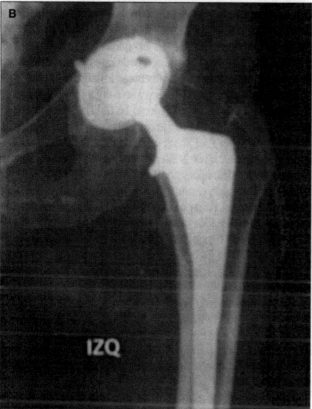

FIGURA 13-2.   A) Enferma afecta de una gravísima artritis reumatoidea, a la que le fue implantada a los 21 años una prótesis de cadera derecha. La imagen es la de la prótesis a los 18 años de implantada ya que la enferma vuelve a la consulta a los 39 años de edad con afectación de la cadera contraria. B) Control de la implantación de la cadera izquierda.

La cadera tuberculosa puede ser una secuela de lo que pasó hace mucho tiempo, o el resultado de una infección reciente. En el primer caso, la actitud que se debe tomar es la misma que en el caso de una artrosis degenerativa, pero en el segundo las circunstancias cambian totalmente. Si el diagnóstico es correcto y preoperatorio, excepto en brotes de actividad que contraindican momentáneamente la cirugía, previo tratamiento con tuberculostáticos adecua-

dos, se puede abordar la cirugía de implantación de una endoprótesis con toda tranquilidad y, al igual que en la artritis reumatoidea, hay que realizar una amplia resección del tejido sinovial.

PROTRUSIÓN ACETABULAR-PELVIS DE OTTO-ARTROCATADISIS

En la artrocatadisis, cuyo nombre le dio Otto cuando descubrió la enfermedad, también se plantea la duda terapéutica ya que, como es conocido, es una afección que, cuando es primaria, la etiología es prácticamente desconocida y de muy difícil explicación. Dada su progresión, la edad de comienzo, de 20 a 40 años, y su sintomatología dolorosa e incapacitante, cualquier tipo de tratamiento quirúrgico conservador de la movilidad es muy poco eficaz, y a veces, como en la osteotomía, está contraindicado.

Al tratarse de una afección frecuentemente bilateral, la artrodesis, ya de por sí muy poco aceptada, también está contraindicada, de forma que casi la única solución es una artroplastia forzosamente total, ya que el motivo principal de la enfermedad es el cotilo. En opinión de los autores de este capítulo la *protrusio acetabuli* requiere una intervención muy temprana, ya que la evolución de la penetración cefálica en la pelvis puede complicar *a posteriori* la técnica de la sustitución articular. En estos casos, la indicación quirúrgica se hará cuanto antes, teniendo en cuenta que muy frecuentemente mientras mayor sea la penetración cefálica, con más razón es necesario el uso de injertos intracotiloideos. Los autores, previo fresado del cotilo, utilizan la misma cabeza femoral, previamente pelada de cartílago o de sus restos, como injerto autólogo de relleno.

ESPONDILOARTRITIS ANQUILOPOYÉTICA

En bastantes casos de esta cruel enfermedad, además de la columna vertebral pueden verse afectadas las articulaciones rizoméli-cas, fundamentalmente las caderas, siendo con mucha frecuencia esta afectación bilateral. Tal situación aparece también muy habitualmente antes de los 40 años. En estos casos se debe tomar una decisión quirúrgica movilizadora, siendo la endoprótesis total la única que cumple los deseos del cirujano y del enfermo, pese a que el futuro pasa, de vez en cuando, una cuantiosa factura.

SINOVITIS VELLONODULAR PIGMENTARIA

Aunque la rodilla es la más afectada por esta enfermedad, también puede desarrollarse en la cadera, aunque con menor frecuencia. Suele afectar a enfermos a partir de los 18-20 años, hasta los 40 o 50, de ahí que casi todos sean jóvenes (menores de 40 años), lo que plantea problemas, inicialmente diagnósticos, y al final, terapéuticos. Aunque la evolución de la enfermedad es lenta, en ocasiones el diagnóstico se retrasa, y da lugar a mucha mayor afectación de los elementos articulares y a cambiar los criterios terapéuticos. Si el daño articular no es grande, basta con realizar una sinovectomía lo más amplia posible; si las lesiones óseas (seudoquistes) son pocas, pueden rellenarse, pero si éstas son graves, no existe más medio que implantar una prótesis total de cadera con todas sus consecuencias.

ARTROSIS DEGENERATIVA

Fundamentalmente se trata de las coxartrosis denominadas primitivas, esto es, sin ningún antecedente, que justifique la complicación degenerativa de la cadera ya que las secundarias son todas aquellas ya tratadas con anterioridad y para las cuales ya se ha expuesto el criterio.

La artrosis primitiva, la coxartrosis esencial, es poco frecuente en enfermos jóvenes y la actitud del especialista cambia rotundamente en lo que se refiere al tratamiento. Como es natural, se debe apurar al máximo el tratamiento reumatológico y rehabilitador en toda la extensión de la palabra, esto permite, con frecuencia, retrasar la necesidad del tratamiento quirúrgico. En estos casos no se debe olvidar la eficacia de las osteotomías en sus múltiples variantes, que suelen dar resultados brillantes. Este tipo de operaciones han sido casi olvidadas debido a la influencia de la brillantez y rapidez en la recuperación de las artroplastias totales. Los criterios teóricos sustentados por teoría y práctica suficiente, en el caso de las osteotomías, que demuestran los resultados, caen de su auténtico pedestal ante la tentación y la presión de los enfermos que exigen una rápida solución. De ahí que las prótesis hayan vencido la batalla frente a las osteotomías y éstas cada vez vayan cayendo en el olvido. Es necesario recapitular y continuar con los criterios de utilizar operaciones tan sencillas y de buen resultado, aunque su postoperatorio sea mucho más lento que el de una prótesis.

Pese a todo, las endoprótesis totales de cadera se colocan en pacientes de menos de 40 años con toda impunidad, suponiendo que en el futuro ya existirán técnicas mejores que las actuales para su muy probable rescate.

La decisión está tomada. La indicación, forzada o no, lleva al enfermo al quirófano.

¿QUÉ TIPO DE PRÓTESIS DE CADERA SE DEBE ELEGIR EN LOS ENFERMOS JÓVENES (MENORES DE 40 AÑOS)?

La elección del tipo de endoprótesis en enfermos menores de 40 años lleva al análisis de todos y cada uno de los apartados en los que se divide artificiosamente la temática de la protesiología moderna, intentando aplicarla a los enfermos que van a recibirla, en este caso enfermos jóvenes. Excepto en aquellas personas cuya esperanza de vida es corta, o que su esqueleto no tiene defectos estructurales, como puede ser la osteoporosis, no se observan diferencias sustanciales como para elegir una prótesis u otra, un tipo

de material u otro, o un método determinado de fijación. ¿Por qué elegir una prótesis distinta en un enfermo de 30 años que en otro de 60? Su esperanza de vida es diferente, pero sus condiciones biomecánicas son las mismas, o casi las mismas, con diferencias tan sutiles que no llegan a variar la elección en unos u otros.

La manera de pensar entre la comunidad ortopédica a este respecto es enormemente distinta y variada, y cuando se hacen estudios comparativos con distintos diseños de prótesis y diferentes motivos de tratamiento, casi nunca se llega a una conclusión definitiva. Esta situación nació con las prótesis mismas, al existir de inicio diferentes modelos y sistemas. Nuestro criterio, también discutible, es no alterar nuestra costumbre protesiológica hasta que las circunstancias del estado del esqueleto, de su estructura, no lo recomienden, cosa que sucede muy pocas veces. De ahí que el tipo de prótesis y su técnica no varíe para los autores de este capítulo, salvo en esa circunstancia, que suele ser excepcional. No es ni siquiera ético pensar que la prótesis que se implanta en un enfermo de 30 años tiene que ser «mejor» que la que se implanta a un enfermo de 60 años. ¿Por qué no puede este último beneficiarse de todas las ventajas que teóricamente se le dan al primero?

Hace varios años, en 1971, Sixto Seco organizó en Santiago de Compostela lo que se llamó «Proceso, en Galicia, a las prótesis totales de cadera» (11). Fueron juzgadas las prótesis de McKee-Farrar, defendidas por Poal-Manresa; las de Ring, defendidas por Fernández Fernández; las de Müller, defendidas por Vaquero, y las de Huggler-Weber, defendidas por Palacios Carvajal. Actuaron de testigos Senti Montagut, Ferrer Torrelles, Santos Palazzi, Cabot Boix, Troncoso de Rozas, Baltar y Domínguez. El juez supremo de aquel «proceso» fue Hernández Ros, y su sentencia fue salomónica. Al no ver diferencias sustanciales entre los distintos tipos de prótesis y de sus medios de fijación, condenó a todos los participantes a continuar poniendo la prótesis que se defendió y cuya experiencia se expuso.

Casi se puede a decir lo mismo en lo que respecta a la elección de prótesis de cadera en pacientes jóvenes (40 años), aunque la juventud se prolonga mucho más, por lo menos hasta que existan diferencias estructurales y disminución grave de la masa ósea. Debe ponerse la prótesis elegida como costumbre por el cirujano o servicio que fuere.

Cabe analizar este asunto con un poco más de detalle. El material base de la prótesis, tanto tallo como cotilo, puede ser variado, pero casi siempre se elige entre las aleaciones de titanio (casi siempre Ti, Al y Va), y las aleaciones de cromo (casi siempre Cr, Co, Mo). Los empleados por los fabricantes, aparte de los elegidos para la fabricación de prótesis propias, no es necesario variarlos según la edad del receptor. Lo mismo sucede en lo referente a los plásticos, habitualmente UHMWPE, *cross-link* o no, para la confección del componente del cotilo o de las cerámicas de óxido o de circonio, que no han de variar con la edad.

Sería discutible el empleo o no de diferente par de fricción en uno u otro caso, ya que con el advenimiento de los cotilos de doble movilidad, o de las cerámicas en sandwich, las posibilidades de elección han aumentado. Cabe la posibilidad, al ser más duraderas y tener menos posibilidad de usura, que fuera más recomendable su empleo en enfermos jóvenes. Donde puede haber más variedad de criterio, como lo hay genéricamente, es con los medios de fijación, cementados, no cementados o híbridos. Cada especialista opina según su propia experiencia y los datos bibliográficos son muy contradictorios. Los autores usan sistemáticamente las prótesis no cementadas, con determinado reparto del microdiseño poroso de la superficie protésica, empleando en muchos casos preparados con BMP. Cubriendo el cotilo antes de su implantación se asegura por la rapidez de su incorporación, su estabilidad, sobre todo en el caso de que el contacto cotilo-protésico cotilo-anatómico no sea perfecto por la irregularidad del segundo (fig. 13-3). Otros autores cementan siempre y, por fin, los defensores de las prótesis híbridas también tienen sus motivos. Son tal cantidad los factores que participan en la decisión en uno u otro sentido, que es casi imposible tratar este tema. Que cada uno siga empleando lo que en conciencia crea firmemente que es mejor desde su experiencia personal y bibliográfica.

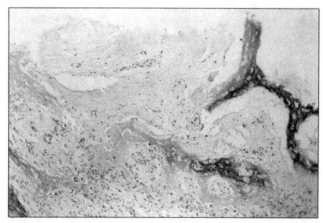

FIGURA 13-3.   Preparación microscópica del neotejido óseo y osteoide que aparece cubriendo un cotilo no cementado cubierto con porometal, hidroxiapatita y BMP que hubo que retirar a los 29 días de su implantación. Sorprende la rapidez de la aparición de estructuras óseas con aspecto casi adulto.

BIBLIOGRAFÍA

1. Sánchez Sotelo J, Munuera Martínez. Artroplastia total de cadera primaria en adultos jóvenes. Tema de Actualización. Rev Ortop Traumatol 1999; 1: 53-66.
2. Arraigada Mora C, Leyes Vence M, Valentí Nin JR, Villas Tomé C, Cañadell Carafí J. Osteotomía de Chiari en el adulto: Resultados a medio y largo plazo. Rev Ortop Traumatol Junio 1998; 42: 163-167.
3. García González B, Palacios Cabezas P, Arilla Castilla MA, Palacios Cabezas J. Conversión de artrodesis de cadera en PTC. Revista Cadera (Órgano de la Fundación Maurice E. Müller, Órgano de la Sociedad Española de Cirugía de la Cadera) Mayo-Septiembre 1995; 2 (2).
4. Bueno Lozano AL, Toni A, Sudanese A, Calista F, Zanotti Russo MC, Giunti A. Artroplastia total de cadera en anquilosis y artrodesis. Rev Ortop Traumatol Agosto 1998; 42: 277-282.
5. Fernández Gutiérrez C, Pena Vázquez J, Núñez Batalla D, Amador Mellado J, López Fernández P, Paz Jiménez J. Enfermedad de Perthes. Resultados a largo plazo en la osteotomía femoral proximal intertrocantérea. Rev Ortop Traumatol Abril 1996; 40: 131-136.
6. Palacios Carvajal J, Palacios Cabezas J, Palacios Cabezas P. The reason for failures of hip prostheses. Orthopaedics (internacional edition) Jan-Feb 1996; 4: 11-16.
7. Imhaüser P. La epifisiólisis proximal del fémur. Libro Fines de Semana Traumatológicos 1971; 183-193.
8. Palacios Carvajal J, Palacios Cabezas J, Palacios Cabezas P. Bone morphogenetic proteins (BMPs) in the future of ortopaedic surgery and traumatology. Orthopaedics (internacional edition) Sep-Oct 1997; 5 (5): 345-349.
9. Queiruga Dios JA, Abril Martín JC, Gray Laymon P, Díaz Martínez A, Castillo Benítez-Caro F. Fracturas de cadera en la infancia. Rev Ortop Traumatol Agosto 1998; 42: 283-266.
10. Hinsenkamp M, Hauzeur JP, Sintzoff S Jr. Resultados a largo plazo del tratamiento de la necrosis avascular con campos electromagnéticos pulsátiles. Rev Ortop Traumatol Nov 1997; 41 (Supl 1): 24-27.
11. Sixto Seco A. Sentencia en Galicia a las prótesis totales de cadera. Imparesa. Instituto Policlínico La Rosaleda. Santiago de Compostela, 1983.

Capítulo 14

Luxaciones traumáticas de rodilla

A. LIZAUR UTRILLA

Introducción

La luxación de rodilla es una lesión muy grave que constituye una verdadera urgencia traumatológica. Su incidencia no está establecida, aunque es infrecuente. Entre 2 millones de admisiones de la Clínica Mayo (Estados Unidos) se diagnosticaron 12 luxaciones (1), y en un hospital español (2) se han comunicado 26 casos en 10 años, aunque la incidencia podría ser mayor dado que algunos casos podrían haberse reducido espontáneamente momentos después del traumatismo en cuyo caso no hubieran sido diagnosticados como luxaciones, sino como inestabilidades más o menos graves.

La urgencia terapéutica radica en la frecuente asociación con lesiones neurovasculares, fundamentalmente de la arteria poplítea y del nervio peroneo común, con una incidencia (3) del 25-40 %, y en que la demora mayor de 8 h en la reparación de la lesión arterial puede conducir a la amputación del miembro en el 86 % de los casos (4).

Además de ser una lesión infrecuente, son pocas las series publicadas relevantes, la mayoría de pocos casos o revisiones retrospectivas en las que no se explica bien, o es muy diversa, la pauta de manejo y las técnicas terapéuticas utilizadas o el modo de valorar los resultados, lo que hace difícil poder extraer conclusiones válidas para establecer una actuación sistemática.

Resumen anatómico

La estabilización de la articulación de la rodilla es multifactorial. Intervienen la coaptación articular, la conformidad morfológica, la cápsula articular y sus refuerzos estáticos y dinámicos. Pero, desde un punto de vista funcional, podemos considerar, junto a la cápsula articular, cuatro estructuras estabilizadoras principales (5): ligamento cruzado posterior (LCP); ligamento cruzado anterior (LCA); ligamento lateral interno (LLI), auxiliado por las estructuras dinámicas posteromediales (músculos semimembranoso, semitendinoso y vasto interno); y ángulo posterolateral, formado por la cápsula, ligamento lateral externo (LLE), complejo arcuato, tendones poplíteo y del bíceps femoral y la cintilla iliotibial.

La arteria poplítea, a nivel de la rodilla, se encuentra firmemente sujeta en sus dos extremos, proximalmente por el hiato del aductor mayor y distalmente por el arco tendinoso del músculo sóleo, lo que la hace muy vulnerable al desgarro por tracción. Las ramas geniculadas que proporcionan irrigación auxiliar son insuficientes para vascularizar la pierna en ausencia de la arteria poplítea.

Los nervios del área poplítea, el peroneo común (ciático poplíteo externo) y el tibial (ciático poplíteo interno), no están sujetos como la arteria por lo que su vulnerabilidad es menor. El nervio peroneo se encuentra profundo y posterior al tendón del bíceps, bordeando en su porción distal a la cabeza del peroné. Su lesión suele deberse a un mecanismo de tracción, estirándose alrededor del cóndilo femoral posterior.

Clasificación

Para la clasificación eficaz de estas lesiones deben valorarse diversos factores, como la integridad de las partes blandas (luxación abierta o cerrada), la presencia o no de lesiones asociadas (neurovasculares u óseas) y la dirección del desplazamiento, en referencia a la posición relativa de la tibia con respecto al fémur. Así, tradicionalmente (6) se han clasificado en cinco tipos de acuerdo con el patrón de desplazamiento, cuya frecuencia basada en una revisión de 245 casos (4) fue: 61 % de luxaciones anteriores, 18 % posteriores, 13 % laterales, 3 % mediales y 4 % combinadas o rotatorias. La más frecuente de las unidireccionales es la luxación anterior (fig. 14-1), y de las combinadas, la posterolateral.

Si bien la clasificación de Kennedy (6), utilizada por casi todos los autores, permite sistematizar las maniobras de reducción y, sobre todo, deducir el mecanismo de producción y sospechar las lesiones asociadas, para Schenck (7) es insuficiente, por lo que propone una clasificación adicional basada en cinco patrones de

123

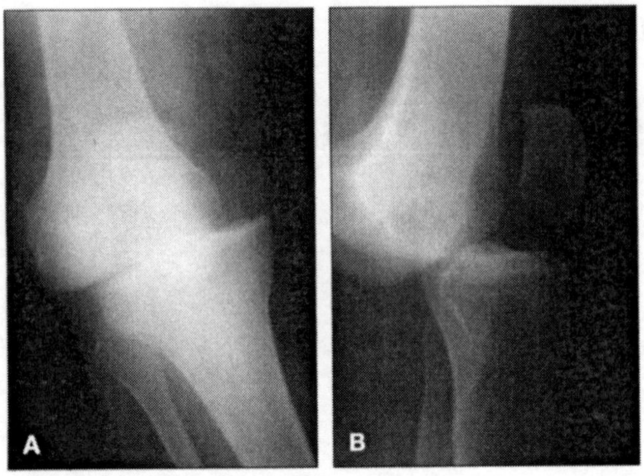

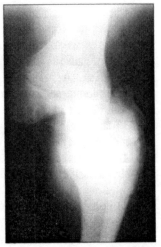

FIGURA 14-1.   Luxación anterolateral de rodilla.

lesiones ligamentosas que pueden ser explorados: *a)* LCA y ligamento o ligamentos laterales rotos, con LCP íntegro (casos infrecuentes publicados); *b)* LCA y LCP rotos, con ligamentos laterales íntegros (clínicamente infrecuentes); *c)* LCA, LCP y LLI rotos, con LLE y ángulo posterolateral íntegros; *d)* LCA, LCP, LLE y ángulo posterolateral rotos, con LLI íntegro, y *e)* LCA, LCP, LLI, LLE y ángulo posterolateral rotos.

Otras clasificaciones adicionales serían si la luxación es cerrada o abierta, o las basadas en la velocidad e intensidad del traumatismo, de baja y alta energía.

Etiología y mecanismos

La mayoría de los casos se deben a traumatismos de alta energía (fig. 14-2), como los accidentes de tráfico, que constituyen el 50 %, y los laborales; pero también ocurren ante traumatismos de baja energía, como en deportes de competición (corredores, saltadores o jugadores de rugby) (3), o en deportes sin contacto con movimientos bruscos, como en las artes marciales (8). Se han descrito casos aislados de raras etiologías, como la luxación espontánea y atraumática debida a un síndrome de hipermovilidad articular con aplasia de los ligamentos (9), y también se ha considerado la obesidad mórbida como un factor de riesgo para la luxación de rodilla (10) ante caídas simples. La incidencia, según la etiología, es variable. En una serie de 63 casos (11) se informó de un 54 % correspondientes a accidentes de tráfico, un 36 % deportivos, un 5 % laborales y un 5 % debidos a caídas. La mayoría de los casos ocurren en adultos, aunque se han descrito luxaciones por traumatismos de alta energía en niños (12).

Son clásicos los estudios de Kennedy (6) para reproducir experimentalmente luxaciones de rodilla en cadáveres. Este autor determinó que la luxación anterior se producía ante una fuerza de dirección posterior aplicada directamente sobre la cara anterior del muslo y tras sufrir la rodilla una hiperextensión; la secuencia de lesiones era, primero, la rotura del LCA, seguido de la cápsula posterior a la hiperextensión de 30°, a continuación se rompía el LCP para, después, desplazarse anteriormente la tibia, y a la hiperextensión de 50° sufría desgarro la arteria poplítea. La luxación posterior era más difícil de reproducir precisándose mayor fuerza, que se aplicaba en dirección posterior sobre la porción proximal de la cara anterior de la pierna; la lesión vascular se debía a rotura de la arteria ante el súbito desplazamiento posterior de la tibia. Las luxaciones medial y lateral se producían ante fuerzas en varo o valgo, requiriendo de más fuerza que las otras, y generalmente resultaban con fracturas del fémur distal o tibia proximal; estas luxaciones eran el resultado de fuerzas indirectas, como la rotación del cuerpo en dirección contraria al pie firmemente plantado, o como el caso descrito (9) de luxación lateral pura debida a un simple traspiés en un paciente con síndrome de hipermovilidad articular, encontrándose en la cirugía laxitud de la cápsula posterior, aplasia del LCA y rotura del LLI.

En la luxación posterolateral (13), el cóndilo femoral medial se introduce por un ojal de la cápsula medial, quedando atrapado entre el LLE y el retináculo extensor, lo que suele convertirla en irreducible con técnicas cerradas (14). Es el tipo de luxación con mayor incidencia de lesión neurológica.

Lesiones asociadas

Al tratarse de traumatismos de alta energía, son frecuentes las lesiones craneales y toracoabdominales asociadas que pueden comprometer la vida, y cuyo tratamiento es prioritario. La luxación abierta es infrecuente (13), del 17 % con una incidencia de amputación del 11 %.

LESIONES DE LIGAMENTOS

Tradicionalmente (5) se pensó que para definir una luxación completa de rodilla era necesaria la lesión de al menos tres ligamentos (incluyendo ambos cruzados) y de la cápsula posterior,

FIGURA 14-2.   Luxación posterolateral de rodilla en un varón de 14 años.

pero estudios posteriores han observado que en la luxación de rodilla las lesiones ligamentosas son muy variables, no habiendo una clara relación entre el tipo e intensidad de la luxación y el número o grado de lesión de los ligamentos afectados, y así se han descrito luxaciones completas con la sola rotura del LCA (15) o con la integridad de ambos ligamentos cruzados (16), del LCP (17, 18), o del LCA (12), estos últimos en niños.

Pero la norma es que haya múltiples lesiones ligamentosas, teniendo rotos al menos dos ligamentos, aunque no necesariamente ambos cruzados, y la cápsula posterior (11). En las luxaciones anteriores, típicamente se rompen ambos cruzados y al menos un ligamento colateral, aunque podría ocurrir sin rotura del LCA o de la cápsula posterior y con sólo un estiramiento del LCP. En las luxaciones posteriores suele haber rotura de ambos ligamentos cruzados y es posible que se asocie la rotura del mecanismo extensor.

LESIONES VASCULARES

La más grave complicación es la lesión de la arteria poplítea (fig. 14-3). En una revisión (4) de 245 luxaciones descritas en la bibliografía se observó un 32 % de lesiones de la arteria. La incidencia de lesión vascular parece estar en relación directa con la intensidad del traumatismo, siendo menor en los de baja energía (3) donde llegan al 5 %; aunque algunos trabajos (11) encontraron que la incidencia era similar en los accidentes de tráfico y deportivos.

En un estudio (19) sobre 115 arteriografías realizadas en pacientes con luxación de rodilla, se observó que en el 23 % había lesión grave de la arteria poplítea, el 4 % presentaba espasmo de ésta y el 3 % tenía lesiones en la capa íntima. En la luxación anterior la arteria suele sufrir un traumatismo por estiramiento, resultando con lesiones de la íntima, mientras que la luxación posterior se asocia más frecuentemente a roturas, transección, de la arteria.

LESIONES NEUROLÓGICAS

Las lesiones de nervios suelen afectar al peroneo común y, menos frecuentemente, al nervio tibial; en general, no se produce la sección completa, sino lesiones intersticiales por estiramiento. En una revisión de 195 casos (20) se observó una incidencia de lesión del nervio peroneo común del 26 %, asociadas con mayor frecuencia a las luxaciones de rodilla posterolaterales y mediales. En otro trabajo (11) la incidencia neurológica fue del 14 %, y en todos los casos se asociaba a lesión del LLE y de ambos cruzados, siendo la incidencia similar, del 20 %, a la de los traumatismos de baja energía (3).

FRACTURAS ASOCIADAS

Por tratarse de traumatismos de alta energía, son frecuentes las fracturas asociadas. Del orden del 60 % de los casos (20) son a ni-

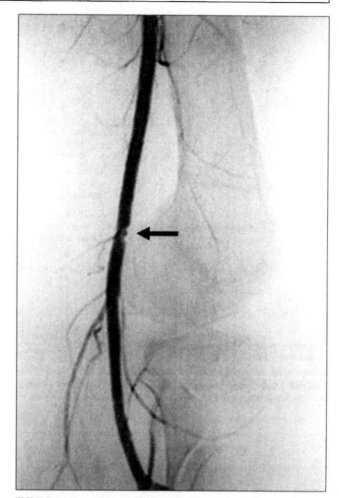

FIGURA 14-3. Arteriografía con lesión de la arteria poplítea, tras luxación de rodilla.

vel de la rodilla, aunque de muy variable tipo, desde pequeñas avulsiones óseas de las inserciones de los ligamentos y de la cápsula hasta complejas fracturas del fémur distal y tibia proximal que son más frecuentes en las luxaciones mediales y laterales.

Evaluación y tratamiento

DIAGNÓSTICO

Si el paciente está consciente, generalmente puede describir el mecanismo lesional, siendo el diagnóstico clínico evidente por la grave deformidad de la rodilla, aunque en pacientes muy obesos podría no ser tan llamativa. No obstante, y debido a que ha podido haber una reducción espontánea antes de la admisión a urgencias, debe sospecharse la posibilidad de luxación en los traumatismos de rodilla de alta energía o que presenten una inestabilidad grave en extensión, sobre todo en pacientes politraumatizados o inconscientes, dado el potencial riesgo de lesión vascular grave.

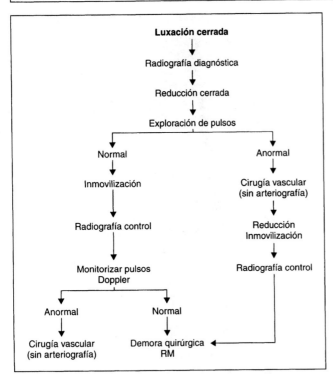

FIGURA 14-4.   Algoritmo de actuación urgente en luxaciones cerradas. RM, resonancia magnética.

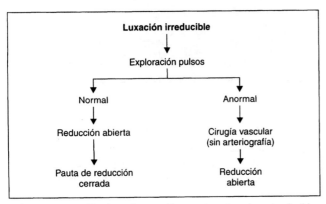

FIGURA 14-5.   Algoritmo de actuación urgente en luxaciones irreducibles.

La prioridad es el tratamiento vital del paciente con lesiones craneales o toracoabdominales, pero debe evaluarse simultáneamente el estado del miembro y, sobre todo, realizar una exploración física neurovascular. Respecto a la supervivencia de la rodilla, constituiría una urgencia quirúrgica si la luxación fuera abierta, ya que se debería realizar la inmediata reducción y el oportuno lavado por irrigación y desbridamiento.

Aun cuando se detectara un posible déficit vascular, la primera medida debería ser la reducción inmediata de la luxación, pues podría ser el factor que aliviara ese déficit. Previamente debe obtenerse un estudio radiográfico estándar (sólo proyecciones anteroposterior y lateral) que confirme el diagnóstico y aporte información de posibles fracturas asociadas, ya que su realización no representa una demora significativa. Otras pruebas diagnósticas, como arteriografía o resonancia magnética (RM), no aportarían una información prioritaria y retrasarían inaceptablemente el inicio del tratamiento.

REDUCCIÓN

La reducción debe ser inmediata (fig. 14-4), en la misma sala de urgencia si es posible, pues limita la posibilidad de shock traumático por el dolor y podría beneficiar al estado vascular del miembro. Además, con la rodilla luxada es difícil realizar una adecuada exploración neurovascular o de la estabilidad. La reducción es habitualmente fácil, mediante tracción longitudinal de la pierna y manipulación del extremo proximal de la tibia en sentido contrario al desplazamiento, teniendo precaución de no comprimir el hueco poplíteo.

En las luxaciones posterolaterales debe sospecharse la imposibilidad de reducción cuando esté presente el signo del hoyuelo (13) a manera de depresión o pinzamiento de la piel en la cara anterior de la rodilla. Otras causas menos frecuentes de luxación irreducible son las debidas a la interposición de partes blandas, como la del músculo vasto interno (21), e incluso por la rotura de un menisco en asa de cubo (22). En caso de luxación irreducible (fig. 14-5), está indicada la reducción abierta de manera urgente si el estado vascular es normal, o aprovechando el acto quirúrgico si precisa de reparación arterial por el cirujano vascular.

Inmediatamente tras la reducción debe realizarse una nueva exploración del estado neurovascular del miembro, y a continuación, un control radiológico para comprobar la reducción; otras pruebas, como la RM, no son necesarias al no precisarse una inmediata evaluación ligamentosa. Comprobada la correcta reducción, y si la exploración vascular es normal, se inmoviliza la rodilla en flexión de 15° mediante una férula posterior de yeso o una ortesis estabilizadora. Debe tenerse cuidado en no colocar la rodilla en más extensión, pues la cápsula articular posterior rota y laxa puede facilitar la subluxación o recidiva de la luxación.

En ocasiones, debido a la grave inestabilidad, es difícil mantener la reducción mediante inmovilización externa, y no son raras las subluxaciones y recidivas. En estos casos debe optarse por una inmovilización más rígida, como puede ser mediante un fijador externo, técnica que también se utiliza temporalmente en luxaciones abiertas (fig. 14-6), pacientes politraumatizados o si es necesaria una reparación vascular urgente.

El tratamiento definitivo de las lesiones osteoligamentosas de la rodilla, si estuviera indicado, debe retrasarse de 1 a 2 semanas para permitir la curación de las partes blandas periarticulares y el control de la evolución del estado circulatorio, demora que también es necesaria si ha habido reparación neurovascular urgente.

EVALUACIÓN VASCULAR

La evaluación neurovascular inmediata es importante, pero la realizada tras la reducción aporta mayor información, al no existir compresión de los extremos óseos y facilitar la colaboración del paciente. Debe tenerse en cuenta que en las luxaciones espontáneamente reducidas es frecuente que haya habido contusión de la arteria poplítea que favorezca la formación de trombosis. En las luxaciones de rodilla siempre debe sospecharse lesión vascular, dada la alta incidencia de traumatismos asociados en la arteria poplítea (19), del 23 %. La primera evaluación la realiza el traumatólogo, que es quien recibe al paciente, y el método más rápido y suficientemente eficaz es mediante la exploración física del miembro: deben explorarse los pulsos distales de las arterias pedia y tibial posterior, así como el flujo capilar. Puede haber hematoma en el hueco poplíteo.

Si tras la reducción de la luxación los pulsos son normales, palpables y simétricos, debe mantenerse la monitorización de la exploración física cada 4-6 h durante unos 3 días, y en caso de anormalidad, solicitar consulta al cirujano vascular. Éste debe tomar la decisión de practicar una arteriografía, pues se han descrito casos de espasmos u oclusiones tardías de la arteria poplítea en pacientes que no tenían alteración en la primera inspección (23), aunque generalmente se resuelven sin complicaciones en unos días. Aun con pulsos normales, es recomendable la práctica de un estudio Doppler arterial periférico, pues si bien no detecta lesiones ocultas de la íntima arterial (24), la medición del flujo del arco arterial del tobillo tiene un alto valor predictivo para lesiones arteriales graves, las cuales deben sospecharse cuando el índice de presión arterial es inferior a 0,9 (distal a la rodilla afecta/miembro no afecto); la normalidad de esta prueba no obvia la reevaluación física del estado vascular, pues se han descrito casos de oclusión arterial 48 h después de un Doppler normal (25).

Si después de reducir la luxación los pulsos están ausentes o son débiles y asimétricos, aun cuando hubiera una adecuada coloración y temperatura, debe sospecharse compromiso vascular grave y derivarse al cirujano vascular, pues estaría indicada la inmediata exploración quirúrgica de la arteria poplítea y su reparación si fuera necesaria (26). Sería inaceptable (7) sugerir otras causas menores, como espasmo arterial, para justificar la insuficiencia vascular y retrasar el tratamiento. No debe practicarse una arteriografía porque, sabida como es la localización de la lesión, aportaría poca información y su práctica retrasaría la cirugía reparadora, aunque la decisión corresponde a la experiencia del cirujano vascular. La urgencia radica en que se ha comprobado (4) que las reparaciones arteriales practicadas en las primeras 6 a 8 h tras la lesión tienen una incidencia de amputación del 11 %, mientras que en las realizadas pasadas esas 8 h era del 86 %.

Existe una gran controversia respecto a la utilidad de realizar una arteriografía a todos los pacientes con luxación de rodilla que después de su reducción tuvieran un examen físico vascular normal. Unos opinan que debe realizarse sistemáticamente (4) dada la alta incidencia de lesión de la arteria poplítea, y por considerar que el examen físico es insuficiente al no detectar daños arteriales ocultos (27), como espasmos o lesiones de la íntima; así se refiere el caso (28) de una luxación de rodilla con exámenes físicos normales en la primera asistencia y al alta hospitalaria, y que 5 semanas después requirió intervención urgente por la rotura de un seudoaneurisma de la arteria poplítea. En otro estudio (19) se encontró que en 86 casos de luxación de rodilla con pulsos normales tras la reducción, la arte-

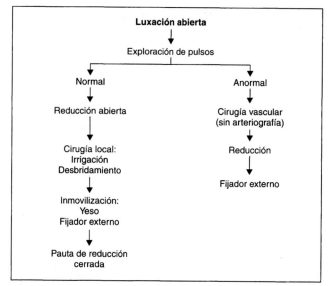

FIGURA 14-6. Algoritmo de actuación urgente en luxaciones abiertas.

riografía mostraba ausencia de alteración en el 89 %, pero en el 6 % había espasmo arterial y en otro 5 %, lesiones de la íntima. Aunque estas causas podrían conducir a oclusión o trombosis, no precisaron de cirugía, siendo monitorizados sólo con examen físico, y resultando sin complicaciones tardías. Otros estudios (29) muestran ausencia de complicaciones por estas causas y sin necesidad de cirugía.

Por el contrario, otros autores son partidarios de realizar arteriografías selectivas (30), sólo en aquellos pacientes que tras la reducción de la luxación presenten déficit de pulsos o signos de isquemia. En un estudio (31) de 19 casos de luxación de rodilla a los que se practicó arteriografía, se encontró que en los 4 casos que tenían ausencia de pulsos había lesión arterial que precisó reparación quirúrgica, mientras que en los 15 restantes que presentaban pulsos normales había 13 sin alteraciones y otros 2 con lesiones de la íntima, pero ninguno de ellos precisó cirugía y evolucionaron sin complicaciones.

En un metaanálisis (27) de 116 estudios se concluyó que la exploración física del pulso pedio en el examen inicial no era una prueba lo suficientemente sensitiva para detectar una lesión vascular quirúrgica; pero en otro estudio (32) prospectivo, y por tanto de mayor rigor y fiabilidad, de 35 casos se comprobó la alta eficacia predictiva del examen inicial del pulso pedio, por lo que los autores consideraban innecesaria la práctica de una arteriografía cuando la exploración física era normal, dado el alto coste de la prueba y la posibilidad de que el paciente tuviera reacciones adversas.

Como se ha descrito, en caso de lesión vascular la reparación quirúrgica debe realizarla un cirujano vascular durante las primeras 8 h después de la lesión (4). Las series publicadas son pequeñas y aportan una gran variabilidad de datos, por lo que no es posible recomendar un tipo de tratamiento concreto. En general, parece preferirse la sutura directa de la arteria poplítea o la interposición de injerto autólogo invertido de vena safena, siendo importante reparar también las venas. Se recomienda asociar fasciotomías en la pierna para prevenir la aparición de un síndrome compartimental (20).

EVALUACIÓN NEUROLÓGICA

La luxación de rodilla presenta una alta incidencia de lesión nerviosa asociada (20), del 26 %, generalmente del nervio peroneo común y en ocasiones del nervio tibial, y es más frecuente cuando hay lesión del complejo ligamentoso lateral y en las luxaciones posterolaterales y mediales. Por ello, debe sospecharse, aunque en ocasiones puede no ser inicialmente advertida debido al dolor, falta de colaboración del paciente y dificultad en la exploración física; debe advertirse de este hecho al paciente y familiares y realizar reevaluaciones tras la fase aguda. Generalmente, se trata de lesiones debidas a contusión por los extremos óseos, neuroapraxias en las que se afecta la vaina de mielina sin afectar a la continuidad de los axones, produciendo alteraciones motoras que suelen revertir; en ocasiones, son lesiones más graves causadas por estiramiento del nervio, que producen axonotmesis en las que se secciona tanto la vaina de mielina como los axones, generando alteraciones motoras y sensitivas y provocando la degeneración y regeneración valeriana del nervio al estar conservado el endo y perineuro; las secciones completas del nervio (neurotmesis) son más infrecuentes.

El diagnóstico se basa en la exploración física, motora y sensitiva, de ambos nervios, realizada a la admisión del paciente a urgencias, tras la reducción de la luxación y pasados 2-3 días, así como antes de realizar el tratamiento quirúrgico definitivo de las lesiones. No se considera necesario realizar un electromiograma (EMG) precoz al no estar indicada la exploración quirúrgica nerviosa urgente a menos que fuera necesario por otra causa, ya que no hay evidencias de mejor resultado con tratamiento temprano que con la abstención en un nervio microscópicamente intacto (33). La neurólisis temprana del nervio peroneo, durante la cirugía de las lesiones tendinosas, no suele dar buenos resultados, siendo preferible la reconstrucción tardía microquirúrgica (34), aunque más del 50 % de estas reparaciones fracasan (35).

Se recomienda realizar un EMG si no hay evidencia de mejoría clínica a los 3 meses de la lesión; y si a los 3 a 6 meses persiste parálisis completa sin evidencia de recuperación clínica o electromiográfica, puede intentarse la exploración y reparación microquirúrgica del nervio mediante sutura perineural o injerto autólogo interfascicular del nervio safeno interno (sural), aunque con pobres resultados (36, 37). Las lesiones completas (neurotmesis) suelen ser permanentes, mientras que las incompletas (axonotmesis y neuroapraxias) suelen revertir (33); globalmente (20), el 60 % de las lesiones nerviosas no se recuperan, el 8 % lo hacen parcialmente y sólo el 32 % se recuperan totalmente.

Tratamiento

CIRUGÍA INMEDIATA

La intervención quirúrgica urgente estaría indicada en el caso de isquemia del miembro por sospecha de lesión de la arteria poplítea;

si la luxación es irreducible de manera cerrada, por el riesgo cutáneo, necrosis muscular y daño vascular que puede provocar; si la luxación es abierta, para realizar lavado irrigación y desbridamiento de las partes blandas; o en presencia de un síndrome compartimental.

FRACTURAS ASOCIADAS

Mediante las radiografías inmediatas y de control de la reducción de la luxación puede realizarse una primera valoración de las posibles fracturas asociadas, y completarla con otras proyecciones después de asegurar que la vascularización del miembro es normal.

En caso de optar por el tratamiento conservador de las lesiones ligamentosas, las fracturas asociadas deben ser tratadas con arreglo a las indicaciones estándares actuales, demorando la cirugía a la segunda semana posterior a la lesión. Si se realizara tratamiento quirúrgico de las lesiones ligamentosas, se aprovecharía ese acto para practicar la osteosíntesis interna de las fracturas que lo precisasen. En pacientes de edad avanzada o en los raros casos de fracturas articulares muy conminutas, podría optarse por reducir la luxación y mantenerla temporalmente en adecuada posición mediante inmovilización enyesada, ortesis bloqueada o fijador externo, y posteriormente realizar una artrodesis o colocar una prótesis total de rodilla (38).

LESIONES LIGAMENTOSAS

La evaluación de los ligamentos no puede realizarse adecuadamente antes, ni inmediatamente después, de reducida la luxación, pero además no es prioritario un diagnóstico tan temprano de las lesiones ligamentosas. Si hubiera necesidad de realizar una intervención por otra causa podría aprovecharse para explorar la rodilla bajo anestesia. La exploración debe demorarse a la primera semana, pasado lo más grave de la fase aguda del traumatismo. La exploración física indicará la intensidad de la inestabilidad en cada dirección. Posteriormente, debe realizarse una RM de la rodilla, para explorar todas las estructuras estabilizadoras, objetivando el grado y localización de las lesiones, así como de los meniscos y superficies óseas articulares.

TRATAMIENTO CONSERVADOR

Tradicionalmente, las luxaciones de rodilla eran tratadas de manera conservadora. En un estudio (39) de 26 casos tratados con inmovilización enyesada en ligera flexión, los autores refieren un 92 % de resultados satisfactorios a pesar de que la mayoría presentaron una significativa rigidez de rodilla, y recomiendan mantener la inmovilización menos de 6 semanas, porque a pesar de una inaceptable inestabilidad obtuvieron una adecuada movilidad, en contraste con los casos que tuvieron una inmovilización más prolongada, en los que si bien las rodillas eran más estables, la rigidez articular era considerada inaceptable. En un metaanálisis de

206 luxaciones de rodilla (40), los mejores resultados objetivos respecto a la movilidad y función se dieron en los pacientes quirúrgicos, aunque no había diferencias con los no operados respecto al grado de inestabilidad o a la capacidad para retornar a las actividades deportivas.

La mayoría de los estudios comparativos, más fiables, refieren resultados significativamente mejores con el tratamiento quirúrgico de las lesiones ligamentosas que con el conservador (41). Richter y cols. (42) compararon 63 pacientes con tratamiento quirúrgico de ambos ligamentos cruzados y 26 con tratamiento conservador, con un seguimiento de 8 años, y observaron que los resultados eran muy superiores en los primeros. Ríos y cols. (2) refieren que en 21 pacientes tratados quirúrgicamente hubo un 55 % de buenos resultados, mientras que en 5 tratados de forma conservadora todos los resultados fueron insatisfactorios.

Actualmente hay un gran consenso en utilizar el tratamiento quirúrgico para las lesiones ligamentosas, porque el tratamiento conservador de la luxación de rodilla puede conducir a subluxaciones e incluso recidivas de la luxación. La inmovilización prolongada conlleva inaceptables resultados y graves secuelas: como grave inestabilidad y rigidez articular. Por ello, el tratamiento conservador podría reservarse para aquellos pacientes con muy baja demanda funcional u otras secuelas que impidieran la adecuada rehabilitación y deambulación, y siempre que no hubiera fracturas articulares asociadas, que se hubiera conseguido la reducción de la luxación y que ésta se mantuviera con inmovilización externa. Otra indicación del tratamiento conservador podría ser en los casos en que la reducción fuera estable por haber lesión de pocos ligamentos, como en algunas luxaciones anteriores puras en que sólo se afecta el ligamento cruzado anterior, que podría ser tratado tardíamente a demanda de la función.

El tratamiento conservador consiste en la inmovilización enyesada con rodilla en flexión de 15° durante unas 6 a 8 semanas, para luego utilizar una ortesis bloqueada en extensión, que se retira para hacer rehabilitación activa de la flexoextensión, permitiendo la carga progresiva con ayuda de bastones. La inmovilización se retira hacia la decimosegunda semana y se continúa con rehabilitación más enérgica de la rodilla.

TRATAMIENTO QUIRÚRGICO

El tratamiento quirúrgico de las lesiones ligamentosas tras una luxación de rodilla tiene por objetivo la estabilización precoz de la rodilla, evitando la inmovilización prolongada y permitiendo la rehabilitación funcional precoz. Actualmente se recomienda la reparación quirúrgica, sobre todo en pacientes menores de 40 años (3, 7, 33).

Previamente a la cirugía es recomendable realizar una arteriografía, para detectar o descartar lesiones ocultas que pudieran ensombrecer el postoperatorio. También es necesaria la realización de una RM para obtener información de la extensión y localización de las lesiones de ligamentos y meniscos que permita una adecuada planificación operatoria. La artroscopia, exploradora o quirúrgica, no está indicada en la primera semana, porque dada la rotura capsular es posible la extravasación de líquidos a la pierna, lo que produciría un síndrome compartimental.

La cirugía de ligamentos debe demorarse, sobre todo si ha habido reparación vascular, para facilitar la curación de las partes blandas periarticulares y la estabilización del estado neurovascular, manteniendo en tanto inmovilizada la rodilla con una férula posterior de yeso o una ortesis bloqueada en flexión de 15°. Algunos autores prefieren la cirugía tardía, de 1 a 3 meses después del traumatismo, por considerar que las lesiones más graves pueden ser reconstruidas con injertos autólogos, y así facilitar la rehabilitación para procurar una mayor potencia muscular y movilidad preoperatorias; Liow y cols. (43) compararon la cirugía temprana (menos de 2 semanas) con la tardía (más de 6 meses) y no encontraron diferencias en los resultados funcionales. Pero la mayoría de autores recomiendan la cirugía temprana, a las 2 o 3 semanas, porque aporta una estabilización temprana, facilita la reparación de muchos de los ligamentos, y en los casos de avulsión de la inserción ósea su retracción dificultaría la reparación tardía.

También existe controversia respecto a la cantidad y secuencia de las estructuras estabilizadoras que reparar. Es casi unánime la opinión de que es indispensable la reparación del LCP para estabilizar la rodilla en los casos de luxación y evitar el desplazamiento posterior de la tibia. Unos autores (7) optan por la cirugía temprana del LCP y del ángulo posterolateral, no reparando el LCA excepto en caso de avulsión (3) ni el LLI (44) para no agravar el traumatismo quirúrgico y reducir el riesgo de rigidez postoperatoria de la rodilla, y porque consideran que un gran porcentaje de estas últimas lesiones pueden resolverse satisfactoriamente de manera conservadora con escasa inestabilidad residual, realizando su reparación tardía sólo si fuera necesaria. Por el contrario, otros recomiendan la reparación de todas las estructuras afectadas (2, 41) y realizarlo en el mismo acto quirúrgico (20, 45).

El abordaje cutáneo más cómodo para acceder a todas las estructuras es mediante una incisión oblicua larga, cruzando la rodilla desde el extremo distal del músculo vasto externo hasta el lado medial de la inserción de la pata de ganso. Se han descrito buenos resultados en la reparación ligamentosa de manera artroscópica (12, 46), realizada 2 semanas después de la lesión y utilizando técnica convencional o seca.

En general, se recomienda:

1. Para la avulsión de la inserción ligamentosa: reinserción con tornillo si el fragmento óseo lo permite, o mediante sutura transósea, con arpones o grapas. La cirugía debe ser temprana en estos casos, por cuanto la retracción del tendón dificultaría su reparación tardía.

2. Para la rotura del cuerpo de los ligamentos cruzados: aloinjertos, de procedencia variada, como hueso patelar-tendón-hueso, tendón de Aquiles, semimembranoso, semitendinoso o recto anterior, u homoinjertos, sobre todo de tendón de Aquiles.

3. Para la rotura del cuerpo del resto de ligamentos: sutura primaria con plastia de refuerzo procedente de la cintilla iliotibial u otro de los aloinjertos antes descritos.

La secuencia de reparación debería ser, en primer lugar, el LCP seguido del LCA; después el LLI, porque para determinar la isometricidad se requiere un correcto equilibrio del pivote central; a continuación los tendones poplíteo, lateral externo y reinserción capsular; y en último lugar, la cintilla iliotibial y otras estructuras afectadas, como puede ser el aparato extensor.

Ligamento cruzado posterior

Si bien la lesión aislada de este ligamento podría tratarse por medios conservadores sin una grave repercusión funcional a corto y medio plazo (47), en el caso de luxación de rodilla, y con la asociación de otros ligamentos lesionados, la insuficiencia del LCP produce desplazamiento posterior de la tibia (48), lo que dificultaría la correcta reducción y, a largo plazo, provocaría una artrosis. Así, en el caso de la luxación de rodilla, para mantener la reducción y aportar la necesaria estabilidad de la rodilla se hace imprescindible la reparación del LCP.

En caso de avulsión debe realizarse su reinserción, a nivel proximal mediante sutura transósea, y a nivel distal con tornillo si hay un fragmento óseo apropiado o mediante sutura. En caso de rotura del cuerpo no es apropiada la reparación primaria con sutura, debiendo reconstruirlo con aloinjerto de hueso patelar-tendón-hueso, aunque si éste resultase corto, puede optarse por el homoinjerto de tendón de Aquiles con un fragmento óseo.

Ligamento cruzado anterior

En caso de avulsión, debe realizarse precozmente su reinserción con tornillo o sutura transósea. En caso de rotura del cuerpo tendinoso hay controversia respecto a su tratamiento, conservador o quirúrgico, ya que no hay diferencias, antes o después de la reparación, respecto a la traslación o rotación tibial (49), aunque es mayoritaria la opinión de que la insuficiencia del LCA conducirá a lesión de menisco y artrosis. Si se opta por el tratamiento quirúrgico, dada la dificultad de su cicatrización, se acepta que debe reconstruirse con una plastia ligamentosa, siendo las más empleadas los aloinjertos de hueso patelar-tendón-hueso o de semitendinoso unido al recto interno.

Ligamento lateral interno

Este ligamento tiene una gran capacidad de cicatrización, y se han obtenido excelentes resultados con tratamiento conservador (50), siendo el método de elección en el caso de rotura aislada. Incluso cuando se lesiona en asociación con la rotura de otras estructuras, generalmente del LCA, el tratamiento conservador no provoca inestabilidad en la mayoría de los casos, por lo que muchos autores consideran innecesaria la reparación (51). Si se prefiriera la cirugía, en caso de avulsión podría reinsertarse mediante sutura transósea, y si hubiera rotura del cuerpo, mediante repara-

ción primaria con plastia de refuerzo de los tendones isquiotibiales o cintilla iliotibial, sin realizar un excesivo avance o imbricación, pues podría limitar la movilidad.

Ángulo posterolateral

La gran mayoría de autores preconizan la reparación quirúrgica temprana (52), siempre asociada a la del LCP. La cápsula posterolateral suele desinsertarse de la tibia, y repararse mediante sutura transósea o apoyada con arpones. Las lesiones del cuerpo del LLE pueden repararse mediante sutura primaria, con o sin refuerzo del tendón del bíceps femoral; en caso de avulsión del LLE, bíceps femoral y complejo arcuato, pueden repararse como una unidad reinsertándola en la cabeza del peroné mediante tunelización ósea. Es importante la reinserción del tendón poplíteo o la reparación con sutura primaria reforzada con plastia de cintilla iliotibial. Si es posible, se reparará la cintilla iliotibial.

PAUTA POSTOPERATORIA

Tras la cirugía, la rodilla debe inmovilizarse en extensión, mediante férula posterior de yeso u ortesis bloqueada durante 2 a 3 semanas, que se retira para realizar fisioterapia con movilización pasiva o mecanizada. A la tercera semana se inicia rehabilitación con movilización activa, permitiendo la deambulación con la ortesis bloqueada en extensión y ayuda de bastones. A la sexta semana se permite con la ortesis una flexión de hasta 45°, carga completa y se realiza fisioterapia más enérgica. La ortesis se retira hacia la octava a decimosegunda semana. El objetivo de la rehabilitación es conseguir en 6 semanas una extensión completa y una flexión de al menos 90°, pues en caso contrario debe realizarse movilización bajo anestesia o desbridamiento artroscópico.

Pronóstico y resultados

Es importante informar al paciente y sus familiares de la gravedad del traumatismo en una luxación de rodilla, y que a pesar del tratamiento, la probabilidad de que la rodilla tenga de nuevo una función totalmente normal es escasa. Pueden aparecer como secuelas rigidez, dolor crónico e inestabilidad, que conducirán a una artrosis precoz (fig. 14-7). También es conveniente informar en los primeros momentos de la posibilidad de una lesión nerviosa grave e irreversible que puede haber pasado desapercibida en la primera exploración. Aunque con los tratamientos quirúrgicos actuales, si bien son pocos los que recuperan totalmente la función de la rodilla, la mayoría pueden retornar a sus actividades cotidianas y profesionales, y algunos incluso a actividades atléticas (53). Dada la menor violencia de la agresión, los pacientes con traumatismos de baja energía suelen tener mejores resultados que los de alta energía (3).

La artrofibrosis, en mayor o menor medida, es una secuela esperada que puede necesitar tratamiento mediante manipulación bajo anestesia o desbridamiento quirúrgico o artroscópico. Se ha descrito la formación de osificaciones heterotópicas que pueden afectar a la movilidad, frecuentemente asociadas a pacientes con traumatismo craneal y sin relación con el tipo o tiempo de la cirugía (54), aunque también se ha observado (55) que en una serie de 56 luxaciones de rodilla hubo osificaciones en el 25 % de los casos, la mitad de las cuales eran graves, habiendo una relación con la luxación abierta, pero no con traumatismos craneales. La artrosis es una secuela esperada.

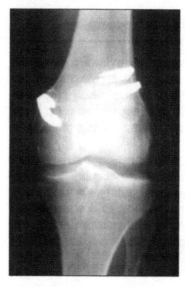

FIGURA 14-7. Inestabilidad residual y artrosis precoz tras luxación de rodilla.

Pauta de evaluación y tratamiento urgente

PASO 1

Tras la primera inspección a la llegada a urgencias, y evaluado y estabilizado el riesgo vital, debe confirmarse el diagnóstico de luxación mediante radiografías estándares, bastando las proyecciones anteroposterior y lateral.

PASO 2

a) Es urgente la reducción de la luxación, preferentemente de forma cerrada (fig. 14-4). Inmediatamente después de reducida, deben explorarse los pulsos distales pedio y tibial posterior y el flujo capilar. Si es posible la colaboración del paciente, se realizaría la exploración neurológica del miembro.

b) Si fuera irreducible (fig. 14-5), previa exploración de los pulsos distales, se realizaría una reducción abierta urgente. Cuando los pulsos son normales, se sigue la pauta para reducción cerrada, si no se normalizan, sin necesidad de arteriografía previa y en el mismo acto quirúrgico, el cirujano vascular debe realizar una exploración urgente, y en caso de reparación arterial puede inmovilizarse la articulación con un fijador externo.

c) Si la luxación es abierta (fig. 14-6), se realiza reducción urgente en quirófano, con irrigación y desbridamiento, siguiendo la misma pauta de control de pulsos distales descrita anteriormente. Si fuera necesario, se inmovilizaría la articulación con un fijador externo.

d) Si hubiera síndrome compartimental, estaría indicado realizar fasciotomías urgentes.

PASO 3

a) Tras reducción cerrada, o abierta sin haber realizado exploración arterial quirúrgica, si los pulsos distales son normales (simétricos) y no hay o se recuperan los signos de isquemia (color, calor, perfusión capilar), se inmoviliza la articulación en flexión de 15°, con férula posterior de yeso u ortesis bloqueada. Tras ello debe realizarse control de la reducción mediante radiografías estándares, y si no ha sido posible mantener la alineación articular, puede colocarse un fijador externo.

b) Si tras la reducción los pulsos distales son débiles o asimétricos, aun cuando no haya otros signos de isquemia, está indicada la exploración quirúrgica urgente por cirujano vascular sin necesidad de arteriografía previa.

PASO 4

a) Después de inmovilizada la articulación, aun cuando los pulsos sean normales, debe monitorizarse la exploración cada 6 h durante unos 3 días, y realizar un estudio Doppler arterial distal.

b) Si la exploración vascular fuera anormal, por déficit de los pulsos o índice de presión arterial con Doppler menor de 0,9, sería decisión del cirujano vascular realizar una arteriografía, una exploración quirúrgica, o ambas.

PASO 5

a) La reparación quirúrgica de las estructuras óseas y ligamentosas debe demorarse al menos 1 semana, para la curación de las partes blandas y la estabilización de la vascularización. Durante ese tiempo una RM permite objetivar lesiones y realizar la planificación operatoria.

b) No está indicada la artroscopia antes de 2 semanas debido al riesgo de provocar un síndrome compartimental por extravasación de líquidos a la pierna.

c) Si la luxación fuera abierta, la cirugía definitiva debería demorarse unas 2 semanas.

d) Si se hubiera utilizado un fijador externo, la cirugía debería demorarse unas 2 semanas después de ser retirado.

Preferencias personales

El paciente y familiares deben ser informados de la grave lesión que representa para la rodilla una luxación, de su repercusión funcional y pronóstico, advirtiendo de las numerosas y graves complicaciones que pueden ocurrir, así como de la posibilidad de que exista una lesión neurológica que puede pasar desapercibida en las primeras evaluaciones.

Para el tratamiento definitivo de las lesiones de rodilla, óseas y ligamentosas, son preferibles los métodos quirúrgicos a los conservadores en la mayoría de los casos, sobre todo en niños y adultos menores de 50 años. Utilizaríamos los métodos conservadores se utilizarían en ancianos con muy poca demanda funcional o en aquellos pacientes con grandes dificultades para la deambulación o para la colaboración en la rehabilitación.

En general, es preferible demorar la reparación quirúrgica para la curación de las partes blandas periarticulares y valorar adecuadamente el estado neurovascular. Entretanto, se realiza una exploración radiográfica complementaria para establecer el diagnóstico más exacto de las lesiones óseas y una RM para valorar y planificar la cirugía. Previa a la intervención se realiza una arteriografía que valora las lesiones ocultas de la íntima que pudieran agravar el postoperatorio por un espasmo u oclusión por trombosis.

Si existe lesión ósea articular, y el estado general del paciente y la exploración vascular lo permiten, se debe realizar una osteosíntesis interna de las fracturas con técnicas convencionales y la reparación ligamentosa la segunda semana después de la lesión.

Respecto a la reparación de las estructuras ligamentosas de la rodilla, es preferible no actuar sobre todas las lesiones en el mismo acto quirúrgico porque reduce el riesgo de rigidez articular postoperatoria.

Como cirugía precoz, a partir de la segunda semana, se actúa a cielo abierto sobre el LCP y el ángulo posterolateral, así como sobre aquellas otras estructuras que tengan avulsión de sus inserciones. Las avulsiones se tratan mediante síntesis con tornillo, si el tamaño del fragmento óseo lo permite, grapas o suturas transóseas o apoyadas en arpones. En las lesiones del cuerpo del LCP, éste se reconstruye con injerto autólogo, preferentemente hueso patelar-tendón-hueso, o en su defecto tendón de Aquiles o semitendinoso. Para las estructuras del ángulo posterolateral, se reinserta la cápsula lateral; si hay rotura del cuerpo del LLE, se realiza una reparación con sutura primaria reforzada con tendón del bíceps femoral; si el LLE está desinsertado distalmente, se reinserta como una unidad junto al bíceps femoral y complejo arcuato en la cabeza del peroné mediante tunelización ósea de ésta; el tendón poplíteo se reinserta o repara con plastia de refuerzo de la cintilla iliotibial.

Sólo se repara en este acto quirúrgico precoz el LCA o el LLI si la lesión es por avulsión con fragmento óseo, ya que ante la gravedad de la situación la insuficiencia residual del LCA no será funcionalmente significativa en muchos casos, y en la mayoría de ellos el LLI curará sin complicaciones funcionales; además, se acorta el tiempo quirúrgico y la agresión sobre la rodilla, con lo que se re-

ducen los factores que provocan artrofibrosis, aunque éste será un hecho esperado de mayor o menor intensidad. Tardíamente, tras la recuperación de la movilidad y la potencia muscular en 12 semanas, si hubiera un resultado insatisfactorio por esa causa, se actuaría sobre el LCA mediante artroscopia, con reconstrucción con injerto autólogo tetrafascicular de semitendinoso y recto interno; y sobre el LLI, con reparación o avance del mismo.

En el postoperatorio, se inicia inmediatamente la rehabilitación de la rodilla mediante flexoextensión activa asistida sin resistencia y se coloca una ortesis bloqueada en flexión de 15°, que se retira para los ejercicios. A las 4 semanas del postoperatorio se autoriza la carga progresiva con bastón, limitando en la ortesis 15° de extensión y una flexión de 90°. A las 6 semanas se intensifica la rehabilitación con ejercicios contrarresistencia progresiva. A las 8 semanas se desbloquea la ortesis estabilizadora para la deambulación y se realizan ejercicios de flexión completa.

Si a los 6-8 meses la flexión es menor de 90°, se realiza movilización bajo anestesia o desbridamiento artroscópico.

A los 3 meses se valora el estado neurológico, y si hubiera parálisis completa del peroneo común o tibial posterior, se realizaría, un EMG para valorar el pronóstico y decidir la pauta terapéutica de abstención o de reconstrucción microquirúrgica.

BIBLIOGRAFÍA

1. Frassica FJ, Sim FH, Staeheli JW, Pairolero PC. Dislocation of the knee. Clin Orthop 1991; 263: 200-205.
2. Ríos A, Villa A, Fahandezh H, De José C, Vaquero J. Results after treatment of traumatic knee dislocations: a report of 26 cases. J Trauma 2003; 55 (3): 489-494.
3. Shelbourne KD, Porter DA, Clingman JA, McCarroll JR, Rettig AC. Low-velocity knee dislocation. Orthop Rev 1991; 20 (11): 995-1004.
4. Green NE, Allen BL. Vascular injuries associated with dislocation of the knee. J Bone Joint Surg (Am) 1977; 59 (2): 236-239.
5. Girgis FG, Marshall JL, Monajem A. The cruciate ligaments of the knee joint: anatomical, functional and experimental analysis. Clin Orthop 1975; 106: 216-231.
6. Kennedy JC. Complete dislocation of the knee joint. J Bone Joint Surg (Am) 1963; 45: 889-904.
7. Schenck RC. The dislocated knee. En: Schafer M, ed. Instr Course Lect 1994; 43: 127-136.
8. Viswanath YK, Rogers IM. A non-contact complete knee dislocation with popliteal artery disruption: a rare martial arts injury. Postgrad Med J 1999; 75 (887): 552-553.
9. López-Casero R, Guisasola I, Vaquero J. Luxación lateral espontánea de rodilla asociada a un síndrome de hipermovilidad articular. Rev Ortop Traumatol 1991; 35 (5): 367-370.
10. Marin EL, Bifulco SS, Fast A. Obesity: a risk factor for knee dislocation. Am J Phys Med Rehabil 1990; 69 (3): 132-134.
11. Twaddle BC, Bidwell TA, Chapman JR. Knee dislocations: where are the lesions?: a prospective evaluation of surgical findings in 63 cases. Orthop Trauma 2003; 17 (3): 198-202.
12. Flowers A, Copley LA. High-energy knee dislocation without anterior cruciate ligament disruption in a skeletally immature adolescent. Arthroscopy 2003;19 (7): 782-786.
13. Wand JS. A physical sign denoting irreducibility of a dislocated knee. J Bone Joint Surg (Br) 1989; 71 (5): 862.
14. Nystrom M, Samimi S, Haeri GB. Two cases of irreducible knee dislocation occurring simultaneously in two patients and a review of the literature. Clin Orthop 1992; 277: 197-200.
15. Toritsuka Y, Horibe S, Hiro-oka A. Knee dislocation following anterior cruciate ligament disruption without any other ligament tears. Arthroscopy 1999; 15 (5): 522-526.

16. Bratt HD, Newman AP. Complete dislocation of the knee without disruption of both cruciate ligaments. J Trauma 1993; 34 (3): 383-389.

17. Cooper DE, Speer KP, Wickiewicz TL, Warren RF. Complete knee dislocation without posterior cruciate ligament disruption: a report of four cases and review of the literature. Clin Orthop 1992; 284: 228-233.

18. Shelbourne KD, Pritchard J, Rettig AC, McCarroll JR, Vanmeter CD. Knee dislocations with intact PCL. Orthop Rev 1992; 21 (5): 607-611.

19. Treiman GS, Yellin AE, Weaver FA, Wang S, Ghalambor N, Barlow W y cols. Examination of the patient with a knee dislocation: the case for selective arteriography. Arch Surg 1992; 127 (9): 1056-1062.

20. Good L, Johnson RJ. The dislocated knee. J Am Acad Orthop Surg 1995; 3 (5): 284-292.

21. Kontakis GM, Christoforakis JJ, Katonis PG, Hadjipavlou AG. Irreducible knee dislocation due to interposition of the vastus medialis associated with neurovascular injury. Orthopedics 2003; 26 (6): 645-646.

22. Baxamusa TH, Galloway MT. Irreducible knee dislocation secondary to interposed menisci. Am J Orthop 2001; 30 (2): 141-143.

23. Lohmann M, Lauridsen K, Vedel P. Arterial lesions in major trauma: pedal pulse a false sign of security? Arch Orthop Trauma Surg 1990; 109 (4): 238-239.

24. McCutchan JD, Gillham NR. Injury to the popliteal artery associated with dislocation of the knee: palpable distal pulses do not negate the requirement for arteriography. Injury 1989; 20 (5): 307-310.

25. Applebaum R, Yellin AE, Weaver FA, Oberg J, Pentecost M. Role of routine arteriography in blunt lower-extremity trauma. Am J Surg 1990; 160 (2): 221-224.

26. Kirby L, Abbas J, Brophy C. Recanalization of an occluded popliteal artery following posterior knee dislocation. Ann Vasc Surg 1999; 13 (6): 622-624.

27. Barnes CJ, Pietrobon R, Higgins LD. Does the pulse examination in patients with traumatic knee dislocation predict a surgical arterial injury?: a metaanalysis. J Trauma 2002; 53 (6): 1109-1114.

28. Gable DR, Allen JW, Richardson JD. Blunt popliteal artery injury: is physical examination alone enough for evaluation? J Trauma 1997; 43 (3): 541-544.

29. Frykberg ER, Crump JM, Dennis JW, Vines FS, Alexander RH. Non-operative observation of clinically occult arterial injuries: a prospective evaluation. Surgery 1991; 109 (1): 85-96.

30. Kendall RW, Taylor DC, Salvian AJ, O'Brien PJ. The role of arteriography in assessing vascular injuries associated with dislocation of the knee. J Trauma 1993; 35 (6): 875-878.

31. Kaufman SL, Martin LG. Arterial injuries associated with complete dislocation of the knee. Radiology 1992; 184 (1): 153-155.

32. Miranda FE, Dennis JW, Veldenz HC, Dovgan PS, Frykberg ER. Confirmation of the safety and accuracy of physical examination in the evaluation of knee dislocation for injury of the popliteal artery: a prospective study. J Trauma 2002; 52 (2): 247-251.

33. Sisto DJ, Warren RF. Complete knee dislocation: a follow-up study of operative treatment. Clin Orthop 1985; 198: 94-101.

34. Goitz RJ, Tomaino MM. Management of peroneal nerve injuries associated with knee dislocations. Am J Orthop 2003; 32 (1): 14-16.

35. Garret WE, Speer KP, Kirkendall DT. Orthopaedics Sports Medicine. Philadelphia: Lippincott Williams & Wilkins, 2000; 805-817.

36. Sedel L. Nerve grafting for traction injuries of the common peroneal nerve. J Bone Joint Surg (Br) 1993; 75: 772-774.

37. Wood MB. Peroneal nerve repair: surgical results. Clin Orthop 1991; 267: 205-210.

38. Petrie RS, Trousdale RT, Cabanela ME. Total knee arthroplasty for chronic posterior knee dislocation: report of two cases with technical considerations. J Arthroplasty 2000; 15 (3): 380-386.

39. Taylor AR, Arden GP, Rainey HA. Traumatic dislocation of the knee. J Bone Joint Surg (Br) 1972; 54: 96-102.

40. Dedmond BT, Almekinders LC. Operative versus non-operative treatment of knee dislocations: a meta-analysis. Am J Knee Surg 2001;14 (1): 33-38.

41. Meyers MH, Moore TM, Harvey JP Jr. Traumatic dislocation of the knee joint. J Bone Joint Surg (Am) 1975; 57: 430-433.

42. Richter M, Bosch U, Wippermann B, Hofmann A, Krettek C. Comparison of surgical repair or reconstruction of the cruciate ligaments versus non-surgical treatment in patients with traumatic knee dislocations. Am J Sports Med 2002; 30 (5): 718-727.

43. Liow RY, McNicholas MJ, Keating JF, Nutton RW. Ligament repair and reconstruction in traumatic dislocation of the knee. J Bone Joint Surg (Br) 2003; 85 (6): 845-851.

44. Stayner LR, Coen MJ. Historic perspectives of treatment algorithms in knee dislocation. Clin Sports Med 2000; 19 (3): 399-413.

45. Shapiro MS, Freedman EL. Allograft reconstruction of the anterior and posterior cruciate ligaments after traumatic knee dislocation. Am J Sports Med 1995; 23 (5): 580-587.

46. Yeh WL, Tu YK, Su JY, Hsu RW. Knee dislocation: treatment of high-velocity knee dislocation. J Trauma 1999; 46 (4): 693-701.

47. Shelbourne KD, Davis TJ, Patel DV. The natural history of acute, isolated, non-operatively treated posterior cruciate ligament injuries: a prospective study. Am J Sports Med 1999; 27 (3): 276-283.

48. Pearsall AW, Mayeux RH, Mukerjee DP, Albright JA. The effect of isometric graft posterior cruciate ligament reconstruction on anterior translation. Orthopedics 2000; 23 (6): 567-570.

49. Brandsson S, Karlsson J, Sward L, Kartus J, Eriksson BI, Karrholm J. Kinematics and laxity of the knee joint after anterior cruciate ligament reconstruction: pre- and postoperative radiostereometric studies. Am J Sports Med 2002; 30 (3): 361-367.

50. Reider B, Sathy M, Talkington J, Blyznak N, Kollias S. Treatment of isolated medial collateral ligament injuries in athletes with early functional rehabilitation: a five-year follow-up study. Am J Sports Med 1994; 22 (4): 470-477.

51. Shirakura K, Terauchi M, Katayama M, Watanabe H, Yamaji T, Takagishi K. The management of medial ligament tears in patients with combined anterior cruciate and medial ligaments lesions. Int Orthop 2000; 24 (2): 108-111.

52. Mariani PP, Becker R, Rihn J, Margheritini F. Surgical treatment of posterior cruciate ligament and posterolateral corner injuries: an anatomical, biomechanical and clinical review. Knee 2003; 10 (4): 311-324.

53. Almekinders LC, Dedmond BT. Outcomes of the operatively treated knee dislocation. Clin Sports Med 2000; 19 (3): 503-518.

54. Mills WJ, Tejwani N. Heterotopic ossification after knee dislocation: the predictive value of the injury severity score. J Orthop Trauma 2003; 17 (5): 338-345.

55. Stannard JP, Wilson TC, Sheils TM, McGwin G Jr, Volgas DA, Alonso JE. Heterotopic ossification associated with knee dislocation. Arthroscopy 2002; 18 (8): 835-839.

Capítulo 15

Artroplastias de revisión de rodilla

A. MAESTRO FERNÁNDEZ, E. GUERADO PARRA, L. RODRÍGUEZ LÓPEZ

Introducción

Las causas por las que se realiza una cirugía de revisión tras prótesis total de rodilla han cambiado poco en las dos últimas décadas, pues los clásicos motivos de mala alineación, problemas patelares e infección siguen siendo en la actualidad prioritarios en todas las series publicadas.

La necesidad de la cirugía de revisión equivale a hablar de fracaso protésico, con el objetivo de retirar los implantes, y siempre, si ello es posible, tras barajar la totalidad de posibilidades terapéuticas alternativas en un intento de mantenerlos. Estas posibilidades responden, en la mayoría de las ocasiones, a una causa multifactorial con «efecto dominó» al ir desencadenándose distintas situaciones a medida que el proceso progresa y lógicamente va empeorando (tabla 15-1).

La longevidad de un implante parece aceptable con unas tasas de supervivencia del 95 al 100 % a los 10 años, pero teniendo en cuenta que cuando el fallo de un sistema protésico es «sólo» del 1 %, la necesidad de retirar los implantes representa una tasa de fracaso de «tanto como» el 100 % para un paciente determinado (10), por lo que si bien la realización de una cirugía primaria de rodilla precisa de un buen diagnóstico preoperatorio y conocimiento de la indicación de una forma individual, cuando se plantea una cirugía de revisión es obligado el conocimiento de la causa del fracaso ya que, de lo contrario, únicamente se tomarán decisiones ya intraoperatorias y, consiguientemente, con gran probabilidad de error.

El pilar básico en la indicación de una cirugía de revisión es el conocimiento de la etiología de los síntomas (36), ya que el dolor pue-

TABLA 15-1. Causas de la cirugía de revisión

- Mala alineación
- Desgaste del polietileno
- Osteólisis
- Problemática del aparato extensor
- Infección

de estar acompañado de otros síntomas, como la limitación funcional y los síntomas inflamatorios locales, que son los que podrían ayudar en el diagnóstico preciso. Siempre debe identificarse la causa de la necesidad quirúrgica con datos objetivos y no exclusivamente debido a criterios clínicos, ya que el diagnóstico preoperatorio y la planificación quirúrgica correcta son imprescindibles para el éxito del tratamiento. Como se describe más adelante, en el diagnóstico y la indicación en la cirugía de revisión la objetividad es relativa, pero permite acercarse más a la realidad que si no se mantiene un rigor diagnóstico y de indicaciones.

Consiguientemente, una correcta anamnesis, el exhaustivo estudio clínico y la valoración de la totalidad de los estudios complementarios ayudan al diagnóstico y planificación preoperatoria, pues la variabilidad de actuación ante el amplio arsenal terapéutico en relación con, entre otras variables, la conocida modularidad de que se dispone hoy día puede ser sumamente amplia (fig. 15-1).

La anamnesis correcta debe ir encaminada al estudio del dolor e inflamación, con especial énfasis en las características y cronología del dolor, ya que la explicación o no de unas referencias mecánicas o de inflamación (sinovitis) encaminan hacia uno u otro terreno, y la exploración, a la valoración de inestabilidad y signos sépticos. En los aflojamientos sépticos, la orientación clínica de

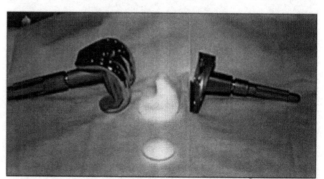

FIGURA 15-1. Habitual prótesis de revisión, que incluye vástagos intramedulares, cuñas y bloques, y polietilenos con importante grado de constricción.

135

los síntomas suele estar limitada. Dentro del proceso etiológico siempre se debe descartar también que el dolor sea irradiado de la columna o de la cadera.

Habitualmente, el dolor de tipo mecánico viene representado por una alteración mecánica en posible relación con el aflojamiento del implante, y el dolor con importante fase inflamatoria sin características mecánicas obliga a descartar un proceso infeccioso, teniendo en cuenta que el aflojamiento aséptico por desgaste del polietileno origina, así mismo, derrame, dolor e inestabilidad y que el séptico también se suele acompañar de síntomas mecánicos.

Etiología del fracaso del implante

En líneas generales, las causas del dolor que exigen una cirugía de revisión en artroplastias sépticas y no sépticas, y posteriormente dentro de este segundo grupo con unos factores favorecedores del fracaso del implante, se pueden clasificar en cuatro grupos:

1. *Factores de los materiales.* La usura del polietileno desempeña el papel más importante, con sus tres mecanismos básicos de desgaste: adhesión, abrasión y fatiga. Teniendo en cuenta que las superficies de fricción o movilidad a nivel articular son el metal protésico y este polímero plástico, el desgaste siempre es mayor en el material con menos dureza o con más elasticidad. Esto, asociado a la transmisión de cargas, inicia una deformidad elástica y, una vez sobrepasado el umbral de esta deformidad, se instaura el desgaste del material (16).

De igual modo, son varios los factores que se ha demostrado que influyen claramente en el perfecto comportamiento del polietileno como material protésico, y son el moldeado a presión con clara controversia aún en la actualidad en los estudios clínicos y la oxidación, que está íntimamente implicada con los métodos de esterilización con rayos gamma.

El estudio de nuevos polímeros y la modificación de los métodos de esterilización y almacenaje del polietileno parecen ser los retos futuros de este material.

La tribología de las artroplastias de rodilla también tiene una íntima relación con la osteólisis y el desgaste de los materiales, si bien en este último concepto parece existir, además, una relación individual a las respuestas de cuerpo extraño como factor de antigenicidad que obligan a descartar un proceso tumoral (2).

2. *Factores técnicos.* La mala alineación se ha destacado clásicamente como el principal factor de fracaso del implante.

La alineación representa la variable más importante desde el punto de vista de la longevidad del implante, puesto que el mayor número de fracasos y la precocidad de éstos se halla en una relación directamente proporcional con la importancia de la mala alineación.

Con el objetivo de lograr la alineación deseada, el arsenal instrumentístico ofrece la posibilidad de utilizar guías intra o extramedulares. No obstante, deben tenerse una serie de precauciones con cada tipo, como son: la localización lo más precisa posible del punto de entrada del canal intramedular, el lavado de éste previo a la introducción de la guía con la finalidad de evitar los microembolismos grasos y recordar (cuando se usan guías extramedulares) que el eje de carga de la tibia no se sitúa en el punto medio del eje bimaleolar del tobillo, sino en su tercio medio, que, a su vez, presenta una clara rotación externa de 25° (25, 31). Parece claro que es necesario el empleo de guías intramedulares en la cirugía de revisión, máxime cuando se necesita la utilización de vástagos intramedulares.

3. *Factores del propio paciente.* Es muy importante considerar los posibles cuadros de rechazo del implante por alergia a los metales o a una hiperactividad de éstos, en especial cuando se asociaban a artroplastias con mínima congruencia y de polietilenos de grosores inferiores a 8 mm. Igualmente, los pacientes hiperactivos deben ser instruidos respecto al cuidado de su artroplastia.

4. *Factores traumáticos.* Las fracturas periprotésicas, que son motivo de otros capítulos dentro de la cirugía de revisión, obligan a la intervención quirúrgica con el objetivo de intentar mantener el implante, y representan una complicación del 0,5 al 2,5 % de los casos, sobre todo teniendo en cuenta que sus porcentajes de complicación posterior tras los diferentes tratamientos realizados es de hasta el 75 %.

Métodos diagnósticos generales

El diagnóstico del dolor tras la cirugía protésica de rodilla incluye una serie de estudios de forma seriada:

1. *Radiología simple.* Independientemente de la valoración de posibles roturas del implante o luxaciones del polietileno (fig. 15-2), en muchas ocasiones las radiografías habituales en el seguimiento del implante ya ponen de manifiesto la causa del fracaso (o de los síntomas clínicos) al valorar las lisis periprotésicas, bien por claro y franco aflojamiento, bien por cuadro infeccioso, que en caso de clínica latente, subcrónica, o ambas, exige otras pruebas y la realiza-

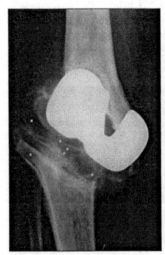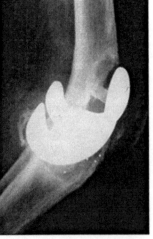

FIGURA 15-2.   Hundimiento tibial y fracaso femoral, con «efecto cascada» desde el desgaste del polietileno, pasando por la osteólisis hasta la fractura.

ción de estudios radiológicos seriados en el tiempo, además de los métodos estudiados más adelante.

El cambio en la altura del polietileno, fácil de determinar en la actualidad con la ayuda de los marcadores metálicos incrustados en éste, traducirá el desgaste que sufre.

Basándose en el deterioro óseo progresivo y el consiguiente fracaso seguro del implante, la osteólisis en el paciente asintomático ha representado una indicación de cirugía de revisión para reconstrucción de defecto mecánico de la superficie de soporte.

Actualmente la valoración radiográfica de las líneas radiotransparentes («radiolucencias») presenta una clara discrepancia de opiniones. Se ha puesto de manifiesto que la valoración de estas radiotransparencias como detalle aislado es un mal predictor del aflojamiento protésico (38), y se considera que su visualización depende, fundamentalmente, de la posición de la rodilla (49), lo que parece estar en contra de las teorías que defienden que la valoración de los resultados de una artroplastia están fundamentadas en la relación no probada del resultado clínico y los hallazgos radiográficos (21).

2. *Gammagrafía*. Esta prueba, extraordinariamente sensible e inespecífica, presenta un nulo valor por el escaso grado de confianza respecto a la captación en toda artroplastia realizada con menos de 12 meses (9, 48), siendo a partir de entonces cuando sí representa especificidad para la detección de un cuadro séptico en la rodilla, como se estudia más adelante.

3. *Analítica*. La analítica sanguínea con el análisis de la proteína C reactiva y la velocidad de sedimentación continúa utilizándose a pesar de la poca especificidad.

Indicaciones de cirugía de revisión

De forma objetiva, las exigencias de revisión quirúrgica están determinadas, básicamente, por tres situaciones: la inestabilidad, la rigidez y el proceso séptico.

1. La *inestabilidad protésica*, que se sitúa en una incidencia del 10 al 29,5 %, puede ser en un plano (anteroposterior o lateral) o multiplanar (fig. 15-3) (13).

En el tipo monoplanar, se produce en el contexto del desplazamiento anteroposterior, en el que la verdadera implicación son los ligamentos cruzados, o en el lateral, con los ligamentos colaterales, o en ambos cuando se trata de una estabilidad combinada, compleja o multidireccional, por déficit del pivote central y alguna otra estructura periférica. Se pone claramente de manifiesto mediante la exploración clínica y radiológica (incluyendo estudios funcionales) y la valoración de los apoyos (monopodal o dinámico en marcha).

Esta inestabilidad, así mismo, puede ser la causa de efectos deletéreos posteriores, como la luxación de la bandeja de polietileno y, así mismo, representa un factor favorecedor de la usura o el desgaste del polietileno (sin descartar además la predisposición de aflojamiento femoral o tibial secundarios a la osteólisis).

La rotura de los implantes (rótula y bandeja tibial, especialmente) ocasiona un efecto inicial de inestabilidad en asociación con dolor o sensaciones de chasquido y derrame aséptico.

2. La *rigidez*, que precisa de la valoración de dos situaciones clínicas, una representada por la presencia de una menor movilidad articular de la esperada o bien por la aparición de contracturas posquirúrgicas, situaciones éstas que ocasionan pérdida de los arcos de movilidad preoperatorios o imposibilidad de recuperar unos arcos normales para las actividades diarias, como sucede con la contractura en flexo.

En este caso, y siempre después de descartar implicaciones de mala alineación o problemas de los implantes, la realización de una manipulación bajo anestesia en un período precoz, hasta los tres meses postoperatorios, o la cirugía (habitualmente artroscópica) para eliminar los tejidos o las situaciones que ocasionan esta pérdida de movilidad, en asociación con una fisioterapia reglada, precoz y agresiva podrán solucionar el problema.

Clásicamente la implicación del ligamento cruzado posterior (LCP) en esta situación ha sido defendida por los autores que apoyan la resección inicial de éste; en la actualidad continúa la controversia al respecto.

3. El *patrón séptico*, que requiere un apartado especial, según se trata más adelante.

Aspectos técnicos

La reconstrucción quirúrgica en la cirugía de revisión de rodilla determina siempre dos tipos de exigencias: el restablecimiento de las estructuras articulares para que permitan dar apoyo a los implantes, y el satisfactorio equilibrado de las partes blandas que, a su vez, logre la reproducción de la cinemática articular de la rodilla de una forma multiplanar (15). Este último aspecto ha sido puesto de manifiesto por otros autores de una

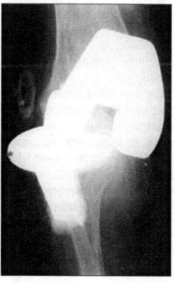

FIGURA 15-3. Gran inestabilidad con luxación de rodilla.

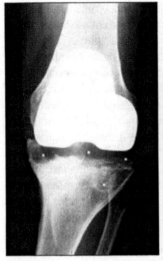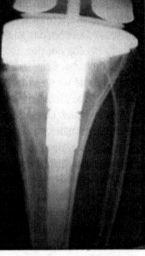

FIGURA 15-4. Desgaste del polietileno y consiguiente osteólisis, que exige la necesidad de una cuña tibial y vástago intramedular.

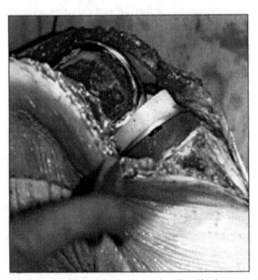

FIGURA 15-5. Equilibrado de flexión tras la utilización de aumentaciones tibiales y femorales y comprobación del recorrido y altura de la rótula.

forma seriada (48), y resulta mucho más compleja que en la cirugía primaria.

Desde el punto de vista técnico, la verdadera dificultad quirúrgica peroperatoria radica en la necesidad de restaurar la altura de la interlínea articular y en la realización de un correcto equilibrado de tensiones en flexión y en extensión, lo que exige una correcta alineación multiplanar de los implantes en los tres planos del espacio, es decir, anteroposterior, lateral y rotacional (32).

El éxito de una cirugía de revisión se puede encadenar en una secuencia de necesidades de resolución según las siguientes situaciones:

1. Restablecer las superficies óseas desde un punto de vista mecánico obliga a conocer la situación de los defectos óseos pre-

operatoriamente (11) para planificar la manera de subsanarlos y, por supuesto, disponer de los materiales necesarios (fig. 15-4).

Existen varios tipos de clasificación de los defectos óseos, siendo básicamente éstos de tipo contenido o central, periférico o no contenido, o ambos. Así mismo, según la profundidad y cantidad de hueso implicado en el defecto (39), existen otras clasificaciones relacionadas a unas determinadas referencias anatómicas (epicóndilos, tubérculo tibial y cabeza de peroné) que permiten valorar la profundidad del defecto (4) y, dependiendo de ésta, establecer cuatro tipos:

a) Segmentario: existe una pérdida ósea esponjosa y cortical a nivel de la superficie articular.

b) Cavitario: pérdida de hueso esponjoso con integridad de cortical.

c) Intercalar: defecto en el centro del hueso, habitualmente por debajo de la superficie articular con integridad del hueso a nivel proximal y distal.

d) Discontinuo: fractura o ausencia (lisis) del hueso.

La reconstrucción de los citados defectos óseos se encuentra muy estandarizada para las indicaciones de utilización de aloinjertos, cemento o bloques metálicos. Los aloinjertos procedentes del banco de tejidos, debido a sus características histológicas y mecánicas (27, 35, 47) en asociación con factores técnicos, como son el mantenimiento de la alineación de la extremidad o la corrección de ésta, presentan la exigencia del equilibrado de la longitud y de proporcionar un mecanismo de fijación estable tanto para el implante como para el posible injerto y, sobre todo, el restablecimiento de la interlínea articular, que es un requisito técnico imprescindible para el correcto funcionamiento fisiológico futuro de la artroplastia.

2. Crear un correcto espacio de flexión, que permita la suficiente movilidad articular y, así mismo, proporcione una satisfactoria estabilidad.

Este equilibrado de las partes blandas está encaminado a la reproducción, o intento de consecución al menos, de un espacio rectangular de flexión y extensión, teniendo en cuenta que es más tolerable el exceso milimétrico de flexión que de extensión, ya que con los implantes actuales que permiten un mayor grado de congruencia articular, este último problema de inestabilidad, milimétrica de flexión, puede ser minimizado mediante la selección del inserto de polietileno apropiado (fig. 15-5).

El logro o no de este objetivo exije, fundamentalmente, la liberación de las partes blandas que se encuentren estructuradas o contracturadas, o bien que dificulten o impidan la corrección de la deformidad y, por tanto, requieran su exéresis para la implantación protésica. Tales situaciones se dan, fundamentalmente, con el complejo interno en el primer caso, en el que se realiza un despegamiento subperióstico, y con el ligamento cruzado posterior, en caso de que se haya mantenido en la cirugía primaria, y la cápsula posterior en el segundo, mediante la exéresis y la realización de un delicado despegamiento subperióstico y con precaución de la cápsula articular de la parte de los cóndilos posteriores, que siempre debe realizarse con la rodilla en máxima flexión para evitar las estructuras neurovasculares adyacentes.

La exéresis del LCP, como es lógico, debe realizarse con anterioridad al balanceo de los espacios de flexión y extensión, ya que, de lo contrario, proporciona un espacio de flexión erróneo, con una menor dimensión debido a la tensión de dicho LCP.

La distinta variabilidad en el sentido de un mayor espaciado de flexión o de extensión se compensa con el correcto uso conjunto de los aloinjertos óseos y de complementos protésicos (bloques), y la mayor o menor congruencia de los polietilenos, como se ha expuesto anteriormente, en el contexto de la modularidad y siempre asociado a un meticuloso y preciso trabajo de las partes blandas, que deberán ser corregidas «según la demanda» individual de cada caso.

El intento de realizar retensados de partes blandas propuesto por otros autores, si bien puede tener alguna indicación en la cirugía primaria, con la práctica resulta infructuoso en la cirugía de revisión ante la importante alteración morfológica de las partes blandas que hacen imposible dicho intento.

3. La selección del tipo de implante y del tamaño y tipo de polietileno (42) está muy bien reflejada en el algoritmo establecido por Kirk (29), determinada de una forma específica e individual para cada caso y siempre teniendo en cuenta los dos parámetros ya comentados con anterioridad, como son la calidad y la cantidad de la reserva ósea y el grado de inestabilidad. Independientemente del efecto funcional y reconstructivo de la rodilla, se debe minimizar el efecto de transmisión de cargas en la interfaz hueso-prótesis o hueso-cemento-prótesis mediante la correcta selección del polietileno, teniendo como axioma que a mayor constricción, mayor transmisión de fuerzas a la interfaz.

A pesar de que la concepción de diseños ultracongruentes y de tipo bisagra podría haber sido considerada en desuso o para situaciones límites, actualmente los resultados que experimentan las series con más longevidad de uso hacen que su presencia en el mercado sea, de nuevo, importante (10). Esta selección del implante debe reproducir la altura de la interlínea articular, ya que este detalle influye de una manera importante en la función o tensión de los ligamentos y, a su vez, en la cinemática de la rodilla (incluida la tan importante patelofemoral).

En este punto resulta de suma importancia conocer las dimensiones del implante que se va a utilizar, y sobre todo las pocas referencias pre y peroperatorias que permitirán la localización posterior de un correcta reconstrucción, como son 1 cm por encima de la cabeza del peroné o 1,5 cm por debajo del polo distal de la rótula (32).

4. La *fijación* continua, en una clara controversia con el ya clásico debate respecto a la necesidad o no de utilizar cemento, y en caso de utilizarlo, si es con el objetivo de una cementación en superficie o bien en relleno de la cavidad medular.

Parece existir en la actualidad una mayor tendencia a la cementación en superficie asociada con vástagos a presión intramedular *(press-fit)* frente a la invasión de cemento en la cavidad, ya que a diferencia de la cadera, donde los tapones intramedulares permiten la realización de un buen relleno y presurización, en la rodilla aún se encuentra en desarrollo.

La necesidad de tener un hueso cortical para realizar el apoyo obliga, en su ausencia, a la utilización de los citados vástagos intramedulares, con la finalidad de descargar la transmisión de cargas en la zona metafisaria, y que hoy día son motivo de controversia respecto a la obligatoriedad o no de que sean con relleno intramedular a presión, con el consiguiente riesgo de transmisión de cargas deletéreas o efecto punta (22), o bien cementado con efecto de relleno en conjunción con el cemento.

La indicación fundamental de utilización de vástagos intramedulares es el defecto metafisario bilateral, ya que el unilateral puede ser suficiente con los mecanismos de relleno habituales (aloinjerto, cuñas o bloques). Se han publicado series en las que se pone de manifiesto la nula diferencia entre ambos tipos de vástagos (7), con o sin cemento. En la actualidad, la utilización de vástagos asimétricos evita el efecto del choque en la cortical externa como consecuencia de la asimetría metafisaria, pero no existen estudios que avalen comparativamente una u otra indicación (45).

Teniendo en cuenta que la indicación de los vástagos intramedulares consiste en descargar tensiones en la zona metafisaria, se ha demostrado la importancia respecto a los tamaños y grosores del vástago, existiendo unanimidad en la necesidad de que éstos sean mayores de 6 cm, pero sin claro consenso respecto al grosor (41).

A pesar de los conocidos efectos deletéreos del cemento, en la cirugía de revisión la no utilización de éste no debe ser considerado como el estándar (48), ya que las necesidades mecánicas de relleno de espacios y de transmisión de cargas exijen la utilización de cemento en la mayoría de las situaciones, lo cual se puede realizar en asociación con tornillos de osteosíntesis según técnica del cemento armado.

5. Reconstrucción de la articulación patelofemoral, ya que la frecuencia de complicaciones patelofemorales tras la cirugía primaria va desde el 1,5 al 12 %, sigue constituyendo la complicación más frecuente (26), y siempre teniendo en cuenta que se trata de una afectación por múltiples motivos asociados y no como un hecho aislado de la articulación patelofemoral, pues la mala alineación (especialmente rotatoria) o el desequilibrio ligamentario constituyen hechos de alteración patelofemoral, siendo su origen de tipo multifactorial y con efecto cascada, como se ha comentado anteriormente.

Después de cirugía primaria sin realizar una sustitución patelar, se ha apreciado que del 10 al 15 % de los pacientes presentan dolor residual grave que obliga a realizar cirugía de revisión hasta en el 10 % de casos (10, 12, 26).

Aunque el propósito de este artículo no es la valoración y el tratamiento de las complicaciones patelares, trabajos recientes aconsejan la retirada del implante patelar en los casos de fracaso del mismo (6).

Desde el punto de vista técnico del abordaje y exposición articular, así como en lo que respecta a la retirada de los componentes, ya se han puesto de manifiesto previamente los distintos resultados según los diferentes abordajes empleados (18), y únicamente parece lógico recomendar aquel abordaje con el que el cirujano esté más acostumbrado. Cualquier variante al habitual entrañará una dificultad añadida, con la consiguiente curva de aprendizaje, intentando utilizar ampliaciones del mismo bien proximalmente (33) («tijeretazo» del cuádriceps o «V» invertida)

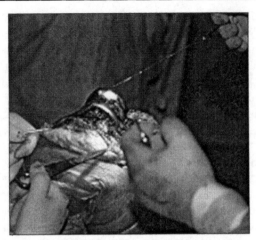

FIGURA 15-6. Extracción del componente femoral mediante sierra de Gigli para intentar mantener la mayor cantidad de hueso posible.

u osteotomía de la tuberosidad (la cual exige una estable fijación postoperatoria) e intentando mantener la mayor cantidad posible de hueso, para lo que es preciso disponer del material preciso (sierras de Gigli, escoplos finos de grosor progresivo, etc.) (fig. 15-6).

La cirugía del recambio protésico continúa siendo hoy día uno de los mayores retos para el cirujano ortopédico, con una importante curva de aprendizaje ante la amplia variabilidad de situaciones que se pueden encontrar y la continua necesidad de tomar decisiones intraoperatorias, lo cual puede ser minimizado mediante el exhaustivo e imprescindible estudio preoperatorio de cada caso. Así mismo, disponer de amplias posibilidades dentro del contexto de la modularidad ayuda a solucionar los posibles problemas que se encuentren.

Revisión de artroplastias sépticas

ETIOPATOGENIA

La infección de una artroplastia de rodilla es una complicación cuya frecuencia oscila entre el 3 y el 14 % de los casos, aunque algunos autores han encontrado tasas tan sorprendentes como del 0,39 % para primarias y del 0,97 % para revisiones (37).

La revisión de rodilla séptica es un reto aún mayor que la revisión aséptica, ya que, además de aflojamiento protésico, existe infección. Una infección ocurre cuando la contaminación bacteriana excede una dosis mínima infectante, junto con algunos factores condicionantes dependientes, entre otros, del lecho, del huésped, de la cantidad de tejido desvitalizado y de la presencia, como en el caso de las artroplastias, de cuerpos extraños.

La adhesión microbiana a un sustrato inerte, como son los biomateriales, causa colonización de éstos y de los tejidos daña-

dos, y cuando la infección se desarrolla, los biomateriales se cubren de una biopelícula que consiste en polímeros de exopolisacáridos segregados por las bacterias. La biopelícula cambia en su composición, condiciones locales y tipo de bacterias (19), protegiendo a éstas contra las defensas del huésped y los antibióticos. Para las bacterias es un verdadero adhesivo a un sustrato pasivo, con ayuda de proteínas como fibronectina, osteonectina, fibrinógeno, colágeno, y otras.

En el plazo de unas horas, los biomateriales atraen las bacterias a su superficie. Una vez que éstas forman su biopelícula protectora, se crea un microambiente favorable en cuanto a Ph, iones y sustancias nutritivas provenientes de los tejidos necróticos que hacen que las bacterias se multipliquen, estableciéndose la infección que se autoperpetúa. El titanio es menos proclive a la unión con las bacterias que el acero y, éste, menos que el polietileno.

La patogenia de la pérdida de hueso en las artroplastias infectadas no está clara, ya que la membrana séptica muestra pocos macrófagos y células gigantes, mostrando osteoprotegerina (OPG) solamente en la mitad de los casos. Ésta es un receptor activador natural de ligazón del factor κ β nuclear (RANKL). En los aflojamientos asépticos, los macrófagos podrían no estar estimulados por estos receptores, como resultados de la baja expresión de OPG, pero las células gigantes multinucleadas podrían activarse ya que rara vez expresan OPG. Éstas podrían ser las responsables de la pérdida de hueso periprotésica en los aflojamientos asépticos como resultado de su RANKL (14).

La contaminación de la herida quirúrgica ocurre durante la cirugía electiva, bien mediante las manos del cirujano, el instrumental, el aire o la propia flora del paciente. Por tanto, ya que existe una flora potencialmente patógena en las glándulas sebáceas de la piel del paciente y los folículos pilosos, la preparación de la piel parece fundamental en la prevención de la infección.

Parece ser que en el caso de los biomateriales que contienen polímeros, el microorganismo más frecuentemente encontrado es *Staphylococcus epidermidis*, mientras que *S. aureus* se encuentra, fundamentalmente, en los casos de implantes metálicos, tejidos comprometidos, heridas quirúrgicas y hueso infectado. Actualmente se cree que los estafilococos coagulasa positivos provocan infecciones agudas, mientras que los negativos lo hacen de forma tardía. Un capítulo especial lo constituyen las infecciones por gramnegativos, que actualmente están incrementándose. *Enterobacter cloacae*, *Klebsiella*, *Escherichia coli*, *Proteus* y *Pseudomonas* forman el grupo de microorganismos más frecuentemente encontrados. Los gramnegativos son más difíciles de curar, y su tratamiento antibiótico es muy controvertido.

La prevención es lo más importante. En aquellos pacientes con alto riesgo de infección y pluripatológicos, sobre todo en diabéticos, se ha recomendado de forma preoperatoria la toma de un cultivo nasal y faríngeo, así como la estabilización de patologías, con especial énfasis en la diabetes. Así mismo, una punción en las rodillas inflamadas con sospecha, aunque remota, de infección puede ayudar a prevenir el desarrollo de una artroplastia infectada (43).

Diagnóstico

El establecer los criterios para la definición de qué es una artroplastia de rodilla infectada lleva a un serio conflicto. Si se toma como criterio la aparición de un cultivo positivo, se encuentra que el 20 % de las rodillas artroplásticas aparentemente infectadas y que evolucionan como tales muestran un cultivo negativo (37). Tomando la aparición de pus o el aspecto clínico se encuentra que la infección aparece en un tercio de ellas durante los 3 meses posteriores a la intervención quirúrgica, y dos tercios después de los 3 meses, lo que significa que la infección no había mostrado signos clínicos durante un período prolongado (37).

La propia definición temporal de qué es una artroplastia infectada depende de criterios que consideren que la infección ha aparecido (o se ha detectado) antes de las 4 semanas posteriores a la intervención quirúrgica o antes de los 3 meses para las infecciones agudas; entre 3 meses y 2 años para casos subagudos, o más allá de este período para procesos crónicos. Con todo, en esta definición temporal hay que añadir otras variables muy importantes, como el tipo de microorganismo infectante con peor pronóstico para los gramnegativos, el tipo de artroplastia y la edad, acompañada o no de enfermedades concomitantes.

El diagnóstico clínico de infección muchas veces es también muy difícil, ya que en muchas ocasiones cursa sin dolor, calor, tumefacción, supuración ni aspecto cutáneo anormal (1, 44). Incluso el diagnóstico de laboratorio se hace difícil, ya que el hemograma es frecuentemente normal, la velocidad de sedimentación globular (VSG), que tiene un escaso valor predictivo, está poco o nada modificada, y la proteína C reactiva (PCR) puede estar normal. Ésta, además, en los casos de artritis reumatoidea está frecuentemente alterada, originando falsos positivos. Aguiar y cols. (1) observaron que la PCR es un buen indicador para conocer la evolución de la infección pero no como un diagnóstico inicial o de certeza en caso de ser el cultivo negativo; estos autores encontraron nulo el valor predictivo de la temperatura corporal, el hemograma o la VSG.

El cultivo positivo es el diagnóstico definitivo, pero en grandes series se ha observado que hasta el 20 % de los casos recibieron antibióticos de forma empírica (37), con lo que fue imposible obtener cultivo del líquido articular. En estos casos, la cantidad de polimorfonucleares (PMN) puede tener gran valor. En una rodilla no artroplástica la aspiración de más de 50.000 células/mm³, de las cuales el 80 % o más son PMN, se considera un signo de infección.

Durante años se ha utilizado la gammagrafía con ⁹⁹Tc difosfonato, aunque con escaso valor predictivo. La gammagrafía con fragmentos antigranulocíticos Fab con ⁹⁹Tc metildifosfonato negativa hace que la infección sea improbable, con un 100 % de sensibilidad, mientras que una gammagrafía negativa con ⁹⁹Tc metildifosfonato hace muy poco probable que exista un aflojamiento o una infección (46).

La utilización secuencial de la gammagrafía con ⁹⁹Tc metildifosfonato junto con ⁶⁷Ga citrato es sensible para el diagnóstico de aflojamiento tanto séptico como aséptico (23).

Parece existir un consenso por el cual en casos de factores de riesgo con analítica dudosa debe realizarse una gammagrafía. Cuando ésta es positiva, debe realizarse una biopsia sinovial mediante artroscopia o, mejor, artrotomía ya que permite extraer tejido y verificar la estabilidad del implante, si bien esta estabilidad intraoperatoriamente es muy difícil de determinar en muchos casos (34). En la biopsia con fijación del tejido por congelación se aprecia el número de PMN, permitiendo tomar decisiones rápidas. Si la biopsia por congelación muestra más de 10 PMN por campo, durante el mismo acto quirúrgico se realiza el primer tiempo de la revisión, es decir, la extracción de la prótesis, si bien en la biopsia por congelación el número de PMN tiene unos valores tan estrechos que el diagnóstico puede ser difícil, ya que menos de 5 PMN/campo se considera ausencia de infección, entre 5 y 10, una sensibilidad de 96, y con más de 10, la sensibilidad llega a 99. Cuando hay menos de 5 PMN por campo, si el implante está bien fijo, se debe dejar y realizar sinovectomía con antibioticoterapia más cambio de polietileno; si el implante está móvil se debe retirar. En cualquier caso, es preciso obtener muestras de tejido para cultivo, que de ser positivo llevará a instaurar antibioticoterapia durante 6-12 semanas. Si crecen microorganismos, se administran antibióticos durante 8-12 semanas. Si no, se puede realizar la revisión a las 4-6 semanas. En una infección protésica, como se ha descrito, tanto el diagnóstico como el tratamiento se pueden determinar con un grado de certeza muy débil y, por tanto, este protocolo y sus plazos son, evidentemente, discutibles.

El diagnóstico de certeza en ausencia de cultivo positivo puede llegar a ser difícil, sobre todo por los escasos márgenes que muestra la biopsia por congelación. Por ello, de manera sistemática se realizan determinaciones sanguíneas de VSG, hemograma, PCR, glucosa y radiografías anteroposterior y lateral, así como aspiración de líquido articular. En el caso de que el cultivo del líquido articular sea negativo y se tenga una sospecha fundada de infección, debe repetirse el cultivo cada 3-4 semanas después de que el paciente haya dejado de tomar antibióticos. En los casos de 3-4 cultivos negativos con analítica negativa y radiografías normales, sin antecedentes de alteraciones inmunológicas, diabetes ni artritis reumatoidea, debe considerarse un diagnóstico de desgaste de polietileno o sinovitis no infecciosa.

Actualmente, en caso de que la aspiración sea positiva y la analítica sugiera infección, se planifica la revisión en dos tiempos, con un intervalo variable que oscila entre 3 semanas de antibióticos intravenosos, más otras 3 de antibioticoterapia oral, totalizando 6 semanas, y otro régimen de tratamiento que totaliza 8 semanas, distribuidas en 4 semanas de antibióticos intravenosos y otras 4 de administración oral. Otros autores continúan la antibioticoterapia durante 12 semanas, protocolo aconsejable, sobre todo, en el caso de gramnegativos. Se debe realizar, no obstante, un seguimiento de las cifras de PCR, que marcarán el intervalo entre las dos cirugías, así como una monitorización de la antibioticoterapia por un farmacólogo clínico.

En los casos de revisión en dos tiempos, la biopsia por congelación muestra un 100 % de sensibilidad con un 96 % de especificidad, siendo los valores predictivos (3) positivo y negativo del

82 y el 100 %. Estos valores, son, sin embargo, respectivamente, del 25, 98, 50 y 95 % para la artroplastia de resección, situación que se encuentra en el inicio del segundo tiempo de la revisión en dos tiempos (8).

Tratamiento

La revisión quirúrgica en dos tiempos constituye actualmente el estándar de tratamiento de las artroplastias infectadas, para lo que se requiere un huésped sin alteración del estado inmunológico, un microorganismo sensible a la antibioticoterapia específica, un buen cubrimiento cutáneo y de tejidos blandos (incluyendo ligamentos), una cantidad adecuada de hueso y, por supuesto, un paciente dispuesto a seguir un tratamiento que requiere, al menos, dos intervenciones, tratamiento con antibióticos e ingreso hospitalario prolongado. La ausencia de alguna de estas variables constituye una contraindicación.

No está claro el intervalo de tiempo entre la retirada de implante y la colocación del nuevo, si la rodilla puede o debe movilizarse y la utilización de espaciadores impregnados de cemento. Mediante la utilización de éstos impregnados de gentamicina se consiguen altas concentraciones articulares con bajas detecciones de antibiótico en sangre, debiendo ser el antibiótico termoestable, mezclado en polvo con el cemento y de baja toxicidad. Algunos autores, sin embargo, manifiestan que los resultados de la revisión en dos tiempos no se modifican por el hecho de colocar un espaciador o no entre los dos tiempos del recambio, la utilización de antibiótico en el cemento en el implante definitivo o el tiempo entre extracción y colocación de un nuevo implante (40).

En pacientes sin aflojamiento, así como en aquéllos con aflojamiento séptico pero inoperables por alguna razón, el tratamiento de elección es el antibiótico sin cirugía. En los casos de infección por estafilococos, una combinación adecuada es la de rifampicina y el ciprofloxacino, si bien la rifampicina se puede combinar con otros antibióticos.

Se han creado protocolos para saber si la prótesis debe conservarse o retirarse; ciertos autores (44) trataron a sus pacientes según cinco protocolos: pacientes que tuvieron cultivos positivos intraoperatorios y fueron tratados solamente con antibióticos; pacientes a los que se sumó el desbridamiento; pacientes con infección crónica y tratamiento con recambio en dos tiempos tras antibióticos después del primer tiempo, y pacientes que fueron tratados con artrodesis. Otro paciente fue tratado mediante artroplastia de resección. Los que recibieron artrodesis, artroplastia de resección o amputación se consideraron fracaso. Los autores encontraron que fueron determinantes el estado inmunológico del paciente, la pérdida de hueso y la necrosis de los tejidos blandos periarticulares.

En cualquier caso, la revisión de artroplastias sépticas nunca es segura, aunque algunos autores afirman que mediante un diagnóstico preoperatorio y peroperatorio adecuados, y el uso sistemático de cemento impregnado en antibióticos, las revisiones muestran una incidencia «aceptable» de infección (30).

Valoración de resultados

La inseguridad en los resultados que se publican se adquiere cuando se aplican criterios de epidemiología clínica al análisis de trabajos publicados sobre revisiones sépticas de rodilla. La práctica totalidad de los trabajos publicados consisten en series de casos sin controles y con un diseño muy pobre.

Para conocer la evolución de un grupo de pacientes a los que se va a tratar con una revisión en dos tiempos, como ante cualquier pregunta clínica, se acude a la bibliografía sobre el tema de estudio, analizando los resultados de la muestra que proporciona una casuística (una serie de casos). Una muestra es un grupo seleccionado de una población. En este caso, la muestra es la serie de casos que se publica en forma de artículo (muestra A) y que pretende representar a la población de pacientes a los que se les va a hacer una revisión en dos tiempos para ver cómo se van a comportar (muestra B). De este modo, la muestra A debe tener validez interna, es decir, tiene que representar la realidad de lo que se ha estudiado; si se utilizan métodos diagnósticos poco sensibles y específicos, como se ha expuesto anteriormente, los resultados no son reales y el estudio carece de validez interna. Además, para que la muestra A represente a la B debe tener validez externa, es decir, todas las variables (tipos y características de los pacientes, de la cirugía, implantes y otros condicionantes) deben ser similares en una muestra y otra. Evidentemente, es imprescindible que un estudio tenga validez interna para que también tenga validez externa.

La primera limitación de este proceder aparece cuando se van haciendo subgrupos en la muestra en virtud de alguna característica que los diferencie unos de otros (estratificación); de este modo, dentro de una muestra se pueden encontrar un grupo de pacientes que sean diabéticos, otros que tengan artritis reumatoidea, otros relativamente jóvenes, etc. Cada grupo tiene un comportamiento distinto ante la infección y, por tanto, no existe un «grupo de pacientes con revisión en 2 tiempos» comparable a otro. El peso de cada subgrupo determina el resultado final del estudio (p. ej., si una serie de casos tiene una alta incidencia de pacientes con artritis reumatoidea, obtendrá peores resultados que otra que no los tenga).

La segunda limitación consiste en el tiempo de seguimiento. El número de pacientes que presentan recidiva de la infección se expresa en un porcentaje sobre el total, que se denomina incidencia acumulada, y refleja el número de casos de recidiva que aparecen en un período de tiempo determinado. Dado que la infección nunca debe considerarse curada, convendría que existiesen estudios que expresasen la tasa o densidad de incidencia, que representa el número de casos de recidiva con relación al tiempo de riesgo, es decir, durante toda la vida de cada paciente. Hasta el momento actual no se han publicado tales estudios.

Por ello, debe clarificarse que todos estos estudios poseen sesgos. Sesgo es un proceso en cualquier etapa de una inferencia (sacar una consecuencia o deducir una cosa de otra) que tiende a producir resultados que se apartan sistemáticamente de los valores verdaderos. Las observaciones en pacientes son especialmente susceptibles de provocar sesgos, ya que aparecen muchas variables que hacen que, en definitiva, no haya dos pacientes iguales y, por tanto, una muestra no represente a cada individuo de la población. En general, se reconocen tres tipos fundamentales de sesgos:

1. *Sesgo de selección.* Consiste en comparar muestras que no son similares en todas las variables determinantes o fundamentales. Por ejemplo, mezclar hombres con mujeres, diabéticos con no diabéticos, etc., así como no tener en cuenta otros factores dietéticos o constitucionales. Especialmente importante es comparar modelos de artroplastias distintos.

2. *Sesgo de medición.* Consiste en medir de forma diferente las distintas muestras. Por ejemplo, para un método de medida con un alto error interobservador, como es la medición de la movilidad de la rodilla en una persona obesa con un goniómetro clínico. Lo mismo ocurre con las radiografías, e incluso con los métodos diagnósticos más utilizados para la infección de una artroplastia.

3. *Factores de confusión.* Cuando dos factores o procesos están asociados y el efecto de uno se confunde o distorsiona con el efecto del otro. Por ejemplo, el que una serie de pacientes en los que se utilizó, en una alta proporción, una prótesis semiconstreñida determinada tengan mayor incidencia de infección cuando se realizó una revisión en un tiempo y se concluya que la revisión en un tiempo presenta mayor incidencia de recidiva de infección. En este caso, la recidiva podría deberse al modelo protésico y no al protocolo de revisión. Aquí el modelo protésico es una variable que confunde.

De este modo puede que una serie de casos, muchas veces publicada en una revista de impacto, no tenga validez alguna, incluso, debido a la poca precisión de los diagnósticos de curación de la infección. En este sentido, el estudio tendría poca validez interna (grado en el cual los resultados de una observación son correctos para los pacientes estudiados) y, por tanto, nula validez externa (grado en que los pacientes de un estudio son comparables con otros, es decir, representatividad de la población por la muestra), objetivo fundamental de cualquier estudio epidemiológico.

En los estudios sobre revisiones en dos tiempos se suele incurrir en sesgos de selección de pacientes durante las publicaciones sucesivas (28) de lo que se supone que es un mismo grupo seguido a lo largo de los años, en los que se han incluido pacientes nuevos y, como en todo análisis de supervivencia, se han eliminado los que no acudieron porque habían muerto o habían sido intervenidos en otro hospital, lo que hace que los resultados de la revisión en dos tiempos aparezcan como mejores de lo que realmente son. Esto da pie a pensar si algunas revisiones en dos tiempos que acabaron en artrodesis no habrían evolucionado mejor en la artrodesis si éste hubiera sido el primer procedimiento, lo cual es extensible al resto de tratamientos de artroplastias infectadas (tabla 15-2).

Actualmente algunos estudios comienzan a estratificar a las poblaciones (artroplastias sépticas y no sépticas) pero de forma muy limitada.

Los aflojamientos sépticos muestran mayor rigidez articular que los asépticos, así como menor puntuación siguiendo la Knee Society Clinical Score (KSCS), no sólo preoperatoriamente, sino

TABLA 15-2. **Registro de radiolucencias según las distintas series**

Tipo de tratamiento	N.º total de rodillas	N.º de buenos resultados	Buenos resultados (%)
Antibióticos	227	37	13
Desbridamiento aislado	453	107	24
Artroplastia resección	82	51	62
Reimplantación	546	475	87
Artrodesis biplanar FE	71	45	61
Artrodesis uniplanar FE	450	330	73
Clavo intramedular	134	122	91
Placa	13	12	92
Amputación	653	41	6

FE, fijación externa.

también después de la revisión. No obstante, parece que ambos grupos muestran similares resultados en las encuestas de satisfacción (5). Siendo fundamental la movilidad en la calidad percibida, se desconoce la razón de ello. En otros estudios se compararon los resultados de una serie de revisiones asépticas con otra de sépticas, y se observó que en estas últimas, en líneas generales, los resultados fueron menos satisfactorios, sobre todo con relación a movilidad y puntuación, si bien con relación al dolor los resultados fueron muy similares. Ambos grupos mostraron una satisfacción similar y unas radiografías con hallazgos similares (50).

Como se ha descrito, la valoración de resultados en la revisión de artroplastias de rodilla es un problema conceptual importante. Un resultado es la descripción del cumplimiento del objetivo de un producto durante un período de tiempo y referido a un estándar que se considera ideal en calidad y costes (21) y ello falta por definir en las revisiones de rodilla.

La valoración de resultados en las artroplastias de rodilla forma parte de cualquier programa de calidad dentro de un departamento de cirugía ortopédica y traumatología. Durante los últimos años se ha debatido sobre cómo valorar de forma rigurosa los resultados de las artroplastias en general y, específicamente, los de la rodilla, existiendo en la bibliografía nacional publicaciones al respecto (17, 20, 24).

BIBLIOGRAFÍA

1. Aguiar F, Bertrand ML, De la Varga V, Cara JA, Guerado E. Protocol for the treatment of acute infection after knee arthroplasty. JBJS 2001; 83-B (supl II): 207.
2. Amstutz HC, Campbell P, Kossovsky N, Clarke IC. Mechanism and clinical significance of wear induced osteolysis. Clin Orthop 1992; 276: 7-18.
3. Banit DM, Kaufer H, Hartford JM. Intraoperative frozen section analysis in revision total joint arthroplasty. Clin Orthop 2002; 401: 230-238.
4. Bargard WL, Gross TA. A classification of bone defects in revision total knee arthroplasty. Knee Society Interim Meeting Philadephia, 1992.
5. Barrack RL, Engh G, Rorabeck C, Sawhney J, Woolfrey M. Patient satisfaction and outcome after septic versus aseptic revision total knee arthroplasty. J Arthroplasty 2000; 15: 990-993.
6. Berend ME, Leesa MD, Merrill HB. Excisional arthroplasty for patellar loosening in total knee arthroplasty. J Arthroplasty 2003; 18: 668-671.
7. Bertin KC, Freeman MA, Samuelson KM, Ratcliffe SS, Todd RC. Stemmed revision arthroplasty for aseptic loosening of total knee replacement. J Bone Joint Surg (Br) 1985; 67: 242-248.

8. Della Valle CJ, Bogner E, Desai P, Lonner JH, Adler E, Zuckerman JD y cols. Analysis of frozen sections of intraoperative specimens obtained at the time of reoperation after hip or knee resection arthroplasty for the treatment of infection. J Bone Joint Surg (Am) 1999; 81: 684-689.

9. Duus BR, Boeckstyns M, Kjaer L y cols. Radionuclide scanning after total knee replacement. Correlation with pain and radiolucent lines: a prospective study. Invest Radiol 1987; 22: 891-894.

10. Engelbrecht E. Errors and pitfalls in total knee replacement. Postgraduate Lectures (EFORT) 1993; 1: 10-18.

11. Engh GA. Bone defect classification. En: Engh GA, Rorabeck CH, eds. Revision total knee arthroplasty. Baltimore: William & Wilkins, 1997; 63-120.

12. Gala M, Fuentes S, Navarro P. Cirugía de revisión de la prótesis de rodilla. Cursos de Actualización SECOT 1999; 57-65.

13. García Elías E, Durán Manrique D, Rodríguez Merchán. Recambio de prótesis total de rodilla inestable. En: Ortega Andreu M, Rodríguez Merchán EC, Alonso Carro G, eds. Recambios protésicos de rodilla. Editorial Médica Panamericana 2001; 125-129.

14. Gehrke T, Sers C, Morawietz L, Fernahl G, Neidel J, Frommelt L y cols. Receptor activator of nuclear factor kappa-β ligand is expressed in resident and inflammatory cells in aseptic and septic prosthesis loosening. Scand J Rheumatol 2003; 32: 287-294.

15. Goldberg VM. Principles of revision total knee arthroplasty: overview. Instr Course Lect 2001; 50: 57-58.

16. Gómez Barrena E, García-Álvarez F, Puértolas Rafales JA. Desgaste del polietileno en prótesis de cadera y rodilla. Rev Ortop Traumatol 2000; 2: 105-114.

17. Gómez Barrena E. Análisis de resultados finales en cirugía ortopédica y traumatología. Rev Ortop Traumatol 1997; 41: 613-618.

18. Gómez-Castresana F, Ladero F. Recambios protésicos de rodilla: resultados. Rev Ortop Traumatol 2000; 2: 211-225.

19. Gristina AG, Naylor PT, Myrvik QN. Molecular mechanism of musculoskeletal sepsis. En: Esterhai JL, Gristina AG, Poss R, eds. Musculoskeletal infection. Park Ridge. Chicago: American Academy of Orthopaedic Surgeons, 1992; 13-28.

20. Guerado E, De la Varga V, Aguiar F, Cara JA, Díaz J, González A. Diseño de un programa de artroplastias de rodilla con criterios de efectividad: su relevancia clínica y económica en un servicio de cirugía ortopédica. Mapfre Medicina 2000; 11: 198-211.

21. Guerado E. Variabilidad en la práctica de la atención sanitaria. Revista Española de Calidad Asistencial 1995; Supl 10: 33-41.

22. Haas SB, Insall JN, Montgomery W, Windsor RE. Revision total knee arthroplasty with use of modular components with stems inserted without cement. J Bone Joint Surg 1995; 11: 1700-1707.

23. Henderson JJ, Bamford DJ, Noble J, Brown JD. The value of skeletal scintigraphy in predicting the need for revision surgery in total knee replacement. Orthopedics 199; 19: 295-299.

24. Hernández Vaquero D, Barrera Cárdenas JL. Sistemas de evaluación en los resultados de las artroplastias. Rev Ortop Traumatol 1999; 4: 245-251.

25. Hernández Vaquero D, Maestro A, García M, Murcia A. La alineación tibial en las artroplastias de rodilla. ¿Instrumentación intra o extramedular? Rev Ortop Traumatol 1988; 42: 335-340.

26. Hernández Vaquero D, García Sandoval MA, Barrera Cadenas JL. Complicaciones del aparato extensor de la rodilla en las artroplastias de sustitución. Cursos de actualización SECOT 1999; 31-42.

27. Heyligers IC, Van Haaren EH, Wuisman PI. Revision knee arthroplasty using impaction graftin and primary implants. J Arthroplasty 2001; 16: 533-537.

28. Insall JN, Thompson FM, Brause BD. Two-stage reimplantation for the salvage of infected total knee arthroplasty. 1983. J Bone Joint Surg (Am) 2002; 84: 490-495.

29. Kirk PG. Selecting an implant: a comparison of revision implant systems. En: Engh GA, Rorabeck CH, eds. Revision total knee arthroplasty. Baltimore: Williams & Wilkins, 1997; 137-166.

30. Lee GC, Pagnano MW, Hanssen AD. Total knee arthroplasty after prior bone or joint sepsis about the knee. Clin Orthop 2002; 404: 226-231.

31. Maestro A, García Sandoval M, Hernández Vaquero D, Murcia A. Influence of intramedullary versus extramedullary alignment guides on final total knee arthroplasty component position: a radiographic analysis. J Arthroplasty 1998; 13: 552-558.

32. Maestro A, Harwin SF, Del Valle M, Caballero D, Murcia A. Preoperative calculation of the femoral transepicondylar axis: a combined radiographic and mathematical method. Am J Knee Surg 2000; 13: 181-187.

33. Meek RM, Greidanus NV, McGraw RW, Masri BA. The extensile rectus snip exposure in revision of total knee arthroplasty. J Bone Joint Surg (Br) 2003; 85: 1120-1122.

34. Munjal S, Phillips MJ, Krackow KA. Revision total knee arthroplasty: planning, controversies, and management-infection. Instr Course Lect 2001; 50: 367-37.

35. Ordóñez Parra JM, Sanz Zapata F, Bello Prats S. Tratamiento de los defectos óseos en la cirugía protésica de la rodilla. Cursos de Actualización SECOT 2001; 19-27.

36. Ordóñez Parra JM. Técnicas en recambios protésicos de rodilla. Rev Ortop Traumatol 2000; 2: 202-210.

37. Peersman G, Laskin R, Davis J, Peterson M. Infection in total knee replacement: a retrospective review of 6,489 total knee replacements. Clin Orthop 2001; 392: 15-23.

38. Ranawat CS, Flynn WF Jr, Deshmukh RG. Impact of modern technique on long-term results of total condylar knee arthroplasty. Clin Orthop 1994; 309: 131-135.

39. Rand JA. Bone deficiency in total knee arthroplasty. Use of metal wedge augmentation. Clin Orthop 1991; 271: 63-71.

40. Rand JA. Complicaciones sépticas de la artroplastia total de rodilla. En: Ordóñez JM, Munuera L, eds. Artroplastia de rodilla. Madrid: Editorial Médica Panamericana, 1998; 253-268.

41. Really D, Walker P, ben Dov M, Ewald F. Effects of tibial components on load transfer in the upper tibia. Clin Orthop 1982; 165: 273-282.

42. Rodríguez Merchán EC, Ortega Andreu M, Agüera Gavaldá M, Alonso Carro G. Planificación preoperatoria en los recambios protésicos de rodilla. Rev Ortop Traumatol 2000; 2: 194-201.

43. Roth A, Fuhrmann R, Lange M, Mollenhauer J, Straube E, Venbrocks R. Overwhelming septic infection with a multi-resistant Staphylococcus aureus (MRSA) after total knee replacement. Arch Orthop Trauma Surg 2003; 123: 429-432.

44. Segawa H, Tsukayama DT, Kyle RF, Becker DA, Gustilo RB. Infection after total knee arthroplasty: a retrospective study of the treatment of eighty-one infections. J Bone Joint Surg (Am) 1999; 81: 1434-1445.

45. Seral B, Martin G, Calvo de Mora MJ, Seral F. Vástagos cementados en recambio de prótesis de rodilla. Nuestra experiencia. Actas 23 Congreso Nacional de la Sociedad Española de la Rodilla (SEROD). Mayo 2004; Santiago de Compostela, España.

46. Smith SL, Wastie ML, Forster I. Radionuclide bone scintigraphy in the detection of significant complications after total knee joint replacement. Clin Radiol 2001; 56: 221-224.

47. Suárez-Suárez MA, Murcia A, Maestro A. Filling of segmental bone defects in revision knee arthroplasty using morsellized bone grafts contained within a metal mesh. Acta Orthop Belg 2002; 68: 163-167.

48. Vince KG. Revision knee arthroplasty tecnique. Instr Course Lect 1993; 42: 325-337.

49. Vyskocil P, Gerber C, Baemert P. Radiolucent lines and component stability in knee arthroplasty. Standard versus fluoroscopically-assisted radiographs. J Bone Joint Surg (Br) 1999; 81: 24-26.

50. Wang CJ, Hsieh MC, Huang TW, Wang JW, Chen HS, Liu CY. Clinical outcome and patient satisfaction in aseptic and septic revision total knee arthroplasty. Knee 2004; 11: 45-49.

Capítulo 16

Indicaciones de la cirugía artroscópica en la artrosis de rodilla

J. FERNÁNDEZ GONZÁLEZ, P. ESCALONA SADA, P. J. DELGADO SERRANO

La utilización de la artroscopia en la artrosis de rodilla es un tema de controversia en la actualidad. Un reciente trabajo prospectivo realizado en el año 2002 cuestiona la indicación de la cirugía artroscópica en los pacientes con artrosis. La principal conclusión es que la artroscopia o bien no influye en el curso natural de la enfermedad, o bien el lavado articular asociado a la regularización de las lesiones sinoviales, condrales o meniscales (desbridamiento articular) no tiene mayor efecto a medio plazo que un tratamiento con efecto placebo (1).

Hasta la aparición de este artículo, la mayoría de los trabajos publicados eran de tipo retrospectivo, y mostraban el beneficio de la cirugía artroscópica en la artrosis de rodilla (2-10). No obstante, estos trabajos resaltan que un buen resultado de la cirugía artroscópica se fundamenta en una adecuada selección de los pacientes, especificándose los parámetros clínicos y radiológicos que se deben valorar, de lo cual se deduce que no todo paciente con artrosis es subsidiario de una artroscopia.

El fin de la cirugía artroscópica en la artrosis de rodilla debe ser: eliminar o aliviar parcialmente el dolor y la rigidez de la rodilla de los pacientes, así como mejorar la función ya comprometida, de forma que no se acelere el proceso degenerativo, y en cierta medida retrasar o no realizar cirugías sustitutivas de las superficies articulares.

El capítulo repasa y actualiza de forma resumida los procedimientos artroscópicos existentes, y finaliza con un algoritmo que ayuda a seleccionar al paciente con artrosis que se puede beneficiar a medio y largo plazo con la cirugía artroscópica, previa exposición y discusión de los resultados de diferentes trabajos publicados en la bibliografía.

Introducción

Burks, en 1990, describió tres indicaciones para el uso de la artroscopia en la artrosis de rodilla (11):

1. La definición de la patología existente.
2. El tratamiento de las lesiones que se encuentren.

3. Prolongar la función de la rodilla mediante los diferentes procedimientos existentes en su tiempo, como son el lavado articular, el desbridamiento (sinovectomía y regularización de las lesiones condrales y meniscales) y la artroplastia por abrasión (fresado del hueso expuesto subcondral).

Las indicaciones de Burks han sido seguidas por la mayor parte de los especialistas hasta la actualidad. De esta forma, Jackson y cols. (10), en 1997, explicaron que el lavado articular asociado a las modalidades quirúrgicas incluidas en el desbridamiento articular elimina y diluye los productos enzimáticos que se hallan en el líquido sinovial, lo que proporciona resultados favorables en los estadios iniciales de la artrosis. Estos pacientes tienen mejor calidad de vida y usan menos analgésicos. Así mismo, estos autores creen que el estudio radiológico puede ayudar a realizar la selección de los pacientes candidatos a artroscopia.

No obstante, se comienza a plantear el posible efecto placebo de la operación, adelantándose al trabajo de Moseley y cols. (1), en 2002, y expresando la idea de que estudios prospectivos pueden ayudar a confirmar o desmentir esa opinión.

Modalidades terapéuticas

LAVADO ARTICULAR Y DESBRIDAMIENTO ARTICULAR

El lavado articular mediante aguja de grueso calibre parece proporcionar buenos resultados basándose en la dilución de los productos derivados del catabolismo del cartílago, así como enzimas proteolíticas, reduciendo la irritación sinovial; sin embargo, no elimina todos los problemas mecánicos, frecuentemente asociados al dolor y a la limitación funcional (12).

El desbridamiento articular es sinónimo de limpieza articular, lo cual incluye la retirada de los fragmentos libres procedentes de

145

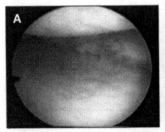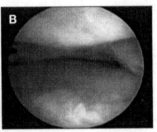

FIGURA 16-1.   Imagen artroscópica de una rotura compleja degenerativa del menisco medial asociada a lesión condral grado III-IV de Outerbridge, delimitada en el cóndilo femoral medial, e inicio de lesión condral tipo fibrilación en la zona anterior de la meseta tibial medial. A) Imagen previa a la regularización meniscal. B) Imagen posterior, que muestra la regularización meniscal medial, observándose en la zona superior de la imagen la lesión condral femoral.

los componentes articulares, la regularización de las lesiones condrales y meniscales (fig. 16-1), y una sinovectomía parcial. Su realización se fundamenta en que esos productos articulares estimulan la inflamación de la membrana sinovial provocando la aparición de derrame, incrementan los niveles de enzimas proteolíticas en el líquido articular, y aumenta la actividad colagenolítica, lo que agrava las lesiones condrales ya existentes (12, 13).

El lavado articular puede ser realizado mediante cirugía artroscópica o con aguja de grueso calibre y anestesia local. En relación con este último procedimiento, Ike y cols. (14) observaron que la instilación de 20 a 80 cm^3 de suero salino mediante aguja y posterior evacuación, realizado de forma repetida y con anestesia local intraarticular, muestra una leve pero significativa mejoría del dolor, de la rigidez matutina y de la actividad funcional de los pacientes en un período corto de tiempo, comparado con el tratamiento médico habitual. Los autores recomiendan realizar este procedimiento antes de indicar la cirugía artroscópica, pero tam-

TABLA 16-1.   Gradación radiológica de la artrosis (Ahlbäck)

Tipo	Descripción
Grado I	Pinzamiento o estrechamiento del espacio articular
Grado II	Supresión u obliteración del espacio articular
Grado III	Afectación ósea leve
Grado IV	Afectación ósea moderada
Grado V	Afectación ósea grave
Grado VI	Subluxación

TABLA 16-2.   Gradación artroscópica de las lesiones condrales (Outerbridge)

Tipo	Descripción
Grado I	Cartílago articular blando a la palpación, fibrilación superficial, alteración de su coloración
Grado II	Cartílago articular fragmentado (< 1,3 cm²)
Grado III	Cartílago articular fragmentado (> 1,3 cm²)
Grado IV	Exposición de hueso subcondral

bién alertan de que ello no conlleva un desbridamiento articular, lo cual se realiza en la mayoría de las cirugías artroscópicas.

Chang y cols. (15) comparan el resultado de la cirugía artroscópica con el lavado articular mediante aguja gruesa. El 56 % de los pacientes sometidos a lavado artroscópico mejoraron en el primer año, frente al 43 % de mejoría en el otro grupo. No se observaron diferencias en cuanto a la necesidad de instaurar tratamientos adicionales en ese tiempo. No obstante, los autores especifican que el subgrupo de pacientes con síntomas mecánicos, y específicamente cuando son causados por roturas del menisco externo y del cuerpo y cuerno anterior del menisco medial, obtuvo un mayor beneficio con el tratamiento artroscópico. También es llamativo, sin embargo, que los pacientes con enfermedad grave se beneficiaran del tratamiento con lavado con aguja gruesa.

La bibliografía muestra resultados favorables con la realización del lavado articular artroscópico. Livesley y cols. (7) observaron mejores resultados en 37 pacientes tratados mediante lavado por artroscopia y fisioterapia que en 24 pacientes que se sometieron a fisioterapia aislada. Los resultados en el primer grupo se mantuvieron durante el primer año, mientras que los tratados con fisioterapia mejoraron, pero sólo temporalmente, estando al año en el mismo estado que al inicio del tratamiento. Los pacientes con mínimos o moderados cambios radiológicos mostraron mayor alivio de dolor que aquellos con signos avanzados de la enfermedad, los cuales sólo mostraron un alivio del dolor nocturno.

Normalmente, en el proceso de una artroscopia, además del lavado articular, se realiza desbridamiento articular convencional. Los resultados suelen ser favorables en pacientes en los que se practica desbridamiento articular, de forma que Bert y Maschka (5) observaron un resultado excelente y bueno en el 66 % de los pacientes, con sólo un empeoramiento del 21 % de los pacientes a los 5 años de realizar la cirugía artroscópica. Todos los pacientes presentaban estadio radiológico II de Ahlbäck y artroscópico IV de Outerbridge, es decir, total pérdida de la interlínea articular con exposición de hueso subcondral (tablas 16-1 y 16-2). En el mismo trabajo se estudia el resultado del desbridamiento articular como procedimiento aislado o bien asociado a la técnica mesenquimal de artroplastia por abrasión; los mejores resultados se obtuvieron en el primer caso.

Esta técnica no muestra tan buenos resultados en los estadios más avanzados o graves de la enfermedad. Así Baumgaertner y cols. (6), en 1990, estudiaron los resultados obtenidos en pacientes de edad avanzada (edad media, 63 años), y observaron mejoría en el 52 % de los pacientes, mientras que el 39 % no experimentaron mejoría y el 9 % empeoraron. Dos tercios de los pacientes presentaban una importante afectación radiológica. Los autores muestran que los siguientes factores se asocian a un mal resultado:

1. Sintomatología de largo tiempo de evolución.
2. Graves cambios radiológicos.
3. Alteración de la alineación.

En cambio, resultados favorecedores se observaron en:

1. Pacientes con sintomatología de corta duración.

2. Síntomas mecánicos.

3. Leves o moderados cambios radiológicos.

Varios estudios comparan el lavado articular con el lavado asociado a desbridamiento articular. Jackson y cols. (16) comparan dos grupos de pacientes: 65 a los que se realizó lavado y 137 en los que se asoció lavado y desbridamiento. En el primer grupo, el 80 % mejoraron inicialmente pero sólo en el 45 % se mantenían los buenos resultados a los 3 años. En el segundo grupo, el 88 % mejoraron inicialmente, y esta mejoría persistió a los 3 años en el 68 % de los pacientes.

Gibson y cols. (9) no obtuvieron los mismos resultados, observando que los pacientes experimentan únicamente una mejoría inicial, mejor en el grupo que sólo recibió lavado, pero en ambos grupos los resultados se deterioran en los siguientes meses. En resumen, los resultados de estos trabajos son dispares, lo cual hace difícil extraer conclusiones objetivas. La respuesta de los pacientes a estos tratamientos no es predecible, y esto enfatiza la necesidad de seleccionar a los pacientes. Aunque estos estudios son, mayoritariamente, retrospectivos, se pueden extraer algunas ideas aclaratorias y de utilidad en la selección de los candidatos a desbridamiento articular artroscópico (12):

1. No es beneficioso o útil en pacientes con lesión condral grave (exposición de hueso subcondral en lesiones no contenidas).

2. No se debe indicar cuando existen marcadas alteraciones de la alineación de la extremidad inferior, especialmente cuando la rodilla presenta una deformación en varo.

3. No se debe realizar en casos de marcada inestabilidad.

4. No está indicado en pacientes con gran limitación de movilidad.

5. No se debe indicar en pacientes en los que el estudio radiológico simple muestre importantes signos degenerativos (Ahlbäck III o superior).

MENISCECTOMÍA

Existen dudas en cuanto al papel que desempeña una rotura meniscal en un paciente que también presenta lesiones condrales degenerativas en ese mismo compartimento. Se conoce que el menisco contribuye en la descarga de fuerzas sobre el cartílago y hueso subcondral adyacente, por ello el dilema se plantea en si se debe resecar el menisco degenerado o sólo cuando la rotura sea considerada responsable de la sintomatología del paciente.

La realización de una buena historia clínica, una exploración física completa y radiografías simples en bipedestación pueden ser suficientes para decidir si realizar una artroscopia con el efecto de aliviar el dolor causado por la rotura meniscal, o bien con el fin de mejorar el estado del paciente en el que no se hayan indicado aún otros procedimientos más intensivos.

Existe consenso en que los resultados de la regularización de las lesiones meniscales en pacientes mayores de 40 años son, probablemente, una de las indicaciones menos controvertidas, en especial

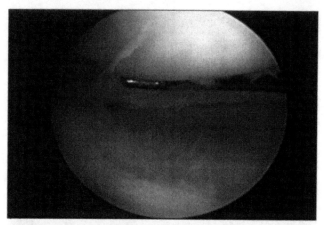

FIGURA 16-2.   Imagen artroscópica de una lesión de la meseta tibial medial en forma de fibrilación asociada a rotura horizontal del cuerno posterior del menisco medial. Este paciente probablemente se beneficie de una cirugía artroscópica (regularización de la lesión meniscal).

cuando se asocian a problemas mecánicos, o bien a dolor e incapacidad funcional en una articulación con mínimos cambios degenerativos (fig. 16-2). Jackson y Rouse (3), en 1982, observaron buenos y excelentes resultados en el 95 % de sus pacientes a los 2,5 años de seguimiento después de realizar una meniscectomía si no asociaban signos degenerativos, que disminuía al 80 % si presentaban signos degenerativos. Un año antes, Lotke y cols. (2) observaron que los pacientes sometidos a meniscectomía con estudios radiológicos preoperatorios normales obtuvieron buenos o excelentes resultados en el 90 %, aunque este porcentaje se redujo al 28 % de los pacientes que presentaban signos degenerativos moderados o graves.

Así mismo, otros trabajos muestran una mejora subjetiva de los pacientes en que se realiza la meniscectomía en un compartimento que presenta una lesión condral tipo III de Outerbridge, y en menor medida cuando la lesión es de grado IV. Esto se expresa en el trabajo de Bonamo y cols. (17), que atendiendo al grado de lesión condral encontrado al realizar la cirugía, observaron que en el pequeño grupo de 19 pacientes con lesión tipo IV sólo el 37 % experimentaron mejoría, en cambio, el 71 % de los 99 pacientes con lesión tipo III mejoraron. Reagrupando ambos grupos, el 61 % de los pacientes presentaron mejoría subjetiva. En este trabajo es interesante observar una mejoría clínica significativa subjetiva a los 40 meses en el 60 % de 118 pacientes, el 19 % con mejoría moderada, el 13 % con mejoría leve y el 8 % no notaron mejoría. Otro punto interesante de este trabajo es que el 83 % de estos pacientes experimentan una notable mejoría para la realización de las actividades de la vida diaria.

Pearse y Craig (18), en un trabajo reciente retrospectivo, valoraron el resultado del tratamiento de la rotura meniscal asociado específicamente a una lesión condral tipo IV de Outerbridge, y obtuvieron unos resultados semejantes a los hallados por Bonamo y cols. (fig. 16-3). Los pacientes son valorados de forma subjetiva y mediante una escala funcional. El 65 % de ellos experimentan una mejoría tras la cirugía, manteniéndose en ese estado el 40 % al final del estudio (50 meses de seguimiento medio). Sólo un 32 % requirieron la realización de una cirugía más intensiva para el ali-

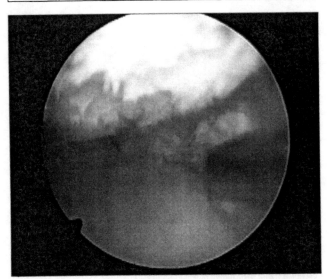

FIGURA 16-3.   Imagen de una lesión condral avanzada grado IV del cóndilo femoral externo, en un paciente sometido a regularización de la lesión del menisco externo. En la lesión condral se realiza desbridamiento, pero sin intentar avivar la superficie ósea expuesta. La indicación se realizó por la clínica, que sugería rotura meniscal con afectación monocompartimental.

vio de la sintomatología. Los autores llegan a la conclusión de que la reparación de la lesión meniscal en un paciente con lesión condral tipo IV no necesariamente conduce a un empeoramiento de la artrosis del compartimento afecto.

Modalidades de tratamiento para las lesiones condrales de la rodilla

Las técnicas quirúrgicas principales que se han descrito para tratar los defectos condrales son las siguientes (12):

1. Implantes de condrocitos autólogos.
2. Injertos osteocondrales: autólogos (mosaicoplastia) y alo-injertos.
3. Injertos periósticos o pericondrales.
4. Procedimientos mesenquimales: artroplastia por abrasión, perforaciones o microfracturas.
5. Condroplastia por láser.
6. Condroplastia termal por radiofrecuencia.

A continuación se exponen los procedimientos utilizados normalmente en la artrosis de rodilla.

ARTROPLASTIA POR ABRASIÓN Y PERFORACIONES

Son dos técnicas denominadas mesenquimales, debido al reclutamiento de células mesenquimales procedentes del hueso subya-

cente a la lesión condral, capaces de diferenciarse y producir un tejido fibrocartilaginoso. La artroplastia por abrasión fue descrita por Johnson (4) al observar que el sangrado producido al perforar el hueso subcondral originaba la formación de un coágulo en su superficie, que posteriormente se transformaba en un tejido fibrocartilaginoso. Este tejido, según Johnson, podía mantener sus propiedades mecánicas y biológicas hasta transcurridos 6 años.

Normalmente la abrasión se realiza mediante instrumentación motorizada, con resección del hueso subcondral en 1 o 2 mm de profundidad. Es una cirugía agresiva localmente, y el paciente no puede apoyar el miembro inferior afecto durante 6 a 8 semanas. En su trabajo realizado con 104 pacientes, Johnson observó que a los 2 años el 79 % de los pacientes habían mejorado subjetivamente, el 15 % no experimentaron cambios y el 7 % empeoraron (4).

Las técnicas basadas en perforaciones y microfracturas provocan la llegada de vasos a la superficie y, secundariamente, la de células primitivas mesenquimales capaces de diferenciarse en células condroblásticas y condrocitos, y producir, finalmente, tejido fibrocartilaginoso.

Buckwalter y Mow (19) describieron que este nuevo cartílago formado carece de la estructura, composición, propiedades mecánicas y, en la mayoría de los casos, de la durabilidad normal del cartílago hialino. En este fibrocartílago existe un predominio de fibras de colágeno tipo I, y no del tipo II, y no posee componentes principales, como son los proteoglucanos y otras proteínas. La baja resistencia y el alto desgaste de este tejido se han observado y confirmado experimentalmente en animales de laboratorio.

Estudios clínicos posteriores al de Johnson corroboran lo observado experimentalmente. Bert y Maschka (15) compararon el desbridamiento artroscópico asociado a artroplastia por abrasión con el desbridamiento aislado. Observaron que el 51 % de los 59 pacientes en los que se había realizado el tratamiento combinado presentaban excelentes y buenos resultados, mientras que el 33 % tenían pobres resultados, de forma que 10 de estos pacientes se hallaban peor que antes de la cirugía artroscópica. De los 29 pacientes con resultados pobres o mediocres, 15 precisaron una artroplastia total de rodilla. Por el contrario, los que recibieron como único tratamiento el desbridamiento obtuvieron resultados buenos y excelentes en el 66 %, aunque un 20 % presentaron resultados pobres, y 12 pacientes resultaron en peor situación que antes de la cirugía (10 de ellos fueron posteriormente intervenidos mediante artroplastia total de rodilla).

En otro estudio, Rand (8) observó una mejoría en el 67 % de pacientes intervenidos mediante desbridamiento articular, por rotura meniscal y lesión condral tipo III y IV de Outerbridge transcurridos 5 años de la cirugía, comparado con el 39 % de pacientes que experimentaron mejoría en el grupo en el que se realizó artroplastia por abrasión en lesiones condrales de espesor completo. Además, el 32 % de los pacientes del grupo de abrasión del hueso subcondral se hallaban peor a los 3 años, de forma que el 50 % de los pacientes de este grupo requirieron la implantación de una prótesis de rodilla.

Ambos estudios (8, 15) llegan a la conclusión de que la artroplastia por abrasión ofrece resultados impredecibles, sin influir factores como la edad, el haber sufrido cirugía previa, el grado de afectación del compartimento, y el grado de desviación en varo o valgo residual.

En resumen, estos procedimientos parecen aportar poco al desbridamiento o al lavado aislado y, como se ha mostrado, los pacientes pueden llegar a experimentar un empeoramiento de su sintomatología clínica.

MICROFRACTURA

La técnica descrita por Steadman y cols. (20), también considerada una técnica mesenquimal, se basa en una reparación de las lesiones condrales semejante a la obtenida mediante la artroplastia por abrasión y las perforaciones del hueso subcondral. Consiste en el desbridamiento y regularización de la lesión condral, exponiéndose el hueso subcondral. Se utiliza un punzón artroscópico, o de pequeño tamaño, para crear tres o cuatro perforaciones por centímetro cuadrado, con una profundidad de, aproximadamente, 4 mm. Los beneficios de esta técnica, frente a las descritas previamente, se refieren a la no utilización de calor, mantener la integridad de la forma del hueso subcondral, y una superficie dura a la cual se adhiera más fácilmente el coágulo.

En el primer trabajo se mostraron unos resultados prometedores con una mejoría en el 75 % de los pacientes entre los 3 y 5 años. Los autores aconsejan el inicio de movilización pasiva y sin realizar apoyo en 6-8 semanas.

CONDROPLASTIA TÉRMICA Y POR LÁSER

El objetivo de la condroplastia artroscópica es la extirpación del cartílago enfermo mediante las técnicas habituales motorizadas o bien con instrumental manual. Ésta puede conllevar un exceso de extirpación de cartílago, lo que se puede reducir mediante la técnica con láser. Esta técnica es más precisa y también de más fácil acceso a las lesiones. Sin embargo, su alto coste, así como el riesgo de complicaciones, como osteonecrosis por una penetración profunda en el hueso subcondral, ha provocado que se realice con menor frecuencia (12).

Más recientemente se ha empleado energía de radiofrecuencia para tratar las lesiones condrales. El mecanismo de actuación es mediante la estabilización y el remodelado suave de las lesiones condrales. De esta manera, se evita la propagación de la lesión.

Los resultados obtenidos han sido muy variados. Kaplan y cols. (21) demostraron *in vitro* que el cartílago enfermo, con fibrilación, tras ser sometido a radiofrecuencia, se homogeneiza, y se mantienen los condrocitos viables en el área tratada, sin alteración de la trama de colágeno. También Turner y cols. (22) lo demostraron en animales de experimentación con un electrodo bipolar. Otros autores no han observado resultados tan alentadores en los mismos animales, sino al contrario: efectos deletéreos sobre el cartílago articular y una disminución en la concentración de proteoglucanos. Así, actualmente, no existe consenso en la utilización de esta técnica.

EFECTO PLACEBO

Moseley y cols. (1) realizaron un discutido estudio prospectivo que incluyó tres tipos de tratamiento en pacientes que presentaban osteoartrosis. Uno de los tratamientos consiste en realizar únicamente las incisiones convencionales artroscópicas, siguiendo de forma figurada los diferentes pasos, de forma que el paciente no llegue a percibir el tratamiento placebo que se le ha aplicado. El trabajo compara este placebo con otros dos tipos convencionales de tratamiento, el desbridamiento convencional, y otro en el que se realiza lavado artroscópico de forma aislada.

Los resultados son valorados mediante seis escalas, algunas creadas para este estudio y otras ya establecidas, siendo una de ellas una prueba física, las cuales intentan demostrar el grado de dolor y capacidad funcional de cada paciente. Los pacientes son valorados en fechas establecidas, y como punto final se establecen los 24 meses tras la cirugía.

El trabajo está bien diseñado, pero presenta para nosotros y otros especialistas puntos conflictivos (23, 24), como que todos los pacientes del estudio son varones, aunque los autores refieren que los resultados no serían muy diferentes en mujeres; que para conformar los tres grupos, hasta 144 personas rehusaron entrar en el estudio (40 % de las personas entrevistadas); que todos los pacientes fueron intervenidos por un mismo cirujano, que no se sabe hasta qué punto es partidario o no de la cirugía artroscópica en la artrosis de rodilla, debiendo haber participado cirujanos favorecedores de cada procedimiento para intentar lograr los mejores resultados en cada uno de ellos. El estudio tampoco refleja ni el rango de movilidad preoperatorio, ni la existencia o no de síntomas mecánicos, ni la presencia o no de derrames.

Los autores observan que, en ciertos momentos del estudio, los pacientes sometidos a tratamiento placebo se hallan funcionalmente mejor, lo cual no se sabe bien si es debido al curso natural de la enfermedad o bien a otros efectos independientes.

En resumen, en este estudio los pacientes de los tres grupos mejoraron subjetivamente del dolor, y la función no mejoró en ninguno de los grupos. En la opinión de los autores de este capítulo esto debe ser punto de partida para trabajos prospectivos que intenten resolver los puntos conflictivos del trabajo de Moseley y cols.

Criterios de selección

En relación con todo lo escrito en el capítulo, el lector debe conocer cuáles deben ser los requisitos que un paciente con artrosis de rodilla debe cumplir para beneficiarse de la cirugía artroscópica. Existe acuerdo en que esta técnica es un procedimiento quirúrgico poco intensivo y con escasas complicaciones, por lo cual es aceptable que sea indicada en pacientes como forma de retrasar, y en nuestra opinión, de evitar, una cirugía artroplástica.

Los criterios de selección más aceptados en las dos últimas décadas son: pacientes con sintomatología de poco tiempo de evolución, mínima alteración del eje mecánico y mínimos o moderados cambios radiológicos (25). Recientemente se han añadido otros criterios favorecedores de un buen resultado: dolor localizado en la interlínea medial, maniobra de Steinman positiva y, especialmente, el descubrimiento en la artroscopia de una rotura meniscal inestable (26).

Otros factores que no se ha demostrado suficientemente que influyeran en el resultado de la cirugía artroscópica son la edad, el sexo, el peso y los síntomas mecánicos, lo cual es llamativo ya que en un principio la mayoría de los especialistas pensaban que influían en el resultado final (26).

Otro factor que se debe considerar es el papel que puede desempeñar el estado de alineación del miembro inferior. La radiología simple en bipedestación es de gran utilidad para la determinación del eje mecánico, o bien del eje femorotibial, además de mostrar el nivel de gravedad de la artrosis de rodilla. Si bien son conocidos los valores recomendados para realizar una corrección mediante osteotomía de la rodilla en pacientes con sintomatología y la presencia bien de un *genu varum* o bien de un *genu valgum*, no existen valores que sirvan de guía o consenso para indicar o limitar la realización de una cirugía artroscópica. Salisbury y cols. (27) mostraron que sólo el 7 % de los pacientes con deformidad en varo (inferior a 0° en el eje femorotibial) mejoraron significativamente del dolor preoperatorio (en un 50 % o más), comparado con el 94 % del grupo de pacientes con eje femorotibial normal (de 0 a 7°). También los resultados funcionales fueron notablemente superiores en el grupo de eje anatómico normal, observándose resultados aceptables o buenos en el 94 % de estos pacientes, frente al 32 % obtenido en los pacientes con desviación en varo. Los autores incluyen en su trabajo a pacientes con lesiones condrales tipo III y IV de Outerbridge.

Otros factores, no clínicos, también son importantes a la hora de tomar la decisión de qué tratamiento realizar. Uno de ellos es la información que proporciona la resonancia magnética (RM), que se utiliza, a juicio de los autores de este capítulo, en exceso en los pacientes con dolor y artrosis de rodilla. Bhattarcharyya y cols. (28) realizaron RM en 154 pacientes con artrosis de rodilla y las compararon con otro grupo de 49 pacientes asintomáticos con semejantes características epidemiológicas. Encontraron una rotura meniscal medial o lateral en el 91 % de los pacientes con artrosis de rodilla, y en el 76 % en el grupo de pacientes asintomáticos. Los autores consideraron que existía una rotura meniscal cuando se observaba una señal en su interior que se extendía a una de las superficies articulares, pero no llegaron a concretar si la rotura era inestable o si existía un fragmento meniscal desplazado. En el grupo control existía una diferencia significativa en cuanto a un menor peso de los pacientes, y sólo 12 presentaban leves signos radiológicos de artrosis. Por este motivo, la RM en los pacientes con artrosis debe ser analizada con precaución, y hay que valorar no sólo la existencia de una rotura meniscal, sino también el grado de estabilidad de ésta y la ausencia de fragmentos desplazados (26). Esto también afianza la opinión de que la utilización de la radiología simple en bipedestación es un factor importante a la hora de indicar una cirugía artroscópica o no.

Conclusión

La cirugía artroscópica es un procedimiento quirúrgico de bajo riesgo que, aunque no mejora significativamente el resultado funcional en los pacientes con artrosis, sí logra que la mayoría se hallen subjetivamente mejor, especialmente para la realización de las actividades de la vida diaria.

Se puede y debe realizar una selección adecuada del paciente que sea susceptible de experimentar una clara mejoría con este procedimiento, así como emplear de forma racional cada una de las

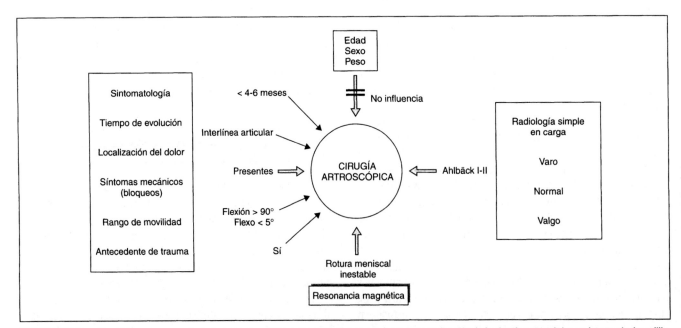

FIGURA 16-4.   Algoritmo que representa de forma esquematizada los factores favorecedores de la realización de la cirugía artroscópica en la artrosis de rodilla.

modalidades quirúrgicas expuestas. Las técnicas mesenquimales son las que han demostrado resultados impredecibles y, por tanto, a juicio de los autores, basado en su experiencia y en la bibliografía, se debe restringir su realización.

Por ello, a modo de resumen, los factores favorecedores de un buen resultado de la cirugía artroscópica podrían ser (fig. 16-4):

1. Sintomatología de 4 a 6 meses de evolución, descartando una patología patelofemoral dominante.

2. Dolor localizado en la interlínea articular medial o lateral, con afectación monocompartimental y, principalmente, de características mecánicas.

3. Déficit del rango de movilidad (flexión no inferior a 90-100°, o déficit de extensión máximo de 5°) con un período de evolución no superior a 4-6 meses.

4. Moderada alteración de la alineación, que puede acompañarse de un pinzamiento articular superior al 50 %, sin contacto de los extremos óseos. Se pueden incluir de forma excepcional pacientes con lesión Ahlbäck tipo II cuya sintomatología más probable sea una rotura meniscal inestable, y se acepta la presencia de osteofitos pequeños, pero no lesiones intraóseas subcondrales.

Los factores que desaconsejan la realización de la cirugía son:

1. Sintomatología de más de 1 año de evolución.

2. Dolor global, no localizado en las interlíneas articulares, y de características no mecánicas.

3. Importante déficit en el rango de movilidad y con un tiempo de evolución superior a los 12 meses.

4. Grave alteración de la alineación, con pérdida de la interlínea articular, que asocie grandes osteofitos e importantes lesiones intraóseas subcondrales, que implican una lesión avanzada degenerativa.

BIBLIOGRAFÍA

1. Moseley JB, O'Malley K, Petersen NJ, Menke TJ, Brody BA, Kuykendall DH y cols. A controlled trial of arthroscopic surgery for osteoarthritis of the knee. N Engl J Med 2002; 347: 81-88.
2. Lotke PA, Lefkoe RT, Ecker ML. Late results following medial meniscectomy in an older population. J Bone Joint Surg (Am) 1981; 63: 115-119.
3. Jackson RW, Rouse DW. The results of partial arthroscopic meniscectomy in patients over 40 years of age. J Bone Joint Surg (Br) 1982; 64: 481-485.
4. Johnson LL. Arthroscopic abrasion arthroplasty. Arthroscopy 1983; 2: 54-63.
5. Bert JM, Maschka RN. The arthroscopic treatment of unicompartimental gonarthrosis: a five-year follow-up study of abrasion arthroplasty plus arthroscopic debridement and arthroscopic debridement alone. Arthroscopy 1989; 5: 25-32.
6. Baumgaertner MR, Cannon Jr D, Vittori JM, Schmidt ES, Maurer RC. Arthroscopic debridement of the arthritic knee. Clin Orthop 1990; 253: 197-202.
7. Livesley PJ, Doherty M, Needoff M, Moulton A. Arthroscopic lavage of osteoarthritic knees. J Bone Joint Surg (Br) 1991; 73: 922-926.
8. Rand JA. Role of arthroscopy in osteoarthritis of the knee. Arthroscopy 1991; 7: 358-363.
9. Gibson JN, White MD, Chapman VM, Stracha RK. Arthroscopic lavage and debridement for osteoarthritis of the knee. J Bone Joint Surg (Br) 1992; 74: 534-537.
10. Jackson RW, Gilbert JE, Sharkey PF. Arthroscopic debridement in the management of osteoarthritis of the knee. J Arthroplasty 1997; 12: 465-470.
11. Burks RT. Arthroscopy and degenerative arthritis of the knee: a review of the literature. Arthroscopy 1990; 6: 43-47.
12. Hunt SA, Jazrawi LM, Sherman OH. Arthroscopic management of osteoarthritis of the knee. J Am Acad Orthop Surg 2002; 10: 356-363.
13. Martínez-Sánchez FG, Romero-Jurado M. Enfermedades degenerativas. En: Herrera Rodríguez A, Ferrández Portal L, Herrero-Beaumont G, Rodríguez de la Serna, eds. Monografías médico-quirúrgicas del aparato locomotor. La Rodilla, tomo II. Barcelona: Masson, 2001; 1-10.
14. Ike RW, Arnold WJ, Rothschild EW, Shaw L. Tidal irrigation versus conservative medical management in patients with osteoarthritis of the knee: a prospective randomized study. J Rheumatol 1992; 19: 772-779.
15. Chang RW, Falconer J, Stulberg D, Arnold WJ, Manheim LM, Dyer AR. A randomized, controlled trial of arthroscopic surgery versus closed-needle joint lavage for patients with osteoarthritis of the knee. Arthritis Rheum 1993; 36: 289-296.
16. Jackson RW, Marans HJ, Silver RS. The arthroscopic treatment of degenerative arthritis of the knee. J Bone Joint Surg (Br) 1988; 70: 332.
17. Bonamo JJ, Kessler KJ, Noah J. Arthroscopic meniscectomy in patients over the age of 40. Am J Sports Med 1992; 20: 422-429.
18. Pearse EO, Craig DM. Partial meniscectomy in the presence of severe osteoarthritis does not hasten the symptomatic progression of osteoarthritis. Arthroscopy 2003; 19: 963-968.
19. Buckwalter JA, Mow VC. Cartilage repair in osteoarthritis. En: Moskowitz RW, Howell DS, Goldberg VM, Mankin HJ, eds. Osteoarthritis: Diagnosis and medical/surgical management, 2.ª ed. Philadelphia: WB Saunders, 1992; 71-107.
20. Steadman JR, Rodkey WG, Singleton SB, Briggs KK. Microfracture technique for full-thickness chondral defects: technique and clinical results. Op Tech Orthop 1997; 7: 300-304.
21. Kaplan L, Uribe JW, Sasken H, Markarian G. The acute effects of radiofrequency energy in articular cartilage: an in vitro study. Arthroscopy 2000; 16: 2-5.
22. Turner AS, Tippett JW, Powers BE, Dewell RD, Mallinckrodt CH. Radiofrequency (electrosurgical) ablation of articular cartilage: a study in sheep. Arthroscopy 1998; 14: 585-591.
23. Scott WN, Clarke HD. Early knee arthritis: The role of arthroscopy: Beneficial or placebo? Orthopaedics 2003; 26: 943-944.
24. Bernstein J, Quach T. Questioning the value of arthroscopic knee surgery for osteoarthritis. Cleveland Clin J Med 2003; 70: 401-410.
25. Harwin SF. Arthroscopic debridement for osteoarthritis of the knee: predictors of patient satisfaction. Arthroscopy 1999; 15: 142-146.
26. Dervin GF, Stiell IG, Rody K, Grabowsky J. Effect of arthroscopic debridement for osteoarthritis of the knee on health – related quality of life. J Bone Joint Surg (Am) 2003; 85: 10-19.
27. Salisbury RB, Nottage WM, Gardner V. The effect of alignment on results in arthroscopic debridement of the degenerative knee. Clin Orthop 1985; 198: 268-272.
28. Bhattacharyya T, Gale D, Dewire P, Totterman S, Gale ME, McLaughlin S y cols. The clinical importance of meniscal tears demonstrated by magnetic resonance imaging in osteoarthritis of the knee. J Bone Joint Surg (Am) 2003; 85: 4-9.

Capítulo 17

Prótesis frente a artrodesis en la patología degenerativa de tobillo

P. FERNÁNDEZ DE RETANA, J. A. FERNÁNDEZ-VALENCIA, A. COMBALÍA ALEU

Introducción

El tratamiento de la artrosis del tobillo, primaria o secundaria, sigue siendo controvertido. La artrosis primaria de tobillo es poco frecuente y la mayoría de las veces la degeneración articular del tobillo es secundaria a otros problemas. Entre las causas más frecuentes que pueden provocar una lesión articular secundaria figuran los traumatismos. La incapacidad que provoca la lesión artrósica en el tobillo está causada, principalmente, por el dolor. El déficit de movilidad no suele ser causa de discapacidad. La mayoría de pacientes con lesiones degenerativas de tobillo inicialmente reciben tratamiento conservador. Éste incluye antiinflamatorios no esteroideos (AINE), inyecciones intraarticulares de corticoesteroides, modificaciones en el calzado y ferulización. Cuando la artrosis se limita al margen anterior de la articulación del tobillo (fig. 17-1), los síntomas aparecen con la dorsiflexión debido al compromiso del osteofito anterior. Esta lesión es la consecuencia de microtraumatismos repetitivos, y se denomina «tobillo del deportista». En estos pacientes puede ser suficiente realizar una queilectomía abierta o por vía artroscópica (1, 2). Otras alternativas de tratamiento son: osteotomías supramaleolares, reconstrucción ligamentosa y artrodiástasis. Si los tratamientos anteriores no son efectivos, ha de plantearse una artrodesis o una prótesis de tobillo.

La artrodesis de tobillo es el tratamiento más aceptado por la mayoría de cirujanos ortopédicos. Los resultados con las prótesis de tobillo implantadas en las décadas de 1970 y 1980 fueron malos, en general. El desarrollo de nuevos tipos de prótesis de tobillo ha mejorado los resultados y hoy día representan una alternativa a la artrodesis.

Alternativas a la cirugía articular

Antes de indicar la artrodesis, se plantea si es aconsejable realizar una osteotomía supramaleolar. Takakura y cols. (3) han publicado resultados satisfactorios en el tratamiento de la artrosis primaria de tobillo mediante la realización de una osteotomía supramaleolar y la inclinación anterior de la superficie articular de la tibia distal (fig. 17-2). En todos los casos de la serie (18 pacientes) se comprobó artroscópicamente la indemnidad del cartílago en la porción externa de la articulación. En 15 de 18 pacientes se obtuvieron buenos y excelentes resultados. Los resultados se han reproducido favorablemente en series posteriores, ampliándose la indicación para los casos de artrosis postraumática moderada (4). Sin embargo, este procedimiento se encuentra contraindicado en la artritis reumatoidea y en el tratamiento de secuelas de patología séptica.

Por otro lado, la reconstrucción ligamentosa en la inestabilidad crónica de tobillos con artrosis moderada puede ser beneficiosa. Diferentes estudios (5) han constatado resultados satisfactorios en cuanto al alivio del dolor y al freno de la degeneración articular. La selección de los pacientes es clave para obtener buenos resultados en la osteotomía y en la reconstrucción ligamentosa.

En estadios tempranos con pinzamiento del espacio articular, el desbridamiento artroscópico con o sin queilectomía puede proporcionar una mejoría transitoria del dolor (1, 2). Este procedi-

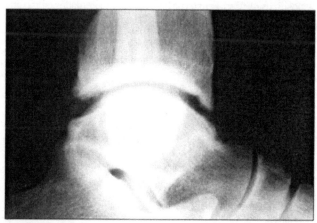

FIGURA 17-1. Osteofito marginal anterior con una relativa conservación de la interlínea articular.

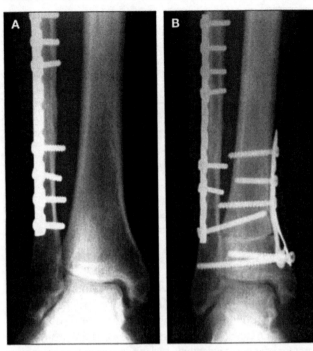

FIGURA 17-2.   A) Artrosis moderada tibioastragalina secundaria a desaxación en valgo postraumática. B) Resultado tras la osteotomía correctora.

miento se desaconseja en casos de artrosis evolucionada, en los que existe riesgo de empeoramiento clínico tras el desbridamiento.

La artrodiástasis consiste en la distracción articular mediante un fijador externo. En Estados Unidos es muy utilizada por podiatras, pero no existen series a largo plazo que confirmen la efectividad de este método.

Antecedentes históricos

Se han descrito múltiples técnicas para la fusión del tobillo, incluyendo diferentes métodos para la fijación, desde sofisticados dispositivos de fijación externa hasta tornillos canulados o de compresión para la fijación interna.

TABLA 17-1.   Indicaciones y contraindicaciones relativas para la artrodesis de tobillo

Indicaciones
- Artrosis primaria
- Artritis reumatoidea con afectación grave del tobillo
- Artrosis postraumática
- Artrosis por inestabilidad crónica del tobillo

Contraindicaciones
- Necrosis avascular del astrágalo
- Infecciones
- Rescate tras fracaso de prótesis total de tobillo

La primera artrodesis de tobillo fue descrita por primera vez por Albert (6), en 1882. En los años siguientes la fusión pantalar fue una manera aceptable y quirúrgicamente bastante segura de tratar tobillos complicados y otras secuelas de poliomelitis, parálisis o tuberculosis. Durante ese período no existía una recomendación específica sobre el uso de fijación interna o externa.

El siguiente paso significativo hacia la artrodesis moderna de tobillo fue presentado por Sir John Charnley (7) en 1951, cuando publicó su técnica y experiencia con la artrodesis del tobillo y del hombro, introduciendo el concepto de compresión-artrodesis. Con su método se ejercía compresión entre dos Steinmann paralelos introducidos en la tibia distal y dos en el astrágalo, respectivamente. De esta manera trataba de prevenir el deslizamiento o la distracción entre las superficies de corte. Posteriormente, los tornillos, placas, clavos-placas y otras combinaciones de diferentes osteosíntesis se abrieron paso, observándose una mayor rigidez, fácil técnica quirúrgica y una alta aceptación por parte del paciente (8). Otros autores centraron su técnica en la obtención de aporte biológico, en forma de injertos obtenidos de diferentes localizaciones, como el peroné o la propia tibia mediante técnicas de deslizamiento.

Finalmente, la última aportación fue la artrodesis mediante artroscopia. Aunque la técnica se inició a principios de la década de 1980, las indicaciones se acotaron de forma más precisa unos 10 años más tarde, gracias a Morgan y Myerson y cols. (9, 10). La artroscopia tiene una ventaja estética, menor morbilidad y la fusión se consigue antes que en la artrodesis a cielo abierto. Sin embargo, el principal inconveniente es la dificultad para corregir deformidades importantes o tratar casos con una pérdida ósea significativa.

Artrodesis de tobillo

INDICACIONES Y TÉCNICA

La indicación, la técnica y el método de fijación aplicados deben individualizarse teniendo en cuenta las necesidades reales del paciente (11). Las indicaciones incluyen la artrosis del tobillo, tanto primaria como secundaria; la indicación en casos de artritis es menos frecuente (tabla 17-1). También está indicada como método de rescate en la inestabilidad de tobillo, y en tobillos infectados, dolorosos o deformes, como por ejemplo en la inestabilidad crónica no reconstruible, la deformidad extrema en equino, la deformidad como complicación de un síndrome compartimental, o las deformidades extremas en varo o valgo no corregibles mediante osteotomía. Se acepta, generalmente, que la artrodesis está contraindicada en casos de infección activa, en pacientes con irrigación pobre y en los que se prevé poca colaboración. En ocasiones, una prueba con una botina de yeso durante 3 a 6 semanas que permita la deambulación puede ayudar a determinar la gravedad de los síntomas, y a veces puede excluir un supuesto dolor relacionado con litigios o compensaciones laborales.

Constituyen una contraindicación relativa todos aquellos procesos en los que existe neuropatía con disminución de sensibilidad (artropatía de Charcot, secuelas de lesión de la médula espinal, mielomeningocele, diabetes mellitus), infección, úlceras cutáneas y enfermedad vascular periférica grave.

El tabaquismo desempeña un papel importante en los resultados de la cirugía. El riesgo de complicaciones es 3,75 veces superior en el grupo de fumadores respecto a los pacientes que dejan de fumar justo antes de la cirugía (12). De igual modo, se debe informar de que el tabaquismo aumenta el riesgo de seudoartrosis hasta 16 veces en relación con los no fumadores.

La artrodesis de tobillo se ha realizado clásicamente a cielo abierto. Recientemente se ha introducido la artrodesis de tobillo mediante acceso de mínima incisión o *mini-open* y la artrodesis de tobillo mediante artroscopia. En cualquier caso, la posición para la fusión del tobillo debe ser la misma: dorsiflexión neutra, 0-5° valgo de retropié y 5-10° de rotación externa con el astrágalo desplazado posteriormente (13-15). La cresta medial anterior de la tibia y el tubérculo tibial deben alinearse con el segundo radio del pie ipsolateral. El astrágalo debe colocarse con el máximo contacto con la tibia. Algunos autores abogan por una colocación posterior del astrágalo respecto de la tibia, para mejorar el brazo de palanca del calcáneo y, por tanto, reducir el brazo de palanca anterior. Esto también facilita el despegue de la marcha del pie y reduce las solicitaciones en la rodilla, pero también disminuye significativamente el área del contacto para la fusión. La fijación de la artrodesis se realiza habitualmente con tornillos canulados (fig. 17-3). Primero se colocan las agujas de Kirschner y se comprueba la posición mediante escopia. Si la posición es correcta, se colocan tornillos canulados de 6,5 mm, procurando atornillarlos de forma alternante para evitar una compresión excéntrica.

ARTRODESIS ARTROSCÓPICA

El paciente se coloca en posición supina, en una mesa radiotransparente de forma que se facilite en control radiológico bajo escopia, el acceso anterior y posterolateral del tobillo y el uso de fijación interna. Habitualmente son suficientes dos portales: el anteromedial (interno al tendón del tibial anterior) y anterolateral (externo al tendón del extensor común de los dedos).

La visualización se encuentra dificultada por la cicatrización capsular y ligamentosa, por lo que la artroscopia precisa de distracción articular. A medida que el desbridamiento progresa, aumenta la visibilidad, facilitando el trabajo en la zona posterior. La monitorización radiológica es de utilidad para evaluar la progresión del desbridamiento y la sinovectomía anterior. A continuación se procede a la exéresis del cartílago de la tibia distal y de la superficie dorsal del astrágalo. También se reseca el cartílago de las superficies articulares de los recesos maleolares. Es útil complementar el trabajo del motor con cucharillas de diferentes tamaños, formas y angulaciones. Para evitar la maceración de la piel secundaria al intercambio frecuente de la instrumentación a través de los portales, puede ser útil el uso de cánulas de plástico para pro-

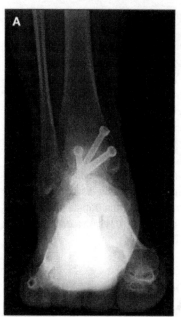
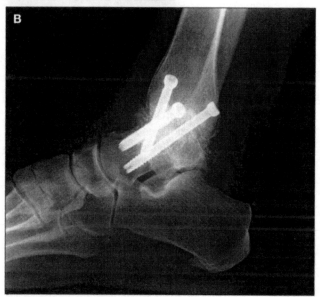

FIGURA 17-3. Colocación de los tornillos canulados en la artrodesis de tobillo. Control radiológico postoperatorio en proyecciones anteroposterior (A) y lateral (B).

teger la piel. Tras el desbridamiento, el tobillo se coloca en la posición de artrodesis y se fija mediante dos tornillos canulados de 6,5 o 7 mm. Para su colocación, se realiza una pequeña incisión posterolateral entre los tendones peroneos y el tendón de Aquiles, 2,5 cm proximal a la interlínea articular. En este momento se debe tener especial cuidado en evitar la lesión de la vena safena menor y el nervio sural. Se orienta la aguja de Kirschner desde la posición posterolateral de la tibia a la cabeza y cuello del astrágalo. La segunda aguja se orienta con una posición posteromedial en la tibia y supramaleolar dirigida ligeramente anterolateral hacia el astrágalo. Este segundo tornillo no debe sobrepasar los 45 mm para evitar la invasión en la articulación subastragalina.

Se cierran los portales y se coloca el tobillo en un vendaje almohadillado con férula posterior. En el postoperatorio se recomienda la elevación de la extremidad. Se recambia el vendaje por una botina enyesada y se inicia la deambulación en descarga a las 24 h. El apoyo con carga completa con botina enyesada se realiza a las 4 o 5 semanas, hasta conseguir una fusión de la artrodesis tanto clínica como radiológica. En el estudio realizado por Myerson y Quill (10), el período necesario para la artrodesis en el grupo tratado mediante artroscopia fue de 8,7 semanas (rango, de 6 a 14 semanas), respecto a las 14,5 semanas necesarias en el grupo tratado mediante cirugía abierta (rango, de 8 a 26 semanas; p < 0,004). La disminución en el período de tiempo necesario para la fusión se puede atribuir a una menor lesión perióstica y capsular gracias a un mínimo acceso. Sin embargo, en el estudio los casos con grandes deformidades se reservaron para el grupo tratado mediante artrotomía abierta, lo cual crea un sesgo de selección para poder comparar los resultados de las 2 técnicas.

ARTRODESIS MEDIANTE MINIARTROTOMÍA

La técnica de miniartrotomía para conseguir la artrodesis de tobillo fue descrita inicialmente por Miller y Myerson (16). La fusión se logró en más del 95 % de los casos. Se basa en una resección mínima anterior a través de dos pequeñas incisiones anteriores de 1,5 cm; una anteromedial (medial al tendón del tibial anterior) y una anterolateral (lateral al tendón del *peroneus tertius*), evitando las ramas del nervio peroneo superficial. Las claves para el éxito en este procedimiento son: *a)* disponer de un adecuado distractor articular de lámina fina que se coloca de forma alternativa por la incisión lateral o la medial, y *b)* disponer de una fresa de alta velocidad para el desbridamiento de las superficies articulares. Es importante evitar sobrecalentamientos con la fresa, ya que provocan osteonecrosis calórica del hueso subcondral. Esta técnica no permite el acceso al 25 % posterior de la articulación del tobillo; sin embargo, los recesos lateral y medial son fácilmente accesibles al fresado. La posición del tobillo, así como la colocación de los tornillos canulados, no se diferencia de la utilizada para la técnica artroscópica. Los autores

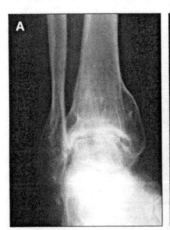
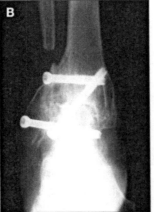

FIGURA 17-4. A) Artrosis postraumática, con acortamiento marcado de la tibia. B) Resultado tras la artrodesis con acceso transfibular.

inciden especialmente en que la cápsula anterior debe ser cerrada de forma meticulosa. La inmovilización y el postoperatorio de la artrodesis siguen las mismas directrices que la artrodesis artroscópica.

ARTRODESIS A CIELO ABIERTO

Existen varias alternativas en relación con la incisión cutánea que es conveniente conocer debido a que, en ocasiones, las cicatrices existentes pueden obligar a determinado tipo de incisión; la más utilizada es la incisión anterior. Puede realizarse un acceso anterior entre tibial anterior y extensor largo del dedo gordo, o bien un acceso anteroexterno rechazando los tendones extensores hacia la parte interna. El acceso anteroexterno es más seguro ya que no existen estructuras vasculonerviosas importantes, pero la visión de la parte interna de la articulación puede verse comprometida, por lo que en ocasiones es necesario hacer un acceso accesorio interno. Se realiza una exposición anterior de la cápsula y se reseca cualquier osteofito, ya que pueden dificultar o confundir en la reducción y alineamiento del tobillo. El desbridamiento se efectúa contorneando la superficie del astrágalo y la tibia distal en forma concavoconvexa para permitir una adecuada congruencia. La colocación del tobillo sigue los principios generales previamente reseñados y la estabilización se realiza de igual modo, con tornillos canulados de 6,5 mm. El aporte de injerto es opcional, así como la utilización de factores de crecimiento.

Se recomienda la colocación de un drenaje aspirativo durante las primeras 24 h. En el postoperatorio se coloca un vendaje almohadillado con férula posterior, que se recambia al alta por una botina enyesada. Se permite la deambulación en descarga durante las primeras 6 semanas y, a partir de entonces, se autoriza la carga progresiva con botina enyesada durante 6 semanas más. En los casos en los que el tobillo se fusiona en una posición adecuada, difícilmente el paciente necesitará modificaciones en el calzado o dispositivos ortopédicos.

El acceso transfibular permite acceder cómodamente a la articulación del tobillo y está indicado, preferentemente, cuando el peroné tiene una longitud excesiva por acortamiento de la tibia (fig. 17-4). Cuando se realiza el acceso transfibular, puede utilizarse el peroné como injerto autólogo (17).

COMPLICACIONES

Los datos publicados sobre la tasa de seudoartrosis en la artrodesis de tobillo varían del 0 % (18) al 41 % (19, 20). En un estudio de 78 artrodesis de tobillo, Frey y cols. (20) encontraron una tasa de seudoartrosis del 41 %. Los pacientes con artrosis postraumática tras una fractura del astrágalo o del pilón tibial tuvieron una tasa de seudoartrosis elevada, mientras que los que presentaban una lesión combinada de astrágalo y pilón tuvieron una tasa de seudoartrosis del 75 %. Hubo 8 de 9 pacientes con necrosis avascular (NAV) en el preoperatorio que finalizaron en seudoartrosis. También se han documentado altas tasas de seudoartrosis en pacientes con his-

TABLA 17-2. **Resultados de la artrodesis de tobillo**

Autor/es y año	Diagnóstico	Técnica	N	S	Resultado	Tasa de consolidación (%)	Tiempo de consolidación (semanas)
Iwata y cols., 1980	AR	FI, injerto peroneal	10	5	100[b]	100	6
Moran y cols., 1991	AR	Varios (FE)	30	5	61[a]	60	–
Maurer y cols., 1991		FI	35	2	–	100	–
		FE	8	2	–	82	–
Cracchiolo y cols., 1992	AR	FE	19	3	63[b]	78	20
		FI	13	3	78[b]	77	16
Turan y cols., 1995	AR	FI (artroscopia)	10	1	100[b]	100	12
Pfahler y cols., 1996	A	FI	14	3,5	80[b]	95	11
		FE	7	3,5			17
Mann y Rongstad, 1998	A	FI	81	3	74[c]	88	13,8
Colgrovc y Bruffey, 2001	Principalmente A	FE combinada con FI	26	4,5	–	100	10,3

[a] *Mazur score.*
[b] *Porcentaje de excelentes y buenos resultados.*
[c] *Ankle and Hindfoot Rating Scale (AOFAS).*
A, artrosis; AR, artritis reumatoidea; FE, fijación externa; FI, fijación interna; N, número de pacientes; S, seguimiento (años).

toria de infección, déficit neurológico y fractura abierta. Los problemas médicos importantes, como insuficiencia renal, diabetes mellitus, abuso de alcohol y hábito tabáquico significativo, también se han relacionado con una mayor predisposición a la seudoartrosis.

Kitaoka (21) relacionó la fijación inadecuada, la aposición pobre ósea, o la pérdida grave de hueso, obesidad, diabetes mellitus, trastornos en el retropié, problemas técnicos, neuropatía sensitiva, tabaco y ausencia de colaboración por el paciente, como principales factores predisponentes a la seudoartrosis, aunque no se pudo determinar en qué proporción contribuyen estos factores a la patología. Todos los pacientes incluidos en su estudio tenían defectos óseos; en el 70 % de los casos se empleó injerto óseo. Kenzora y cols. (22) observaron una alta incidencia de seudoartrosis en pacientes en los que se indicaba la técnica tras traumatismos de alta energía.

Cracchiolo y cols. (23) evaluaron los resultados de la artrodesis de tobillo en pacientes con artritis reumatoidea. Siete de las 32 artrodesis fracasaron en la obtención de consolidación. Cinco de las siete seudoartrosis en este grupo se asociaban a infección. Los datos del estudio sugerían que las altas dosis de prednisona aumentaban significativamente el riesgo de seudoartrosis.

La indicación de la artrodesis de tobillo en casos de infección es otro de los principales factores que predisponen a seudoartrosis. Cierny y cols. (24) demostraron un 74 % de éxitos en artrodesis de tobillo en casos de osteomielitis (todos excepto dos de los casos de la serie tenían dicho antecedente, lo que implicaba la infección de un segmento de hueso por completo). Estos autores insistían en la necesidad de realizar desbridamiento radical, fijación externa rígida y aporte de injerto a cielo abierto, para los defectos combinados de hueso y partes blandas. Los injertos libres de hueso se comprimieron entre la tibia y el astrágalo con una técnica *on-lay* utilizando un fijador externo. Los perfiles hemopoyéticos,

circulatorios, metabólicos y nutricionales se deben determinar y corregir para reducir los factores desfavorables a la cicatrización antes de la cirugía. El desbridamiento, la fusión, el aporte de injerto y el cierre primario deben realizarse en un solo procedimiento siempre que sea posible.

Como complicaciones más raras asociadas a la artrodesis, se han descrito casos de NAV del astrágalo o de fractura de estrés de la tibia (11).

RESULTADOS A LARGO PLAZO

Los resultados se condicionan altamente en función de la presencia previa de artrosis subastragalina y mediotarsiana (11, 14, 25). En los pacientes con una artrodesis bien alineada, la marcha con zapatos adaptados se produce de forma normal; por el contrario, la deambulación en terreno irregular pone de manifiesto un aumento compensatorio del movimiento de las articulaciones mediotarsianas. La artrodesis de tobillo permite un rango de movimiento (dorsiflexión/flexión plantar) de 10 a 26°.

La tasa de fusión se considera entre el 80 y el 100 % con alivio sustancial del dolor en series que varían su tamaño muestral de 10 a 81 pacientes (23, 26-31). Los resultados funcionales de las series más representativas de artrodesis de tobillo, al igual que la tasa de consolidación y el tiempo necesario para la fusión, se muestran en la tabla 17-2. El tiempo promedio para la fusión es de 13 a 15 semanas, siendo la artrodesis resolutiva en el 88 % de los casos, sin necesidad de una segunda cirugía. La fusión artroscópica acorta este tiempo: en un estudio de Myerson y Quill (10), el tiempo promedio para la fusión artroscópica fue de 8,7 semanas, mientras que las artrodesis a cielo abierto requirieron de 15 semanas para conseguir la fusión.

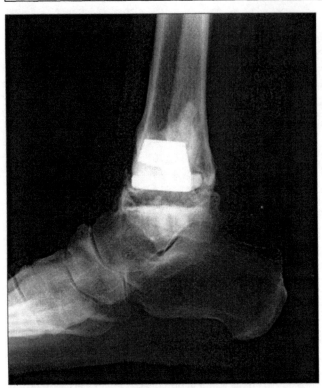

FIGURA 17-5.   Prótesis de tobillo de primera generación.

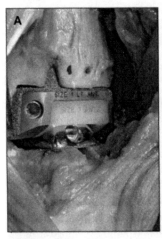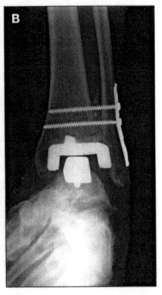

FIGURA 17-6.   A) Imagen clínica de la implantación de la prótesis de tobillo Agiliti y B) Resultado radiológico al año de seguimiento.

Prótesis de tobillo

Los primeros modelos de prótesis de tobillo comenzaron a utilizarse en la década de 1970 (fig. 17-5). Inicialmente, las prótesis eran constreñidas y los resultados fueron desalentadores debidos, principalmente, a la alta tasa de complicaciones y a la corta supervivencia de los modelos (32-35). Estos resultados explican la idea ex-

TABLA 17-3.   Indicaciones y contraindicaciones relativas para la prótesis de tobillo

Indicaciones
- Artrosis degenerativa de tobillo (articulación tibioastragalina)
- Artrosis postraumática
- Artritis reumatoidea con afectación grave del tobillo
- Artrodesis de tobillo

Contraindicaciones absolutas
- Infección
- Osteoporosis
- Artropatía de Charcot
- Enfermedad vascular grave

Contraindicaciones relativas
- Osteonecrosis de astrágalo
- Desaxaciones
- Inestabilidades

tendida entre los cirujanos ortopedas de que con la artrodesis de tobillo se obtienen mejores resultados que con la prótesis. El problema con estas prótesis radicaba en que al ser constreñidas, los movimientos de rotación de la articulación tibioastragalina provocaban el desgaste de los componentes. Actualmente se utilizan prótesis muy distintas de los modelos de los años setenta. Las prótesis actuales son semiconstreñidas, mejorando notablemente los resultados. Los modelos más utilizados hoy día son la prótesis STAR (Scandinavian Total Ankle Replacement) y la Agility. La STAR fue diseñada por Kofoed y es la prótesis más utilizada en Europa. Consta de dos piezas metálicas que se anclan en la tibia y el astrágalo, respectivamente, y de un polietileno móvil. La prótesis Agility fue diseñada por Alvine y es la más utilizada en Estados Unidos, donde se colocan alrededor de 1.500 prótesis cada año. Tiene como característica especial que precisa de la fusión de la sindesmosis (fig. 17-6).

La utilización de prótesis de tobillo precisa una larga curva de aprendizaje y las complicaciones disminuyen con la experiencia del cirujano (36, 37) y con una apropiada selección de los casos (tabla 17-3). Es aconsejable tener experiencia en cirugía de tobillo y estar familiarizado con las técnicas de artrodesis de tobillo. La dificultad técnica de la prótesis consiste, principalmente, en que no es posible luxar la articulación para tener acceso a la superficies articulares.

En la evaluación preoperatoria de una prótesis de tobillo se ha de valorar: edad, calidad ósea, estabilidad del tobillo, deformidades, retracción de partes blandas, estado de las articulaciones vecinas y estado de la piel.

1. *Edad.* Las prótesis de tobillo que se utilizan en la actualidad tienen una experiencia corta, en comparación con las de cadera o rodilla. Los estudios de supervivencia media con las prótesis de tobillo de última generación tienen seguimientos máximos de 17 años (38, 39). En las series publicadas no se tiene en cuenta la edad como factor determinante a la hora de indicar una prótesis. Si se coloca una prótesis de tobillo en un paciente joven, debe ser informado de la posibilidad de que precise una reintervención. Las

reintervenciones que suelen aconsejarse son la artrodesis y la re-prótesis (40). No existen series clínicas con seguimiento suficiente para conocer los resultados de reintervenciones de prótesis de tobillo por lo que la edad ideal para aconsejar un prótesis de tobillo es en pacientes mayores de 60 años.

2. *Calidad ósea*. La presencia de osteoporosis puede contraindicar la colocación de una prótesis de tobillo. Los enfermos con artritis reumatoidea que han tomado durante muchos años corticoesteroides son los que más problemas tienen en este aspecto.

3. *Estabilidad del tobillo*. El buen funcionamiento de la prótesis de tobillo depende de la estabilidad de la articulación. Si existe inestabilidad en un tobillo donde ha de colocarse una prótesis, es básico corregir la inestabilidad con una plastia. La inestabilidad más frecuente es la externa, y la corrección suele realizarse con un plastia de peroneo lateral corto. Las prótesis de tobillo se colocan por vía anterior. El principal problema de esta técnica quirúrgica es que el tobillo no permite la luxación, como la rodilla o la cadera, por lo que es preciso trabajar con poco espacio.

4. *Deformidad del tobillo*. Las deformidades más importantes aparecen en las artrosis postraumáticas. La prótesis pueden corregir desaxaciones inferiores a 10°. Cuando existe una desaxación mayor de 10°, debe corregirse antes de colocar la prótesis. Si es precisa una osteotomía supramaleolar se aconseja realizarla en 2 tiempos debido a que requiere un período prolongado de inmovilización. Si la osteotomía que se necesita es de calcáneo, puede realizarse en la misma intervención en que se implanta la prótesis ya que el período de inmovilización es menor.

5. *Retracción de partes blandas*. Las más importantes son las retracciones del tendón de Aquiles y del gastrocnemio. En la exploración preoperatoria es difícil conocer el grado de retracción de las partes blandas debido a que la restricción de movimientos puede deberse a alteraciones óseas. Dicha retracción debe valorarse una vez colocada la prótesis. Para diferenciar si el problema es del tendón de Aquiles o del gastrocnemio, se debe valorar la flexión dorsal del tobillo con la rodilla extendida y con la rodilla flexionada. Si la flexión dorsal del tobillo aumenta con la flexión de rodilla, la retracción es del gastrocnemio y se aconseja realizar la elongación de éste. Si la flexión dorsal del tobillo no varía con la flexión de rodilla, será suficiente con alargar el tendón de Aquiles.

6. *Estado de las articulaciones vecinas*. La valoración preoperatoria debe incluir el estudio del estado de las articulaciones vecinas. Esto es especialmente importante en los pacientes con artritis reumatoidea. En ocasiones existe afectación generalizada del retropié, en especial del tobillo y de las articulaciones subastragalina y astragaloescafoidea. La solución para las articulaciones del retropié es practicar una artrodesis. Si se añade una artrodesis de tobillo, el grado de incapacidad es muy alto. En estos casos es preferible realizar una prótesis de tobillo y una artrodesis del retropié. Si aparece una degeneración del tobillo tras una artrodesis del retropié (triple o aislada), la solución mejor también sería la colocación de la prótesis de tobillo.

Las complicaciones intraoperatorias más frecuentes son la fractura de los maléolos y la sección de estructuras nerviosas o tendi-nosas (37). Cuando se produce una fractura maleolar, se requiere una osteosíntesis. La sección tendinosa o nerviosa se trata con sutura terminoterminal.

El resultado a medio y largo plazo de las prótesis es satisfactorio en un porcentaje elevado de casos, pero es necesario realizar trabajos prospectivos para conocer las indicaciones más aconsejables de esta técnica (38, 41).

Conclusión

El método más utilizado en el tratamiento de las lesiones degenerativas de tobillo es la artrodesis. Los resultados favorables obtenidos con las prótesis de tobillo de última generación proporcionan una alternativa al tratamiento de estas lesiones. Para la colocación de prótesis de tobillo es aconsejable tener suficiente experiencia con la artrodesis de tobillo. Los resultados con prótesis de tobillo mejoran con una adecuada selección de los pacientes.

BIBLIOGRAFÍA

1. Ogilvie-Harris DJ, Mahomed N, Demaziere A. Anterior impingement of the ankle treated by arthroscopic removal of bony spur. J Bone Joint Surg (Br) 1993; 75: 437-440.
2. Tol JL, Verheyen CP, Van Dijk CN. Arthroscopic treatment of anterior impingement in the ankle. J Bone Joint Surg (Br) 2001; 83: 9-13.
3. Takakura Y, Tanaka Y, Kumai T, Tamai S. Low tibial osteotomy for osteoarthritis of the ankle. Results of a new operation in 18 patients. J Bone Joint Surg (Br) 1995; 77: 50-54.
4. Cheng YM, Huang PJ, Hong SH, Lin SY, Liao CC, Chiang HC y cols. Low tibial osteotomy for moderate ankle arthritis. Arch Orthop Trauma Surg 2001; 121 (6): 355-358.
5. Peters JW, Trevino SG, Renstrom PA. Chronic lateral ankle instability. Foot Ankle 1991; 12 (3): 182-191.
6. Albert E. Einige fälle vonkünstlicher ankzlosen an paralytischen gleischen gleidmassen. Weiner Medizinische Press 1882.
7. Charnley J. Compression arthrodesis of the ankle and shoulder. J Bone Joint Surg (Br) 1951; 33: 180-191.
8. Scranton PE. Use of internal compression in arthrodesis of the ankle. J Bone Joint Surg (Am) 1985; 67: 550-555.
9. Morgan CD. Arthroskopische Arthrodese des oberen Sprunggelenks. Orthopade 1991; 20 (1): 99-103.
10. Myerson MS, Quill G. Ankle artrodesis. A comparison of an arthroscopically and an open method of treatment. Clin Orthop 1991; 268: 84-95.
11. Abidi NA, Gruen GS, Conti SF. Ankle artrodesis: indications and techniques. J Am Acad Orthop Surg 2000; 8 (3): 200-209.
12. Ishikawa SN, Murphy GA, Richardson EG. The effect of cigarette smoking on hindfoot fusions. Foot Ankle Int 2002; 23 (11): 996-998.
13. Buck P, Morrey BF, Chao EYS. The optimum position of arthrodesis of the ankle: A gait study of the knee and ankle. J Bone Joint Surg (Am) 1987; 69: 1052-1062.
14. Morgan CD, Henke JA, Bailey RW, Kaufer H. Long-term results of tibiotalar artrodesis. J Bone Joint Surg (Am) 1985; 67: 546-550.
15. Morrey BF, Wiedeman GP. Complications and long-term results of ankle arthrodesis following trauma. J Bone Joint Surg (Am) 1980; 62: 777-784.
16. Miller SD, Myerson MS. Tibiotalar artrodesis. En: Myerson MS, ed. Foot and ankle clinics. Vol 1. Philadelphia: WB Saunders, 1996; 151-162.
17. Quill GE. An approach to the management of ankle arthritis. En: Myerson M, ed. Foot and ankle disorders. Vol 2. Philadelphia: WB Saunders, 2000; 1059-1084.
18. Mazur JM, Schwartz E, Simon SR. Ankle artrodesis: Long-term follow-up with gait analysis. J Bone Joint Surg (Am) 1979; 61: 964-975.
19. Ross SD, Matta J. Internal compression arthrodesis of the ankle. Clin Orthop 1985; 199: 54-60.

20. Frey C, Halikus NM, Vu-Rose T, Ebramzadeh E. A review of ankle arthrodesis: Predisposing factors to non-union. Foot Ankle 1994; 15: 581-584.

21. Kitaoka H. Salvage of non-union following ankle arthrodesis for failed total ankle arthroplasty. Clin Orthop 1991: 268: 37-48.

22. Kenzora J, Shelton E, Simmons C. External fixation arthrodesis of the ankle joint following trauma. Foot Ankle 1986; 7: 49-61.

23. Cracchiolo A, Cimino W, Lian G. Arthrodesis or the ankle in patients who have rheumatoid arthritis. J Bone Joint Surg (Am) 1992; 74: 903-909.

24. Cierny G, Cook W, Mader J. Ankle arthrodesis in the presence of ongoing sepsis: indications, methods, and results. Orthop Clin North Am 1989; 20: 709-721.

25. Mann RA, Rongstad KM. Arthrodesis of the ankle: a critical analysis. Foot Ankle Int 1998; 19 (1): 3-9.

26. Colgrove RC, Bruffey JD. Ankle arthrodesis: combined internal-external fixation. Foot Ankle Int 2001; 22 (2): 92-97.

27. Iwata H, Yasuhara N, Kawashima K, Kaneko M, Sugiura Y, Nakagawa M. Arthrodesis of the ankle joint with rheumatoid arthritis: experience with the transfibular approach. Clin Orthop 1980; 153: 189-193.

28. Pfahler M, Krodel A, Tritschler A, Zenta S. Role of internal and external fixation in ankle fusion. Arch Orthop Trauma Surg 1996; 115 (3-4): 146-148.

29. Maurer RC, Cimino WR, Cox CV, Satow GK. Transarticular cross-screw fixation: A technique of ankle arthrodesis. Clin Orthop 1991; 268: 56-64.

30. Moran CG, Pinder IM, Smith SR. Ankle arthrodesis in rheumatoid arthritis. 30 cases followed for 5 years. Acta Orthop Scand 199; 62 (6): 538-543.

31. Turan I, Wredmark T, Fellander-Tsai L. Arthroscopic ankle arthrodesis in rheumatoid arthritis. Clin Orthop 1995; 320: 110-114.

32. Botton-Maggs BG, Sudlow RA, Freeman MAR. Total ankle arthroplasty. A long-term review of the London Hospital experience. J Bone Joint Surg (Br) 1985; 67: 785-790.

33. Carlsson AS, Hericson A, Linder L, Nilsson JA, Relund-Johell J. A survival analysis of 52 Bath and Wessex ankle replacements (a clinical and radiographic study in patients with rheumatoid arthritis and a critical review of the literature). Foot 1994; 4: 34-40.

34. Kitaoka HB, Patzer GL, Ilstrup DM, Wallrichs SL. Survivorship analysis of the Mayo total ankle arthroplasty. J Bone Joint Surg (Am) 1994; 76: 974-979.

35. Lachiewicz PF, Inglis AE, Ranawat CS. Total ankle replacement in rheumatoid arthritis. J Bone Joint Surg (Am) 1984; 66: 340-344.

36. Saltzman CL, Amendola A, Anderson R, Coetzee JC, Gall RJ, Hadad SL y cols. Surgeon training and complications in total ankle arthroplasty. Foot Ankle Int 2003; 24: 514-518.

37. Myerson MS, Mroczeck K. Perioperative complications of totals ankle arthroplasty. Foot Ankle Int 2003; 24: 17-21.

38. Kofoed H, Lundberg-Jensen A. Ankle arthroplasty in patients younger and older than 50 years: a prospective series with long term follow-up. Foot Ankle Int 1999; 20: 501-506.

39. Buechel FF, Pappas MJ. Survivorship and clinical evaluation of cementless meniscal bearing total ankle replacements. Semin Arthroplasty 1992; 3: 43-50.

40. Myerson MS, Miller SD. Salvage after complications of total ankle arthroplasty. Foot Ankle Clin 2002; 7: 191-206.

41. Pyevich MT, Saltzman CL, Callaghan JJ, Alvine FG. Total ankle arthroplasty: a unique design. Two to twelve year follow-up. J Bone Joint Surg (Am) 1998; 80: 1410-1420.

Tratamiento del *hallux valgus* en el niño y adolescente

P. GUTIÉRREZ CARBONELL, P. DOMÉNECH FERNÁNDEZ, J. ROCA VICENTE-FRANQUEIRA

Introducción

El *hallux valgus* juvenil (HVJ) es una deformidad con caracteres anatómicos, etiopatogénicos, diagnósticos y terapéuticos aún controvertidos (1). En la infancia, y especialmente al final de la adolescencia, representa un problema relativamente frecuente en la clínica diaria, con evidentes particularidades y muchas indefiniciones, especialmente desde el punto de vista terapéutico. No son objeto de este capítulo las deformidades del HVJ en patologías reumáticas o neuropáticas (2).

Definición

El juanete o HVJ, que se produce entre los 11 y 14 años o aún hasta los 20 (3), es una deformidad progresiva del dedo gordo que produce subluxación lateral de la articulación metatarsofalángica (MTF) con mayor o menor rotación y pronación, desplazamiento lateral de los sesamoideos al interespacio primero-segundo metatarsianos y desviación medial del primer metatarsiano (M1), que evoluciona a una displasia irreversible articular. Se entiende como MTF congruente cuando la superficie articular distal del M1 y la carilla articular de la base de la primera falange (F1) son paralelas, e incongruente en caso contrario (1, 4-7). El HVJ admite varias denominaciones: *hallux valgus abducto* juvenil y metatarso primo varo (8).

Epidemiología

La incidencia del HVJ es del 22 al 36 % en población escolar, siendo doloroso sólo en el 2 % de casos (3, 7, 9, 10-13). Por sexos, existe un claro predominio en el sexo femenino (58-98 % de casos) (1, 4-6, 8-10, 13-21), con una ratio de 4-5/1 o hasta 16/1 respecto al varón (6, 8). Entre el 46 y el 82 % son bilaterales (1, 9, 13, 16, 17) y alrededor del 12 al 22 % de casos aún presentan fisis abiertas (4, 15, 19). En cuanto a incidencia por razas, es mayor en la raza negra, en una proporción 5/1 respecto a la blanca (8, 18), y es menor entre la población de origen asiático (22).

Etiología

El inicio o factor desencadenante primario de la deformidad también es controvertido. Algunos autores afirman que el hecho primario es la desviación del dedo gordo (2, 5, 13, 18, 20, 22) y otros que lo es el desplazamiento del M1 *(metatarsus primus aductos)* (8, 12, 17, 23-25).

A partir de esta controversia patogénica, aún no dilucidada, hay acuerdo en que la etiología es multifactorial, reconociéndose como sustancial el desequilibrio muscular en la articulación MTF entre el aductor (debilitado) y el abductor (con mayor potencia) y como causa de ello una serie de *factores intrínsecos y extrínsecos* (6). Entre los primeros destacan:

1. Forma metatarsiana y digital. La forma metatarsiana, bien con M1 *index minus* o *index plus*, este último especialmente frecuente en HVJ (26), favorece el desarrollo de la deformidad (7, 10, 19). También la presencia de un metatarsiano atávico de Morton se sigue aceptando como evidente predisposición al HVJ (27). En cuanto a la fórmula digital en el HVJ, el pie egipcio era mayoritario (77-84 %), frente al griego (30 %) (13), y el cuadrado el menos afectado (5-16 %) (7, 12, 13).

2. Herencia. Entre el 20 y el 80 % de casos presentan antecedentes hereditarios (10, 18, 24). Alrededor del 57 % de los *hallux* graves en adultos comenzaron a ser percibidos por los pacientes en la edad juvenil, mientras que sólo el 5 % de ellos se hicieron evidentes en la edad adulta (18, 28). La transmisión genética del *hallux* se ha definido como autonómica dominante en varones, pero con penetrancia variable ligada al sexo femenino (1, 6, 18, 29).

3. Forma de la cabeza metatarsiana. Las formas redondeadas o esféricas (77 %) de la cabeza del M1 predisponen al HVJ, siendo excepcionales en el tipo cuadrado y en *chevron* (5, 8, 25, 28, 30).

161

4. La forma de la articulación primera cuña-primer metatarsiano (CMT). Se asocia hipermovilidad e hiperlaxitud sistémica a su forma curvilínea (44-52 % de casos), existiendo en ellos mayor frecuencia de HVJ que con CMT oblicua o rectilínea (56 %) (1, 5, 6, 27, 28, 30, 31-33). Según otros autores, la mayor inclinación medial de la CMT sería causa mayor en la etiología del metatarso *primo varo* y, por tanto, en el origen de la deformidad (26).

5. Asociación a otras deformidades:

a) Pie plano. Factor controvertido; para algunos autores es una evidente asociación al HVJ, en el 25 o hasta en el 55 % de casos (6, 8, 10, 17, 19, 25, 27, 28). En cambio, para otros, no existe relación alguna (5), e incluso es más frecuente en pies cavos (73 %) que en los planos (17 %) (15). Lo que parece cierto es que la pronación del retropié e hipermovilidad del M1, que se asocian al pie plano, llevan a una secuencia de: supinación del antepié, dorsiflexión del M1, oblicuidad de la articulación mediotarsiana y descenso sobre el suelo del M1, forzándolo a pronarse a fin de mejorar su apoyo y facilitar su trascendente función en la fase de despegue de la marcha (3, 7, 18, 34, 35).

b) Metatarso aducto. Mayores ángulos entre tarso y metatarso; para algunos autores es asociación fundamental en el origen y progresividad del HVJ (25).

c) Anteversión femoral. Su importancia radica en que debe ser evaluada puesto que comporta un aumento del porcentaje de recidivas (18).

d) Rotación externa tibial patológica. Produce una acentuada tendencia a la abducción del medio y antepiés, aplanamiento del arco longitudinal interno del pie sobre el suelo y mayor pronación del M1 con subsecuente varización de éste (18).

e) Desaxación en tobillo y retropié. Ángulo tibioastragalino y subtalar posterior, anormalmente elevados en el grupo de HVJ, respecto a control (26).

f) Hiperlaxitud constitucional. Especialmente en la población femenina (5, 25, 27, 28, 31, 34).

g) Aquiles corto. En el 10 % de los casos (5, 13, 18, 20, 25, 34, 35).

El *factor extrínseco* más importante es el calzado (5, 6, 27, 28). Se produce deformidad de *hallux* en el 33 % de los que lo usan y sólo en el 1,9 % de la población descalza (15). En la población asiática el número de *hallux* aumentó tras el uso de zapato occidental (22). Los zapatos estrechos o en forma de cuña del antepié y cualquier elevación del retropié mediante tacón favorecen la progresión de la deformidad.

Anatomía de la deformidad en el *hallux* juvenil

Se estructura una secuencia de alteraciones anatómicas comunes, a grandes rasgos, a las del adulto: valgo del dedo gordo (F1), laxitud de la cápsula medial de la MTF, desplazamiento plantar del abductor, pasando a actuar como flexor, retracción de la cápsula lateral asociada a debilidad del aductor, que crea un desequilibrio de la MTF, subluxación de los sesamoideos, acción valguizante del extensor y flexor largos y progresivo desplazamiento sobre los metatarsianos menores centrales, especialmente el segundo, produciendo en éste mucha mayor carga y una deformidad conocida en *superductus*, que genera metatarsalgia estática y subluxación progresiva de la MTF de este dedo (1, 8, 10, 16, 26-28).

Desde este concepto evolutivo común es preciso resaltar una serie de hechos claramente diferenciales en el *hallux* juvenil:

1. La deformidad entre M1 y F1 no suele ser tan grave como en el adulto y es mucho más elástica (21, 25, 27, 34).

2. La prominencia ósea es mucho menor, presentando menos sintomatología dolorosa (11, 21, 25, 27).

3. En los HVJ es excepcional la existencia de bursitis medial en la MTF (11, 20, 34).

4. Incluso en deformidades graves no suele haber pronación del dedo gordo mayor de 30° (11, 20, 34).

5. Poco desarrollo de la cresta intersesamoidea (25).

6. Los sesamoideos no suelen sufrir luxación franca hacia el interespacio metatarsiano (14, 32).

7. Es muy extraña la hiperqueratosis en la región plantar del segundo o tercer metatarsiano y poco frecuentes las deformidades del segundo dedo (6).

8. Presencia de fisis proximal del M1, aún fértil entre el 12 y el 22 % de los casos (19, 21, 25, 27, 34).

9. Congruencia articular de la MTF: en el adulto, el porcentaje de congruencia de esta articulación es del 9 %, en cambio, entre los jóvenes adolescentes alcanza alrededor del 20-50 % de casos (10, 25, 30, 36). Este rasgo hace que el ángulo distal articular del M1 (dimetilarginina asimétrica, DMAA), que se define más adelante, esté elevado en este grupo de edad, hecho muy trascendente al elegir la opción terapéutica del HVJ.

Clínica

1. Dolor: está presente en el 75 al 90 % de casos. Su localización es siempre en la prominencia ósea, siendo excepcional en la región plantar del dedo gordo (1, 4, 13, 32, 37).

2. En el 86 % de casos se asocia *hallux* interfalángico (HIF) (4).

3. Dificultad de calzarse: en el 60 % de casos. Es la segunda causa que lleva a la consulta a un adolescente con HVJ. El incremento de anchura del antepié es característica común al adulto. La imposibilidad de hallar calzado de anchura adecuada y que no sea claramente «ortopédico», es especialmente importante en la población femenina y máxime en este grupo de edad (13, 37).

4. Deformidad del dedo gordo.

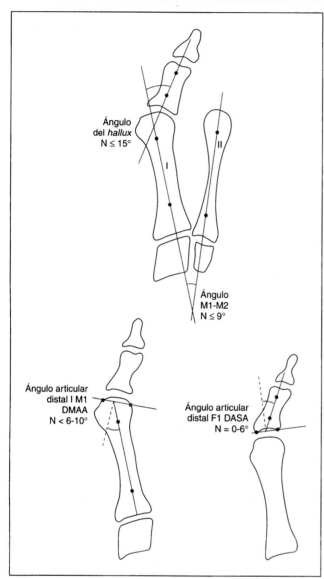

FIGURA 18-1. Ángulos radiográficos del *hallux valgus* juvenil.

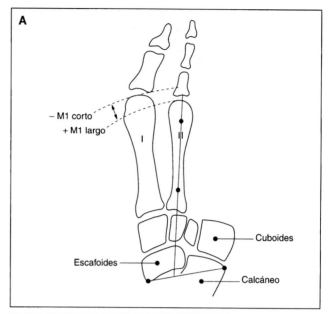

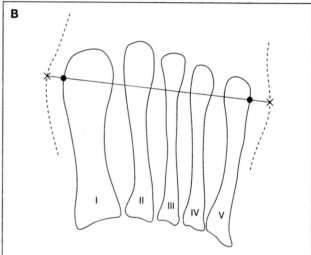

FIGURA 18-2. A) Longitud del primer y segundo metatarsianos. B) Medición de la anchura del pie.

5. Alteración cosmética: en alrededor de la mitad de casos (13, 37).

6. Asociación a otras deformidades: es importante descartar deformidades asociadas, como las citadas previamente (pies planos, rotación de la tibia, hiperlaxitud constitucional, etc.).

7. Valorar, aunque no es del interés de este capítulo, la presencia de etiología inflamatoria (artritis reumatoidea) o de parálisis espástica de la deformidad (25).

Diagnóstico

La exploración radiográfica es esencial para la valoración, clasificación y decisión terapéutica en el HVJ.

Otros métodos, como la tomografía computarizada (TC) y la resonancia magnética (RM), no son actualmente trascendentes en la valoración del HVJ.

La exploración radiográfica debe ser realizada de manera estandarizada. Los requisitos son: radiografías siempre en carga, distancia del foco radiante de 1 m, 15-20° de inclinación proximal hacia el tobillo, centrado en la zona tarsometatarsiana entre el segundo y el tercer metatarsianos (M2 y M3) y proyecciones dorsoplantar y lateral. Se han descrito importantes variaciones en la medida y, por tanto, susceptibles de influir en erróneas decisiones terapéuticas, si la exploración radiográfica no es adecuada (26).

En las figuras 18-1 a 18-4, se resumen, junto a sus valores de normalidad, los ángulos radiográficos más habitualmente usados en la valoración del HVJ (1, 4, 5, 10, 13, 14, 17-19, 21-23, 25, 27, 28, 30, 32, 33, 36-40).

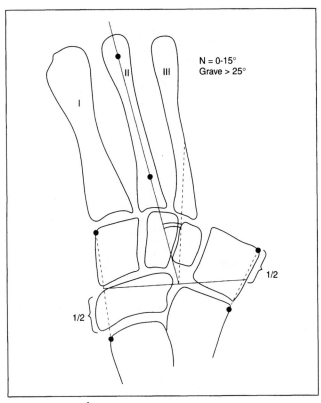

FIGURA 18-3. Ángulo del metatarso aducto.

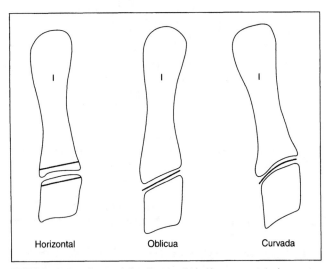

FIGURA 18-4. Formas de la primera articulación cuneometatarsiana.

TABLA 18-1. **Clasificación del *hallux valgus***

	Ángulo AV	Ángulo IM	MTF
Medio	< 20°	< 11°	Congruente
Moderado	20-40°	11-15°	Congruente o incongruente
Grave	> 40°	> 15°	Incongruente con subluxación

HAV, *hallux valgus*; IM, *index minus*; MTF, metatarsofalángico.

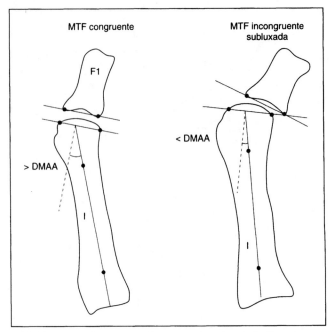

FIGURA 18-5. Congruencia e incongruencia en la articulación metatarsofalángica.

Clasificación

Una vez obtenidas las medidas radiográficas básicas, se clasifican los *hallux* en leves, moderados o graves, según se expresa en la tabla 18-1 (1, 10, 14, 27, 32, 37, 40). La pronación del dedo gordo se establece como: media, de 0-5°; moderada, entre 6-20°, y grave cuando es mayor de 20° (41). La congruencia o no de la MTF es pertinente especialmente en el HVJ, puesto que indica el procedimiento quirúrgico más adecuado y permite disminuir el porcentaje de recurrencias. Existen tres tipos de articulaciones MTF: congruentes, desviadas lateralmente y subluxadas (fig. 18-5) (18). Esta clasificación permitirá valorar personalizadamente cada caso y aplicar un algoritmo terapéutico específico, principios fundamentales en cualquier tratamiento pero especialmente trascendentes en esta patología. Las frecuentes recidivas y complicaciones, que obligan a más de una cirugía en el HVJ con sus posibles implicaciones médicas, legales, etc. obligan a ser especialmente precavidos en su tratamiento.

Tratamiento

Las opciones terapéuticas en el *hallux* juvenil son la conservadora y la quirúrgica; sopesar pausadamente la indicación de esta última solución y no esperar a la edad del cierre fisario es fundamental en el HVJ. De entre los conceptos claros que se deben tener en cuenta hay que destacar que no todos los tipos de *hallux* se deben tratar de igual modo, ni la misma técnica quirúrgica es aplicable a todas las deformidades (33).

1. *Tratamiento ortopédico.* Algunos autores consideran que esta opción es válida, y aún efectiva, en el HVJ, argumentando que puede detener la progresión de la deformidad hasta que se produzca el cierre fisario (1, 6); otros autores demuestran la nula efectividad de estos tratamientos (28). La efectividad del tratamiento ortopédico, requeriría el uso, durante más de 2 años, de espaciadores entre el primer y el segundo dedo, zapatos anchos adecuados sin tacón y ortesis nocturnas confeccionadas comercialmente o a medida en termoplástico, con revisión y nueva confección cada 3 meses (9, 34) y ejercicios pasivos, consistentes en dorsiflexionar y varizar el *hallux*, o activos, tratando de acercar un *hallux* hacia otro, estando ambos en carga, una vez al día y con 20 repeticiones (34). Parece que según esta pauta se obtuvo una mejoría en un 58 % de casos de ángulo HV y en un 32 % de *index minus* (IM) (34). En otros casos se aconsejaba la ortesis con soportes del arco longitudinal interno del pie (17, 27). En general, son pocos los defensores de estas medidas ortopédicas, y aún existen detractores (13).

2. *Tratamiento quirúrgico.* Las indicaciones del tratamiento quirúrgico en el HVJ son escasas y se pueden resumir en: dolor, deformidad moderada o grave, que progresa con controles sucesivos cada 6 meses, a pesar de tratamiento conservador, y dificultad e incomodidad en el uso de zapatos (6, 18, 21, 27, 40, 42) y siempre que comience a producirse un superductus en el segundo dedo. Suele requerirse tratamiento quirúrgico en alrededor del 15 % de casos (9). Todos los autores se muestran unánimes respecto a que nunca, y menos como hecho aislado, la cosmética o alteración estética del pie justifica la actuación quirúrgica. Dos hechos son especialmente relevantes: la congruencia articular de la MTF que se correlaciona con elevados DMAA y la valoración integral del paciente con sus posibles deformidades asociadas (5, 28, 32, 42, 43). La mayoría de autores prefieren la conclusión o el cierre fisario, si la deformidad no es grave o progresa rápidamente, más que por el riesgo de epifisiodesis, por el mayor porcentaje de recidivas (27). La edad más adecuada para practicar la intervención parece ser entre 11 y 15 años, y en concreto, 12 años en niñas y 14 o más en niños, con 0,8 y 2,5 cm, restantes de crecimiento del M1, respectivamente, a estas edades (8, 9, 18, 28, 40, 44).

Por otra parte, son claros los objetivos que se deben obtener con la cirugía: *a)* alinear la articulación MTF a fin de evitar aparición de OA, y *b)* disminuir la anchura del pie. Pero *no* son objetivos de esta cirugía: *a)* poder cambiar el tipo de zapato según la moda, y *b)* es posible que se requiera seguir usando algún tipo de ortesis o zapato corrector postoperatorio (19).

Lo que sí parece cierto en el HVJ es que ninguna intervención aislada soluciona la deformidad (28).

TÉCNICAS QUIRÚRGICAS

Las técnicas quirúrgicas en el HVJ se pueden agrupar en:

1. Partes blandas en la MTF. Siempre se asocian a otros procedimientos, bien de osteotomía distal o proximal, puesto que aisla-

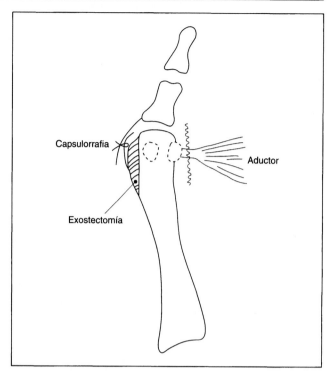

FIGURA 18-6. Intervención de partes blandas y exostectomía en la MTF.

damente corrigen poco el HV, casi nada el IM, y presentan elevadas recurrencias (26, 31).

a) Capsulotomía medial (fig. 18-6): tres son los procedimientos más utilizados: Silver o plastia en «V-Y», capsulotomía con resección longitudinal elíptica y capsulorrafia y capsulotomía en forma de «U» de base distal. En todas ellas el efecto pretendido es varizar el dedo gordo en el cierre capsular (6, 19, 21).

b) Tenotomía del aductor: parece haber acuerdo en efectuar casi siempre este gesto quirúrgico, asociado a capsulotomía lateral de la mitad dorsal de la MTF, no obstante es menor su indicación en los HVJ, porque el porcentaje de éstos es mayor de la MTF congruente con elevado DMAA. No se aconseja la reinserción del tendón aductor, con la técnica de McBride, ya que parece no mejorar la corrección significativamente y, sin embargo, incrementa el porcentaje de *hallux varus* (6) (fig. 18-6).

2. Exostectomía medial. Exéresis de la porción ósea a partir de 1-2 mm mediales respecto a la denominada cresta sagital de Clark (10, 40) (fig. 18-6).

3. Osteotomías distales del M1. Indicadas en *hallux* medios y moderados con ángulos del *hallux* inferior a 30° e intermetatarsiano inferior a 15° (1, 6, 9-11, 13, 14, 37, 39, 42-44). Dos son las osteotomías más utilizadas en el HVJ a este nivel: Mitchell y Chevron-Austin (figs. 18-7 A y 18-7 B). Es común a ambas el hecho del desplazamiento lateral de la cabeza del M1, entre el 25 y el 50 % de su diámetro, que es el límite al que obliga el contacto óseo de los planos de osteotomía. La mayor ventaja de la osteotomía de Mitchell reside en que permite la corrección del DMAA de

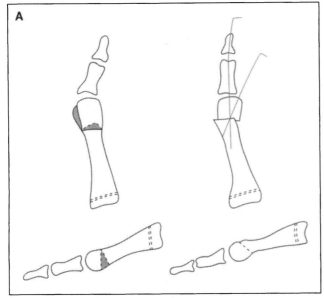

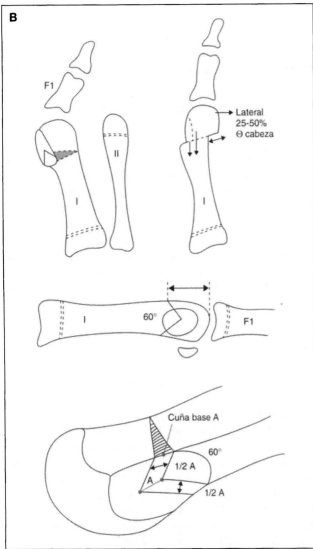

FIGURA 18-7.   Osteotomías distales del M1. A) Mitchell y B) Chevron.

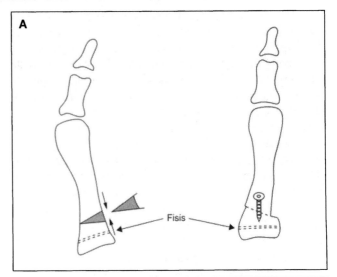

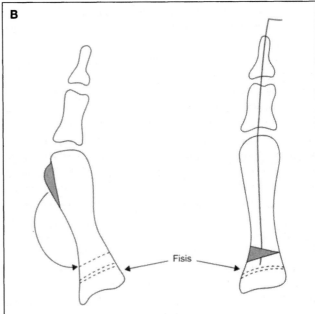

FIGURA 18-8.   Osteotomías proximales del M1. A) Cierre y B) Apertura.

manera exacta, conociendo que por cada milímetro de resección de base medial de la cuña en el M1 se corrigen 4,7° de esta importante deformidad articular. En las MTF congruentes de los HVJ este dato es especialmente relevante (42). Entre sus desventajas, su inestabilidad y que requiere siempre estabilización con osteosíntesis, así como acortar y elevar el metatarsiano, generando metatarsalgia de transferencia hacia el M2, que, aunque en principio no es sintomática en el HVJ, lo será con certeza a medio plazo. Está contraindicada cuando la longitud preoperatoria del M1 es 4 mm menor que la del M2, puesto que en este caso el acortamiento añadido sería muy inconveniente (6). La osteotomía de Chevron por el contrario, es estable, en muchos casos no requiere osteosíntesis, pero por el contrario no admite correcciones tan exactas del DMAA, y en general no está indicada cuando existe pronación

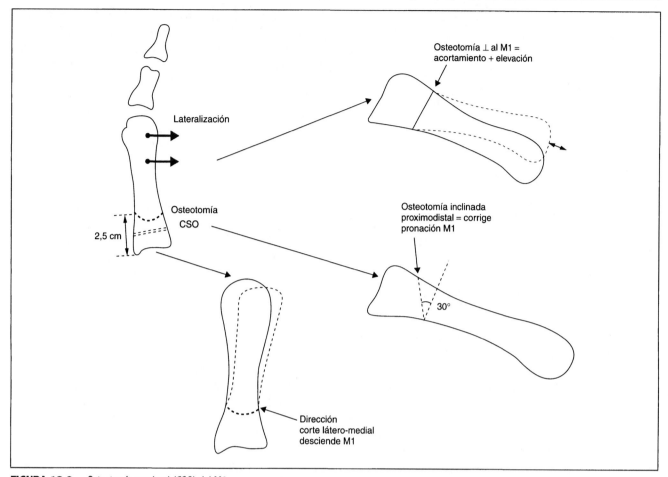

Osteotomía ⊥ al M1 =
acortamiento + elevación

Lateralización

Osteotomía
CSO

2,5 cm

Osteotomía inclinada
proximodistal = corrige
pronación M1

30°

Dirección
corte látero-medial
desciende M1

FIGURA 18-9. Osteotomía proximal (CSO) del M1.

del dedo gordo, excepcional por otra parte en el HVJ (37). El acortamiento, elevación del M1, rigidez o disminución de la movilidad de la MTF y la necrosis avascular de la cabeza del M1 son complicaciones comunes a ambas osteotomías (10, 14, 18).

4. Osteotomías proximales del M1. Se realizan en los casos de HVJ moderados o graves con IM superior a 15-20°, y HV superior a 40° (1, 11, 14, 15, 19, 21, 41, 42, 44). Tres son los tipos de osteotomías más utilizados en esta localización, teniendo todos en común dos hechos: que se realizan a una distancia de 1-1,5 cm de la interlínea metatarsocuneana o, si existe fisis fértil, a 0,5-1 cm de ésta, y que precisan de osteosíntesis que las estabilice durante 4-6 semanas hasta la consolidación (26). En las osteotomías proximales se ha de prever que la hipermovilidad de la CMT daría una corrección espúrea del IM, dado que la CMT «absorbería» la corrección angular obtenida con la osteotomía. Además, están contraindicadas en las articulaciones MTF congruentes con elevados DMAA, puesto que al reducir el IM se incrementa más este último ángulo (14, 15, 41, 43):

a) Osteotomía proximal lateral de cierre (19, 36, 44) (fig. 18-8 A): resección de base lateral en el M1. Es inestable y causa acortamiento del M1, en proporción a la dimensión de la base de cierre. No se aconseja en los casos en que el M1 presente sea preoperatoriamente *index minus*.

b) Osteotomía de apertura medial (19) (fig. 18-8 B): indicada en *hallux* graves con importante aumento del IM. Es inestable, por lo cual es necesario estabilizarla con clavos de Kirschner roscados o tornillos. Algunos autores utilizan la exostosis medial resecada como cuña para obtener el cierre de la osteotomía. En la mayoría de casos utilizan injerto óseo de cresta ilíaca por su mayor solidez y mejor tallado. Incrementa la longitud del M1, por lo que actualmente está desaconsejada por la mayoría de autores, especialmente cuando la fórmula metatarsal es *index plus*, ya que al aumentar la tensión de las estructuras no óseas de la MTF genera un importante porcentaje de recurrencias.

c) Osteotomía basilar o crescente (CSO) (1, 14, 21, 41, 45) (fig. 18-9): actualmente es la más utilizada en los casos de HVJ graves, independientemente de la fórmula metatarsal, puesto que una de sus características es que no altera la longitud del M1. Esto es teóricamente cierto y existen varios estudios que emplean complejos métodos de cálculo trigonométrico a fin de comprobar este hecho (45, 46). Para conseguir la corrección, aconsejan gestos técnicos como orientar la convexidad de la osteotomía hacia proximal, inclinar la hoja de sierra hacia distal del M1 y no perpendicular a éste, y dirigirla de me-

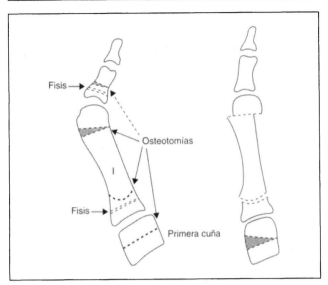

FIGURA 18-10.   Osteotomía bipolar y triple del M1.

dial a lateral. De este modo se corrigen deformidades y se evitan el acortamiento y la elevación sincrónica del M1. Esta osteotomía es estable pero se aconseja añadir algún método de osteosíntesis: Kirschner o tornillo (3,5 mm canulado). Está contraindicada cuando en un *hallux* grave tenga MTF congruente con elevado DMAA.

d) Osteotomías combinadas bipolares (dobles o triples) (14, 23, 25, 27, 40) (fig. 18-10): desde la descripción que realizaron Peterson y Newman (40) de una osteotomía a doble e incluso a triple nivel, se han publicado varias series en HVJ con deformidad grave tratados mediante esta técnica, que consiste en osteotomía proximal de apertura del M1 y distal corrigiendo el DMAA. En ocasiones, para evitar lesionar la fisis fértil del M1, se practica la osteotomía de la primera cuña en lugar de la CSO. Complementariamente se añade osteotomía de Akin de la F1, cuando se asocia un HIF con DASA (*distal articular set angle*, ángulo distal articular) aumentado. La síntesis suele ser con Kirschner longitudinal en el eje del M1.

5. Osteotomías en la primera cuña (fig. 18-10). En los adolescentes están indicadas cuando: *a)* existen fisis fértiles; *b)* hay deformidad grave de metatarso aducto con elevado IM; *c)* existe hipermovilidad articular, y *d)* la orientación medial de la articulación de la primera cuña es mayor de 30°. Soluciona la deformidad, sobre todo del ángulo intermetatarsiano, en el vértice de la misma, lo cual la haría más efectiva, según argumentan quienes la utilizan. En casos con fórmula metatarsal *index plus*, el añadir injerto óseo tricortical triangular o trapezoidal de unos 5 mm de base aumenta la longitud del M1, con los problemas anteriormente citados por este hecho. En estos casos se aconseja practicar doble o triple osteotomía, a fin de equilibrar la longitud del M1 (25, 35).

6. Miscelánea:

a) Epifisiodesis lateral provisional: basada en la teoría del aumento del crecimiento lateral del M1 por fuerzas de tensión y menor medial por fuerzas de compresión en la fisis proximal. El origen sería el desequilibrio de fuerzas distales en el HVJ. Tuvo mayor predicamento en 1951 (Ellis), pero dado lo impredecible de la corrección obtenida, el riesgo de causar epifisiodesis definitiva, etc., prácticamente se ha abandonado, salvo en puntuales referencias en la bibliografía (47), que la indican en pacientes de 9 a 14 años y previo cálculo del porcentaje residual de crecimiento del pie.

b) Osteotomía diafisaria de Scarf: quizá sea hoy día la más versátil para corregir la práctica totalidad de deformidades del *hallux*. Su indicación es para *hallux valgus* moderados o graves en adultos, no indicándola, en general, en el HVJ. Sólo algunos trabajos publican resultados al respecto, con un 70 % de buenos resultados y un 8 % de malos (12, 13).

c) Artrodesis de la primera articulación cuneometatarsiana: en casos con las fisis ya cerradas e hipermovilidad del M1, parece una buena indicación, influyendo poco en la movilidad de la MTF (13 % en dorsiflexión y 33 % de flexión plantar) y disminuyendo un 60 % del ángulo HV y más del 50 % del IM (25).

Resultados

La clasificación de mayor consenso para calificar los resultados del tratamiento del HVJ es la de la Asociación Americana de Ortopedia del Pie y el Tobillo (AOFAS) (32) (tabla 18-2), que valora parámetros clínicos, radiográficos y subjetivos de satisfacción del paciente.

1. El dolor postoperatorio es citado por algunos autores y se sitúa entre el 4 y el 34 % (4, 15, 24, 39, 41).

2. En cuanto a los resultados radiológicos (tabla 18-3):

a) La osteotomía de Mitchell corrige el 56 % del HV y el 39 % del IM, acortando el M1 en 6 mm (5,9 %) (10, 25, 39, 42).

b) La de Chevron corrige el 41 % del HV y el 35 % del IM, con acortamiento de 1,5 mm (15, 38).

c) La CSO combinada con partes blandas distales consigue correcciones de 22° del HV y de 8° del IM, disminuyendo un 69 % ambos ángulos, así como un 20 % el ángulo DMAA y con acortamiento del M1 de 2 mm (4,1 %) (14, 15, 21, 41).

d) La osteotomía bipolar corrigió 23° (68 %) y 8° (60 %) el HV e IM, respectivamente, y un 60 % del DMAA (4, 14, 23).

3. La movilidad articular de la MTF. Se considera 42° como arco de movilidad conjunto útil en extensión y flexión. Así, en las osteotomías tipo Mitchell perdería la MTF 24° de extensión y 18° de flexión (24), y en la bipolar, un 20 % de extensión y un 22 % de flexión (23). En el porcentaje de resultados, respecto a la técnica quirúrgica utilizada, se hallan:

a) Partes blandas: 60 % de excelentes o buenos y 26 % de malos (6, 21).

b) Mitchell: 80 % de excelentes o buenos resultados, 10 % de regulares y 5 % de malos (6, 10, 39, 42).

c) Chevron-Austin: 83 % excelentes o buenos; 13 % regulares y 8 % malos (1, 14).

d) CSO: 90 % excelentes o buenos, 8 % regulares y 4 % malos (1, 14, 15, 41).

Complicaciones

Oscilan entre el 1,4 y el 38,5 % (4, 9, 14, 42).

1. Infección: superficial (1,4-10,3 %) (13, 41, 42, 44) o profunda (1,8-3,6 %) (14, 41) en la mayoría causadas por el uso de Kirschner y que remitían con tratamiento local y antibioticoterapia oral.

2. Retardo en la consolidación o seudoartrosis (2,2-9,5 %) (13, 25, 42): poco frecuente en la mayoría de técnicas de osteotomía, salvo en la osteotomía de Mitchell, cuando se excedió el desplazamiento lateral y, por tanto, el contacto óseo, y en osteotomías o artrodesis de CMT (25).

3. Rigidez articular de la MTF: el arco útil de movilidad de la MTF se altera cuantos más gestos quirúrgicos se realizan en las partes blandas (cápsula lateral y tenotomía del aductor), con pérdidas de un 62 % del rango articular y del 38 % en algunas de las osteotomías distales (Chevron; en las proximales) no sucedió. Se describen pérdidas del 7 al 20 % (4, 14, 23) del total del movimiento de la MTF. Parece aceptado que son mejor tolerados los déficit del arco de flexión plantar que los de dorsiflexión.

4. Fracturas por estrés del M2 del 1,4 %.

5. *Hallux varus* del 3,5-27 % (5, 41, 44).

6. Dorsalización del fragmento distal de la cabeza del M1: 1,4-17,6 %, especialmente en determinadas osteotomías distales. Causaría a medio plazo metatarsalgia e hiperqueratosis en la cabeza de M2 y M3 (37).

7. Alteraciones de la sensibilidad cutánea (3,7-11 %) (18, 42). Hiperestesias o hipoestesias, por atrapamiento en la cicatriz o por sección en los abordajes. Los más frecuentes son: colateral medial plantar del *hallux* y el peroneo profundo en osteotomías de la base del M1. Su solución es infiltrar o practicar exéresis del neuroma cicatrizal.

8. Cicatrices hipertróficas o queloideas: se producen en el 6,3 % (18) en relación también con respuesta racial y región anatómica. Así, en los pies se producirían cicatrices hipertróficas, que no queloides, que remiten o mejoran notablemente en un plazo de unos 6 meses (48).

9. Necrosis avascular de la cabeza del M1: no se produce y menos en HVJ, salvo que se realice despegamiento distal lateral en la MTF u osteotomías distales o diafisarias que no respeten la zona de seguridad según estudios anatómicos.

10. Recurrencias: es el gran problema del HVJ, en especial en los casos con fisis fértiles, anomalías asociadas (pie plano, meta aducto, *genu varum* o *valgum*, anteversión femoral) y M1 hipermóvil. Oscila entre el 3,7 y el 75 % (1, 9, 10, 12, 13, 15, 19, 23, 27, 39, 42, 49). La errónea valoración de congruencia o no de la

TABLA 18-2. Escala de la AOFAS (Asociación Americana de Ortopedia del Pie y el Tobillo)

	Puntos
Dolor (40 puntos)	
• Ninguno	40
• Ocasional	30
• Diario moderado	20
• Grave y continuo	0
Capacidad funcional (45 puntos)	
• Limitaciones	
– Ninguna	10
– No limitación de AVD pero sí deportivas	7
– Limitación de la mayoría de AVD	4
– Grave limitación de las AVD	0
• Uso de calzado	
– De moda, sin ortesis	10
– Zapatos cómodos con ortesis	5
– Zapatos especiales o férulas posturales	0
• Movilidad de MTF (flexión dorsal + plantar)	
– Normal ($\geq 75°$)	10
– Limitación moderada (30-74°)	5
– Grave restricción (< 30°)	0
• Movilidad de la IF (flexión plantar)	
– Sin restricción	5
– Grave restricción	0
• Estabilidad MTF + IF	
– Estables	5
– Inestables o luxables	0
• Hiperqueratosis MTF o IF	
– No hiperqueratosis	5
– Hiperqueratosis con síntomas	0
• Alineamiento del *hallux* (15 puntos)	
– Buena alineación	15
– Leve mala alineación sin síntomas	8
– Mala alineación con síntomas	0

AVD, actividades de la vida diaria; IF, interfalángica; MTF, metatarsofalángica.

TABLA 18-3. Clasificación de resultados radiológicos

Excelentes
- MTF congruente
- Ángulo *hallux* < 20°
- Ángulo IM (I-II) < 10°
- Sesamoideos centrados

Buenos
- MTF congruente o leve desviada
- Ángulo *hallux* > 20°
- Ángulo IM (I-II) > 10°
- Sesamoideos centrados

Regulares
- Con 2-3 de los 4 parámetros alterados

Malos
- Con 4 parámetros alterados a situación preoperatoria

IM, *index minus*; MTF, metatarsofalángica.

MTF, sin valorar la importancia del elevado DMAA, incrementa notablemente las recurrencias en este grupo de población.

BIBLIOGRAFÍA

1. Herring JA. Tachdjian's pediatric orthopaedics from the Texas Scottish Ritte Hospital for children. Philadelphia: WB Saunders Company, 2002.
2. Amarnek DL, Jacobs AM, Oloff LM. Adolescent *hallux valgus*: its etiology and surgical management. J Foot Surg 1985; 24: 54-61.
3. Selner AJ, Selner MD, Tucker RA, Eirich G. Tricorrectional bunionectomy for surgical repair of juvenile *hallux valgus*. J Am Pod Med Assoc 1992; 82: 21-24.
4. Coughlin MJ, Carlson RE. Treatment of *hallux valgus* with an increased distal metatarsal articular angle: evaluation of double and triple first ray osteotomies. Foot Ankle Int 1999; 20: 762-770.
5. Mann RA, Coughlin MJ. *Hallux valgus*-etiology, anatomy, treatment and surgical considerations. Clin Orthop 1981; 157: 32-41.
6. Schwitalle M, Karbowski A, Eckardt A. *Hallux valgus* in young patients: comparison of soft-tissue realignement and metatarsal osteotomy. Eur J Pediatr Surg 1998; 8: 42-46.
7. Viladot A. Anatomía del *hallux valgus*. Rev Ortop Traumatol 2001; 1: 3-9.
8. Halebian JD, Gaines SS. Juvenile *hallux valgus*. J Foot Surg 1983; 22: 290-293.
9. Geissele AE, Stanton RP. Surgical treatment of adolescent *hallux valgus*. J Pediatr Orthop 1990; 10: 642-648.
10. Mc Donald MG, Stevens DB. Modified Mitchell bunionectomy for management of adolescent *hallux valgus*. Clin Orthop 1996; 332: 163-169.
11. Pontious J, Mahan KT, Carter S. Characteristics of adolescent *hallux abducto valgus*. A retrospective review. J Am Pod Med Assoc 1994; 84: 208-218.
12. Salmeron F, Sales de Gauzy J, Galy C, Darodes P, Cahuzac J-P. Traitement de l'*hallux valgus* de l'enfant et de l'adolescent par ostéotomie scarf. Rev Chir Orhop 2001; 87: 706-711.
13. Willemen L, Kohler R, Metaizeau J-P. Traitement chirurgical de l'*hallux valgus* de l'enfant et de l'adolescent. A propos de 46 cas traités par la technique de Mitchell. Rev Chir Orthop 2000; 86: 54-62.
14. Coughlin MJ. *Hallux valgus* in men: effect of the distal metatarsal articular angle on *hallux valgus* correction. Foot Ankle Int 1997; 18: 463-470.
15. Coughlin MJ. Juvenile *hallux valgus*: etiology and treatment. Foot Ankle Int 1995; 16: 682-697.
16. Helal B. Surgery for adolescent *hallux valgus*. Clin Orthop 1981; 157: 50-63.
17. Kilmartin TE, Barrington RL, Wallace WA. A controlled prospective trial of a foot orthosis for juvenile *hallux valgus*. J Bone Joint Surg (Br) 1994; 76: 210-214.
18. Piggott H. The natural history of *hallux valgus* in adolescence and early adult life. J Bone Joint Surg (Br) 1960; 42: 749-760.
19. Scranton PE, Zuckerman JD. Bunion surgery in adolescents: results of surgical treatment. J Pediatr Orthop 1984; 4: 39-43.
20. Selner AJ, Selner MD, Tucker RA, Eirich G. Tricorrectional bunionectomy for surgical repair of juvenile *hallux valgus*. J Am Pod Med Assoc 1992; 82: 21-24.
21. Señarís-Rodríguez J, Martínez-Serrano A, Rodríguez-Durantez JA, Soleto-Martínez J, González-López JL. Surgical treatment for bunions in adolescents. J Pediatr Orthop B 1998; 7: 210-216.
22. Kato T, Watanabe S. The etiology of *hallux valgus* in Japan. Clin Orthop 1981; 157: 78-81.
23. Aronson J, Nguyen LL, Aronson EA. Early results of the modified Peterson bunion procedure for adolescent *hallux valgus*. J Pediatr Orthop 2001; 21: 65-69.
24. Luba R, Rosman M. Bunions in children: treatment with a modified Mitchell osteotomy. J Pediatr Orthop 1984; 4: 44-47.
25. Myerson MS. Foot and ankle disorders. Philadelphia: WB Saunders Company, 2000.
26. Tanaka Y, Takakura Y, Kumai T, Samoto N, Tamai S. Radiographic analysis of *hallux valgus*. A two-dimensional coordinate system. J Bone Joint Surg (Am) 1995; 77: 205-213.
27. Thompson GH. Bunions and deformities of the toes in children and adolescents. J Bone Joint Surg (Am) 1995; 77: 1924-1935.
28. Coughlin MJ, Saltzman CHL, Nunley JA. Angular measurements in the evaluation of hallux valgus deformities: a report of the *ad hoc* Committee of the American Orthopaedic Foot & Ankle Society on angular measurements. Foot Ankle Int 2002; 23: 68-74.
29. Johnston O. Further studies of the inheritance of hand and foot anomalies. Clin Orthop 1959; 8: 146-159.
30. Gutiérrez Carbonell P, Sebastiá Forcada S, Betoldi Lizer G. Factores morfológicos que influyen en el *hallux valgus*. Rev Ortop Traumatol 1998; 42: 356-362.
31. Kitaoka HB, Alexander IJ, Adelaar RS, Nunley JA, Myerson MS. Clinical rating systems for the ankle-hindfoot, Midfoot, hallux, and lesser toes. Foot Ankle 1994; 15: 349-353.
32. Mann RA. Decision-making in bunion surgery. AAOS Instr Course 1990; XXXIX: 3-14.
33. Mann RA. The great toe. Orthop Clin North Am 1989; 20: 519-533.
34. Groiso JA. Juvenile *hallux valgus*. A conservative approach to treatment. J Bone Joint Surg (Am) 1992; 74: 1367-1374.
35. Lynch FR. Applications of the opening wedge cuneiform osteotomy in the surgical repair of juvenile *hallux abducto valgus*. J Foot Surg 1995; 34: 103-123.
36. Lau JT, Daniels TR. Effect of increasing distal medial closing wedge metatarsal osteotomies on the distal metatarsal articular angle. Foot Ankle Int 1999; 20: 771-776.
37. Zamora-Navas P, Collado Torres F, De la Torre Solis F. *Hallux valgus* juvenil. Tratamiento con osteotomía en «Chevron». Rev Ortop Traumatol 1996; 40 (supl 1): 18-21.
38. Banks AS, Hsu Y, Mariash S, Zirm R. Juvenile *hallux abducto valgus* association with *metatarsus adductus*. J Am Pod Med Assoc 1994; 84: 219-224.
39. Canale PB, Aronsson DD, Lamont RL, Manoli II A. The Mitchell procedure for the treatment of adolescent *hallux valgus*. A long-term study. J Bone Joint Surg (Am) 1993; 75: 1610-1618.
40. Peterson HA, Newman SR. Adolescent bunion deformity treated with double osteotomy and longitudinal pin fixation of the first ray. J Pediatr Orthop 1993; 13: 80-84.
41. Mann RA, Rudicel S, Graves SC. Repair of *hallux valgus* with a distal soft-tissue procedure and proximal metatarsal osteotomy. J Bone Joint Surg (Am) 1992; 74: 124-129.
42. Das De S. Dittal metatarsal osteotomy for adolescent *hallux valgus*. J Pediatr Orthop 1984; 4: 32-38.
43. Viladot Pericé R, Álvarez Goenaga F. Propuesta de algoritmo en cirugía del *hallux valgus*. Rev Ortop Traumatol 2002; 46: 487-489.
44. Trnka H-J, Mühlbauer M, Zembsch A, Hungerford M, Ritschl P, Salzer M. Basal closing wedge osteotomy for correction of *hallux valgus* and *metatarsus primus varus*: 10- to 22- year follow-up. Foot Ankle Int 1999; 20: 171-177.
45. Kay DB, Njus G, Parrish W, Theken R. Basilar crescentic osteotomy. A three- dimensional computer simulation. Orthop Clin North Am 1989; 20: 571-582.
46. Doll PJ, Esposito FJ. Angular analysis of wedge-type osteotomies. J Am Pod Assoc 1984; 74: 587-595.
47. Seiberg M, Green R, Green D. Epiphysiodesis in juvenile *hallux abducto valgus*. A preliminary retrospective study. J Am Pod Med Assoc 1994; 84: 225-236.
48. Muir, IFK. On the nature of keloid and hypertrophic scars. Br J Plast Surg 1990; 43: 61-69.
49. Coughlin MJ, Mann RA. The pathophysiology of the juvenile bunion. AAOS Instr Course 1987; XXXVI: 123-136.

Parte IV
COLUMNA VERTEBRAL

Capítulo 19

Prótesis de disco lumbar: indicaciones y técnicas

J. ALÍA BENÍTEZ, J. L. BALTÉS HORCHE, O. RIQUELME GARCÍA

Introducción

La cirugía vertebral ha experimentado desde la década de 1980 importantísimos avances, la mayoría encaminados a producir artrodesis muy rígidas, con nuevos instrumentales y procedimientos, que reducen la tasa de seudoartrosis y permiten una rápida incorporación de los pacientes a la vida activa. Se puede afirmar que la cirugía vertebral moderna nació a mediados de la década de 1980.

Pero en los últimos años, y siguiendo las tendencias de la cirugía ortopédica, se está produciendo un cambio del que también la cirugía vertebral se beneficia, concretamente se trata de los procedimientos poco invasivos o que conserven la función y la movilidad de la columna.

La artroplastia del disco intervertebral viene a ocupar el hueco que existe en el tratamiento de los enfermos con degeneración discal de un solo segmento y en los que la artrodesis sería un procedimiento excesivo.

La filosofía de la artroplastia lumbar es parecida a la que se emplearía para indicar una prótesis bipolar de la cadera o una prótesis de rodilla unicompartimental.

Degeneración discal

El disco intervertebral aparece en el primer trimestre de vida intrauterina; el núcleo se origina de la notocorda y el *annulus* del mesénquima pericordal.

En el momento del nacimiento, el disco conserva su vascularización, pero involuciona posteriormente, con lo que a una edad temprana la nutrición del núcleo se hace ya por difusión.

La turgencia del núcleo pulposo para absorber agua depende de la capacidad de los proteoglucanos de que está constituido. Es un hecho conocido que esta disminución de la capacidad de absorción de agua por parte del núcleo constituye la etapa más precoz de la pérdida de función del disco y de su posterior degeneración.

En la etiopatogenia de la degeneración del disco intervertebral intervienen tanto factores externos o ambientales como genéticos, que crean unos patrones de movimiento anormales.

El movimiento anormal del segmento intervertebral somete a fatiga las distintas estructuras anatómicas y origina, secundariamente, degeneración de éstas y dolor.

El dolor de origen discal no es universalmente aceptado, pero es indudable que existe, y se puede reproducir mediante punción y discografía. La eliminación de este dolor de origen discal y la preservación del movimiento del segmento es la base de la artroplastia discal.

La inervación del disco se produce por ramas del nervio sinovertebral de Luschka e inerva la parte posterior del *annulus* y del ligamento longitudinal posterior. Se ha comprobado que en la degeneración discal esta inervación está incluso aumentada.

También está demostrado que en la degeneración discal existe liberación de distintos mediadores químicos e inflamatorios, desde el tejido discal degenerado, que desempeñan un papel preponderante en el origen del dolor (1, 2).

Cabe pensar que cuando se realiza artrodesis por vía posterior, con conservación del disco, parte del dolor residual postoperatorio se deba a la liberación de estos factores que se sigue produciendo.

Por otra parte, el disco constituye el primer elemento estabilizador de la unidad vertebral y absorbe el 80 % de las fuerzas axiales. De ahí la necesidad de conservar o sustituir su función.

Desarrollo de la artroplastia discal

Actualmente las alternativas para la sustitución discal son la llamada PNPR (*Prosthetic Nucleus Pulposus Replacement*) o la sustitución protésica del disco PTR (*Prosthetic Total Replacement*).

En cuanto a la primera, consiste en la introducción en el espacio intradiscal, después de practicar discectomías, de una cápsula de polietileno, que contiene en su interior un hidrogel, deshidratado. Éste, en contacto con suero, recupera su turgencia, tratando de imitar las funciones del núcleo pulposo extirpado.

173

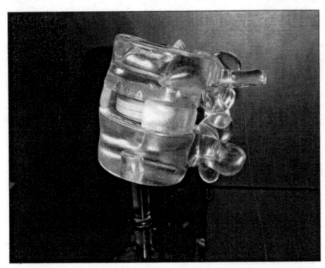

FIGURA 19-1. Modelo de la prótesis SB Charité III de Waldemar Link.

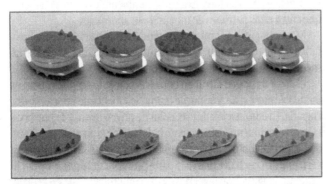

FIGURA 19-2. Diferentes tamaños de la prótesis Charité. En la parte inferior pueden observarse, las diferentes alturas anteriores de las placas para producir lordosis.

El uso del PNPR está más dirigido a los casos de discectomía simple, y aunque se usa desde 1996, no está demasiado difundido en la actualidad.

Para los casos de degeneración discal, está más indicada la sustitución protésica del disco.

Desde mediados de la década de 1990 se empezó a considerar que la sustitución protésica del disco sería una buena alternativa en el tratamiento de la enfermedad discal degenerativa (3-5).

La primera prótesis discal, aunque muy rudimentaria, la implantó Fernström a finales de la década de 1950 (6), y consistía en una simple bola metálica que se introducía en el espacio discal tras la discectomía.

El desarrollo de la artroplastia discal desde entonces se ha producido, fundamentalmente, en Europa, especialmente desde 1993 (4, 5, 7).

Hoy día también en Estados Unidos se ha comenzado su implantación, aunque está en un período de prueba antes de la definitiva aprobación por la Food and Drug Administration (FDA), por lo que están muy limitadas sus indicaciones y sólo se coloca en un único espacio (8, 9).

El implante ACROFLEX consistía en 2 placas de titanio, con un núcleo de caucho, que no resultó ser un material muy apropiado.

Actualmente hay en el mercado tres implantes discales, con experiencia suficiente en su uso en humanos: La SB Charité (Waldemar Link, Hamburgo, Alemania), la Pro Disc (Spine Solutions, Nueva York, Estados Unidos) y más recientemente se ha empezado a implantar en Europa una prótesis de metal-metal llamada Maverick (Medtronic Sofamor Danek, Memphis, TN, Estados Unidos).

La primera prótesis comercial Charité fue diseñada por Buttner Janz y Schellnack en 1987; la que se emplea hoy día es la tercera generación (fig. 19-1). Se han implantado más de 5.000 prótesis de este tipo en todo el mundo, la mayor parte de ellas en Europa, siendo, con mucho, la más experimentada de las existentes en el mercado (3, 5, 10). Está construida con una aleación de cromo-cobalto y un núcleo de polietileno de alta densidad. Las placas de cromo-cobalto, en su parte ósea, están recubiertas por una película de fosfato cálcico (CaP) que ha demostrado tener una mayor capacidad de integración que las recubiertas con hidroxiapatita. Esta capa de CaP desaparece a las 6 semanas, cuando se ha producido la osteointegración con el titanio.

Según Marnay, una prótesis de disco debe ser biocompatible y durar más de 40 años.

Se ha calculado que el desgaste de la prótesis Charité es menor que el de otros modelos debido al rozamiento del plástico-metal con 2 superficies cóncavas, paralelas del metal.

Las placas metálicas de la prótesis están ajustadas en anchura anterior de tal forma que se pueden conseguir desde superficies planas hasta lordosis de 2,5, 5, 7,5 y 10°, y esto supone una capacidad de ajuste a la lordosis fisiológica mayor que el resto, consiguiéndose lordosis de 0 a 20°, con aumentos de tan sólo 2,5° (fig. 19-2).

La ProDisc se desarrolló en Francia, y el primer implante se colocó en 1990. Se trata de un sistema modular, consistente en dos platos de cromo-cobalto y un polietileno, convexo en uno de sus lados y fijo a la placa inferior en el otro. Las dos placas tienen un anclaje central longitudinal, en un sistema modular. Existen dos tamaños de platillos: medio y grande, y tres alturas (de 10, 12 y 14 mm). Los dos ángulos de lordosis son de 6 y 11°. También se han realizado cuantiosos estudios con esta prótesis (11, 12). La utilizada por los autores de este capítulo ha sido exclusivamente la Charité III, basándose la experiencia y resultados de este estudio en el uso de la misma (13).

Indicaciones

Turner y cols. (14) han concluido que en el 32 % de los pacientes con artrodesis lumbar estas prótesis tienen un mal resultado. La tasa de seudoartrosis se eleva al 14 %, y el 9 % tienen dolor permanente en la zona donante del injerto.

Por otra parte, estos enfermos necesitan inmovilización postoperatoria y en casi todos los protocolos posquirúrgicos incluyen inmovilización con corsé rígido, entre 3 y 6 meses.

TABLA 19-1.   Fines de la artroplastia discal

- Mantener la altura del disco
- Mantener discos adyacentes sin sobrecarga
- Mantener la tensión de las facetas y sus cápsulas
- Mantener la forma del foramen

TABLA 19-2.   Indicaciones de la artroplastia discal

- Edad: de 18 a 60 años
- Seis meses de tratamiento conservador sin respuesta
- Lumbalgia mayor que ciatalgia
- Disco degenerado (esencial discografía)
- Nivel único lumbar bajo
- Colapso del espacio intervertebral
- Fracaso de discectomía

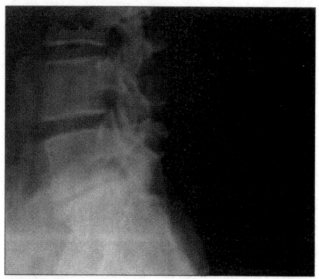

FIGURA 19-3.   Visión radiográfica lateral de un paciente con degeneración discal L5-S1, al que se implantó una prótesis Charité.

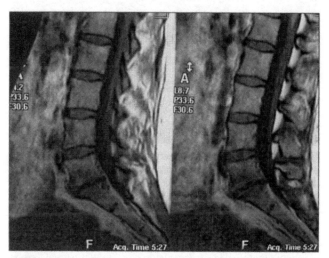

FIGURA 19-4.   RM del paciente de la fig. 19-3, en la que pueden observarse los signos degenerativos del espacio, con conservación de los discos y carillas adyacentes.

La degeneración de los discos adyacentes a los segmentos artrodesados es un hecho bien contrastado y ocurre entre el 30 y el 65 % de los casos (15-18). También se ha comprobado la degeneración discal que se produce por mal alineamiento tras la artrodesis (23).

Por otra parte, al realizar una artrodesis existe pérdida de movilidad de uno o más segmentos, lo que supone una sobrecarga de los segmentos vertebrales adyacentes y favorece su degeneración en un plazo más o menos largo, con la consiguiente recidiva del dolor, tras un período libre de dolencias (19).

Todos los datos anteriores llevan a la conclusión de que la utilidad fundamental de la prótesis discal sería la de preservar la movilidad del segmento vertebral enfermo, permitiendo evitar la degeneración discal de los segmentos vertebrales adyacentes de la zona de artrodesis, al disminuir el estrés biomecánico (20-22).

La artroplastia discal lumbar es una alternativa a la artrodesis sólo en un número de casos muy limitado. El prototipo de paciente candidato a artroplastia discal sería una persona relativamente joven, con dolor lumbar de origen discal, poca o ninguna ciática, y que ha agotado todos los procedimientos conservadores para su curación.

El fin de la artroplastia es mantener el movimiento del segmento enfermo, además de conservar la altura del espacio discal y, por ende, del foramen, pero sobre todo se trata de proteger los espacios adyacentes de la degeneración precoz por sobresfuerzo (tabla 19-1).

En cuanto a las indicaciones (tabla 19-2), la edad en la que estaría indicada la implantación varía en los diferentes estudios, pero a medida que se han evaluado series cada vez más amplias, ha ido aumentando la aceptación de pacientes cada vez mayores, variando en las más recientes desde los 18 a los 60 años.

Los pacientes tienen que tener, sobre todo, dolor lumbar de origen degenerativo, que se pueda objetivar por tomografía computarizada (TC) o resonancia magnética (RM), signos radiográficos como el síndrome del disco vacío, colapso del espacio discal, formación de osteofitos o zona de hiperintensidad o sufrimiento óseo (figs. 19-3 y 19-4).

Es absolutamente necesaria la realización de discografía en quirófano, bajo anestesia local y de los tres discos lumbares, que debe mostrar un disco degenerado y ser capaz de reproducir la sintomatología dolorosa del paciente, el llamado dolor de recuerdo (fig. 19-5).

En casos dudosos, el mejor método para valorar la artrosis facetaria es la TC, y debe realizarse siempre que sea posible. La RM muchas veces no es lo suficientemente aclaradora.

Para poder indicar la realización de una artroplastia discal clásicamente se ha admitido la enfermedad que afecta a un solo disco y, excepcionalmente, a dos. Entre los autores europeos es frecuente la colocación de prótesis discales a diferentes alturas y en distintos momentos, pero en los estudios norteamericanos sólo está permitida la inclusión de enfermedad discal única.

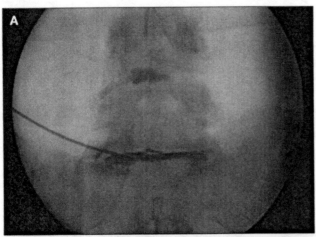

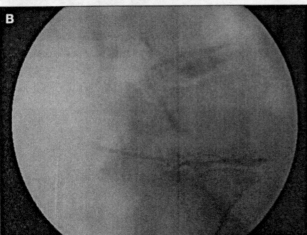

FIGURA 19-5. Imágenes anteroposterior (A) y lateral (B) de la discografía del paciente anterior, en las que se puede apreciar el disco L5-S1, degenerado, colapsado y al mismo tiempo un disco L4-L5 sano y contenido. La discografía fue dolorosa en el disco inferior.

TABLA 19-3.   Contraindicaciones de artroplastia discal

- Fusión vertebral previa
- Degeneración niveles múltiples
- Fractura vertebral previa
- Espondilolistesis mayor de 3 mm
- Radiculalgia aguda activa
- Alergia a metales
- Deformidad vertebral (escoliosis, cifosis)
- Osteoporosis
- Infección
- Artrosis facetaria
- Alteración psíquica
- Obesidad

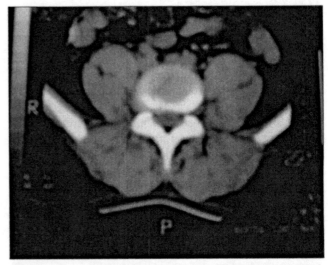

FIGURA 19-6. Imagen de TC del espacio, donde se aprecian unas facetas sin signos degenerativos.

Algunos autores (24) han realizado artroplastia discal, incluso como tratamiento de la degeneración discal yuxtafusional, tras artrodesis previa.

Para indicar una artroplastia discal, todos los pacientes deben haber realizado previamente un tratamiento médico con un mínimo de 6 meses de reposo, antiinflamatorios no esteroideos (AINE) y tratamiento fisioterápico, infiltraciones facetarias, corsés, corrección de los hábitos posturales, etc., y que todos estos métodos hayan sido fallidos.

Contraindicaciones

La tabla 19-3 muestra un amplio listado de todas las contraindicaciones para la colocación de una prótesis de disco. El listado es muy amplio, y algunos autores afirman que el 95 % de los pacientes con degeneración discal tienen alguna contraindicación (9).

La existencia de dolor radicular grave o claudicación es un criterio absoluto de exclusión.

En el caso de hernia foraminal pura, algunos autores realizan la colocación de una prótesis de disco con la esperanza de que la sintomatología desaparezca al recuperar la altura de éste, pero ésta sería la única excepción (25).

La osteopenia o mujeres con riesgo elevado de sufrirla, como en pacientes ovariectomizadas, sería una contraindicación para la artroplastia.

Otras contraindicaciones son: evidencia de compresión nerviosa, fractura espinal, espondilólisis, espondilolistesis, deformidad vertebral como escoliosis, tumores y, en general, cualquier deformidad rígida en alguno de los planos.

No se colocarán prótesis por encima de L2 debido a la dificultad técnica de su colocación por vía anterior.

Quizá sea la valoración de la artrosis facetaria el problema clínico más frecuente. Es evidente que si la artrosis es lo suficientemente importante como para producir dolor, ésta será una contraindicación clara de mantener la movilidad del segmento y, por ende, de artroplastia lumbar. El procedimiento de elección para valorar los fenómenos degenerativos de las carillas es la TC (fig. 19-6).

La existencia de cirugía discal previa o de quimionucleólisis o nucleoplastia no excluye, en principio, al enfermo, siempre y cuando guarde los requisitos previos y sobre todo no tenga dolor neurogénico, especialmente por debajo de la rodilla.

Si por algún motivo en la cirugía previa se han extirpado parcial o totalmente las facetas, éste es un criterio absoluto de exclusión, dado que la integridad de las facetas es necesaria para la estabilidad rotacional.

La hernia discal que no pueda ser descomprimida por vía anterior es un criterio de exclusión. Cualquier tipo de inestabilidad, espondilolistesis, laterolistesis o inestabilidad poslaminectomía, son también causas de exclusión.

Técnica quirúrgica

La implantación quirúrgica de la prótesis se hace bajo anestesia general por vía anterior, pararrectal y retroperitoneal.

Quizá sea la vía de abordaje la mayor dificultad para la realización de esta técnica por parte del cirujano ortopédico, que necesitará la asistencia de un cirujano general o vascular. Sin embargo, es una técnica sencilla de realizar, dado que no secciona ninguna estructura, siendo una vía muy anatómica, nada sangrante y muy agradecida por el paciente.

El abordaje, en todos los casos, ha sido anterior retroperitoneal, por el lado izquierdo.

La adopción del lado izquierdo se debe a la comodidad técnica del cirujano, pero sobre todo porque la disección de los vasos ilíacos es menos dificultosa desde este lugar, al tener fácil acceso a las venas lumbares que llegan a la cava y poder disecar la vena ilíaca izquierda cuando en algunos casos tapa el disco L5-S1.

Previo a la cirugía debe disponerse de discografía con contraste yodado de los tres últimos discos lumbares. Si no se dispone de ésta, se debe hacer en este momento, bajo mínima sedación y anestesia local.

Para los espacios L3-L4 y L4-L5 el paciente se coloca en decúbito lateral. Para el espacio L5-S1, en decúbito lateral y oblicuo, que permite la introducción de la aguja de discografía sin tener que doblarla, pudiendo salvar en esta posición la cresta ilíaca (fig. 19-7). Se inyecta contraste yodado del utilizado por vía intravenosa y bajo presión de forma intradiscal.

La discografía debe mostrar un disco degenerado, doloroso y con niveles adyacentes sanos (fig. 19-5).

Una vez realizada la discografía, y si se considera que se cumplen los criterios de selección anteriormente expuestos, se procede a la cirugía propiamente dicha.

Bajo anestesia general, se coloca al paciente en una mesa de quirófano, radiotraslúcida y que sea capaz de plegarse por el centro, con objeto de producir una lordosis lumbar exagerada.

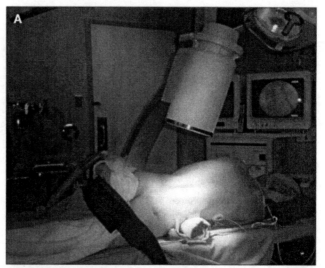

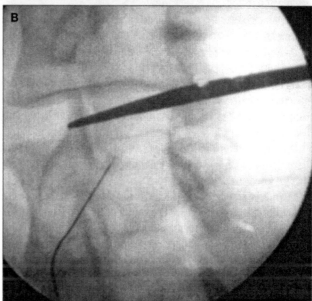

FIGURA 19-7.   A) Posición lateral y oblicua en la que colocamos al paciente para practicar la discografía de espacio L5-S1. B) Imagen obtenida, en la que se señala el punto de introducción de la aguja, para acceder a la porción central del disco.

La posición del paciente es en decúbito supino, con hiperlordosis y ligeramente en Trendelenburg. La flexión de las piernas unos 10° facilita la disección de los elementos vasculares.

Tras la adecuada preparación de la piel, se realiza una incisión 4 cm a la izquierda de la línea media, desde el ombligo hasta 7 cm por debajo de éste.

Se escinde la grasa y la fascia abdominal superficial hasta llegar a la aponeurosis anterior del músculo recto abdominal. Se incide la aponeurosis y se separa el músculo (coagulando los pequeños vasos que lo unen a la fascia en la inserción de los vientres), en una de las siguientes direcciones, si el disco que se va a intervenir es el L5-S1, el músculo se desviará hacia fuera, por el contrario, si es L3-L4 o L4-L5, hacia dentro.

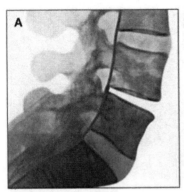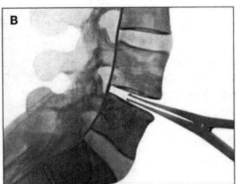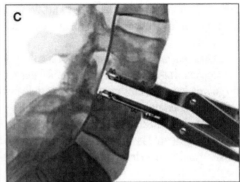

FIGURA 19-8.   Forma de proceder para practicar una distracción paralela, una vez realizada la discectomía completa.

La adopción de una vía retroperitoneal reduce notablemente el riesgo de lesión del plexo hipogástrico (26) y, por ende, el riesgo de eyaculación retrógrada en el varón.

Debajo del músculo, y por debajo del ombligo, se encuentra directamente el peritoneo, al que se hace una disección roma con torunda húmeda, y se progresa lateralmente hasta encontrar la línea de repliegue peritoneal. Ésta se secciona longitudinalmente, y por disección roma se accede al retroperitoneo, justo por encima del músculo psoas izquierdo. En esta primera fase, y hasta llegar al retroperitoneo, es una vía muy anatómica y sólo hay que tener cuidado de no perforarlo pues a veces es muy fino en esta zona.

Una vez en el retroperitoneo, se realiza una disección roma del uréter izquierdo hacia dentro, y del saco peritoneal, dejando expuestos los vasos ilíacos izquierdos.

Cuando se accede al disco L5-S1, la disección de éste se hace entre la bifurcación de los vasos ilíacos, identificando y ligando los vasos sacros medios de forma meticulosa, dado que pueden producir una hemorragia postoperatoria difícil de controlar.

Una vez realizada esta ligadura nos encontramos encima del promontorio y del disco L5-S1.

La fase más delicada de la intervención es la disección de los vasos ilíacos, y especialmente las venas. Éstas se deben disecar en su cara posterior, que está en contacto con la columna y se debe hacer ampliamente de tal forma que se puedan movilizar, hacia arriba y lateralmente, lo suficiente como para visualizar toda la curvatura anterior del disco y de los cuerpos vertebrales.

Una vez conseguida esta disección, se colocarán 4 separadores clavados en los cuerpos vertebrales superior e inferior, dejando el campo expuesto.

En el caso de tratarse del espacio L4-L5 o L3-L4, la disección de los vasos se hace rechazando medialmente los vasos ilíacos izquierdos y accediendo a la columna lateralmente. Aquí se encuentran las venas lumbares que es necesario ligar, para evitar que se desgarren cerca de la vena cava y sean difíciles de controlar después.

Existe un caso anatómico que puede plantear algún problema técnico: un origen demasiado a la derecha o inferior, de la vena ilíaca izquierda, de tal forma que cruza y oculta el espacio L5-S1. En este caso, la disección se hace más dificultosa, pero haciéndola despacio, no suele plantear problemas.

Es importante obtener una buena alineación anteroposterior (AP) de la columna y marcar exactamente el punto medio de los cuerpos vertebrales mediante un tornillo colocado en el cuerpo superior, o cualquier otra marca radioopaca que permita, mediante la comprobación por amplificador de imágenes, la correcta ubicación de este punto medio, que será de gran ayuda en el momento de centrar la prótesis en este plano.

A continuación se incide el disco en forma de «I», intentando conservar dos lengüetas laterales del *annulus*, que proporcionarán dos protectores laterales de los vasos, durante la discectomía. Estas dos lengüetas se sujetan externamente con un par de puntos de tracción.

La discectomía se hace de forma convencional, mediante pinzas de disco y legrado, procurando dejar limpio todo el espacio y ver el ligamento longitudinal posterior, conservando los platillos vertebrales.

Es preciso ser muy cuidadoso con los platillos de las vértebras, y elimina mediante cucharilla todo resto discal, pero evitando romperlos, especialmente en las partes más periféricas, más densas, que es donde se apoyará la prótesis.

Una vez practicada la discectomía completa, se realiza distracción mediante el aparato distractor-introductor; ésta debe ser lenta y ayudada por los dilatadores externos (fig. 19-8).

La correcta distracción del espacio discal debe ser progresiva y se realiza mediante separadores o distractores que, en el caso de la prótesis Charité, van desde 7,5 a 9,5 mm.

Generalmente no es necesario realizar una distracción excesiva y basta con 8,5 mm. Si fuera excesiva, sería peligrosa, sobre todo en casos de cirugía previa por vía posterior, en la que pueden existir adherencias de la raíz.

De cualquier forma, la distracción debe ser suficiente para romper el ligamento longitudinal posterior. Al producirse esta rotura, no es infrecuente observar hemorragia de los vasos peridurales, que aunque aparatosa, cede al soltar la distracción y que en los casos de los autores no ha planteado problemas.

Cuando los platillos vertebrales no son completamente planos y existen irregularidades posteriores, éstas se deben resecar con escoplo fino para evitar que sean un impedimento a la introducción de la prótesis o que dichos rebordes se rompan y puedan emigrar hacia el canal o, lo que es peor, hacia el foramen (fig. 19-9).

Mediante las galgas de prueba, se decide, bajo control radiográfico, el tamaño de la prótesis, tanto en su plano frontal como lateral, teniendo en cuenta que ésta debe apoyarse en la parte más periférica del cuerpo y no protruir en el canal.

En este momento, y opcionalmente, se puede introducir un instrumento que marca los surcos por donde se irán los dientes de la prótesis, pero generalmente este paso no es necesario y complica el reajuste en caso de correcciones.

A continuación se introducen las dos placas metálicas de la prótesis, colocadas correctamente en el introductor. Esta introducción de hace de forma vigorosa, mediante martillo y siempre bajo control radiográfico en dos planos, cuidando especialmente el centraje en AP y la colocación posterior de la prótesis, dejando el centro de ésta ligeramente posterior al centro del cuerpo pero sin que llegue a protruir hacia el canal.

A la hora de seleccionar las placas se debe tener en cuenta qué grado de lordosis necesita ese espacio, siendo, en general, para niveles superiores las placas neutras paralelas y para L5-S1 las de 5 mm, las más usadas.

Aproximadamente a mitad de la introducción se deja al enfermo en posición neutra quitando la hiperlordosis a la que estaba sometido, con el fin de poder introducir la parte posterior de la prótesis sin lesionar los cuerpos. Esta lordosis se mantendrá ya el resto de la operación.

Una vez colocadas las placas, y sin extraer el aparato, se comprueba el tamaño del polietileno, mediante el comprobador, se decide el tamaño de éste y se implanta el polietileno definitivo.

Las placas deben ser del mayor tamaño posible, de tal forma que ocupen lateralmente la mayor parte de los platillos, sin protruir por detrás.

La extracción del aparato introductor se debe hacer mediante ligeros movimientos laterales, al tiempo que con un impactor se mantiene la prótesis en su sitio, con pequeños golpes de martillo, con el fin de que no lo expulse.

Se debe comprobar la buena movilidad del polietileno, haciéndolo girar entre los dos platillos.

La posición absolutamente centrada en el plano frontal es obligatoria. Si no es así, o bien no habrá movimiento de la prótesis, o bien si éste existiese, puede ser doloroso e incluso puede haber este dolor en reposo. Es decir, se debe evitar toda asimetría en este plano frontal.

Si en la proyección radiográfica intraoperatoria la prótesis no estuviera bien centrada en este plano, se deberá sacar y volverla a introducir cuantas veces haga falta hasta conseguir una correcta alineación frontal.

En el plano lateral, el centro de la prótesis debe estar situado un poco posterior a la línea media, unos 2 mm, para que de esta forma se reproduzca el eje de rotación fisiológico, que describió Gertzbein (27) de forma experimental.

Una vez introducida la prótesis y comprobada finalmente su buena alineación, se procede a cerrar las lengüetas del *annulus*, mediante un punto, por encima de la prótesis (aunque este paso no es necesario) y al cierre de la pared abdominal, con una simple sutura de la fascia anterior del recto y de la piel. No se coloca drenaje (fig. 19-10).

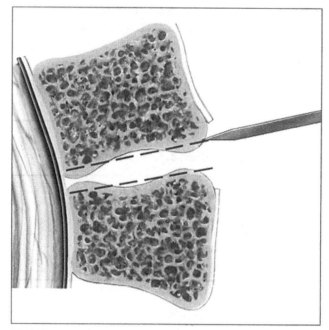

FIGURA 19-9. Sección con escoplo de los rebordes de los platillos, para obtener una superficie plana, que permita un buen anclaje de la prótesis.

Como regla general, no ha sido necesaria la transfusión de sangre en estos casos, pues la pérdida durante la cirugía fue inferior a 250 cm^3.

En el postoperatorio inmediato no es necesaria dieta absoluta más allá de 12 h, no se coloca corsé y se permite la deambulación muy temprana, a las 24 h, que se tolera perfectamente, sin dolor lumbar y sólo suele haber mínimas molestias de la pared abdominal.

Esta deambulación es, además, importante para la buena implantación de la prótesis.

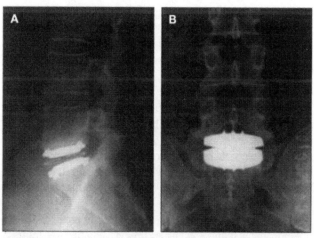

FIGURA 19-10. Imagen radiográfica de una prótesis Charité, correctamente implantada. Obsérvese la simetría en los dos planos, cómo se recupera la altura discal y se abre el foramen. Este paciente está asintomático y volvió a su trabajo físico previo.

TABLA 19-4. **Complicaciones de la artroplastia**

Complicaciones del abordaje:
- Lesión vascular
- Trombosis venosa
- Embolización distal por placas de ateroma
- Eyaculación retrógrada

TABLA 19-5. **Complicaciones de la artroplastia**

Complicaciones del implante:
- Luxación
- Fractura vertebral
- Mala posición
- Radiculopatía postoperatoria
- Infección

TABLA 19-6. **Complicaciones de la artroplastia**

Complicaciones tardías:
- Fallo mecánico: del metal o polietileno
- Osteólisis
- Mala posición
- Artrosis facetaria secundaria
- Hundimiento

Complicaciones

En las tablas 19-4 a 19-6 se muestran las posibles complicaciones que pueden surgir con la implantación de una prótesis de disco lumbar.

La eyaculación retrógrada es una eventualidad poco frecuente, cuando se usa la vía retroperitoneal de todas formas puede ocurrir.

La luxación anterior de una prótesis Charité es una complicación muy rara, y cuando ocurre suele ser anterior.

La fractura en el momento de la implantación se debe a osteopenia o distracción excesiva.

La mala implantación es sólo aceptable con ángulos mínimos; como ya se ha descrito, una mala implantación produce dolor y falta de movilidad, con lo que se anulan las ventajas de la artrodesis.

La radiculopatía postoperatoria se ha atribuido a la herniación del núcleo pulposo en el momento de la introducción (26), y se evitaría haciendo una discectomía muy minuciosa, incluso lateralmente.

Otra causa de radiculopatía postoperatoria es por excesiva distracción en pacientes con cirugía previa o con fibrosis epidural (3, 27).

No se ha comunicado ningún caso de infección de prótesis en la bibliografía revisada.

Entre las complicaciones a largo plazo, la rotura o desgaste del polietileno es raro. En cualquier caso, en la mayoría de los estudios no ha transcurrido el tiempo suficiente para su correcta evaluación.

La impactación de la prótesis es rara (un 9 %) en el estudio de Cinotti y cols. (3), y se debe a la colocación de una prótesis pequeña, a osteopenia o traumatismo axial grave.

En los casos tratados por los autores se ha dado un hundimiento de un platillo por traumatismo, que hizo necesaria una artrodesis posterior.

La instauración de una artrosis facetaria en el segmento operado es una eventualidad preocupante y en algunos estudios, como el de Van Ooij y cols. (28), llega a ser de hasta un 41 %. Es también posible que en muchos de los casos en los que ocurre, existiera más o menos silente antes de la colocación de la prótesis.

En los casos de fallo de la prótesis, excepto en los muy poco probables de infección o luxación anterior, no se debe intentar su recuperación por vía anterior, dado la dificultad técnica y el riesgo quirúrgico que esto implica, siendo suficiente una artrodesis instrumentada por vía posterior.

En los casos en que la extracción de la prótesis sea necesaria, será obligatoria una corporrectomía, dada la buena integración que existe.

Se ha descrito la osificación postoperatoria de la prótesis, aunque no en todos los casos en los que ésta ocurre se pierde movilidad, como han demostrado McAffe y cols. (29), en su estudio, en los que se mantenía una flexoextensión correcta a pesar de la osificación intradiscal.

Resultados

Los buenos resultados de la artroplastia lumbar se basan, casi por completo, en una buena selección.

La valoración de los resultados se debe llevar a cabo por algunas de las escalas de valoración del dolor y del confort que existen. Las más utilizadas son la de Oswestry y la VAS (Visual Analog Scale, Escala Analógica Visual).

Para la valoración clínica de los resultados, se usará la Escala de Oswestry (ODI).

Con la prótesis de Charité existen, según los autores, entre un 63 y un 85 % de buenos resultados.

Lemaire y cols. (30) en un seguimiento de 51 meses en 105 pacientes obtuvieron un 79 % de buenos resultados, un 6 % de satisfactorios.

Este mismo estudio concluye que el 87 % de los pacientes retornaron a su trabajo. El arco de flexoextensión que se consiguió con esta prótesis fue de 13° para el espacio L4-L5 y 9,5° para el L5-S1. Los fallos fueron debidos a una mala indicación, fallos en la implantación o migración (5).

El seguimiento de este tipo de prótesis es forzosamente limitado, debido al poco tiempo transcurrido desde su implantación; se debe a la bibliografía europea, especialmente alemana y francesa, el conocimiento del desarrollo y los resultados.

Los autores comenzaron su implantación en mayo de 2000, habiendo realizado hasta la actualidad 27 implantaciones en 26 enfermos.

Los resultados obtenidos son, en general, buenos, y muy parecidos a los publicados por otros autores europeos; sólo hubo que artrodesar a 2 pacientes, uno por no haber tenido suficientemente en cuenta una artrosis facetaria que, aunque parecía poco importante en la RM, causó dolor lumbar desde el primer momento y a la paciente se le practicó artrodesis instrumentada posterior solucionándose su problema. El otro caso fue un hombre al que por motivos no bien explicados se le hundió la prótesis parcialmente dentro del cuerpo vertebral superior. También hubo que practicar artrodesis instrumentada, disminuyendo sólo parcialmente la lumbalgia.

No hubo ningún caso de infección postoperatoria.

En resumen, la artroplastia discal es un buen procedimiento que se podrá usar más ampliamente en el futuro, siempre que exista especial cuidado en la selección de los pacientes (31, 32).

BIBLIOGRAFÍA

1. Barrick WT, Schofferman J, Reynolds JB, Golthwaite N, McKeehen M, Keaney D y White AH. Anterior lumbar fusion improves discogenic pain at levels of prior posterolateral fusion. Spine 2000; 25: 853-857.
2. Slosar PJ, Reynols JB, Schofferman J, Goldthwaite N, White AH, Keaney D. Patient satisfacion after circumferencial lumbar fusion. Spine 2000; 25: 722-726.
3. Cinotti G, David T, Postacchini F. Results of the disc prosthesis after a minimun follow-up period of 2 years. Spine 1996; 8: 210-217.
4. Enker P, Steffe A, McMillin C, Keppler L, Biscup R, Miller S. Artificial disc replacement. Preliminary report with 3-year minimum follow-up. Spine 1993; 18: 1061-1070.
5. Griffith SL, Shelkov AP, Buttner-Janz K y cols. A multicenter retrospective study of the clinical results of the Link SB Charité intervertebral prosthesis. The initial European experience. Spine 1994; 19: 1842-1849.
6. Fernstrom V. Arthroplasty with intercorporal endoprosthesis in herniated disc and painful disc. Acta Chir Scand Suppl 1996; 357: 154-159.
7. Bertagnoli R, Kumar S. Indications for full prosthetic disc arthroplasty: a correlation of clinical outcome against a varety of indications. Eur Spine J 2002; 11: 131-136.
8. Hochschuler SH y cols. Artificial disc: preliminary results of a prospective study in the United States. Eur Spine J 2002; 2: 106-110.
9. Huang RC, Girardi FP, Cammisa FP. The prevalence of contraindications to total disc replacement in a cohort of lumbar surgical patients. Presented at the 18th Annual Meeting of the North American Spine Society. San Diego, Ca., 2003.
10. Zeegers WS, Bohen LM, Laaper M y cols. Artificial disc replacement with the modular type SB Charité III. 2 year results in 50 prospectively studied patients. Eur Spine J 1999; 8: 210-217.
11. Delamarter RB, Fribourg DM, Kanim LE, Bae H. ProDisc artificial total disc replacement: introduction and early result from the United States Clinical Trial. Spine 2003; 28: 167-175.
12. Zigler JE. Clinical result with ProDisc: European experience and U.S. investigation device exemption study. Spine 2003; 28: 163-166.
13. Alía J. Sustitución del disco intervertebral. Indicaciones y técnicas quirúrgicas. Actualización en Cirugía Ortopédica y Traumatología. Avances en Cirugía de Columna vertebral. Madrid: Merck, Sharp & Dohme de España. Grupo MSD. 2002.
14. Turner JA, Ersek M, Herron L y cols. Patient outcomes after lumbar spinal fusions. JAMA 1992; 268: 297-311.
15. Frymoyer JW, Hanley E, Howe J y cols. Disc excision and spine fusion in the management of lumbar disc disease. A minimum 10 year follow-up. Spine 1978; 3: 1-6.
16. Lechmann TR, Spratt KF, Tozzi JE y cols. Long term follow-up of lower lumbar fusion patients. Spine 1987: 12: 97-104.
17. Balderston RA, Albert TJ, McIntosh T y cols. Magnetic resonance imaging analysis of lumbar disc changes below scoliosis fusion. A prospective study. Spine 1998; 23: 54-58.
18. Kumar MN, Jacquot F, Hall H. Long term follow-up of functional outcomes and radiographic changes at adjacents levels following lumbar spine fusion of degenerative disc disease. Eur Spine J 2001; 10: 309-313.
19. Schlegel JD, Smith JA, Schleusener RL. Lumbar motion segment pathology adjacent to thoracolumbar, lumbar and lumbosacral fusion. Spine 1996; 21: 970-981.
20. McAffe P, Fedde I, Saidey S, Shucosky E, Cunningham BW. Experimental design of total disc replacement. Experience with a prospective randomized study of the SB Charité. Spine 2003; 28: 153-162.
21. Cunningham BW, Dmitrev AE, Hu N, McAffe PC. General principles of total disc replacement arthroplasty. Spine 2003; 28: 118-124.
22. Cunningham BW, Gordon JD, Dmitrev AE, Hu N, McAffe PC. Biomechanical evaluation of total disc replacement arthroplasty: An in vitro human cadaveric model. Spine 2003; 28: 110-117.
23. Kumar MN, Baklanov A, Chopin D. Correlation between sagittal plane changes and adjacent segment degeneration following lumbar spine fusion. Eur Spine J 2001; 10: 314-319.
24. Won Joong Kim, Sang-Ho Lee, Sang Soo Kim, Chuntek Lee. Treatment of juxtafusional degeneration with artificial disc replacement (ADR). J Spinal Disord Tech 2003; 16: 390-397.
25. McAfee P, Fedder I y cols. SB Charite disc replacement. Report of 60 prospective randomized cases in a U.S. Center. J Spinal Disord Tech 2003; 16-24: 424-433.
26. Mayer HM, Wiechert K, Korge A y cols. Minimally invasive total disc replacement: surgical technique and preliminary clinical results. Eur Spine J 2002; 11: 124-130.
27. Gertzbein SD, Seligman J, Holtby R y cols. Centrode characteristics of the lumbar spine as a function of segmental instability. Clin Orthop 1986; 208: 48-51.
28. Van Ooij A, Oner FC, Verbout AJ. Complications of artificial disc replacement: a report of 27 patiens with the SB Charité disc. J Spinal Disord Tech 2003; 16: 369-383.
29. McAffe P, Cunninham BW, Devine JD y cols. Classification of heterotopic ossification (HO) in artificial disk replacement. Spine J 2002; 2: 94S.
30. Lemaire JP, Shalli W, Laveste F y cols. Intervertebral disc prosthesis. Results and prospects for the year 2000. Clin Orthop 1997; 337: 64-76.
31. Bao QB, Yuan HA. Prosthetic disc replacement: the future? Clin Orthop 2002; 394: 139-145.
32. Huang RC, Sandhu HS. The current status of lumbar disc replacement. Orthop Clin North Am 2004; 35: 33-42.

Capítulo 20

Escoliosis congénita

C. VILLANUEVA LEAL

Introducción

Se define como escoliosis congénita la curvatura lateral de la columna vertebral causada por anomalías del desarrollo vertebral que producen un crecimiento longitudinal asimétrico de la columna. El término «escoliosis congénita» es un poco confuso por cuanto sugiere que la curvatura estaba presente en el nacimiento, pero esto no es necesariamente así. En realidad deben estar presentes en el nacimiento las anomalías vertebrales que causan o causarán más adelante la desviación. Obviamente, este tipo de escoliosis no tiene nada que ver con la infantil, que se presenta en la primera infancia pero cuyo examen radiológico no evidencia ninguna malformación vertebral.

La incidencia real de la escoliosis congénita se desconoce porque algunas anomalías vertebrales producen deformidades tan insignificantes que permanecen sin diagnosticar. Ello explica que puedan darse cifras diferentes en estudios poblacionales muy similares. En 1996, un trabajo de Wang y cols. (30) con 21.759 escolares entre 8 y 14 años del área de Pekín encontró una cifra total de deformidad raquídea del 1,06 % y de ellos sólo el 5,19 % (0,03 % de la población total) eran de causa congénita. En la misma área y simultáneamente otro trabajo (15) comunicó una incidencia total de escoliosis del 1,04 %. De los casos intervenidos la escoliosis congénita representaba el 18,1 %. La prevalencia de esta patología entre las escoliosis en un entorno sanitario más precario que arroja una magnitud media de pacientes visitados de 58° es, en cambio, del 17 % en Arabia Saudí (1). Incluso las malformaciones congénitas vertebrales se han asociado a otra patología, como afirma Wynne-Davis (34) que encontró una relación entre la existencia de malformaciones vertebrales múltiples y espina bífida y que el riesgo hereditario de las malformaciones múltiples era del 5-10 % en parientes de primer grado. Por el contrario, Winter (32) no encontró evidencia genética, ni epidemiológica, de que las anomalías vertebrales múltiples se relacionasen con anencefalia y mielomeningocele. El riesgo hereditario de la hemivértebra aislada para parientes en primer grado era sólo del 1 %.

Anomalías asociadas

Basu y cols. (2) en un exhaustivo estudio realizado con resonancia magnética (RM), ecocardiografía, ecografía renal y examen clínico minucioso de una serie de 126 pacientes encontraron una tasa alta de anomalías medulares (37 %). Estas anomalías eran significativamente más frecuentes en los casos de malformación vertebral cervicotorácica, en los casos con cifosis evidente y en los defectos mixtos y de segmentación. Las anomalías viscerales se presentaron en el 55 % de los pacientes. Nuevamente los defectos mixtos fueron los que presentaron mayor riesgo de malformación visceral. El 26 % de los pacientes presentaron anomalías cardíacas y el 21 % malformaciones urogenitales. Una cifra similar (6/18) para la incidencia de anomalía medular asociada a escoliosis congénita fue también publicada por Friburg y Delgado (10).

Patogenia

La progresión de la deformidad congénita se produce en relación con las asimetrías de crecimiento vertebral. El desarrollo embriológico del raquis es un proceso rápido y complejo. El desarrollo del patrón mesenquimal se completa antes de la sexta semana de vida uterina. Durante la fase cartilaginosa y ósea no hará más que seguir el patrón mesenquimal; y las anomalías vertebrales estarían ya establecidas en el nacimiento.

El crecimiento longitudinal del raquis se produce como consecuencia de la suma del crecimiento de cada uno de los platillos vertebrales (4). En condiciones normales se produce de una manera simétrica y en consecuencia el raquis crece de manera equilibrada y sin curvas patológicas. Por el contrario, cuando hay una anomalía vertebral, existe una simetría en el número de placas de crecimiento o en el potencial de crecimiento de las placas en un lado de la columna. El resultado es un crecimiento global asimétrico que ocasionará una desviación de la columna vertebral en cualquier

183

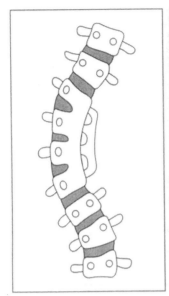

FIGURA 20-1.
Barra posterolateral.

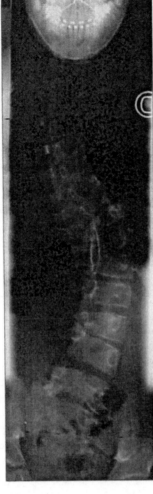

FIGURA 20-2.
Radiografía de la barra posterolateral.

plano del espacio, y dependiendo de la localización del defecto se producirán, por tanto escoliosis, cifosis o cifoescoliosis. Los casos de lordosis o lordoescoliosis por predominio de defecto posterior son mucho más raros, aunque ciertamente existen.

Asumido que la deformidad raquídea congénita se produce como consecuencia de un crecimiento longitudinal asimétrico de la columna, se puede inducir fácilmente que el tratamiento irá encaminado a la reducción del potencial de crecimiento.

El grado de deterioro y la gravedad final de la deformidad son proporcionales a la magnitud de la diferencia de crecimiento producido por las anomalías vertebrales. La deformidad progresará hasta que se termine el crecimiento o hasta que las placas de crecimiento se hayan fusionado. Sin embargo, la velocidad de crecimiento del raquis no es uniforme a lo largo de la infancia y la adolescencia (9). Hay dos períodos de crecimiento rápido bien conocidos: el primero es durante los primeros 2 años de vida y el segundo es el conocido como brote puberal.

El eje neural y la columna vertebral se forman simultáneamente, por ello es común la coexistencia de defectos medulares y vertebrales, como se ha descrito anteriormente. Algunas malformaciones medulares cursan con fallo en el desarrollo de los arcos

posteriores y de las partes blandas vecinas lo que ocasiona un defecto «abierto» como el mielomeningocele. Este tipo de malformación se acompaña de lesiones que cursan con déficit neurológicos mayores: parálisis en extremidades inferiores (EEII) y en tronco por debajo del nivel lesional. En estos casos la deformidad raquídea se produce tanto por las anomalías congénitas como, sobre todo, por la lesión neurológica. En este capítulo se obviarán por tanto las lesiones «abiertas».

Clasificación

La clasificación de las anomalías de la columna se ha basado en el desarrollo embriológico de ésta. Se reconocen así dos grupos básicos:

1. Defectos de formación.
2. Defectos de segmentación.

Aproximadamente, el 80 % de las anomalías vertebrales pueden ser clasificadas en estos grupos; el restante 20 % puede ser inclasificable porque se trata de una mezcla abigarrada de malformaciones, o porque la deformidad resultante es tan grave que no permite realizar un estudio iconográfico de suficiente calidad para poder establecer la clasificación. Hay que destacar que pueden existir malformaciones congénitas a varios niveles. Es importante reseñar que las curvas se clasificarán atendiendo al tipo de malformación presente en la curva y no a otras malformaciones que puedan encontrarse en otra área de la columna.

Los defectos de segmentación pueden ser unilaterales o bilaterales, y se producen con mayor frecuencia en el área torácica o toracolumbar.

El fallo de segmentación en una o más vértebras se conoce como barra unilateral no segmentada y es una de las causas más comunes de escoliosis congénita. Esta malformación consiste en una barra ósea que fusiona los discos intervertebrales y las articulaciones posteriores de un lado de la columna dejando libre el lado contralateral. La barra lateral no tiene placas de crecimiento y, en consecuencia, no puede crecer; por el contrario, el lado normal conserva todo su potencial de crecimiento y, por tanto, se produce la escoliosis (figs. 20-1 y 20-2). A este defecto se pueden añadir además fusiones de las costillas adyacentes al segmento raquídeo malformado. El grado de deformidad dependerá, sobre todo, del potencial de crecimiento del lado sano contralateral al defecto. En principio, la existencia de discos con buena altura en el lado de la convexidad apunta a un desarrollo normal, tanto de los discos como de las placas de crecimiento y, por tanto, buen potencial de crecimiento y mal pronóstico de deformidad. En la experiencia de McMaster (18) esta deformidad se deteriora a razón de 5° por año, y frecuentemente sobrepasa los 50° a los 10 años de edad con una deformidad grave.

Existe un subgrupo afortunadamente raro que consiste en una barra lateral pero con hemivértebras libres en el lado contralateral

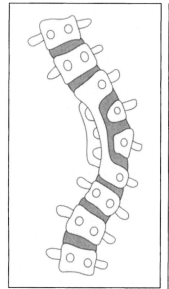

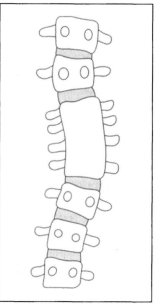

FIGURA 20-3. Barra posterolateral más hemivértebras libres.

FIGURA 20-4. Bloque congénito.

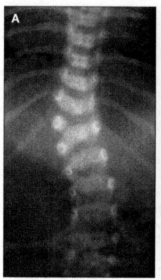

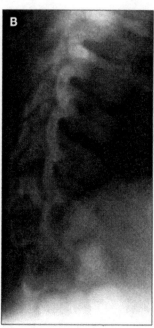

FIGURA 20-5. A) Hemivértebra en cuadrante AP. B) Hemivértebra en cuadrante P.

(fig. 20-3). Estas hemivértebras conservan todo el potencial de crecimiento y, en consecuencia, la deformidad resultante es mucho peor. Algunas publicaciones aseguran que ésta es la modalidad de escoliosis congénita de peor pronóstico en cuanto a magnitud angular (17, 21). El promedio de deterioro anual de esta deformidad es de 6° y todas ellas sobrepasan los 50° a los 4 años de edad. Semejante deformidad a tan temprana edad causa casi constantemente una restricción respiratoria muy grave que produce *cor pulmonale*.

Es obvio que en los defectos de segmentación no existe posibilidad alguna de crecimiento en el lado de la malformación, por lo que cualquier alternativa de tratamiento pasa por frenar el crecimiento del lado normalmente segmentado. La precocidad de este tratamiento vendrá determinada por la magnitud de la deformidad y la velocidad del empeoramiento. En los casos más graves, como a barra unilateral y hemivértebras libres, la cirugía puede estar indicada a los 2 años de edad.

Cuando el defecto de formación es bilateral, no hay posibilidad de desequilibrio, y únicamente en caso de que sea anterior o posterior se podrían esperar trastornos sagitales (fig. 20-4).

Los defectos de formación pueden variar desde un simple acuñamiento lateral hasta la completa ausencia de la mitad de una vértebra (hemivértebra) del cuerpo, o incluso pueden faltar tres cuartas partes de una vértebra, quedando únicamente una esquina posterolateral con un único pedículo (cuadrante posterolateral) (figs. 20-5 A y 20-5 B).

La hemivértebra –la causa más común de escoliosis congénita–, está causada por la ausencia completa de media vértebra, lo que da como resultado una vértebra formada por el medio cuerpo restante, acuñado, con su único pedículo y medio arco posterior. Frecuentemente las hemivértebras de la región torácica tienen su correspondiente costilla, por lo que resulta un número desigual de costillas respecto al otro lado.

Hay cuatro tipos diferentes de hemivértebras según sea su relación con las vértebras contiguas.

La hemivértebra completamente segmentada (no incarcerada) (figs. 20-6 y 20-7) tiene espacios discales normales por encima y por debajo, y está completamente separada de las vértebras contiguas. El crecimiento longitudinal de la hemivértebra libre es totalmente normal; por el contrario, no existe ningún crecimiento posible en el lado donde no existe vértebra alguna. El crecimiento de

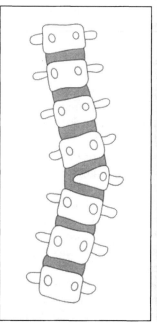

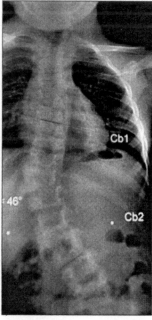

FIGURA 20-6. Hemivértebra segmentada.

FIGURA 20-7. Hemivértebra T9.

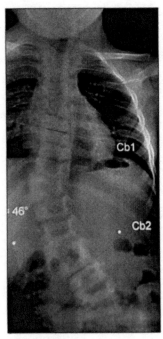
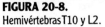

FIGURA 20-8.
Hemivértebras T10 y L2.

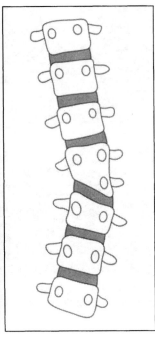

FIGURA 20-9.
Hemivértebra semisegmentada.

la hemivértebra actúa como una cuña que aumenta de tamaño produciendo una escoliosis que se deteriora lentamente a razón de 2° por año. La evolución de la hemivértebra produce una pequeña «expulsión» de la vértebra por la convexidad y, al mismo tiempo, un acuñamiento inverso de las vértebras contiguas como «para hacer sitio» a la hemivértebra. Las hemivértebras torácicas bajas y toracolumbares son las de peor pronóstico y pueden superar los 45° a término de crecimiento, aunque el trastorno estético es menor al faltar el efecto de anclaje en concavidad que produce, por ejemplo, la barra unilateral. La hemivértebra no incarcerada de L5 presenta a menudo un problema grave ya que ocasiona una salida oblicua, y ello obliga a una amplia curva toracolumbar de sentido contrario para equilibrar el tronco. Esta curva compensadora no tiene malformación congénita alguna; es inicialmente flexible pero más tarde se estructura, y por ello es aconsejable el tratamiento precoz de la hemivértebra antes de que la deformidad compensatoria se convierta en una deformidad estructural. Además, el trastorno estético de la hemivértebra es muy importante debido a la magnitud y amplio radio de la curva compensadora.

Cuando se trata de dos hemivértebras en el mismo lado (fig. 20-8) se produce una deformidad mayor, con claro riesgo de progresión, que se estima en unos 3° por año y es habitual que sobrepase los 70° al llegar a la madurez esquelética. Ante una deformidad tan previsiblemente evolutiva de nuevo el tratamiento temprano es la alternativa más prudente.

Las hemivértebras opuestas parecen corresponder a un decalaje hemimetamérico (28). La magnitud de la deformidad que producirán dependerá de la distancia a la que se encuentren las hemivértebras; si son contiguas o separadas sólo por uno o dos segmentos, la magnitud será muy limitada, y el trastorno estético prácticamente inexistente; por el contrario, si las hemivértebras están en diferentes regiones de la columna, producirán una doble curva no necesariamente equilibradas con un defecto cosmético significativo.

La hemivértebra semisegmentada (fig. 20-9) junto a la vértebra a la que está fusionada sólo tiene un espacio discal por encima y otro por debajo. En consecuencia, no existe diferente potencial en ambos lados, pero el hecho de tratarse de una vértebra necesariamente trapezoidal hace que los cartílagos de concavidad, soporten más presión axial en relación con el lado de concavidad, lo que puede inducir crecimiento en la zona de hiperpresión un poco menor y un ligero deterioro angular que en ningún caso llegará a los 40° a término de crecimiento. Generalmente no precisan tratamiento, excepto si se tratase de una localización lumbosacra. En ese caso, la recomendación será nuevamente tratamiento precoz para evitar la curva compensadora a la que ya se ha aludido anteriormente.

Las hemivértebras no segmentadas (fig. 20-10) están totalmente fusionadas a las vértebras vecinas, lógicamente no existe desequilibrio de crecimiento alguno, nunca producirán deformidad significativa y, obviamente, no precisarán tratamiento alguno.

Las hemivértebras incarceradas (fig. 20-11) tienen un contorno más ovoide y son más pequeñas que las hemivértebras segmentadas. En realidad, están incorporadas a un nicho que le permiten las dos vértebras contiguas deformadas. La deformación de las vértebras contiguas tiende a compensar la hemivértebra; los discos son habitualmente delgados, los pedículos están alineados y la resultante es una escasa o nula deformidad. Incluso estas hemivértebras pueden llegar a fusionarse a las contiguas a lo largo del crecimiento.

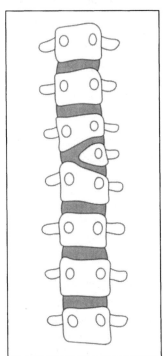
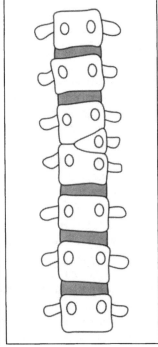

FIGURA 20-10.
Hemivértebra no segmentada.

FIGURA 20-11.
Hemivértebra incarcerada.

En cualquier caso, las hemivértebras incarceradas jamás producen escoliosis superiores a 20° y no precisan tratamiento alguno.

Por último, la vértebra cuneiforme (fig. 20-12) es un raro fracaso parcial de formación de un lado de la vértebra. Estas vértebras tienen 2 pedículos y están ligeramente acuñadas lateralmente. Si existe un crecimiento longitudinal retardado en el lado de concavidad, puede aumentar la magnitud de la deformidad. Ésta es una deformidad rara que sólo requerirá cirugía en el hipotético caso de escoliosis progresiva o en el caso de 2 vértebras cuneiformes contiguas, lo que representaría una deformidad mayor con igualmente mayor riesgo de deterioro angular.

Deformidades asociadas

Las escoliosis congénitas se acompañan a menudo de deformidades secundarias en relación con la zona de malformación que pueden tener enorme importancia, sobre todo cosmética, y deben valorarse a la hora de diseñar la estrategia de tratamiento.

Las curvas torácicas altas son muy comunes en las escoliosis congénitas. Aunque su magnitud no suele ser excesiva, el trastorno estético que producen puede ser muy aparente ya que provocan elevación del hombro de concavidad, prominencia a nivel del trapecio, y más raramente, inclinación de la cabeza simulando tortícolis congénita. Si se trata de varones bien musculados, la deformidad puede pasar desapercibida, pero en mujeres la repercusión cosmética superior a los 30° es ya importante.

Las curvas torácicas medias ápex en T5, T6, T7 provocan generalmente una curva compensadora toracolumbar de amplio radio. Como sucede en las hemivértebras lumbosacras, la deformidad compensadora se estructura con el paso de los años y puede empeorar a un ritmo aún más rápido que la deformidad congénita. Si habitualmente las escoliosis congénitas tienen relativamente poca rotación, las curvas compensadoras tienen mucha rotación y la gibosidad secundaria hace más grave aún el defecto cosmético.

Las malformaciones torácicas bajas toracolumbares o lumbares pueden no llegar a tener curvas compensadoras, y en ese caso el desequilibrio del tronco y el trastorno estético son muy superiores.

A menudo se dan deformidades costales asociadas a la malformación vertebral, ya sean secundarias a esta malformación o porque presenten además malformaciones costales del tipo de fusiones costales. Si esto ocurre antes de los 8 años de edad, se trata de un síndrome de insuficiencia torácica (7) que interferirá el normal desarrollo de los pulmones y su funcionalidad, que pueden llevar al *cor pulmonale* y a la muerte en una edad temprana.

Anomalías medulares asociadas

El desarrollo medular está íntimamente relacionado con el desarrollo de la columna vertebral, y por ello no es infrecuente la incidencia de anomalías medulares. La diastematomielia se ha encon-

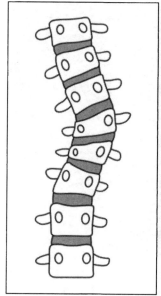

FIGURA 20-12.
Vértebras acuñadas.

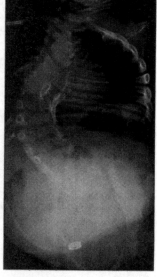

FIGURA 20-13.
Escoliosis congénita y diastematomielia.

trado en el 5 al 20 % de diversas series (11, 23, 31). Se trata de una división medial de la médula o de la cola de caballo por un tracto fibroso o incluso por un espolón óseo que puede ser incluso visible en la radiología simple (fig. 20-13). Otras anomalías más raras pueden observarse también en las escoliosis congénitas, como quistes dermoides, lipomas medulares, teratomas y quistes neuroentéreos, ya sea aislados o asociados a la diastematomielia. Tampoco puede obviarse la posibilidad de una médula anclada por el *filum terminale* o nervios posteriores ectópicos, raíces conjuntas o adherencias aracnoideas. La RM es el medio de exploración imprescindible para el diagnóstico de las anomalías medulares; sin embargo, se trata de una exploración cara cuyo rendimiento diagnóstico debe justificarse en el entorno de una práctica responsable. No parece que la incidencia de anomalía medular en la hemivértebra aislada justifique la práctica sistemática de RM, si existe una exploración neurológica correcta. Seguramente es obligatoria realizar esta técnica en malformaciones complejas, como la barra unilateral con hemivértebra contralateral, con riesgo estimado de cerca del 50 %, o ante la presencia del menor trastorno neurológico en la exploración del paciente. Los cambios neurológicos pueden ser muy sutiles, como una ligera espasticidad en EEII aún unilateral, pie cavo unilateral con garra digital, extremidad algo más corta, etc. Otros datos de la exploración clínica pueden orientar a la sospecha de anomalía medular, como *nevus*, una mancha con pelo (fig. 20-14), lipoma en línea media. Estas anomalías cutáneas se acompañan de defecto medular en el 70 % de los casos.

La diastematomielia puede permanecer asintomática o producir una clínica de médula anclada. Tanto si se trata de una u otra, procede realizar un tratamiento neuroquirúrgico cuando se presente el menor indicio de déficit neurológico, ya sea por sección del *filum terminale* o por exéresis del tracto medial de la diastematomielia.

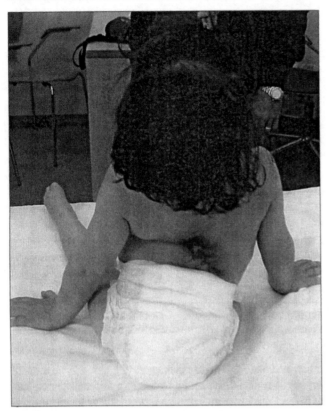

FIGURA 20-14.   Mancha cutánea.

OTRAS ANOMALÍAS ASOCIADAS

De forma genérica, la escoliosis congénita puede asociarse a anomalías congénitas de otros sistemas, sobre todo aquellos de estirpe mesenquimal. Estas anomalías pueden permanecer silentes y sólo ser detectadas en el obligatorio examen general de cualquier escoliosis congénita. El sistema genitourinario se afecta en el 25 % de los pacientes de escoliosis congénita, los más frecuentes son agenesia renal, duplicación renal y obstrucción ureteral. Es bien conocido el síndrome de Klippel-Feil asociado a los bloques cervicales congénitos. La cardiopatía congénita se asocia a escoliosis congénita en el 10 % de los casos (24), y también puede asociarse a escoliosis congénita la supraelevación congénita de la escápula que, en caso de ser en el lado de convexidad, aportará una deformidad suplementaria que puede mejorarse con el tratamiento de la deformidad raquídea. Por el contrario, si se produce en el lado de la concavidad, disminuirá el trastorno estético de ambas deformidades, lo que puede obviar el tratamiento de ambos problemas.

Pronóstico

Puesto que la deformidad congénita se produce por desequilibrios locales del crecimiento longitudinal del raquis, es obvio que la posibilidad de deterioro de la deformidad dependerá, en primer lugar, del tipo de malformación. En la descripción de los tipos malformativos ya se ha apuntado que la barra unilateral con hemivértebras libres era la malformación con mayor potencial de empeoramiento mientras, por ejemplo, los bloques congénitos son absolutamente irrelevantes (5).

El segundo factor que influye en la magnitud de la deformidad es la localización. Las malformaciones torácicas y toracolumbares tienen mayor potencial de agravación que las lumbares. Hay que aclarar que el trastorno estético no sólo se produce por la curva congénita, sino que también influye la curva compensadora lumbar o toracolumbar que puede cursar con desequilibrio del tronco e incluso con oblicuidad pélvica. Además, tanto las localizaciones cervicotorácicas como la hemivértebra lumbosacra tienen una repercusión cosmética mucho mayor. Las malformaciones cervicotorácicas dan elevación manifiesta del hombro de convexidad e incluso inclinación lateral de cabeza y cuello. La hemivértebra lumbosacra provoca una gran curva compensadora muy aparente.

Por último, es obvio que al tratarse de un problema del crecimiento longitudinal, la posibilidad de deterioro estará en relación con la edad del paciente (12). Pacientes a término de crecimiento tienen poco potencial de empeoramiento, aunque éste puede existir por la capacidad de deformación plástica de la columna. Por el contrario, cuando una deformidad es ya aparente en los primeros años de vida, el pronóstico es obviamente peor. Es importante reseñar que la curva de empeoramiento no es lineal, sino que presenta picos de agravación en las épocas de crecimiento rápido, como es el brote puberal.

Principios del tratamiento

Como en cualquier deformidad, el objetivo del tratamiento es llegar a la maduración esquelética con la menor deformidad y con buen equilibrio frontal y lateral del raquis. Como no es posible crear potencial de crecimiento en la concavidad de la escoliosis, una de las primeras opciones será frenar el crecimiento de la convexidad. Aceptando esta premisa, es obvio que la opción óptima sería conseguir una columna alineada aunque más corta; por el contrario, el peor resultado sería la evolución natural de la deformidad con una curva que podría representar una deformidad muy grave. Hay tres factores bien identificados que permitirán llegar a la situación anterior (18).

El primero es el diagnóstico precoz de la deformidad, que permitirá detectar la curva cuando su magnitud sea aún pequeña, y anticipar una cirugía profiláctica de bajo riesgo si los factores pronósticos permiten avanzar una evolución desfavorable.

El segundo criterio es adelantarse a la evolución. Los factores pronósticos son muy fiables, de manera que un cuidadoso estudio de la malformación, de su localización y del potencial remanente de crecimiento debe permitir establecer el pronóstico evolutivo y el tratamiento que, probablemente, precisará, así como el *tempo* de dicho tratamiento. Para ello es imprescindible el estudio detallado de la malformación mediante radiografías de alta calidad. A menudo las radiografías de los estados iniciales de la deformidad permiten hacerse una buena idea de la malformación, antes de que una deformidad mayor impida la visualización de aquélla. Cuando llega ese caso las técnicas de tomografía computarizada (TC) con reconstrucción tridimensional, así como los cortes anteroposteriores sagitales y transversales de la RM, pueden dar una mejor idea del problema.

Por último, es fundamental prevenir la progresión. La máxima de Winter, «*do not permit progression*», ilustra fehacientemente el criterio de tratamiento. Hay malformaciones cuyo potencial de crecimiento reconocido permite asegurar con certeza una evolución desfavorable (barra unilateral); identificada ésta, no existe justificación alguna para demorar un tratamiento con independencia de la edad del paciente. Otro tipo de deformidades tienen un pronóstico menos claro y deben ser controladas cada 6 meses, pero el cirujano debe saber que frecuentemente la progresión es muy lenta pero constante, y puede pasar inadvertida para el explorador poco cuidadoso. Si eso ocurre, puede perderse de manera lamentable la opción quirúrgica profiláctica. Es preciso repetir que una simple operación de fusión a edad temprana será siempre preferible a una gran cirugía de corrección de la deformidad años más tarde.

Evaluación preoperatoria

El examen preoperatorio incluye una exhaustiva exploración clínica, sobre todo desde el punto de vista neurológico, buscando la presencia de signos de piramidalismo, hiperreflexia o déficit mayores que puedan orientar a la existencia de un sufrimiento medulorradicular.

El examen radiográfico de calidad en proyecciones anteroposteriores (AP) y posteriores (P), así como plano de elección si se trata de una deformidad mayor, puede informar de la verdadera entidad de la malformación. Como ya se ha expresado, en los casos de deformidad muy grave es muy difícil ver realmente la malformación, y por ello es muy práctico recurrir a las radiografías iniciales de la deformidad, si se pueden conseguir. También es importante evaluar el potencial de crecimiento de las vértebras de la deformidad contando el número de placas de crecimiento presentes a cada lado. Hay que tener en cuenta que un disco de poca altura generalmente orienta a bajo potencial de crecimiento. Esta evaluación del potencial de crecimiento es importante no sólo desde el punto de vista pronóstico, sino también para diseñar la estrategia operatoria, porque la mayoría de las actuaciones precoces se diseñan para conseguir equilibrar el crecimiento en ambos lados. El fracaso en este intento se traducirá en deformidad progresiva a lo largo del crecimiento.

En la hemivértebra lumbosacra, la proyección de Fergusson elimina el efecto distorsionador de la lordosis lumbosacra y permite una excelente visualización de la malformación.

El seguimiento radiológico postoperatorio se hará con radiografías simples en proyecciones AP y lateral (L) que incluya la totalidad del raquis. Es inútil en el postoperatorio intentar evaluar la malformación pero, en cambio, hay que ser riguroso en la determinación de los valores angulares de la deformidad en los dos pla-

nos, con la determinación precisa de los ángulos de Cobb en las vértebras límites que habitualmente se visualizan bien.

La TC helicoidal permite reconstrucciones tridimensionales que ayudarán al cirujano a hacer su composición mental de la deformidad y diseñar la estrategia quirúrgica más adecuada.

Finalmente, la RM (22) es obligada para detectar las posibles anomalías medulares asociadas que son especialmente frecuentes, y además permite en los sucesivos cortes sagitales laterales y transversal hacerse una idea clara de la deformidad tridimensional.

Tratamiento

El tratamiento ortésico tiene poca indicación, ya que difícilmente será efectivo en una situación como la que nos ocupa de desequilibrio de potencial de crecimiento. Su única indicación será intentar el control de las curvas compensadoras antes de que se estructuren, mantener el raquis equilibrado y tal vez intentar evitar la inclinación de la cabeza en las deformidades cervicotorácicas. Para esta última situación el corsé de Milwaukee continúa siendo la principal opción, que puede mejorarse con una placa lateral a la cabeza. En los pacientes con grave deformidad torácica habría que evitar las ortesis de contacto total porque pueden empeorar la situación respiratoria, y tal vez el corsé de Milwaukee sea la mejor opción en estos casos. En el resto de supuestos las ortesis toracolumbares son mejor aceptadas por los pacientes. Es importante insistir en que la opción ortésica tiene pocas pero precisas indicaciones en el tratamiento de la escoliosis congénita, y que de cualquier manera deberá plantearse su abandono y proponer la cirugía en el caso de progresión de la deformidad.

En el postoperatorio podrá considerarse el uso de la ortesis para el control de las curvas compensadoras que no se hayan incluido en la fusión, así como para controlar el equilibrio del raquis.

El tratamiento quirúrgico debe contemplarse a cualquier edad cuando la deformidad sea grave o si progresa o se puede anticipar una evolución desfavorable.

Después de una cirugía profiláctica el paciente debe continuar bajo control riguroso por si fuera precisa una reintervención por persistir el deterioro. Como líneas generales, se propondrá la fusión sin corrección en las deformidades menores, y deberá valorarse la corrección cuando la deformidad sea de magnitud inaceptable.

FUSIÓN POSTEROLATERAL *IN SITU*

Se reserva a las deformidades por malformación de moderado potencial evolutivo que no tengan pronóstico de cifosis, por ejemplo hemivértebra, o cuando la deformidad pueda ser tratada en fase temprana con poca magnitud. En ese caso, una fusión posterior puede bloquear la capacidad evolutiva si se hace suficientemente pronto (33). La instrumentación posterior añade comodidad al postoperatorio, y probablemente mejora las posibilidades de éxito, sobre todo si se utilizan tornillos pediculares (14).

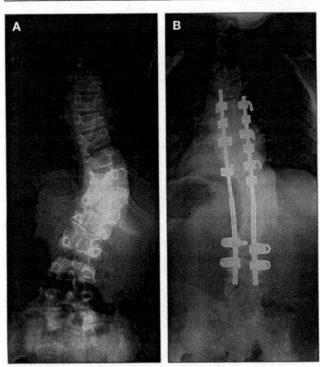

FIGURA 20-15.   A) Escoliosis congénita. B) Escoliosis congénita, artrodesis por doble vía.

EPIFISIODESIS ANTERIOR Y POSTERIOR

La detención profiláctica del crecimiento mediante la epifisiodesis de convexidad anterior y posterior es la forma óptima de tratamiento a edad temprana, cuando la deformidad se mantiene en magnitud aceptable. Lógicamente, se aplica en pacientes con deformidad aceptable que han mostrado progresión en los que existe aún cierto potencial de crecimiento en concavidad; la indicación ideal sería un paciente menor de 5 años con escoliosis inferior a los 40° en una hemivértebra segmentada. El objetivo es equilibrar el crecimiento a ambos lados. Teóricamente, esta técnica debería permitir cierta corrección a lo largo del desarrollo, ya que podría persistir cierto crecimiento en concavidad.

La técnica incluye abordaje anterior por convexidad y exéresis de la mitad lateral del disco, del cartílago y del platillo vertebral a cada nivel con interposición de injerto esponjoso para conseguir la hemifusión anterior. A continuación, abordaje posterior unilateral evitando abrir el compartimento de concavidad, y fusión posterolateral de convexidad exclusivamente. Puede optarse por colocar instrumentación posterior unilateral o simplemente hacer una contención con corsé rígido postoperatorio hasta conseguir la fusión.

Los resultados publicados con esta técnica son muy alentadores (16, 26). En las malformaciones medianamente evolutivas se puede esperar incluso una mejoría de 6° a término de crecimiento (41-35°). En las malformaciones muy evolutivas de las barras posterolaterales sólo puede esperarse un frenado de la evolución, que finalmente acabará con 9° por encima del valor preoperatorio

(61-70°). Se ha publicado una técnica alternativa para realizar la epifisiodesis anterior por vía transpedicular, pero no ha conseguido popularizarse (13).

ARTRODESIS POR DOBLE VÍA

Se trata de la variante anterior para los casos de mayor edad en los que no puede esperarse corrección alguna por el crecimiento pendiente. En esos casos, cuando la deformidad está dentro de límites aceptables (inferior a 60°), se puede optar por una alternativa de estabilización definitiva de la deformidad por artrodesis por doble vía de toda la deformidad con instrumentación posterior. Hay que resaltar que en esta técnica deberá incluirse en la fusión posterior la totalidad de las vértebras de la deformidad y no sólo las del área de malformación. Así, además de conseguir el control definitivo de la escoliosis, se podrá alcanzar cierta corrección a expensas de las vértebras contiguas que mantengan cierto grado de movilidad. Nuevamente, el uso de la instrumentación posterior mejora la tasa de fusión, así como la posibilidad de corrección, pero aumenta algo el riesgo neurológico, por lo que es imprescindible el examen preoperatorio del canal raquídeo para detectar cualquier anomalía medular. Si se encontrase alguna anomalía medular, deberá procederse primero a la corrección neuroquirúrgica, y unas semanas después pasar a la cirugía de la deformidad. Es preciso extremar la precisión del examen preoperatorio porque la escoliosis congénita es la etiología con mayor riesgo medular de toda la cirugía de la deformidad (figs. 20-15 A y 20-15 B).

HEMIVERTEBRECTOMÍA

Es el tratamiento exclusivo de la escoliosis por hemivértebra libre que se demuestra evolutiva, sobre todo si produce desequilibrio del tronco. Es preciso tener cuidado en la indicación, porque si se realizase en una curva de poca magnitud y tronco equilibrado, sobre todo si existiese deformidad compensadora en las vértebras adyacentes, podría generar un grave desequilibrio del tronco de muy difícil solución.

La indicación óptima sería la hemivértebra segmentada con desequilibrio del tronco u oblicuidad pélvica secundaria entre los 3 y 7 años de edad. La edad se justifica por la falta de estructuración de la curva compensadora, y porque al ser el paciente de menor peso las solicitaciones mecánicas de la síntesis serán claramente menores. Tradicionalmente, la cirugía se realizaba mediante doble abordaje anterior, posterior o con doble secuencia posterior para quitar el arco posterior e instrumentación provisional, anterior para la exéresis somática y nuevamente posterior para cerrar la cuña vaciada y bloqueo de la síntesis (3). Más recientemente se confirmó la posibilidad cierta de realizar la exéresis completa de la hemivértebra por vía posterior, con lo que se ahorra al paciente un abordaje y además se reduce el tiempo operatorio y la estancia hospitalaria (20, 25, 29). También en las últimas técnicas se ha impuesto la utilización de tornillos pediculares, que proporcionan mayor control de las vértebras adyacentes y permiten cerrar el vacío perfectamente (figs. 20-16 A y 20-16 B). Los resultados de todas las series publicadas se relacionan con la mejor corrección postoperatoria y su limitación está en la estructuración de la escoliosis. Cuando está ya estructurada, la corrección de 30° que puede proporcionar la hemivertebrectomía no consigue detener la progresión de la deformidad.

INSTRUMENTACIONES DE ELONGACIÓN SIN FUSIÓN

Las técnicas de elongación sin fusión, como barras subcutáneas o subfasciales para permitir demorar la fusión y ganar altura del tronco sin deterioro de la deformidad, han tenido poca utilidad en la escoliosis congénita aunque algunos autores las hayan utilizado. Algunas series presentan una casuística mínima incluida en un grupo heterogéneo de pacientes (19), otros con mayor número de pacientes han asociado una hemiepifisiodesis anterior (27), por lo que habría que considerarlas como una variante híbrida de las técnicas de epifisiodesis anterior ya descritas.

Más recientemente, Campbell (8) inició el tratamiento del síndrome de insuficiencia torácica con una técnica de distracción costal progresiva que permitiría la expansión torácica, pero que después se comprobó que era útil para el tratamiento de la deformidad raquídea y que parecía permitir el crecimiento longitudinal del raquis.

RESECCIONES SEGMENTARIAS, ARTRODESIS POR DOBLE VÍA

Cuando la deformidad se ha establecido en pacientes adolescentes o adultos, o cuando se practica ya una fusión pero la deformidad ha ido empeorando y llega con una magnitud intolerable, la única alternativa es la resección de un segmento raquídeo para movilizar el raquis, aposición de injerto anterior para rellenar el vacío creado y osteotomía posterior con instrumentación (6). Se trata de una cirugía de alto riesgo aun en manos muy experimentadas, que puede tener todo tipo de complicaciones, incluso neurológicas, por lo que de plantearse es preciso que el paciente entienda y asuma los riesgos de la cirugía y valore de manera realista las ventajas de la intervención.

Conclusión

La escoliosis congénita es una deformidad que puede llegar a ser extremadamente grave. Los principios del tratamiento deben ser seguidos de manera estricta: el diagnóstico debe ser precoz, la malformación debe ser identificada y evaluado su potencial de deformación, el tratamiento en caso de deterioro angular debe ser inmediato, no importa la edad del paciente. La anticipación del tratamiento a la progresión prevista de la deformidad minimiza la

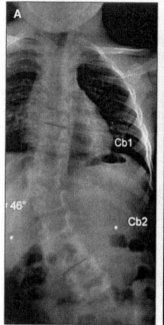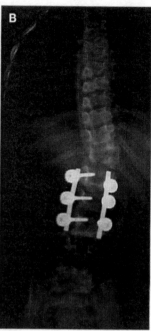

FIGURA 20-16. A) Hemivertebrectomía; radiografía preoperatoria. B) Hemivertebrectomía; radiografía postoperatoria.

cirugía y mejora significativamente el resultado. Por el contrario, la demora en el tratamiento aumenta la agresividad de la cirugía necesaria, aumenta también los riesgos de la intervención y empeora inevitablemente el resultado final.

BIBLIOGRAFÍA

1. Al-Arjani AM, Al-Sebai MW, Al-Khawashki HM, Saadeddin MF. Epidemiological patterns of scoliosis in a spinal center in Saudi Arabia. Saudi Med J Jun 2000; 21 (6): 554-557.
2. Basu PS, Elsebaie H, Noordeen MH. Congenital spinal deformity: a comprehensive assessment at presentation. Spine Oct 2002; 27 (20): 2255-2259.
3. Bergoin M, Bollini G, Taibi L, Cohen G. Excision of hemivertebra in children with congenital scoliosis. Ital J Ortho Traumatol June 1986; 12 (2): 179-184
4. Bick EM, Copel JW. Longitudinal growth of the human vertebra. A contribution of the human osteogeny. J Bone Joint Surg (Am) 1950; 32: 803-814.
5. Birnbaum K, Weber M, Lorani A, Leiser-Neef U, Niethard FU. Prognostic significance of the Nasca classification for the long-term course of congenital scoliosis. Arch Orthop Trauma Surg Sep 2002; 122 (7): 383-389.
6. Boachie-Adjei O, Bradford D. Vertebral column resection and arthrodesis for complex spinal deformities. J Spinal Disord June 1991; 4 (2): 193-202.
7. Campbell RM, Smith MD, Mayes TC, Magnos JA, Willey-Courand DB, Kose N y cols. The characteristics of thoracic insufficiency syndrome associated with fused ribs and congenital scoliosis. J Bone Joint Surg (Am) 2003; 85: 399-408.
8. Campbell RM Jr, Hell-Vocke AK. Growth of the thoracic spine in congenital scoliosis after expansion thoracoplasty. J Bone Joint Surg (Am) 2003; 85: 409-420.
9. Duval-Beaupere G. Pathogenic relationship between scoliosis and growth. En: Zorab PA, ed. Scoliosis and growth: Proceedings of a third symposium on scoliosis. Edinburgh-London: Churchill-Livingstone, 1971.
10. Friburg D, Delgado E. Occult spinal cord abnormalities in children referred for orthopedic complains. Am J Orthop Jan 2004; 33 (1): 18-25.
11. Greggi T, Barbanti Brodano G, Tabarroni M, Parisini P. Diastematomyelia in congenital scoliosis. A review of the literature and description of one clinical case. Chir Organi Mov 1997 Jan-Mar; 82 (1): 83-89.
12. Hefti F. Congenital anomalies of the spine. Orthopade Jan 2002; 31 (1): 34-43.

13. King AG, MacEwen GD, Bose WJ. Transpedicular convex anterior hemiepiphysiodesis and posterior arthrodesis for progressive congenital scoliosis. Spine Aug 1992; 17 (8 Supl): S291-294.

14. Kioskos HC, Asher MA, Larner RG, Harner EJ. Overpowering the crankshaft mechanism. The effect of posterior spinal fusion with and without stiff transpedicula fixation on anterior spinal growth in immature canines. Spine May 1996; 21 (10): 1168-1173.

15. Liu SL, Huang DS. Scoliosis in China. A general review. Clin Orthop Feb 1996; (323): 113-118.

16. Marks DS, Sayampanathan SR, Thompson AG, Piggott H. Long-term results of convex epiphysiodesis for congenital scoliosis. Eur Spine J 1995; 4 (5): 296-301.

17. McMaster MJ. Congenital scoliosis caused by a unilateral failure of vertebral segmentation with contralateral hemivertebrae. Spine May 1998; 23 (9): 998-1005.

18. McMaster MJ. James IV Lecture: congenital deformities of the spine. J R Coll Surg Edinb Apr 2002; 47 (2): 475-480.

19. Mineiro J, Weinstein SL. Subcutaneous rodding for progressive spinal curvatures: early results. J Pediatr Orthop 2002 May-Jun; 22 (3): 290-295.

20. Nakamura H, Matsuda H, Konishi S, Yamano Y. Single-stage excision of hemivertebrae via the posterior approach alone for congenital spine deformity: follow-up period longer than ten years. Spine Jan 2002; 27 (1): 110-115.

21. Nasca RJ, Stelling FH, Steel HH. Progression of congenital scoliosis due to hemivertebrae and hemivertebrae with bars. J Bone Joint Surg (Am) 1975; 57: 456-466.

22. Peer S, Krismer M, Judmaier W, Kerber W. The value of MRI in the preoperative assessment of scoliosis. Orthopade Sep 1994; 23 (5): 318-322.

23. Prahinski JR, Polly DW Jr, McHale KA, Ellenbogen RG. Occult intraspinal anomalies in congenital scoliosis. J Pediatr Orthop 2000 Jan-Feb; 20 (1): 59-63.

24. Reckles LH, Peterson HA, Bianco AJ, Weidman WH. The association of scoliosis and congenital defects. J Bone Joint Surg (Am) 1975; 57: 449-455.

25. Ruf M, Harms J. Hemivertebra resection by a posterior approach: innovative operative technique and first results. Spine May 2002; 27 (10): 1116-1123.

26. Sánchez Pérez-Grueso FJ, Valdazo A, Ballesteros Maso R. Temas de actualización en el tratamiento de la deformidad vertebral congénita. Rev Orto Traum IB 1991; 6: 536-540.

27. Schmitz A, Schulze Bertelsbeck D, Schmitt O. Five-year follow-up of intermittent distracting rod correction in congenital scoliosis. Eur J Pediatr Surg Dec 2002; 12 (6): 416-418.

28. Shawen SB, Belmont PJ Jr, Kuklo TR, Owens BD, Taylor KF, Polly DW Jr. Hemimetameric segmental shift: a case series and review. Spine 2002; 27 (24): E539-544.

29. Suk SI, Kim JH, Kim WJ, Lee SM, Chung ER, Nah KH. Posterior vertebral column resection for severe spinal deformities. Spine Nov 2002; 27 (21): 2374-2382.

30. Wang YP, Ye QB, Wu B. Result on the screening of scoliosis among school students in Beijing area. Zhonghua Liu Xing Bing Xue Za Zhi Jun 1996; 17 (3): 160-162.

31. Winter RB, Haven JJ, Moe JH, Lagaard SM. Diastematomyelia and congenital spinal deformities. J Bone Joint Surg (Am) 1974; 64: 27-39

32. Winter RB. Congenital deformities of the spine. New York: Thieme-Stratton Inc., 1983.

33. Winter RB, Smith MD, Lonstein JE. Congenital scoliosis due to unilateral unsegmented bar: posterior spine fusion at age 12 months with 44-year follow-up. Spine Feb 2004; 29 (3): E52-55.

34. Wynne-Davies Congenital vertebral anomalies: ethiology and relationship to spina bifida cystica. J Med Gen 1975; 12: 280-288.

Capítulo 21

Tratamiento de la enfermedad de Scheuermann

L. MIRANDA CASAS, V. MARTÍ PERALES, T. BAS HERMIDA

Scheuermann (1) describió en 1920 una patología que diferenció de la cifosis muscular o del aprendiz de Schanz, de la cifosis traumática de Kuemell, de la cifosis de Bechterew o Strümpell-Marie y de la cifosis ocupacional o postural de Spitzy.

La prevalencia de la deformidad oscila entre límites tan separados como el 0,4 y el 8 % de la población (2) ¿A qué se debe esta diferencia?

1. En primer lugar, a lo poco concreto del concepto: desde «malas posturas» hasta graves deformidades, diversas formas de cifosis han sido consideradas dentro de este apartado.

2. En segundo lugar, porque a diferencia de lo que ocurre en la escoliosis, donde se parte de una estructura recta y su alteración puede cuantificarse, en la cifosis nos enfrentamos a aumentos de curvas normales que no están estrictamente cuantificadas, ya que existe una variabilidad dentro de la normalidad y que además varía con la edad.

Antes de plantearse el tratamiento de la cifosis de Scheuermann, es importante considerar el estado actual de definición de esta patología, y algunos conceptos sobre la etiología, la patogenia, las técnicas de medición y especialmente sobre la historia natural. Todo ello servirá para establecer, de forma fundamentada, el tratamiento, a la vista de los conocimientos actuales.

Se sabe que en el plano sagital el raquis presenta una serie de curvas, lordosis cervical, cifosis dorsal y lordosis lumbar, que varían con la postura y están interrelacionadas entre sí. Estas curvas deben mantenerse dentro de unos límites establecidos y ser flexibles para compensarse unas a otras y alcanzar un *balance sagital espinopélvico normal o congruente* (3). Cuando alguno de estos dos parámetros cambia, bien por aumento o disminución excesiva, bien por una pérdida de flexibilidad, se produce una situación patológica.

Schanz, en 1907, fue el primero en utilizar el término *kyphosis* para describir el aumento de la curvatura posterior del raquis dorsal. Pero no fue hasta 1920, cuando Scheuermann (1) delimitó la entidad que denominó *cifosis dorsal juvenil*, que era rígida, con al-

teraciones de las vértebras afectadas, y que aparecería fundamentalmente en varones jóvenes que hacían trabajos pesados. Conocida desde entonces como *enfermedad de Scheuermann*, fue en 1964 cuando Sorensen (2) definió los criterios radiográficos que debía cumplir: acuñamiento de al menos 5° en tres o más vértebras adyacentes. Con el paso de los años, y al aumentar el interés y el conocimiento de esta patología, surgieron nuevos criterios, como los de Butler (4) o los de Bradford (5), probablemente el especialista que más ha influido en la difusión del conocimiento de esta enfermedad. Según él, para que una cifosis deba ser considerada como enfermedad de Scheuermann debe presentar: *a)* irregularidades de los platillos vertebrales; *b)* disminución del espacio discal intervertebral; *c)* una o más vértebras acuñadas 5° o más, y *d)* cifosis torácica superior a 40°.

Clínica

Los pacientes acuden a consulta por dos manifestaciones fundamentales: dolor y deformidad.

Hay acuerdo en que es durante el período de crecimiento rápido del individuo, en el llamado por algunos «estadio florido» de la enfermedad, cuando pueden aparecer episodios de dolor importante. Después tiende a desaparecer y sólo en la edad adulta reaparecerá en forma de molestias persistentes, localizadas en la región cervical o lumbar.

Los pacientes más jóvenes suelen ser llevados por sus familiares debido a la deformidad que presentan y de la que ellos no son habitualmente conscientes. Clínicamente, existe un aumento de la cifosis torácica, con hiperlordosis cervical y una llamativa lordosis lumbar compensadora. La cabeza se proyecta hacia delante y los hombros se colocan en antepulsión (6) (fig. 21-1).

Una buena forma de cuantificar estas deformidades es la propuesta por Stagnara (7): la línea perpendicular tangencial al ápex de la cifosis, en bipedestación, determina dos flechas, una superior a nivel de C7 y otra inferior en el punto de mayor lordosis lumbar

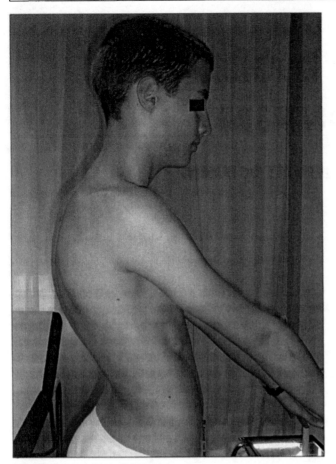

FIGURA 21-1.   Cifosis clínica.

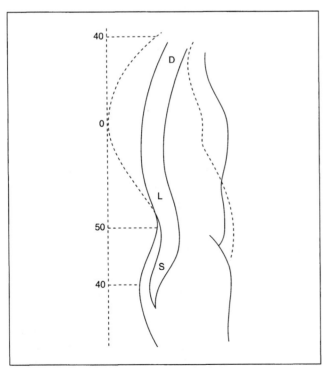

FIGURA 21-2.   Medición de la cifosis según Stagnara.

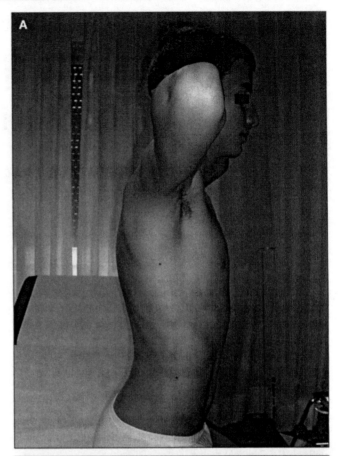

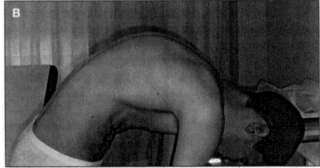

FIGURA 21-3.   Test de hipercorrección clínica.

(fig. 21-2). La suma de estas dos distancias en milímetros da una cifra que puede servir de comparación con otras curvas o para seguir la evolución de un determinado paciente.

La flexibilidad de la curva se determina mediante el test de reductibilidad: hiperextensión del tronco con las manos en la nuca. En la cifosis en flexión anterior, si la deformidad es reducible, la curva se suavizará en esa posición, mientras que en las irreducibles la cifosis se hará angular (fig. 21-3). Se puede sospechar un aumento de la cifosis dorsal por una hiperpigmentación en la zona del ápex debido al roce con los respaldos de las sillas.

Se buscarán contracturas y acortamientos musculares (pectorales, isquiotibiales, etc.) y déficit neurológicos que orienten hacia otras patologías asociadas.

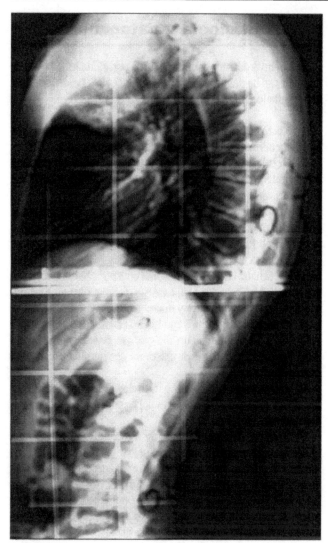

FIGURA 21-4. Radiografía lateral en la que se aprecia aumento de la cifosis torácica y lordosis lumbar.

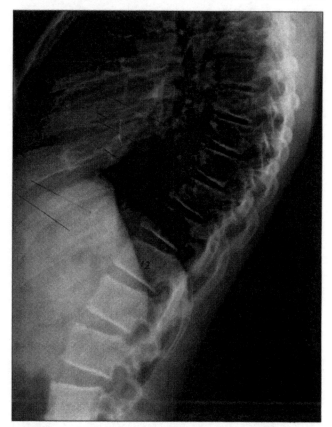

FIGURA 21-5. Cifosis torácica con acuñamiento de varias vértebras.

Se completa la exploración con el estudio por imagen.

El estudio base, fundamental para el diagnóstico, es una radiografía en bipedestación, en proyección lateral con los miembros superiores paralelos, a unos 30° con la horizontal, si es posible con las manos apoyadas y que abarque todo el raquis desde el cráneo hasta el tercio superior de los fémures. Se mide la curva mediante el método Cobb, que a pesar de sus limitaciones sigue siendo útil, tomando como límites el platillo superior de la vértebra proximal y el inferior de la distal más inclinadas hacia la concavidad (fig. 21-4). No siempre es fácil determinar el límite superior debido a la superposición de las estructuras de la cintura escapular, por lo que se utilizará el platillo de la vértebra más proximal identificable y que pertenezca a la cifosis. Es importante efectuar una medición cuidadosa, ya que de ella dependerá uno de los criterios para el tratamiento. La forma de determinar las líneas superior e inferior puede implicar una gran variabilidad en la medición de la curva (8).

Si hay acuñamientos vertebrales, mediremos su intensidad y detectaremos la existencia de irregularidades en los platillos vertebrales y de hernias intraesponjosas de Schmorls (fig. 21-5).

El balance sagital se establece mediante una vertical que pasa por el centro de C7 y debe pasar a ± 2 cm del promontorio del sacro (3).

En una proyección posteroanterior en bipedestación se buscará la presencia o no de escoliosis. Una pequeña escoliosis puede aparecer en un 30 % de los casos de cifosis de Scheuermann. Según Deacon y cols. (9), la escoliosis asociada puede presentarse de dos formas: *a)* con el ápex al mismo nivel que la cifosis y rotación de las vértebras hacia la convexidad, a la inversa que en la escoliosis idiopática, y *b)* con el ápex por encima o por debajo del de la cifosis y características similares a las idiopáticas, incluido el tipo de rotación.

En cualquier caso, ambas tienen una evolución benigna y no suelen sobrepasar los 20°.

El estudio radiográfico propio de la cifosis se completa con una proyección lateral en corrección (hiperextensión con un apoyo bajo el ápex de la curva) para comprobar la reductibilidad (fig. 21-6).

Finalmente, hay que detectar la asociación de espondilólisis y listesis, de hernias discales, de quistes epidurales y de signos degenerativos en el adulto.

Es necesario hacer una resonancia magnética (RM) en pacientes con sintomatología compleja y siempre antes de cualquier cirugía correctora.

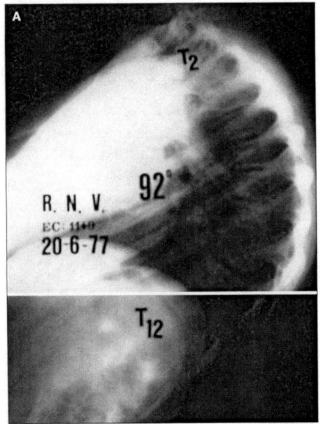

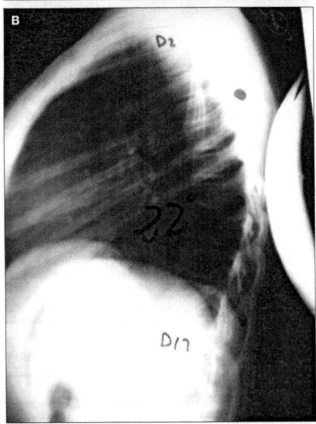

FIGURA 21-6.   Test de hipercorrección radiográfica.

Etiología y patogenia

Se han invocado una gran variedad de posibilidades, ninguna de las cuales se ha demostrado y bastantes de ellas posteriormente han resultado ser falsas (10):

1. Necrosis avascular del anillo apofisario del cuerpo vertebral (Scheuermann, 1921) similar a una osteocondrosis.

2. Herniación del disco intervertebral a través del cartílago de crecimiento (CC), que favorece la cifosis (Schmorl y Junghans, en 1930).

3. Acortamientos musculares de los isquiotibiales o el psoas, que inclinan la pelvis y favorecen la lordosis lumbar y la cifosis dorsal (Lambrinudi, en 1934 y Micheli, en 1961).

4. Factores mecánicos (trabajos pesados o deportes): Micheli en 1979, Schanz en 1911, Wassman en 1951. También Hensinger en 1982 y Scoles en 1991 apoyan la teoría mecánica como causa de las cifosis lumbares y dorsolumbares.

5. Componente genético con historia familiar de transmisión autosómica dominante con un alto grado de penetración y variabilidad (Soreson y Halal). Puede existir un gen mutante con distinta expresión clínica.

6. Alteraciones endocrinas o nutricionales (síndrome de Turner, déficit vitamínico, alteraciones del metabolismo que provocan osteoporosis, etc.).

7. Bradford defiende la teoría de la osteoporosis sobre la que incide la compresión a la que está sujeta la parte anterior de la columna y la tensión de la parte posterior. La fuerza de la gravedad, apoyada por la potencia de los abdominales con un brazo de palanca más favorable que los dorsales y lumbares, más cercanos al punto de actuación, favorecen la cifosis. Una vez que la cifosis aumenta, la fuerza de compresión se hace mayor.

Sin embargo, Ippólito y Ponseti (11) demuestran la presencia de alteraciones del platillo y del CC en ausencia de osteoporosis.

8. Ascani y La Rosa (12), en 1982, atribuyen la causa a un aumento de la hormona del crecimiento. La cifosis se producía más frecuentemente en niños de talla alta y madurez ósea superior a la edad cronológica. Estos autores, más adelante, encuentran fallos a esta teoría, y apoyándose en una serie de hallazgos histológicos en columnas afectadas por la enfermedad, proponen la siguiente: la cifosis de Scheuermann está causada por «una disrupción de la osificación endocondral que causa una grave alteración en el crecimiento longitudinal del platillo vertebral». La influencia de factores mecánicos sobre estas zonas con el crecimiento alterado produce efectos, cada vez más desfavorables, que llevan a un progresivo aumento del acuñamiento vertebral y, por tanto, de la cifosis. Factores genéticos tienen seguramente un papel en la etiología.

Los hallazgos histológicos en los que Ascani se apoya son: *a)* el proceso patológico primario se localiza en los platillos vertebrales y el CC; *b)* las alteraciones no sólo ocurren en la matriz, sino también en las células; *c)* la matriz tiene un menor porcentaje de fibras de colágeno y una mayor cantidad de contenido en proteoglucano. Las fibras de colágeno son más finas; *d)* la osificación endocondral está alterada; *e)* el crecimiento longitudinal de la vértebra cambia según las alteraciones de las diferentes regiones, y *f)* la apariencia radiográfica de las alteraciones de los platillos en la enfermedad de Scheuermann debe ser interpretada como «una ausencia de crecimiento» más que como un proceso destructivo.

Es difícil saber si muchas de estas alteraciones son primarias o secundarias, por lo que aún está por decidir la verdadera etiología y patogenia de la enfermedad de Scheuermann.

Formas clínicas

Como se ha descrito someramente, hoy día se pueden considerar diversas formas de presentación de la cifosis dorsal juvenil (12-14).

1. Scheuermann «típico» o «clásico» o tipo I: con un aumento de la cifosis dorsal y la presencia de acuñamiento de unos 5° en tres vértebras o de 10° en una o más, irregularidades en los platillos, hernias de Schmorl, o ambas circunstancias.

Existe un: *a) Scheuermann dorsal,* cuando el ápex está localizado entre T7 y T9, y *b) Scheuermann toracolumbar,* cuando el ápex está entre T10 y T12 y se incluye alguna vértebra lumbar en la cifosis.

2. Scheuermann atípicos:

a) Los llamados *Scheuermann lumbares o tipo II* presentan alteraciones vertebrales, con irregularidades de los platillos, hernias de Schmorl, necrosis de los anillos apifisarios a nivel de la región lumbar, sin que haya un aumento de la cifosis, e incluso a veces con una disminución de ésta.

b) Cifosis estructuradas, las llamadas cifosis idiopáticas de De Mauroy y Stagnara (15), con mínima flexibilidad, pero sin cambios vertebrales. Estos cambios no aparecen, en el Scheuermann, hasta los 11-12 años, por lo que una cifosis estructurada podría ser un primer estadio de éste.

3. «Dorsos redondos» y «cifosis posturales»: aparecen, al contrario que el Scheuermann, en jóvenes asténicos, con cifosis aumentada, aunque no excesivamente (entre 40 y 60°) y con lordosis lumbar muy pronunciada. Suele ser bastante reducible, no se acompaña de acortamientos musculares y radiográficamente no existen alteraciones vertebrales. En ocasiones, podría tratarse de una fase precoz de la cifosis idiopática estructurada.

Son puntos clave para decidir el tratamiento considerar si existe o no una cierta relación entre todas estas formas clínicas y, fundamentalmente, determinar la historia natural de toda esta patología; aún debe profundizarse en su estudio.

Historia natural

La importancia de conocer la historia natural de cualquier patología está perfectamente explicada por Weinstein (14): «es evidente que el tratamiento aplicado a cualquier enfermedad debe estar dirigido a cambiar positivamente la evolución que tendría esa enfermedad de forma natural, es decir, si no interviniésemos». Según él, los esfuerzos deben dirigirse en dos direcciones: *a)* conocer cómo evolucionará una patología pediátrica, para saber sus consecuencias en la edad adulta, y *b)* evaluar los resultados, a largo plazo, de las terapéuticas aplicadas para saber si se ha influido positivamente sobre esas consecuencias.

Sabemos que durante la niñez y la adolescencia los dos únicos síntomas prácticamente existentes son el dolor y la deformidad.

El dolor, cuando se presenta, suele ser intenso pero transitorio. Además, no es infrecuente la presencia de dolor, a estas edades, sin causa conocida, que la mayoría de las veces se mantiene durante la vida adulta (16). Puede ser controlado aceptablemente bien con reposo y medicación. En el adulto, los porcentajes de pacientes en que aparece dolor son diferentes según los autores: desde el 100 % que comunica Sorensen (2) para las cifosis toracolumbares o lumbares, pero casi nulo para las torácicas, hasta la experiencia de Bradford (5), quien afirma que duelen un 50 % de las torácicas y que es un dolor muy difícil de tratar. Las series publicadas por Dittmar (17) y Söderberg y Andrén (18) culpan a la cifosis dorsal de la degeneración discal lumbar dolorosa en un gran porcentaje de los casos. Lowe (19) cree que curvas menores de 60° en el adulto no dan ningún tipo de problemas. También Lowe y Kasten (20) opinan que en las curvas de gran magnitud, por encima de 75°, puede aparecer dolor intenso que interferiría con una vida normal. Otros autores (21, 22) encuentran poco importante el dolor, independientemente de la gravedad de la curva.

Weinstein (14) hace referencia a una revisión publicada por Murray y cols. (23), en 1993, sobre 67 casos de Scheuermann con una evolución media de 32 años (entre 10 y 48 años) y con una cifosis media de 71°. Utilizan un grupo control de 34 personas sanas de edades similares. Sólo un 28 % de los pacientes dijeron no tener dolor de espalda, frente a un 62 % en el grupo control, mientras que un 64 % refirieron «trastornos de espalda» frente a un 15 % en el grupo de las personas sanas. En el grupo de las cifosis, las profesiones eran de menor requerimiento físico. No encuentran diferencias importantes en el nivel de educación, número de bajas laborales, ni limitaciones sociales o recreativas.

Llegan a la conclusión de que, aunque los pacientes de Scheuermann tienen unas limitaciones funcionales y algunas molestias, éstas no interfieren en su modo de vida, y se adaptan razonablemente bien a su situación, y que, por tanto, el tratamiento quirúrgico, ante el riesgo que presenta, hay que replantearlo cuidadosamente.

Este estudio, según Wenger y Frick (6), podría estar alterado, debido a que sólo se analizan un 57 % de los pacientes (67 sobre 118) que presentaron un Scheuermann durante el período que revisaron.

La deformidad es la primera causa de consulta en la niñez y en la adolescencia, siendo una preocupación, sobre todo para los padres. El adulto suele haberla asumido y no es frecuente que consulte por ella, aunque es evidente que muchos pacientes están descontentos con su deformidad y buscan alguna forma de corrección. Cada vez más la estética es un valor en alza, que predispone a cualquier tipo de sacrificio (6).

La *progresión de la curva* desde la adolescencia y durante todo el período adulto es muy discutida. Bradford y cols. (24) encuentran una progresión evidente en un gran porcentaje de sus casos. Sin embargo, Gutowski y Renshaw (25) no creen que las curvas necesariamente progresen. Sí que parece que la progresión es más frecuente cuanto mayor es la curva.

¿El tratamiento, durante la adolescencia, es capaz de alterar esta historia natural? Son varios los autores que creen en la eficacia del tratamiento conservador: Ippólito y Ponseti (11), Lowe (19), Bradford y cols. (24), Tribus (26), Ali y cols. (27). No obstante, no está claro que la corrección se mantenga en los años siguientes. No hay estudios que soporten ninguna de las dos posibilidades, salvo la revisión de los pacientes de Bradford que se hizo años después y que establece la mejoría de la cifosis en unos 3° (28) o la de Montgomery en 6° (29). Teniendo en cuenta las dificultades para obtener una buena medición de las curvas y la falta de conocimientos sobre qué curva progresará y cuál permanecerá estable, estos datos no son relevantes.

En definitiva, de lo que se sabe actualmente sobre la historia natural de la cifosis de Scheuermann, lo único destacable es que hay que ser cauto a la hora de encarar el tratamiento y que se deben sopesar cuidadosamente las ventajas e inconvenientes de cada terapéutica porque las consecuencias no son tan graves como se dijo clásicamente, porque algunos tratamientos son peligrosos y porque los resultados no están garantizados.

Tratamiento

El tratamiento es bastante controvertido, incluso hay quien pone en duda su eficacia (30). Dependerá del grado de la deformidad, de la existencia o no de dolor, del impacto cosmético de la alteración postural y, desde luego, de la edad del paciente, o mejor, del estado de maduración del crecimiento vertebral.

La terapéutica que se debe seguir se divide en dos grandes apartados: la conservadora y la quirúrgica.

TRATAMIENTO CONSERVADOR

En primer lugar, en lo que al dolor se refiere, es importante *descartar la existencia de otra patología* causal. La opinión más compartida es que en la juventud es controlable con reposo, antiinflamatorios no esteroideos y analgésicos, y en ocasiones algún tipo de inmovilización lumbar. Los pacientes tendrán que prescindir de los trabajos pesados y de determinados tipos de deportes, sobre todo en las localizaciones lumbares. Son importantes los cambios de los hábitos de vida y una higiene adecuada de la postura, tanto en bipedestación, como en sedestación y decúbito. Pasada la fase de dolor agudo es conveniente recomendar ejercicios físicos que potencien la musculatura dorsal, lumbar y abdominal (31). Sólo en muy limitados casos de dolor, en el adulto, podría estar indicada una intervención quirúrgica.

El tratamiento específico del Scheuermann está dirigido a la deformidad, bien para corregirla, bien para evitar su progresión.

¿Cuál es la cifosis normal y, por tanto, a partir de cuántos grados se considera patológica y susceptible de tratamiento? Según la Scoliosis Research Society (SRS), la curva normal oscila entre 20 y 40° de Cobb, para Bradford (5) está entre 20 y 45°, considerándola anormal por encima de 45-50°; Fon y cols. (32) creen que el límite máximo es de 45°, y para Stagnara y cols. (33) no hay una cifosis normal, sino que cada sujeto tiene su propio perfil, dando más importancia al aspecto que a la cantidad. Stotts y cols. (8) ponen en duda la conveniencia de apoyar la indicación en los grados de la cifosis debido a la variabilidad de las mediciones.

Ejercicios físicos

Los ejercicios posturales, por sí mismos, nunca han demostrado proporcionar una corrección a largo plazo de la cifosis de Scheuermann (19), aunque la fisioterapia postural, junto con ejercicios de potenciación de abdominales y erectores, se prescriben siempre como complemento del tratamiento ortésico, ya que ayuda a mantener la flexibilidad, a corregir la lordosis lumbar y a potenciar la musculatura antagonista, e incluso algunos autores han demostrado algunos beneficios en los casos moderados de la enfermedad (24). Si además suponemos que una postura deficiente en la preadolescencia puede desembocar en una verdadera cifosis de Scheuermann (10) –opinión no demostrada– un buen programa de ejercicios podría alterar la progresión. Hay que considerar dos tipos de ejercicios: *ejercicios de estiramiento o pasivos*, destinados a elongar las estructuras acortadas, y los *ejercicios activos*, cuya misión sería potenciar la musculatura abdominal y erectora del dorso. Estos ejercicios, puramente de rehabilitación, pueden completarse con determinados deportes, como la natación, que impliquen un determinado hábito de vida y que mantengan la continuidad a lo largo de los años.

Yesos correctores

En los primeros años de esta enfermedad se publicaron buenos resultados con la colocación de yesos en hiperextensión en dos tiempos (34) seguidos, en algunos casos, de la colocación de una ortesis (35).

Hoy día es una técnica prácticamente abandonada, porque pocos pacientes soportarían un yeso de esas dimensiones durante tan largo tiempo, a lo que hay que añadir los problemas ocasionados en la piel, las dificultades para el aseo, la restricción de los ejercicios fí-

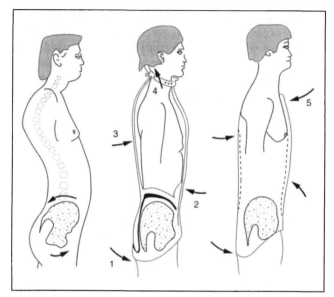

FIGURA 21-7. Acción de corrección de los corsés.

sicos, la incapacidad para hacer una vida normal, etc. Además, los resultados obtenidos no eran superiores a los que se conseguían con los corsés solamente.

Corsés

Moe (36), en 1965, fue el primero en publicar resultados favorables en el tratamiento de la cifosis juvenil con el corsé de Milwaukee. Posteriormente, muchos otros autores han corroborado estos resultados (11, 19, 26), aunque otros ponen en duda su efectividad dado que los estudios disponibles sobre la eficacia del corsé son retrospectivos, incluyen diferentes criterios de valoración de la deformidad y no tienen grupos controles (6). Bradford (24) encuentra una disminución de un 40 % en la cifosis y de un 35 % en la lordosis después de un uso prolongado del corsé, y en un artículo posterior (28) muestran una corrección inicial de, aproximadamente, un 50 % de las cifosis seguido de una pérdida de ésta tras el cese del tratamiento. También Farsetti (30) coincide con esta opinión.

El tratamiento mediante el *corsé de Milwaukee* se basa en un funcionamiento dinámico de 3 apoyos que promueve la extensión de la columna torácica y el aplanamiento de la lordosis lumbar (19, 37, 38), favoreciendo de este modo la disminución de la carga en la parte anterior de la vértebra y mejorando su capacidad de crecimiento en este punto y, por tanto, la corrección del acuñamiento (11) (fig. 21-7). La cesta pélvica estabiliza la columna lumbar aplanando la lordosis, las almohadillas posteriores sobre las barras aplican presión sobre el ápex de la cifosis, mientras que el anillo cervical proporciona una alineación de la columna torácica superior (fig. 21-8). Además, el apoyo occipital sirve como fulcro que favorece la extensión activa de la columna cuando se utiliza durante el ejercicio con corsé o durante el sueño. Las barras se deberían ir enderezando conforme se corrige la cifosis.

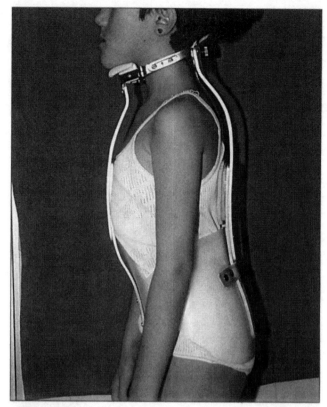

FIGURA 21-8. Corsé de Milwaukee.

En el *corsé de Boston*, el aplanamiento de la lordosis lumbar llevará al paciente a hiperextender la columna torácica. La bipedestación y el apoyo esternal consiguen ese enderezamiento de la columna dorsal (25) (fig. 21-9).

Howard (39) intenta protocolizar el tratamiento ortésico: el corsé se debe utilizar en curvas entre 45 y 65°, con acuñamientos vertebrales de más de 5°, y quedando 1 o 2 años de crecimiento vertebral como mínimo:

1. Corsé de Milwaukee para cifosis torácicas con el ápex por encima de T9.

2. Corsé de Boston (TLSO) para cifosis torácicas con el ápex por debajo de T9, toracolumbares y lumbares.

3. La corrección de la curva y la mejora del acuñamiento de, aproximadamente, el 40 %, se deben alcanzar en los primeros 6 a 12 meses del tratamiento a tiempo completo. El corsé debe ser usado hasta la maduración esquelética, y se debe esperar una pérdida de corrección hasta 10 años después.

4. El corsé debe ir modificándose hasta alcanzar el grado máximo de corrección.

5. Plan de ejercicios durante y después del tratamiento.

Gutowski y Renshaw (25) recomiendan el corsé de Boston para curvas flexibles inferiores a 70° con el ápex por debajo de T7.

Ya se ha comentado que en diversas series (24, 28, 29) se publican pérdidas de corrección importantes tras el cese del tratamiento, a pesar de protocolos de utilización del corsé de larga duración. Ante

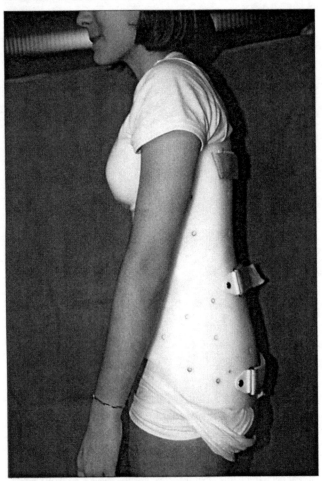

FIGURA 21-9.   Corsé de Boston.

esta apreciación cabe pensar si el tratamiento ortésico está justifica-
do, sobre todo teniendo en cuenta el rechazo del joven actual a cualquier transgresión de sus modelos estéticos, perturbados por el uso
de un corsé. No obstante, tampoco está muy documentada la evolución de una curva sin tratar, aunque Sachs y cols. (28) apuntan que
de los 10 pacientes que habían rechazado el uso del corsé, 8 empeoraron de forma clara desde el punto de vista radiográfico. A pesar de
toda esta controversia, el uso del corsé para el tratamiento de la cifosis de Scheuermann está ampliamente considerado como eficaz en
pacientes con esqueletos inmaduros (11, 19, 26).

TRATAMIENTO QUIRÚRGICO

Los estudios sobre la evolución natural de la enfermedad de
Scheuermann, que han alertado sobre lo limitado de las complicaciones que se presentan en la vida adulta (14), han ido cambiando
los criterios de elección de pacientes para el tratamiento quirúrgico.

En la actualidad se sabe que sólo en algunos casos el dolor es
invalidante, que la progresión de la curva sólo es probable cuando
es mayor de 70° (22, 38) y que la deformidad, aunque cada vez
es menos aceptada y puede provocar problemas sociales y psicoló-

gicos, en la gran mayoría de los adultos es asumida sin grandes dificultades (23). Aunque en algunas revisiones se encuentra una
mayor proporción de espondilólisis y listesis y hernias discales
(18) en los pacientes con Scheuermann, su relación no está perfectamente comprobada. Las lesiones neurológicas aparecen siempre en asociación con otras anomalías, bien por compresión medular, bien por otras causas,y son excepcionales.

Objetivos

1. Corregir la deformidad, evitando la progresión y las complicaciones asociadas.
2. Conseguir una cifosis que quede dentro de los límites fisiológicos.
3. Quitar el dolor.

Indicaciones (6)

1. Adolescente con deformidad muy grave (más de 70°) y factores de mal pronóstico para el tratamiento ortésico.
2. Adultos con deformidad residual importante (más de 65°)
que provoca dolor incapacitante, no controlable con tratamiento
conservador.
3. Deformidad estética inaceptable para el paciente, con repercusión psicológica.
4. Lesión neurológica o respiratoria.

Principios biomecánicos
de corrección de la cifosis (38)

1. *Liberación de la columna anterior*, mediante una discetо-
mía anterior y una liberación del ligamento vertebral común anterior (LVCA).
2. *Elongación y soporte anterior*, que se realiza, en pacientes inmaduros, con el crecimiento vertebral y en pacientes maduros con
la colocación de un injerto.
3. *Acortamiento de la columna posterior*, con la instrumentación
segmentaria a compresión y la artrodesis.

Técnicas quirúrgicas

1. **Vía posterior aislada**. Se realiza en pacientes inmaduros
con cifosis que se corrijan, por lo menos a 50°, en las radiografías
en hiperextensión. La fusión posterior aislada no sigue los principios biomecánicos señalados anteriormente, por lo que se producen seudoartrosis y pérdidas de corrección, debido a que la fusión
se realiza en una zona sometida a fuerzas de tensión. Las primeras
publicaciones se realizaron con las barras de Harrington a compresión, con excelente corrección inicial, pero que se perdía con el
tiempo. Sin embargo, con la aparición de las instrumentaciones

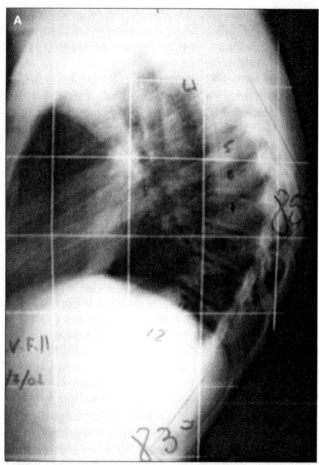

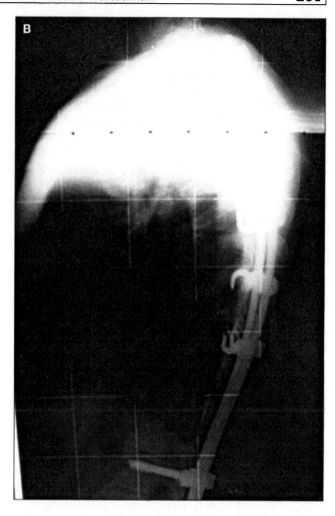

FIGURA 21-10.   Radiografía de un paciente con enfermedad de Scheuermann y su corrección quirúrgica con instrumentación.

segmentarias y siempre que la deformidad sea flexible y no existan puentes óseos, se ha convertido en una buena técnica, con poca morbilidad y buena corrección (40).

2. *Técnica quirúrgica*. Consiste en un abordaje posterior estándar, subperióstico, hasta las transversas. En ocasiones se resecan las espinosas, que se utilizan como injerto autólogo; en pacientes delgados, se mantienen las espinosas centrales para evitar la profusión de la instrumentación. En las zonas rígidas de la cifosis se realizan osteotomías con resección de la porción inferior de la lámina para facilitar la corrección (41).

En cuanto a la instrumentación posterior, se han utilizado multitud de métodos: el primero fue el Harrington a compresión con 2 barras y 6 o 7 uñas. La técnica era sencilla pero era difícil obtener un buen contorno sagital, y en el postoperatorio era necesario llevar un yeso o un corsé de Milwaukee. El resultado global era poco satisfactorio, por la aparición de seudoartrosis (14 %), rotura de la barra (5 %), luxación de uñas o roturas de láminas (19 %) y pérdida de corrección de 10° o más (71 %).

La aparición de la instrumentación de Luque permitió una mejor corrección del contorno sagital pero con complicaciones importantes, como lesiones neurológicas, al pasar los alambres y cifosis transicionales por la resección del ligamento amarillo e interespinoso.

Actualmente la técnica de elección es la corrección mediante *cantilever*, con instrumentación segmentaria con doble barra utilizando de dos a tres presas pediculotransversas, pediculolaminares proximales, o ambas, al ápex de la deformidad y dos a tres pares de tornillos a nivel distal (fig. 21-10). Es muy importante doblar la barra de forma adecuada y no hipercorregir, evitando así las complicaciones (cifosis proximal).

3. *Abordaje anterior y posterior (doble vía)*. Es la técnica de elección para las cifosis graves, en pacientes maduros con acuñamientos anteriores importantes o puentes óseos e imposibilidad para corregir la cifosis a menos de 50° en el test de hiperextensión. Actualmente, al disponer de control neurofisiológico intraoperatorio, se realizan ambas vías el mismo día, presentando menos complicaciones que las intervenciones separadas.

Se realiza una liberación, mediante resección del LVCA y discectomía del ápex de la deformidad, incluyendo todos los discos que no se coloque en lordosis en el test de corrección y se completa con una fusión anterior. En cifosis rígidas con discos pequeños, después de realizar la discectomía, se coloca la costilla en puntal. Hay que intentar, si es posible, preservar los vasos segmentarios. Se puede realizar la vía anterior mediante toracoscopia.

Selección de los niveles de la fusión posterior

Se realiza a partir de la radiografía posteroanterior, lateral en bipedestación y en hiperextensión.

El nivel proximal de la instrumentación debe incluir la vértebra más proximal de la cifosis, que en la enfermedad de Scheuermann suele ser T1 o T2. A nivel distal, la instrumentación debe incluir no sólo la última vértebra de la cifosis, sino también la primera vértebra en lordosis o la vértebra inferior al primer disco que se abre en lordosis, generalmente 1 o 2 niveles por debajo de la vértebra límite.

Complicaciones

Fueron revisadas por Murray e incluyen muertes, déficit neurológicos, obstrucción intestinal, hemo y neumotórax, embolismo pulmonar, infecciones, fallos o profusión de la instrumentación, pérdidas de corrección, seudoartrosis, progresión de la cifosis o dolor lumbar persistente. Las complicaciones más frecuentes, inherentes a la propia técnica y que son las que más interesan, son:

1. *Fusión corta y cifosis transicional proximal o distal:* las fusiones e instrumentaciones deben llegar hasta la vértebra límite superior y la primera en lordosis por la parte inferior; en caso contrario, pueden aparecer cifosis en las zonas de transición.

2. *Corrección excesiva con balance negativo:* una corrección excesiva de la cifosis, sobre todo en casos con limitación de la movilidad lumbopélvica, hace que la compensación de la lordosis lumbar sea insuficiente y se produzca un desequilibrio sagital.

3. *Seudoartrosis:* la incidencia depende del tipo de instrumentación y del abordaje. En las primeras publicaciones de Bradford era del 14 % en las vías posteriores aisladas y del 0 % en las dobles vías. Algunos autores (41) recomiendan realizar una revisión de la fusión a los 4 meses, con lo que prácticamente desaparecen las seudoartrosis.

4. *Pérdidas de corrección:* ha disminuido con los dobles abordajes y los nuevos tipos de instrumentación, oscilando actualmente entre 2,6 y 6°.

5. *Rotura de las láminas, luxación de las uñas, roturas del instrumental, etc.:* se producen tanto en los abordajes posteriores como en las dobles vías, y aunque han disminuido con los nuevos materiales y con los tornillos distales, su incidencia es de un 10-19 %.

6. *Lesiones neurológicas:* se pueden producir en cifosis rígidas sometidas a correcciones excesivas y en casos intervenidos con hipotensión importante.

Propuesta de pautas de tratamiento

En este apartado, los autores exponen sus criterios actuales sobre el tratamiento de la cifosis de Scheuermann.

Hay situaciones muy definidas, las situadas en ambos extremos, en las que el modo de actuación está bastante claro, y otras en las que depende de la situación y los deseos del paciente y de los criterios del médico que lo trata.

Durante la niñez y la adolescencia existen patologías diferentes, como *«el dorso redondo», la cifosis irreducible sin anomalías óseas y el Scheuermann en sus diversas formas,* que no se sabe bien si son grados de una misma entidad, pero que en cualquier caso se presentan en la consulta con sintomatología similar: dolor y deformidad.

El dolor en esta etapa de juventud es transitorio y fácilmente controlable y, por tanto, no debe ser un motivo para el tratamiento de la cifosis; entre otras causas porque en muchos adolescentes se presenta dolor de causa desconocida y, por tanto, la coincidencia con alteraciones radiográficas propias del Scheuermann no debe implicar necesariamente una relación de causa-efecto. El tratamiento ha sido comentado anteriormente.

La deformidad, sin embargo, es una alteración por la que cada vez se apremia más al médico para que proceda a su corrección. Mientras la cifosis no sea muy importante (inferior a 45 o 50°) y reducible, se establece un compás de espera con fisioterapia, que consiste en ejercicios de corrección de la lordosis lumbar y cervical, de potenciación de la musculatura abdominal y dorsal y de estiramientos musculares. Una detallada información sobre la enfermedad y sus consecuencias es una parte importante del plan.

Cuando la deformidad es superior a 45-50°, está indicado el tratamiento con corsé (siempre teniendo en cuenta el aspecto cosmético, la reductibilidad, la progresividad y la edad del paciente, además de las alteraciones vertebrales), ya que en el adulto las cifosis importantes siguen su progresión y la mayoría de los autores están de acuerdo en que por encima de los 70° pueden ocasionar molestias que alteren el desarrollo de una vida normal.

¿Qué tratamiento es el ideal? El método que mejor corrige la deformidad es el corsé de Milwaukee, según demuestra White (38), ya que las fuerzas axiales corrigen más que las horizontales y más las dos juntas, sobre todo en curvas superiores a los 53°. En curvas menos graves, las fuerzas horizontales pueden ser más eficaces. Por tanto, el tratamiento ideal sería el corsé de Milwaukee combinado con ejercicios de potenciación muscular. Llevado de forma permanente y hasta la corrección o el final del crecimiento.

A estas edades, la mayoría de los pacientes se niegan a llevar el corsé de Milwaukee, por lo que los autores emplean el corsé de Boston con apoyo esternal y borde superoposterior a nivel del *apex*. Aunque su indicación es para curvas no superiores a 55 o 60° y parcialmente reducibles, ya que su actuación se fundamenta en la corrección de la lordosis lumbar y la consiguiente compensación dorsal (25), se ha ampliado su utilización como alternativa obligada al Milwaukee.

El corsé de Boston con un apoyo esternal correctamente colocado sirve para restablecer y mantener un equilibrio sagital correcto y puede utilizarse en la mayor parte de curvas de menos de 70° ya que, aunque los resultados comparativos publicados (25) sobre el uso de corsés de Milwaukee y de Boston son mejores para el primero (con un 35 % de mejoría frente al 27 % del segundo), en el Hospital Universitario Infantil La Fe (Valencia) la aceptación por parte de los jóvenes, y por tanto su disposición a colaborar, es muy superior para las ortesis que se disimulan o cubren con el vestido, es decir para el Boston. De este modo una ortesis ligeramente menos efectiva, pero utilizada todo el tiempo, puede conseguir mejores resultados globales que un corsé más efectivo, pero fuertemente rechazado en su uso. Por supuesto, se utiliza también en casos de cifosis dorsolumbar y en Scheuermann lumbares en los que hay que añadir un apoyo lumbar para restablecer la lordosis perdida en estos pacientes.

Las contraindicaciones son: curvas superiores a los 70°, muy rígidas y en deformidades en donde el componente de propulsión de la cabeza sea muy importante. En estos casos, el empleo del corsé de Milwaukee sería imprescindible.

En cuanto al tratamiento quirúrgico, no parece lógico plantear correcciones preventivas durante la adolescencia, salvo en casos muy determinados, dejándolo para situaciones ya establecidas y no abordables por otros medios. Se reservaría para pacientes adultos con dolor invalidante, deformidad grave y, por supuesto, ante alteraciones neurológicas o pulmonares. Excepcionalmente en jóvenes, y siempre con curvas claramente superiores a 70°.

Habitualmente se efectúa una doble vía, ya que suele tratarse de cifosis rígidas, con instrumentación segmentaria con uñas proximales y tornillos distales. La vía posterior se reserva para las curvas, que aunque importantes, son parcialmente reducibles. En cualquier caso, la selección de los límites de la artrodesis es fundamental para obtener buenos resultados.

Los autores están convencidos de que, a pesar de las controversias, una cifosis superior a los 45°, no completamente reducible y evolutiva, debe ser tratada en la niñez o en la adolescencia (siempre que quede suficiente crecimiento) mediante métodos correctores con corsés según las explicaciones expuestas anteriormente. Quizá los resultados no sean excesivamente brillantes, pero es indudable que mejoran la cosmética y reducen la progresión y, por tanto, las posibles complicaciones que aparecen en la vida adulta.

BIBLIOGRAFÍA

1. Scheuermann HW. Kyphosis dorsalis juvenilis. Ugeskr. Laeger 1920; 82: 385-393.
2. Sorensen KH. Scheuermann's juvenile kyphosis: clinical appearances, radiography, aetiology and prognosis. Copenhagen: Munksgaard, 1964.
3. Voutsinas SA, MacEwen GD. Sagittal profiles of the spine. Clin Orthop 1986; 210: 235-242.
4. Butler RW. The nature and significance of vertebral osteochondritis (abridged). President'Addres. Proc Roy Soc Med 1955; 48: 895-902.
5. Bradford D. Juvenile kyphosis. Clin Orthop 1977; 128: 45.
6. Wenger DR, Frick SL. Scheuermann kyphosis. Spine 1999; 24: 2630-2639.
7. Stagnara P. Cyphoses thoracique regulieres pathologiques. En: Modern trends in orthopaedics. Aulo Gaggi ed., 1982; 268.
8. Stotts AK, Smith JT, Santora SD, Roach JW, D'astous JL. Measurement of spinal kyphosis: implications for the management of Scheuermann's kyphosis. Spine 2002; 27: 2143-2146.
9. Deacon P, Berkin C, Dickson R. Combined idiopathic kyphosis and scoliosis. An analysis of the lateral spinal curvatures associated with Scheuermann's disease. J Bone Joint Surg (Br) 1985; 67: 189.
10. Moe JH, Lonstein JE, Bradford DS, Winter RB, O'Gilvie. Textbook of scoliosis and other spinal deformities 3.ª ed.
11. Ippolito E, Ponseti IV. Juvenil kyphosis: histological and histochemical studies J Bone Joint Surg (Am) 1981; 63: 175-182.
12. Ascani E, La Rosa G. Scheuermann's kyphosis. En: Weinstein The pediatric spine: principles and practice. Raven Press Ltd., 1994; 557-584.
13. Blumenthal SL, Roach J, Herring J.A. Lumbar Scheuermann's. A clinical series and classification. Spine 1987; 12: 929-932.
14. Weinstein SL. Long-term follow-up of pediatric orthopaedic conditions: natural history and outcomes of treatment. J Bone Joint Surg (Am) 2000; 980-990.
15. De Mauroy JG, Stagnara P. Ciphose idiopatique: entite pathologique. Reunion du groupe d'etude de la scoliose. Aix en Provence, 1978. 1: 24.
16. Feldman DS, Hedden DM, Wright JG. The use of bone scan to investigate pain in children and adolescents. J Pediatr Orthop 2000; 20: 790-795.
17. Dittmar O. Die Rundrückenbildung der Jugendlichen (Kyphosis juvenilis). Med Klin 1939; 35: 1203-1206.
18. Söderberg L, Andrén L. Disc degeneration and lumbago-ischias. Acta Orthop Scandinava 1956; 25: 137-148.
19. Lowe TG. Current concept review: Scheuermann's disease. J Bone Joint Surg (Am) 1990; 72: 940.
20. Lowe TG, Kasten MD. An analysis of sagittal curves and balance after Coutrel-Dubousset instrumentation for kyphosis to Scheuermann's disease. Spine 1994; 19: 1680-1685.
21. Roland M, Morris R. A study of the natural history of back pain: Development of a reliable and sensitive measure of disability in low back pain. Spine 1983; 8: 141.
22. Travaglini F, Conte M. Cifosis 25 anni dopo. Progr Pat Vert Le Cifosi vol. 5-A Bologna: Gaggi ed., 1982.
23. Murray PM, Weinstein SL, Spratt KF. The natural history and long-term follow-up of Scheuermann's kyphosis. J Bone Joint Surg (Am) 1993; 75: 236-248.
24. Bradford DS, Moe JH, Montalvo FJ, Winter RB. Scheuerman's kyphosis and roundback deformity: results of Milwaukee brace treatment. J Bone Joint Surg (Am) 1974; 56: 740-758.
25. Gutowski WT, Renshaw TS. Orthotic results in adolescent kyphosis Spine 1988; 13: 485-489.
26. Tribus C. Scheuermann's kyphosis in adolescents and adults: diagnosis and management. J Am Acad Orthop Surg 1998; 6: 36-43.
27. Ali RM, Green DW, Patel TC. Scheuermann's kyphosis Curr. Opin Pediatr 1999; 11: 70-75.
28. Sachs B, Bradford DS, Winter R, Lonstein J, Moe J, Willson S. Scheuerman's kyphosis: follow-up of Milwaukee brace treatment. J Bone Joint Surg (Am) 1987; 69: 50-57.
29. Montgomery SP, Erwin WE. Scheuermann's kyphosis: long-term results with Milwaukee brace treatment. Spine 1981; 6: 5-8.
30. Farsetti P, Tudisco C, Caterini R. Juvenil and idiopathic kyphosis. Long-term. follow-up of 20 cases. Arch Orthop Trauma Surg 1991; 110: 165-168.
31. Greene TL, Hensinger RM, Hunter L. Back pain and vertebral changes simulating Scheuermann's disease. J Pediatr Orthop 1985; 5: 1-7.
32. Fon GT, Pitt MJ, Thies AC. Thoracic kyphosis: range in normal subjects. Am J Roentgenol 1980; 134: 979.
33. Stagnara P, De Mauroy JC, Dran G, Gonon GP, Costanzo G, Dimnet J y cols. Reciprocal angulation of vertebral bodies in a sagittal plane: Approach to references for the evaluation of kyphosis and lordosis. Spine 1982; 7: 335.
34. Nathan L, Kuhn JG. Epiphysitis of the spine. J Bone Joint Surg 1940; 22: 55.
35. Stagnara P, Du Pelous J, Fauchet R. Traitement orthopedique ambulatoire de la maladie de Scheuermann en periode d'evolution. Rev Chir Orthop 1966; 52: 586.
36. Moe JH. Treatment of adolescent kyphosis by non-operative methods. Med Rev Manitoba 1965; 45: 481-484.
37. Blount WP, Moe JH. Técnica del tratamiento no operatorio. En: Blount WP, Moe JH, eds. El corsé de Milwaukee. Madrid: Editorial Médica Panamericana, 1976; 58-90.
38. White AA, Panjabi MM, Thomas CL. The clinical biomechanics of kyphosis deformities. Clin Orthop 1977; 128: 8-17.
39. Howard SA. Spinal deformities in the sagittal plane. En: Howard SA, ed. Synopsis of spine surgery. Baltimore: Williams & Wilkins, 1999; 167-186.
40. Hosman AJ, Kleuver de K, Paulov PW y cols. Scheuermann's kyphosis: results of surgical corrective treatment by posterior spine fusion and effect of an anterior release. Presented at the annual meeting of the Spine Society of Europe. Antwerp, Belgium, 2000.
41. Ponte A, Siccardi GL, Liguk P. Scheuermann's kyphosis: posterior shortening procedure by segmental closing wedge resections. 29th Annual Meeting of Scoliosis Research Society Oregon Portland, Sept 1994.

Parte V

TEMA DE ACTUALIZACIÓN ESPECIAL

Capítulo 22

Cirugía ortopédica biológica

L. MUNUERA MARTÍNEZ

El porqué de este capítulo

Cuando acepté el encargo de este capítulo bajo el título que precede pensé en una interpretación algo diferente de la que finalmente me ha guiado. Desde hace algún tiempo he venido interesándome por algunos avances recientes de la biología celular y molecular y por sus aplicaciones clínicas en nuestra especialidad, y me pareció que el director editorial de este volumen, amigo generoso, pensó en ello para complacerme y facilitarme la tarea en un momento ya casi olvidado de quebrantamiento de mi salud. Incluso es probable que recordara haberme oído o leído la expresión que propuse para ese concepto que, en un contexto general, se denomina ahora medicina regenerativa. Como son numerosas las aportaciones recientes de revisión en nuestras publicaciones y a pesar de que siempre es oportuno realizar un análisis riguroso de lo que todavía es más especulación (no siempre neutral) que realidad, he preferido ampliar el horizonte para describir lo que viene siendo una tendencia y un impulso, a mi modo de ver afortunados, para mejorar nuestro quehacer. En aras de las innovaciones tecnológicas en los campos de la metalurgia, la ciencia de los materiales y la ingeniería mecánica, la cirugía ortopédica ha dado pasos de gigante desde la «década prodigiosa». Pero no han faltado observadores que, sin alejarse de los entusiasmos por estos avances, han señalado los peligros del olvido de la importancia de la respuesta de los tejidos del aparato locomotor a las nuevas soluciones dictadas por el imperio de la tecnología.

Yendo al grano, mi propósito es describir el cambio en distintas parcelas de la cirugía ortopédica y la traumatología desde los enfoques predominantemente mecánicos hacia otros más biológicos siempre subyacentes. Me viene a la memoria la relativa decepción que experimenté hace ahora 40 años cuando, a la vuelta del curso de biomecánica organizado por la Escuela de Ingenieros de Manchester y el centro de cadera existente en Wrightington, creado por Charnley, le referí, entusiasmado, al doctor Trueta mis impresiones. Tras escucharme con paciencia, ejemplo de cirujano y biólogo, me dijo: «Charnley es muy inteligente y muy activo, pero piensa como un ingeniero».

La cirugía articular y el tratamiento de las fracturas han introducido recientemente en algunos de sus procedimientos modificaciones basadas en un mejor conocimiento y una mayor concienciación de lo biológico sumados a los indudables avances de la tecnología. Además, la biología celular y molecular han permitido abrir nuevos horizontes para añadir a la reparación y la sustitución de los tejidos la posibilidad de regenerarlos. Todo esto justifica, creo yo, el título de este capítulo.

Cirugía articular clásica bajo la influencia biológica

La Real Academia Nacional de Medicina recibió hace pocos meses como miembro correspondiente extranjero al canadiense Robert D. Jackson, uno de los pioneros, tras el japonés Watanabe y el estadounidense Richard O'Connor, de la cirugía artroscópica y referente internacional de la especialidad. En su conferencia, Jackson reclamó para esta técnica la iniciación en toda la especialidad del concepto de interferencia tisular mínima gracias a una cirugía más biológica por ser menos agresiva. Su título: «Arthroscopy: the catalyst for minimally invasive surgery».

En efecto, utilizada en sus orígenes con un propósito de inspección diagnóstica de las articulaciones para llegar a los espacios menos accesibles de éstas, pronto se desarrollaron multitud de procedimientos terapéuticos para reparación de estructuras intraarticulares de utilización generalizada y de eficacia comprobada. No es éste el lugar para tratar esta parcela concreta, salvo para subrayar que sus éxitos frente a la cirugía abierta tradicional se han apoyado precisamente en la menor interferencia con los tejidos periarticulares y en la rápida recuperación funcional postoperatoria.

Cirugía protésica bajo la influencia de la biología

Los éxitos alcanzados por la cirugía sustitutiva articular, desde Charnley en la década de 1960 e Insall en la de 1970, han permi-

207

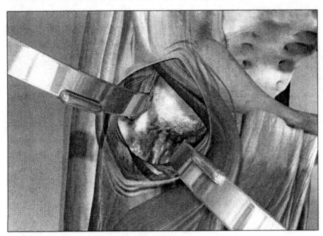

FIGURA 22-1. Abordaje del cuello femoral por la incisión anterior con los separadores de Hohmann modificados. (De Berger [2].)

tido asegurar al 90 % de los pacientes alivio del dolor, mejoría funcional y mayor calidad de vida a largo plazo.

Cualquiera de los abordajes tradicionalmente utilizados para la artroplastia de cadera incluye una incisión de 20 a 30 cm y una disección profunda de extensión no desdeñable. La experiencia adquirida y los diseños modernos han permitido relegar el abordaje transtrocantéreo preconizado por Charnley e ideado para facilitar el acceso al acetábulo y restablecer la biomecánica del aparato abductor. La cirugía a través de incisiones mínimas ha sido la demostración de virtuosismo para algunos, frente al viejo lema de «no preguntes por el mejor cirujano, sino por el que hace las incisiones más grandes ya que ése al menos verá algo». En efecto, éste es el compromiso permanente: llevar a cabo la implantación de los componentes con seguridad y precisión a expensas del menor detrimento de los elementos periarticulares.

Los objetivos que han guiado a los proponentes de las técnicas de menor agresividad o mínimamente intensivas han sido reducir la morbilidad perioperatoria, facilitar la rehabilitación, acortar la estancia hospitalaria, anticipar la reintegración a las actividades cotidianas y disminuir los efectos estéticos de la cicatriz. Por sus características, la cirugía mínimamente invasiva (CMI) es de más fácil realización en pacientes no obesos (con un cociente de masa corporal inferior a 30) ni muy musculosos, y en patologías o estadios que no hayan alterado notablemente la anatomía articular. Algunos cirujanos de suficiente experiencia incluyen en sus indicaciones las displasias tardías de tipo II y III de Crowe, pero descartan los recambios, las caderas previamente intervenidas y las luxaciones complejas. Junto a una selección cuidadosa de los pacientes, para el éxito de la intervención es imprescindible disponer de un instrumental específicamente diseñado, y ayudan a realizar desahogadamente la técnica unos implantes adecuados como las cúpulas monobloque, la anestesia epidural en hipotensión y un ayudante experto y diligente.

Hasta ahora se han divulgado abordajes de incisión única y de incisión doble. En cuanto a la primera, se recomienda la posición en decúbito lateral para facilitar el abordaje y los desplazamientos de la extremidad. La incisión, de unos 6-10 cm, sigue el eje longitudinal del muslo centrándose en el tercio posterior del trocánter mayor con un tercio de su extensión por encima de la punta de éste y dos tercios distales a éste. La profundización y la visibilidad requieren una amplia disección concéntrica del plano superficial a la fascia lata y al tensor. Esta maniobra permitirá el desplazamiento proximal de la apertura cutánea para alcanzar a ver el fémur y distal para los tiempos acetabulares. La incisión de los planos fasciales es algo más extensa (2-3 cm en cada extremo) y es necesario separar las fibras del glúteo mayor para alcanzar los rotadores y la cápsula posterior con la ayuda de unos separadores de tipo Charnley. El resto de los tiempos quirúrgicos son habituales si se cuenta con alguna modificación específica en el diseño de los separadores de tipo Hohmann o Aufranc y en C. La incisión doble se realiza con el paciente en decúbito supino y permite la resección de la cabeza femoral, la preparación acetabular a través del abordaje anterior y la preparación femoral por una vía lateral. La orientación de la osteotomía cervical y de la inserción de los implantes se beneficia del control radioscópico. Los trayectos de ambas permiten una visualización sin agresión directa a tendones o músculos ayudada por varios instrumentos modificados (fig. 22-1). Es evidente que los objetivos relativos al beneficio para el paciente y a la gestión clínica apoyados en principios de respeto a la biología local suponen una sugestiva propuesta para el enfermo, la institución y el cirujano. Pero los resultados clínicos en estudios metodológicamente adecuados deben decir la última palabra. No ha transcurrido el tiempo suficiente para valorar los efectos a largo plazo de estos abordajes limitados sobre la calidad de la orientación y la inserción de los implantes. Sculco ha publicado recientemente su experiencia en un estudio comparativo entre 42 abordajes mínimamente invasivos (8,8 ± 1,5 cm, incisión única) y 42 técnicas habituales (23 ± 2,1 cm). Los resultados obtenidos fueron similares en cuanto a tiempo quirúrgico, pérdidas hemáticas estimadas y estancia, pero los pacientes mostraron su satisfacción por la cicatriz limitada y lograron antes la normalización de la marcha (18). En un estudio aleatorio y controlado de 484 caderas, con un seguimiento medio de 2,8 años, el mismo autor refiere 9 complicaciones, un ángulo de abducción acetabular medio de 42,4° y alineamiento neutro del fémur en el 93 % de los pacientes intervenidos. La serie de 100 casos de doble incisión referida por Berger (2) con seguimiento medio de 1,5 años incluye una sola complicación precoz, tiempo quirúrgico medio de 101 min, estancia hospitalaria media de 1,5 días y cifras de alineamiento de los componentes similares a las anteriores.

El mismo movimiento hacia los abordajes reducidos se ha extendido a la rodilla y, en ésta, las primeras experiencias han correspondido a los diseños monocompartimentales por la mayor facilidad de su menor volumen. Los estudios publicados que incluyen seguimientos de hasta 8 años señalan tasas bajas de fracasos (7 %), con un número limitado de recambios atribuidos a la progresión de la enfermedad de base, principalmente. En general se señalan mejores resultados y recuperación funcional más rápida sin deterioro de la precisión técnica de la cirugía (21). La artroplastia total es un reto mayor para las técnicas mínimamente invasivas. Los abordajes convencionales violan la integridad del aparato extensor y someten a la rótula a eversiones forzadas. La duración de la recuperación oscila entre 3 y 6 meses. Se ha comprobado en pacientes intervenidos mayores de 65 años con puntuaciones superiores a 90, que el 65 % notaban limitaciones y sólo el 50 % lograban ponerse en cuclillas. Las ventajas teóricas de los abordajes mínimos incluyen una agresión limitada a las partes blandas, tiempo operatorio y de isquemia reducidos, menores pérdidas hemáticas, menos dolor postoperatorio y aceleración de la recuperación, del alta hospitalaria y del retorno a las actividades habituales. Por otra parte, teniendo en cuenta que el futuro de la prótesis depende de la calidad técnica de su implantación, las dificultades de visualización y de obtener el equilibrio adecuado de los ligamentos y los riesgos para la cicatrización que supone el acceso forzado en profundidad, constituyen riesgos potenciales no desdeñables (fig. 22-2). Las primeras observaciones de los abordajes mínimos en manos de cirujanos muy expertos son alentadoras. Bonutti (3) no ha encontrado fracasos para recambio, aflojamientos, ni líneas de demarcación en 210 casos tras 2 años de seguimiento, pero reconoce la necesidad de ultimar el ensayo clínico multicéntrico prospectivo y aleatorio con 240 rodillas analizado por un evaluador independiente. En el estudio prospectivo, no aleatorio comparativo de incisión clásica frente a reducida con el mismo implante realizado por el mismo cirujano, Vaughan (22) comprobó las ventajas mencionadas sin complicaciones significativas, ni menoscabo de la calidad técnica en la estabilidad y el alineamiento de los componentes. La CMI se ha encontrado ya con la ayuda de la cirugía asistida por computación (7), y será posible asistir a otro acoso tecnológico-empresarial cuando uno se pregunte ya por el coste-beneficio verificado de todo esto, por los esfuerzos para encauzar las presiones y las expectativas de los pacientes y algunas otras cuestiones también delicadas. En cualquier caso, y citando a Ranawat, la CMI es, por el momento, un buen producto de mercado.

Cirugía biológica en el tratamiento de las fracturas

Cuando, a partir de la segunda mitad de la década de 1950, el grupo AO modernizó los conceptos publicados en 1949 por Robert Danis en su *Théorie et pratique de l'osthéosynthèse* sobre la fijación interna de las fracturas, se abrió una nueva etapa en el campo de la osteosíntesis. Respaldados por la larga tradición suiza en tecnología mecánica y metalúrgica y por una experiencia quirúrgica de primer orden, sus componentes enseñaron a través de su autoridad, publicaciones y métodos de formación unos principios que fueron aceptados por muchos como artículos de fe.

Para lograr la reanudación precoz de la movilidad articular y una consolidación sin alteraciones (la *soudure autogène*, de Danis) se preconizaron la reducción anatómica abierta de los fragmentos y la posterior estabilización rígida de éstos con ayuda de sistemas de compresión interfragmentaria.

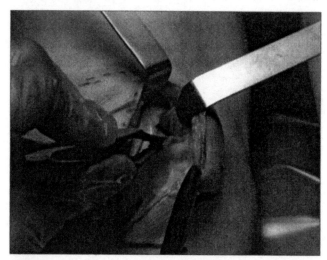

FIGURA 22-2. El paquete adiposo y el tendón rotuliano se retraen tras la sección de la cápsula medial. (De Chauhan SK. Minimally invasive knee surgery [MIS]. Navigation. Ireland: Stryker, 2004; 4.)

En las fracturas intraarticulares, el restablecimiento preciso de las superficies permitiría la recuperación de la congruencia articular y reduciría el riesgo de la artrosis postraumática. En cuanto a las fracturas diafisarias y metafisarias, la recuperación exacta de la anatomía original contribuiría a la estabilización del foco, permitiría la aplicación de compresión y ayudaría a evitar el desplazamiento de los fragmentos, tanto en flexión como en cizalladura.

Pero el logro de estos objetivos nunca ha estado exento de riesgos y exigencias. El acceso, primero, y la manipulación, después, de los fragmentos requiere abordajes quirúrgicos extensos que pueden aumentar la necrosis de los tejidos ya amenazados por los efectos del traumatismo inicial. En las fracturas de cierta complejidad, conseguir un montaje mecánico con arreglo a los cánones sin dañar el potencial reparador biológico local se puede transformar en un reto solamente aceptable para cirujanos de gran habilidad y experiencia. Incluso cumpliéndose esta premisa, la necesidad de utilizar implantes voluminosos, especialmente placas anchas de contacto extenso con el hueso, supone un riesgo añadido de alteración importante para la irrigación del foco.

A finales de la década de 1980, una reconsideración de todo el sistema llevó a varios miembros de grupo AO a un nuevo paradigma: la fijación biológica ¿o bio-lógica? (10) frente a la «canónica» de bases anatómico-mecánicas. Parecería que algunos hubieran encontrado el artículo de Girdlestone sobre el tratamiento de las fracturas según sus complicaciones isquémicas publicado medio siglo antes, en el que el autor señala: «los huesos son como plantas cuyas raíces están en los tejidos blandos y, para su tratamiento, se requiere el cuidado de un jardinero, más que la habilidad de un ebanista».

En realidad, los principios de la nueva estrategia han estado presentes desde hace muchos años en procedimientos tan utilizados como los fijadores externos, los clavos intramedulares bloqueados y las placas de puenteo. En efecto, en todos ellos se pretende una reducción indirecta para conseguir solamente un alineamiento correcto sin valorar en exceso la de los fragmentos intermedios

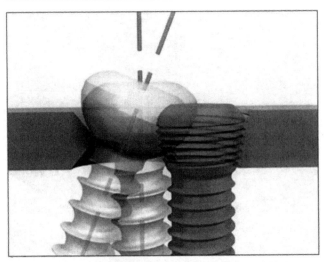

FIGURA 22-3.   Tornillo bloqueado y tornillo de compresión. (Con autorización de Elservier. De Frigg R. Development of the locking compression plate. Injury 2003; 34, fig. 8, p. SB-8.)

y el montaje conseguido conlleva un cierto grado de flexibilidad, distante de la rígida estabilidad de los sistemas de compresión interfragmentaria. Los fundamentos científicos de la fijación biológica de las fracturas incluyen conceptos biomecánicos relacionados con la llamada mecanobiología y los derivados de un mejor conocimiento del proceso de reparación. Para su aplicación clínica, los cambios conceptuales han obligado a modificaciones en los diseños de los implantes y en la tecnología de los instrumentales.

El cambio más significativo en la «filosofía» ha consistido en la aceptación de los beneficios de un cierto grado de inestabilidad del foco o, si se prefiere, de fijación elástica del mismo, especialmente para las fracturas de alta energía y mayor complejidad. El primitivo objetivo de la «consolidación directa», sin callo externo, mediante remodelado interno de las corticales gracias al cruce de osteonas a través de las superficies corticales comprimidas ha sido rebajado a simple consecuencia de la estabilización rígida sostenida. Como es bien sabido, las fracturas tratadas por medios conservadores, inestables por definición, muestran un saludable callo externo o periférico interpretado como prueba de la llamada «consolidación indirecta». El conocimiento de las influencias mecánicas sobre el reclutamiento, la proliferación y la diferenciación de las células osteogénicas en el foco de fractura ha dado apoyo científico al cambio mencionado. En particular, siguiendo la teoría de la deformación relativa (strain), se ha podido comprobar que la deformación de un tejido que sobrepase la elongación de rotura de alguno de los elementos celulares inhibe su formación (16). La ausencia de callo clínicamente apreciable en los espacios interfragmentarios de las fijaciones rígidas sugiere, por otra parte, que un cierto grado de deformación puede ser un factor mecánico de osteoinducción. En efecto, de acuerdo con la teoría mencionada, en ausencia de deformación relativa intermitente no se produce estimulación para la formación del callo, mientras que el tejido óseo primitivo (woven) tolera cifras hasta del 10%, el de configuración laminar, hasta el 2%. Las deformaciones del 30 y 10%, respectivamente, conducen a la reabsorción. Los efectos de la movilidad en el foco dependen de la relación entre desplazamientos de los fragmentos y la dimensión de los espacios que los separan. Se ha encontrado así el apoyo para preconizar, desde el punto de vista práctico, la utilización de estos principios de fijación por «ferulización» flexible en fracturas conminutas y con reducciones que dejan algunos espacios interfragmentarios en los que se dan las condiciones propicias para el efecto «deformación relativa».

El paso desde la fijación rígida clásicamente asociada con compresión a la estabilización flexible ha introducido, como se ha visto, el concepto de férula interna (splint), entendida como elemento más o menos rígido que reduce pero no elimina totalmente la movilidad interfragmentaria. La disminución de la rigidez puede conseguirse por una de estas soluciones: el empleo de materiales más flexibles, la reducción de las dimensiones del implante o la asociación de ambas. Para la primera se ha recurrido al titanio y para la segunda, a ingeniosas modificaciones de diseño, especialmente en las placas.

Las ventajas del titanio no se limitan a su comportamiento mecánico por poseer un módulo de Young más cercano al del hueso ni a ser más resistente a la corrosión que los aceros convencionales. Por tratarse de un material «bioinerte», especialmente amistoso para los elementos biológicos, favorece la rápida adherencia celular y ha demostrado una llamativa reducción de la infección de los implantes en relación con los clásicos (20). Como su ductilidad es baja, ha sido necesario utilizar el principio de los tornillos bloqueados para evitar los riesgos de rotura de los mismos en el momento de apretarlos al final de su aplicación. El término «bloqueado» se aplica a tornillos con rosca en la cabeza de los mismos que se corresponde con la rosca dibujada en los orificios de la placa a la cual van a ser aplicados (fig. 22-3). La doctrina emanada del tratado de Danis obligaba a utilizar placas voluminosas para ejercer la compresión deseada en el foco. La rigidez así obtenida depende de la fricción ejercida por la placa sobre la cortical subyacente y ésta, a su vez, de la presión conseguida con los tornillos de fijación y del área de contacto entre una y otra. Los efectos de este compromiso sobre los tejidos subyacentes han sido detectados desde hace tiempo y consisten, principalmente, en un incremento potencial de la necrosis postraumática local de inmediato y la aparición más tardía de una porosidad cortical por debajo de la placa. Este segundo efecto fue interpretado por algunos como un fenómeno de protección de tensiones (stress shielding) dada la diferencia de rigidez entre el implante adosado y el tejido que lo soporta. En realidad, uno y otro efectos tienen una raíz común. Si un implante entra en contacto íntimo y extenso con cualquiera de las superficies del hueso sintetizado, el flujo sanguíneo (centrífugo o centrípeto) se verá alterado en magnitudes proporcionales a la dimensión del área cubierta, pudiendo producir una necrosis cortical cuya reparación se llevará cabo mediante remodelado interno de los sistemas de Havers con la consiguiente «espongialización» de la estructura.

Los principios de la llamada fijación biológica de las fracturas consisten, por tanto, en la limitación de los abordajes quirúrgicos, la reducción de los daños asociados a la manipulación de los fragmentos y a la inserción de los implantes, en la disminución del contacto de éstos con el hueso y en el empleo de materiales y diseños de menor rigidez.

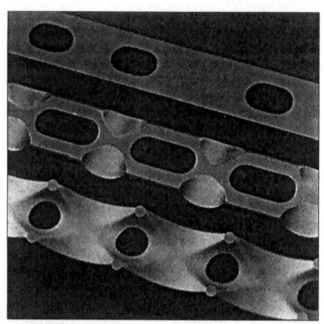

FIGURA 22-4.   Perfiles de la placa convencional, la placa LC-DCP y el PC-fix. (De Perren [16].)

La aplicación clínica del primero y del segundo se ha traducido en 2 actuaciones. La primera es la posibilidad de realizar la reducción indirecta de la fractura recurriendo a la utilización de tensores o fijadores externos, prestando atención al alineamiento en el plano frontal y a la rotación de los fragmentos mediante cuidadosos controles clínicos y radiológicos. La reducción indirecta permite la evolución natural del proceso reparador sin interferencias locales sobre las partes blandas y la vascularización. La incorporación rápida de los fragmentos mediante un callo abundante y elástico en la zona opuesta al implante alivia a éste de tensiones por fatiga. La segunda es la utilización de técnicas descritas como «sistemas de estabilización menos invasivos» (LISS) y «osteosíntesis percutánea mínimamente invasiva con placas» (MIPPO), que completan las ventajas biológicas anteriores. En la denominación precedente el término «percutánea» se entiende acompañado de «y submuscular» para la mayor parte de las indicaciones. Es obvio que el dominio de estas técnicas requiere una curva de aprendizaje importante, incluso para cirujanos ya familiarizados con las convencionales, y que no están exentas de riesgos potenciales en ciertas localizaciones como las fracturas de la tibia proximal.

Las modificaciones en el diseño de los implantes y de los instrumentales son necesarias para adaptarlos a los principios descritos y obtener los resultados deseados. El análisis riguroso de los tiempos quirúrgicos y sus objetivos demostrará qué tácticas y técnicas deben ser sustituidas o modificadas. En lo que se refiere a las placas, el principio del bajo contacto se materializó ya en tiempos de predominio de los principios clásicos en la llamada LC-DCP (placa de contacto limitado y compresión dinámica) de sección trapezoidal variable a lo largo de la placa. En etapas posteriores, avanzando más en la idea, se llegó al concepto del fijador interno de contacto puntual (PC-Fix) (fig. 22-4). En éste, la fijación a la cortical subyacente se obtiene mediante la combinación de tornillos uni o bicorticales y la presencia escalonada de puntas en la cara profunda del implante. El fijador interno introducido con técnicas mínimamente invasivas permite aprovechar las ventajas de los fijadores externos sin las complicaciones ocasionadas por los estabilizadores transfixiantes. Para esa utilización se ha modificado ligeramente el diseño suprimiendo las puntas e incluyendo tornillos bloqueados unicorticales autoperforantes y autoterrajantes que mantienen un espacio entre la placa y la cortical externa (fig. 22-5). El desarrollo más reciente de la tecnología AO, la placa bloqueante de compresión (LCP), es el resultado de combinar el concepto del fijador interno con los de las técnicas convencionales para que el cirujano pueda aplicar «sobre la marcha», el tipo de fijación que requiera condiciones tales como el tipo de fractura, la calidad del hueso, el estado de las partes blandas y el abordaje preferible. La combinación ha sido posible gracias al diseño de un orificio para tornillos que reúne los perfiles adecuados para el bloqueo en los anclajes unicorticales, la compresión dinámica convencional en anclajes bicorticales y la inserción oblicua para mejorar la resistencia al arrancamiento (fig. 22-6). Los resultados obtenidos por los investigadores en sus series clínicas (19) están siendo confirmados por otros autores en diversos tipos de fracturas y localizaciones (11, 14, 23).

Como resumen del nuevo impulso de la biología en el tratamiento de las fracturas, la fijación biológica que combina las ventajas del tratamiento conservador y quirúrgico, cabría decir: *a)* que desde el punto de vista biomecánico, la compresión del foco para una fijación rígida ha sido sustituida por el puenteo, confiando en anclajes distales y proximales a éste; *b)* que para reducir las interferencias sobre la biología local, la reducción es indirecta y no directa; *c)* que la introducción del implante es percutánea, por incisiones alejadas del foco y submuscular; *d)* que no es necesario ajustar la forma de la placa a la del hueso, a la altura del foco; *e)* que la relación entre la longitud de la placa a utilizar y la extensión de

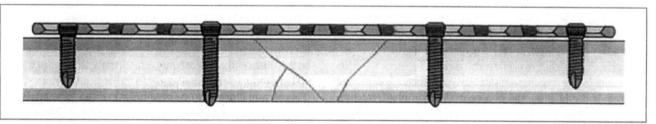

FIGURA 22-5.   El fijador interno bloqueado. Placa LCP. (Con autorización de Elsevier. De Wagner M. General Principles for the clinical use of the LCP. Injury 2003; 34, fig. 7, p. SB-36.)

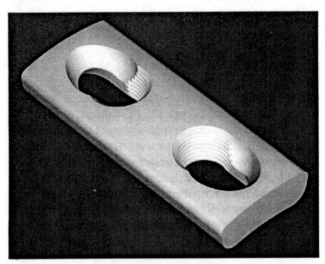

FIGURA 22-6.   Orificio combinado para bloqueo y compresión. (Con autorización de Elsevier. De Frigg R. Development of the locking compression plate. Injury 2003; 34, fig. 2, p. SB-7.)

la fractura en el eje longitudinal es de 8-10 para las fracturas de trazo simple y de 2-3 en las conminutas, y *f)* que los tornillos que se utilizan preferiblemente son los bloqueados, unicorticales autoperforantes para la cortical diafisaria y autoterrajantes bicorticales para las epífisis y metáfisis.

Soluciones biológicas actuales para la cirugía ortopédica

En 1983, Henry Mankin predijo, en su discurso presidencial ante la American Orthopedic Association, que gracias a los progresos en la biología celular y molecular y a nuestra capacidad de utilizarlos, el quehacer de los cirujanos ortopédicos experimentaría un cambio sustancial claramente perceptible llegando a advertir que la tarea de los dedicados a la cirugía articular sustitutiva se vería reducida por la posibilidad de supervivencia de las articulaciones naturales. En un arriesgado alarde de prospectiva incluyó en su título el año 2013 como fecha de disfrute de los nuevos paradigmas a los que, más recientemente, se han incorporado las expectativas del conocimiento del genoma humano. Las esperanzas de Mankin se han fundamentado y se mantienen gracias al desarrollo de dos campos de interacción pluridisciplinar: la ingeniería tisular y la terapia génica.

El término «ingeniería tisular» fue propuesto por Fung, investigador de la Universidad de California (San Diego), durante la reunión de la National Science Foundation en 1987. Se trata de un lugar de encuentro y colaboración de biólogos, químicos, ingenieros, expertos en materiales y clínicos para la construcción y regeneración de tejidos con objeto de restaurar o sustituir las estructuras orgánicas o de estimular sus funciones. Desde sus comienzos, esta actividad ha atraído tanto el interés científico de todo tipo de investigadores como el interés empresarial de muchas compañías en todo el mundo. Se ha estimado que el volumen de negocio de la industria vinculada al

sector podría alcanzar unos 20 mil millones de dólares en el año 2020. En España, el informe del Observatorio de Prospectiva Tecnológica Industrial del año 2003, referente a la influencia de la biotecnología en el sector sanitario, la ingeniería tisular figura entre los 16 desarrollos de mayor interés para el futuro (15).

Un mejor conocimiento de los mecanismos biológicos implicados en la reparación de los tejidos del aparato locomotor ha facilitado la introducción de los principios y las estrategias que constituyen la base de la ingeniería de tejidos. Mientras que el tejido óseo, como el hepático, tiene la singular capacidad de regeneración intrínseca, otros como el cartílago hialino articular, el fibrocartílago meniscal y los tejidos tendinosos y ligamentosos, se reparan mediante tejidos cicatriciales conectivos que son sólo una aproximación a la estructura y la función de los originales. A pesar de estas diferencias de comportamiento, se ha llegado a aceptar un patrón de principios básicos por el grupo interdisciplinario de estudio de la Association of Bone and Joint Surgeons en su reunión de noviembre de 1998 en Tampa. El primero es precisamente la diferenciación entre reparación como proceso cicatricial a corto plazo y regeneración como restitución íntegra de la capacidad estructural y funcional con carácter definitivo. El segundo es que la regeneración requiere la recapitulación de los acontecimientos del desarrollo embrionario, es decir, la intervención aislada o conjunta de células, matrices y factores bioactivos (5). Cada uno de estos componentes básicos es el vehículo de los tres requisitos generales para la construcción de los tejidos del aparato locomotor.

CÉLULAS

La génesis de los tejidos recae exclusivamente en la función de las células y éstas deben ser capaces de proliferar, diferenciarse y madurar bajo la influencia del ambiente biológico específico y de sintetizar la matriz extracelular adecuada para responder a los requerimientos funcionales de tipo biomecánico y biológico. Para imitar los procesos de la vida, esta nueva ingeniería debe considerar tanto la procedencia como las características del componente citológico, siguiendo los conocimientos actuales sobre el desarrollo morfogénico normal y los procesos fisiológicos de reparación. En cuanto al primero, las células tutipotentes o pluripotentes embrionarias serían teóricamente preferibles, pero las posibles aplicaciones clínicas están limitadas por ahora por consideraciones tanto legales como éticas. En la reparación, la actuación celular sigue una doble vía. Por un lado, las células adyacentes a la lesión inician el proceso llamado de transdiferenciación, que consiste en una desdiferenciación inicial para rediferenciarse después mostrando capacidades funcionales diferentes (4). A este contingente se añaden células indiferenciadas en ciclo celular, con capacidad proliferativa. Éstas son las llamadas células madre (entre otras denominaciones) por ser capaces de renovarse indefinidamente a través de una división descrita como «asimétrica» manteniendo su carácter indiferenciado por un lado mientras, por otro, pueden dar lugar a células diferenciables hasta dar lugar a los elementos específicos del tejido en el que se encuentran bajo el mandato de señales específicas (fig. 22-7). Este con-

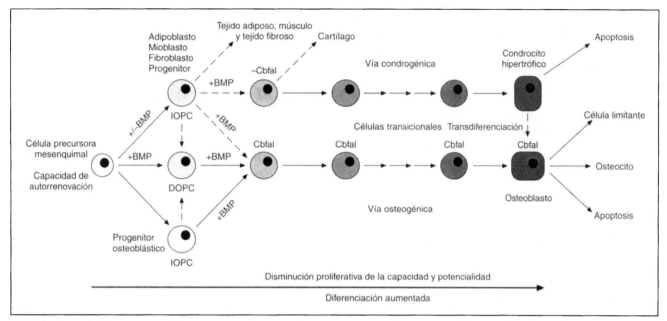

FIGURA 22-7. La línea de diferenciación de las células precursoras de los tejidos del aparato locomotor. (De Sodeck J, Cheifetz S. Molecular regulation of osteogenesis. Toronto: Bone Engineering, 1999; fig. 41, p. 32.) BMP, proteína morfogénica ósea *(bone morphogenic protein)*; Cbfa1, factor transcriptor *(core binding factor alpha 1)*; DOPC, células precursoras osteogénicas determinadas *(determined osteogenic precursor cells)*; IOPC, células precursoras osteogénicas inducibles *(inducible osteogenic prcursor cells)*.

cepto de predeterminación de las células madre según su localización está actualmente sometido a revisión ya que se ha comprobado que existe un amplio abanico de posibilidades de diferenciación independientemente del tejido de procedencia. Recientemente, se ha llamado la atención sobre las posibilidades terapéuticas del tejido adiposo como fuente de células mesenquimales multipotentes (24). La terapia celular mediante la utilización de células derivadas de la médula ósea autóloga se ha ensayado ya en el quirófano tras una larga serie de trabajos en modelos animales. Connolly (6) ha referido la técnica y los resultados de este procedimiento para estimulación de la osteogénesis, tanto en problemas relacionados con la consolidación como en artrodesis vertebral. La médula ósea se obtiene mediante punción y aspiración repetida en la cresta ilíaca del paciente hasta obtener entre 100 y 150 ml, que deben ser rápidamente inyectados percutáneamente bajo control radioscópico en la zona del foco a tratar donde se presuma que existe mejor vascularización. Posteriormente se introdujo la centrifugación diferencial para aumentar el potencial osteogénico y añadió una matriz portadora y osteoconductora (matriz ósea desmineralizada). El empleo de condrocitos adultos autólogos para reparación de defectos cartilaginosos no degenerativos de extensión limitada es una realidad clínica a partir de un discutido y discutible artículo de Brittberg publicado en *The New England Journal of Medicine* en 1994.

MATRICES

Los tejidos del aparato locomotor, para cumplir sus funciones de transmisión de fuerzas estáticas y dinámicas, necesitan una estructura constituida por la matriz extracelular. Si en cualquier otra localización el complemento de un andamiaje para acompañar a las células puede ser conveniente, en aquél es una necesidad. Las características exigibles a la matriz como segundo componente de la ingeniería de tejidos son una superficie amplia para facilitar la interacción con las células y de propiedades físicas y químicas propicias a la adhesión y el crecimiento celular; macroporosidad para penetración de vasos y células y difusión de nutrientes desde el lecho receptor (conductividad); propiedades mecánicas adecuadas para resistir los desplazamientos y las deformaciones de las fuerzas locales sin perjuicio de la viabilidad del proceso; capacidad de reabsorción en ritmos que faciliten la sustitución eficaz por los tejidos neoformados; posibilidad de asociarse a diversas moléculas y de actuar como depósito dispensador de éstas; esterilización sin pérdida de sus propiedades, y coste razonable. Por su procedencia, los materiales utilizados son naturales o sintéticos. Las ventajas de los primeros son la ausencia de toxicidad, una degradabilidad fácil y natural y la aceptación con una respuesta inflamatoria débil por parte del receptor. Por ser desnaturalizables espontáneamente y por sus insuficientes propiedades mecánicas, sus indicaciones están limitadas. Entre ellos se encuentran el colágeno, el ácido hialurónico, los alginatos, algunos fosfatos y carbonatos, la matriz ósea desmineralizada y el quitosan. Son muy numerosos los materiales sintéticos ensayados como simples sucedáneos óseos o específicamente para armazones en ingeniería de tejidos. En el amplio grupo de los polímeros, los poliésteres más utilizados son los ácidos láctico, glucólico y sus copolímeros. Las características que favorecen su utilización son la posibilidad de diseñar matrices de propiedades mecánicas adecuadas al uso específico y su degradación hasta su eliminación por el pulmón como dióxido de carbono en el primero o por la orina a través del ciclo del ácido tricarboxílico. Con indicaciones diversas se han estudiado las policaprolactonas, los polifumaratos, los policarbonatos y los polianhídridos. El politetrafluoroetileno (teflón) se ha utilizado como soporte para construcción de vasos sanguíneos. Las cerámicas bioactivas cuya base común suelen ser fosfatos, carbonatos o sulfatos de calcio incluyendo las hidroxiapatitas pueden ser preformadas en gránulos y bloques o inyectables. Los biovidrios parecen poseer una cierta capacidad osteoinductora gracias a la incorporación de iones de calcio, sodio y fósforo a una estructura reticular de silicio. Recientemente se han introducido técnicas que permiten «imprimir» sobre algunos de estos materiales las secuencias conocidas de aminoácidos como RGD (glicina, alanina, ácido aspártico) que facilitan la acción de las moléculas transmembrana de adhesión celular.

La incorporación de las células transdiferenciadas o precursoras a la matriz elegida puede lograrse por aplicación directa estática si las dimensiones del soporte no sobrepasan unos pocos milímetros. Para tamaños mayores es necesario recurrir a la utilización de los

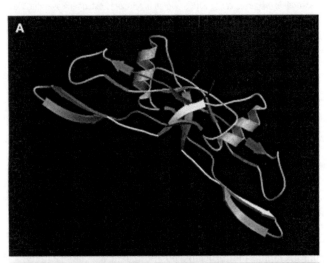
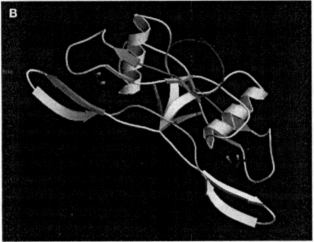

FIGURA 22-8. Diseño de las moléculas de BMP-2 y BMP-7.

llamados biorreactores. En estos contenedores se somete al compuesto células-matriz a la influencia de estímulos mecánicos o bioquímicos mediante perfusión permanente.

FACTORES BIOACTIVOS

El comportamiento de las células en cuanto a reclutamiento, proliferación, diferenciación, expresión fenotípica y apoptosis es constantemente modulado por señales bioquímicas o físicas procedentes del medio que las rodea a través de la matriz extracelular. Entre las primeras, tienen especial interés para la cirugía regenerativa ciertas moléculas solubles de señal habitualmente conocidas como factores de crecimiento. Estas moléculas estimulan hacia la diferenciación deseable a las células indiferenciadas pluripotentes o progenitoras de los tejidos receptores o las aportadas por alguno de los procedimientos usados. En definitiva, se trata de proteínas segregadas por células que actúan sobre la misma célula (autocrina) o sobre otras por difusión (paracrina) para llevar a cabo una acción específica, interviniendo fundamentalmente en los procesos de división celular, síntesis de la matriz y diferenciación tisular (13).

Los factores de crecimiento más estudiados en relación con el aparato locomotor son los péptidos de señal y los factores osteoinductores. Los primeros estimulan la actividad tanto de las células progenitoras de hueso y de cartílago como la de los condrocitos y los osteoblastos maduros, pero no tienen influencia inductora sobre las células indiferenciadas de estos 2 tejidos. Son numerosísimos los estudios experimentales publicados sobre las posibilidades de moléculas como el factor transformante beta (TGF-β), el factor similar a la insulina (IGF), el factor fibroblástico (FGF) y el factor derivado de las plaquetas (PDGF). El FGF se encuentra expresado en el foco de fractura y se ha demostrado que la inyección percutánea en un gel de hialuronan mejora la consolidación en un modelo de primate no humano. Se ha iniciado un ensayo clínico multicéntrico en fase III en fracturas cerradas recientes de tibia con inyecciones de FGF-2 (8). En las fases lesionales precoces se ha podido comprobar experimentalmente la liberación por las plaquetas de diversos factores con acción sinérgica en concentraciones variables. Entre ellos se encuentran el PDGF (y el TGF-β). El PDGF es efectivo en la cicatrización de las heridas por ser mitógeno para los queratinocitos y las células endoteliales y estimular la proliferación y migración de las células del tejido conectivo. Éstas y otras observaciones han llevado a la utilización de concentrados y geles de plaquetas autólogas (GPA) para la cirugía oral y maxilofacial inicialmente. Más adelante, se ha iniciado su empleo en cirugía ortopédica y traumatología. Las experiencias clínicas realizadas hasta ahora han demostrado su eficacia para una mejor integración de los implantes orales de titanio. Pero ofrecen poca utilidad para la reconstrucción de defectos alveolares y craneales, que pueden mejorarse si se asocia el GPA a injertos o sucedáneos óseos en esta indicación. En una revisión reciente (hasta 2003) se han citado 6 ensayos clínicos en cirugía dental, 2 en fusiones vertebrales y varios casos clínicos aislados. No se han realizado estudios prospectivos comparativos.

Los factores osteoinductores son mitogénicos para las células indiferenciadas locales y estimulan la formación de la matriz extracelular e intervienen en el desarrollo embrionario y en el crecimiento y la regeneración de los tejidos del esqueleto. Los más interesantes pertenecen al grupo de las proteínas óseas morfogénicas (BMP) incluidas en la superfamilia de los TGF. La codificación del gen humano de alguna de ellas permite disponer de cantidades suficientes mediante tecnología recombinante. De las 15 actualmente caracterizadas, son la BMP-2, la BMP-4, la BMP-6 y la BMP-7 las candidatas para su utilización clínica (fig. 22-8). Ésta se ha visto precedida por numerosísimos estudios experimentales en modelos animales progresivos: rata, conejo, perro, cordero e incluso simios. La BMP-2 ha sido probada en ensayos clínicos para fusión vertebral de un solo espacio en una matriz de esponja de colágeno dentro de una jaula de titanio. Los resultados obtenidos han permitido su aprobación por la Food and Drug Administration (FDA) para esta indicación. También se ha realizado un estudio multicéntrico aleatorio en fracturas abiertas de tibia. La BMP-7 con colágena bovina tipo I se ha comparado en un ensayo clínico con el autoinjerto de ilíaco como «patrón oro» en seudoartrosis de tibia fijadas mediante clavo intramedular bloqueado (9). Los resultados no demostraron diferencias significativas entre los dos grupos. Actualmente esta molécula está disponible para su uso en seudoartrosis de huesos largos y para uso «compasivo», desde finales de 2001, como alternativa al injerto óseo autólogo cuando éste no está disponible o resultaría insuficiente en problemas de consolidación y defectos óseos en los que han fracasado repetidamente tratamientos convencionales. Como la BMP-2, ha sido también empleada en fracturas abiertas recientes de tibia con un notable incremento de la tasa de consolidación y mejores resultados clínicos utilizando valoraciones del tipo SF-36, WOMAC, etc. El uso de estos factores plantea algunas dudas con respecto a sus efectos locales y generales a medio y largo plazo y en relación con las matrices portadoras más adecuadas, la dosis óptima y el ritmo de liberación idóneo para conseguir los efectos deseados. Una revisión de la bibliografía comunicada por Sandhu (17), en el congreso anual (2004) de la AAOS para la BMP-2, demuestra la ausencia de osificaciones perilesionales con riesgo de compresión en las indicaciones de fusión vertebral, ausencia de estimulación en cultivos de células de tumores humanos (osteosarcoma, mama, pulmón) y baja inmunogenicidad (17). Actualmente la aplicación de estos factores se realiza mediante la introducción de una dosis única aunque se sabe que una porción sustancial de ésta desaparece rápidamente del foco. Esta actuación está lejos de la sutil liberación fisiológica, por lo que se buscan estrategias más afines, como la utilización de dispensación por células locales o transferidas a través de la terapia génica (12).

La vascularización de la zona tratada es indispensable para su viabilidad y maduración, por lo que se han multiplicado los esfuerzos para desarrollar redes vasculares apropiadas. Dado que se han identificado las señales moleculares presentes en los períodos de desarrollo para estimulación de las células progenitoras endoteliales, se ha intentado incorporarlas a los andamiajes de biomateriales. Los factores angiogénicos más importantes son las angiopoyetinas I y II, el VEGF (*vascular endotelial growth factor*) y los ya conocidos PDGF, FGFb y TGF-β.

Recientemente han merecido un interés renovado algunos factores sistémicos como la hormona del crecimiento y, especialmente, la paratohormona (PTH) y el péptido relacionado con ella (PTHrp). Se ha podido comprobar que las dosis elevadas de la hormona conducen a una reabsorción ósea, mientras que la administración de dosis terapéuticas intermitentes tiene un efecto anabólico, tanto general mejorando la masa ósea en pacientes con osteoporosis posmenopáusica, como local incrementando la formación del callo de fractura (1).

En las páginas precedentes se han expuesto algunos ejemplos del cambio que está experimentando la especialidad desde el imperio de las tecnologías dominadas por los principios de la mecánica y por la ciencia de los materiales hacia un mayor respeto por el potencial biológico de los tejidos que cura y maneja y hacia el aprovechamiento de ese mismo potencial como elemento terapéutico. Es preciso subrayar que la mayor parte de las novedades citadas carecen todavía del respaldo imprescindible para su uso generalizado por no haber sido sometidas aún a las verificaciones necesarias mediante estudios científicamente sólidos.

BIBLIOGRAFÍA

1. Andreassen TT, Fledelius C, Ejersted C, Oxlund H. Increases in callus formation and mechanical strength of healing fractures in old rats treated with parathyroid hormone. Acta Orthop Scand 2001; 72: 304-307.
2. Berger RA. The technique of minimally invasive total hip arthoplasty using a two incision approach. En: Helfet DL (ed.). Instructional Course Lectures, AAOS 2004; 53: 149-155.
3. Bonutti PM. Total knee arthroplasty: minimally invasive approach. AAOS Meeting, San Francisco, Symposium Adult Knee Reconstruction, 2004.
4. Campos Muñoz A. Cuerpo, histología y medicina; discurso de recepción. Real Academia Nacional de Medicina, 17 de febrero de 2004.
5. Caplan A, Goldberg V. Principles of tissue engineering in the skeletal tissues. Clin Orthop 1999; 367: S12-S14.
6. Connolly J. Clinical use of marrow osteoprogenitor cells to stimulate osteogenesis. Clin Orthop 1998; 355-S: 257-266.
7. Di Gioia AM, Plakseychuk AY, Levinson TJ. Mini-incision technique in total hip arthroplasty and navigation. J Arthrop 2003; 18: 123-128.
8. Einhorn TA. The role of BMPs and other growth factors in fracture repair. AAOS-ORS combined Symposium: Clinical applications of growth factors in the 21st century; New Orleans, 2003.
9. Friedlaender GE, Perry CR, Cole JD y cols. Osteogenic protein-1 (bone morphogenetic protein 7) in the treatment of tibial non-unions. J Bone Joint Surg (Am) 2001; supl 83: S51-S58.
10. Ganz R, Mast J, Weber B, Perren S. Clinical aspects of «bio-logical» plating. Injury 1991; 22: 4-5.
11. Helfet DL, Suk M: Minimally invasive percutaneous plate osteosynthesis for fractures of distal tibia. Instructional Course Lectures, AAOS 2004; 53: 471-475.
12. Lieberman JR, Daluiski A, Stevenson S y cols. The effect of regional gene therapy with BMP-2 producing bone marrow cells on the repair of segmental femoral defects in rats. J Bone Joint Surg (Am) 1999; 81: 905-917.
13. Lieberman JR, Daluiski A, Einhorn TA. The role of growth factors in the repair of bone. J Bone Joint Surg (Am) 2002; 84: 1032-1044.
14. Krettek L. Recent advances in the fixation of fractures of the long bones of the leg. European Instructional Courses, EFFORT 1999; 4: 1-11.
15. Observatorio de prospectiva tecnológica industrial. Impacto de la biotecnología en el sector sanitario. Madrid, 2003.
16. Perren SM. Evolution of the internal fixation of long bone fractures. Review article. J Bone Joint Surg (Br) 2002; 84: 1093-1110, fig. 13-D, p. 1102.
17. Sandhu H. Recombinant BMPs. Symposium AAOS meeting. San Francisco, 2004.

18. Sculco TP, Jordan LC. The mini-incision approach to total hip arthroplasty. Instructional Course Lectures AAOS, 2004; 53: 141-147.

19. Sommer C, Gautier E, Müller M y cols. First clinical results with the locking compression plate. Injury 2003; supl 34: SB43-SB54.

20. Tepic S, Perren SM. The biomecanics of the PC-fix internal fixator. Injury 1995; supl 26: SB5-SB10.

21. Tria A Jr, Coon TM. Minimal incision total knee arthroplasty: early experience. Clin Orthop 2003; 416: 1-6.

22. Vaughan LM. Minimal approach total knee arthroplasty: up to 5 years of follow-up. Controversial issues and hot topics in total knee replacement. Symposium AAOS meeting. San Francisco, 2004.

23. Watford KE, Kregor PJ, Hartsok LA. LISS plate fixation for periprosthetic supracondylar femoral fractures. En: An YH, ed. Internal fixation in osteoporotic fractures. New York: Thieme, 2002; 271-278.

24. Zuk PA, Zhu M, Ashjian P y cols. Human adipose tissue is a source of multipotent stem cells. Molecular biology of the cell 2002; 4279-4295.

Índice alfabético de materias

A

Abordaje incisión, 208
Acción civil, 51
– penal, 51
Acropatía ulceromutilante, 42
Actuación celular, 212
AINE, 63
Analgesia, cirugía ambulatoria, 7
– – con hospitalización, 8
– combinada, 6
– postoperatoria, 4, 5
– vía parenteral, 4
Analgésicos AINE, 7
Analítica sanguínea, 137
Anestésicos locales, 5
Arteriografía, 127
Articulación mediotarsiana, 42
– patelofemoral, 139
– subtalar, 42
– tibiotarsiana, 42
Artritis, 154
– reumatoidea, 118, 157
Artrocentesis, 82
Artrodesis artroscópica, 155
– – portales, 155
– cielo abierto, 156
– doble vía, 190, 191
– tobillo, 153, 154
– – acceso mínima incisión, 155
– – complicaciones, 156
– – indicaciones, 154
– – infección, 157
– – técnica, 154
Artropatía hombro, 39
– siringomielia, 38
– – lesiones iniciales, 38
– tabética, 35
– tratamiento, 42

Los números de página en *cursiva* hacen referencia a tablas o figuras.

Artroplastia revisión rodilla, 135
– – – aspectos técnicos, 137
– – – diagnóstico, 141
– – – diagnóstico laboratorio, 141
– – – etiología fracaso, 136
– – – indicaciones cirugía de revisión, 137
– – – métodos diagnósticos, 136
– – – revisión quirúrgica dos tiempos, 142
– – – sesgos, 143
– – – tiempo seguimiento, 142
– – – tipo implante, 139
– – – tratamiento, 142
– – – valoración resultados, 142
– por abrasión, 148
– – perforaciones, 148
– sépticas, 140
– – etiopatogenia, 140
– discal, 173
– – abordaje, *180*
– – complicaciones, *180*
– – – implante, *180*
– – – tardías, *180*
– – contraindicaciones, *176*
– – indicaciones, *175*
Artroscopia, 65
– artrosis rodilla, 145
– – – criterios selección, 149
– – – factores desaconsejables realización cirugía, 151
– – – factores favorecedores buen resultado, 151
– – – indicaciones, 145
– – – modalidades terapéuticas, 145
Artrosis degenerativa, 120
– rodilla, 145
– – gradación artroscópica, *146*
– – – radiológica, *146*
– tobillo, 153, 154
Autos, 48

B

Biología celular, 212
– molecular, 212
Biopsia, 27
– abierta, 28
– congelación, 141
– percutánea, 27
– – ventajas, 28
Biorreactores, 214
Bloqueos nerviosos, 5

C

Cadera, 38
– joven, 113
Campos electromagnéticos, 20
Células madre, 212
Cifosis posturales, 197
Cirugía abierta, 31
– articular, 207
– artroscópica, 145
– biológica tratamiento fracturas, 209
– mínimamente invasiva, 208
– protésica, 207
Citaciones, 48
– como imputado, 49
– – perito, 50
– – testigo, 50
– – – perito, 51
Clavos intramedulares segunda generación, 109
– largos, 109
Columna vertebral, 38
Componente citológico, 212
Comunicaciones judiciales, 49
Condroblastoma, 30
Condroplastia antroscópica, 149
Consolidación directa, 210
– indirecta, 210
Corticoesteroides intraquísticos, 32
Coxa valga, 116

Coxa vara, 116
Coxitis laminar, 116
Cultivo positivo, 141

D

Degeneración discal, 173
Desbridamiento articular, 145, 146
Diastematomielia, 187
Diligencias, 48
Discectomía, 178
Discografía, 175, 177
Disociación escapulotorácica, 59
Displasias cadera, 114
Distracción espacio discal, 178
Dolor, indiferencia congénita, 42
– neuropático, 4
– percepción, 3
– posquirúrgico, 3
– tratamiento, 3
Doppler arterial periférico, 127
Dorsos redondos, 197

E

Electrocoagulación mediante
        radiofrecuencia, 29
– – – principales complicaciones, 30
– – – seguimiento, 30
Emplazamientos, 48
Enclavado intramedular, 15
Endoprótesis cadera, 113
– – indicaciones, 113
– – infecciones específicas, 115
– – – inespecíficas, 115
– – menores 40 años, 113
– – problemas quirúrgicos, 113
– – secuelas edad adulta, 117
– – – infancia, 114
Enfermedad Kienböck, 72
– Perthes, 115
– Scheuermann, 193
– – abordaje anterior y posterior
        (doble vía), 201
– – clínica, 193
– – complicaciones, 202
– – corsés, 199
– – deformidad, 193, 198
– – dolor, 193, 197
– – ejercicios físicos, 198
– – estudio por imagen, 195
– – etiología, 196
– – flexibilidad curva, 194
– – formas clínicas, 197

Enfermedad Scheuermann,
        historia natural, 197
– – patogenia, 196
– – progresión curva, 198
– – técnicas quirúrgicas, 200
– – tratamiento, 198
– – – conservador, 198
– – – indicaciones, 200
– – – objetivos, 200
– – – pautas, 202
– – – quirúrgico, 200
– – vía posterior aislada, 200
– – yesos correctores, 198
Epicondilitis, 61
– causas, 61
– clínica, 62
– exploración física, 62
– medidas posturales, 64
– nuevos abordajes quirúrgicos, 65
– pruebas complementarias, 62
– técnicas quirúrgicas, 65
– tratamiento, 63
– – conservador, 63
– – quirúrgico, 65
Epifisiodesis anterior, 190
– posterior, 190
Epifisiólisis *capitis femoris*, 116
Epitrocleítis, 65
– etiología, 66
– fisiopatología, 66
– indicaciones tratamiento quirúrgico, 66
– presentación clínica, 66
– pruebas complementarias, 66
– tratamiento, 66
Escisión quirúrgica, 29
Escoliosis congénita, 183
– – anomalías asociadas, 183
– – – medulares, 187
– – clasificación, 184
– – defectos formación, 184
– – – segmentación, 184
– – deformidades asociadas, 187
– – evaluación preoperatoria, 189
– – examen radiográfico, 189
– – fusión posterolateral *in situ*, 189
– – incidencia, 183
– – patogenia, 183
– – pronóstico, 188
– – tratamiento, 188, 189
– – – objetivo, 188
– – – ortésico, 189
– – – quirúrgico, 189
Espacio flexión, 138
Espondiloartritis anquilopoyética, 119

Estabilización flexible, 210
Estimulación biológica, 16
– eléctrica, 16
– – nerviosa transcutánea, 6
– electromagnética, 19, 23
– – bases fisiológicas, 20
– – contraindicaciones, 21
– – eficacia, 24
– – indicaciones, 20
Exhortos, 49
Exostectomía medial, 165
Exploración radiológica, 163

F

Factores bioactivos, 214
– crecimiento, 214
– osteoinductores, 214
Fármacos analgésicos, 63
Fijación biológica, 209, 210
– con clavo intramedular, 14
– continua, 139
– externa, 16, 211
– interna, 14
– rígida, 210
Fisioterapia, 64
Fracturas acromion, 59
– apofisarias, 59
– bases falanges, 94
– – – distal, 95
– – – medias, 95
– – – proximales, 94
– – metacarpianos, primer metacarpiano,
        88
– – – quinto metacarpiano, 89
– cabeza metacarpianos, 91, 93
– – radial, 79
– – – clasificaciones, 79
– – – complicaciones tratamiento, 85
– – – diagnóstico, 82
– – – etiología, 79
– – – fracturas antiguas, 85
– – – fracturas por cizallamiento, 82
– – – fracturas por compresión, 83
– – – fracturas recientes, 84
– – – indicaciones, 84
– – – lesiones asociadas, 81
– – – rehabilitación, 83
– – – resección con artroplastia, 83
– – – tratamiento lesiones asociadas, 84
– – – tratamiento ortopédico, 82
– – – tratamiento ortopédico, método
        funcional, 82
– – – tratamiento quirúrgico, 82

Fracturas cefálicas, 117
– combinadas, 57
– condíleas falanges, 97
– coracoides, 59
– cotilo, 117
– cuello escápula, 57
– – metacarpianos, 91
– – – quinto metacarpiano, 91
– cuerpo escápula, 57
– diafisarias falanges, 97
– diáfisis metacarpianos, 90
– escápula, 55
– – clasificación, 55
– – generalidades, 55
– espina escápula, 57
– extraarticulares bases falanges
      proximales, 94
– glenoideas intraarticulares, 55
– huesos mano, 87
– – – evaluación lesiones, 87
– – – múltiples, 97
– – – pronóstico, 88
– intraarticulares, 209
– ocultas, 69
– patológicas, 42
– por estrés, 169
– sesamoideos, 97
– subcapitales, 118
– subtrocantéreas, 103
– – clasificación, 104
– – complicaciones, 110
– – consolidación viciosa, 110
– – diagnóstico por imagen, 104
– – extramedulares, 104
– – IA, 105
– – IB, 107
– – IIA, 107
– – IIB, 108
– – incidencias, 104
– – intramedulares, 105
– – mecanismo producción, 104
– – rotura implante, 110
– – seudoartrosis, 110
– – tipo implante, 104
– – tratamiento, 104
– – – conservador, 104
Frío local, 6
Funcionarios, 47

G

Gammagrafía, 137, 141

H

Hallux valgus juvenil, 161
– – – anatomía deformidad, 162
– – – clasificación, 164
– – – clínica, 162
– – – complicaciones, 169
– – – definición, 161
– – – diagnóstico, 163
– – – epidemiología, 161
– – – escala AOFAS, *169*
– – – etiología, 161
– – – factores extrínsecos, 161
– – – factores intrínsecos, 161
– – – infección superficial, 169
– – – recurrencias, 169
– – – resultados, 168
– – – resultados radiológicos, *169*
– – – retardo consolidación, 169
– – – técnicas quirúrgicas, 165
– – – tratamiento, 164
– – – tratamiento ortopédico, 165
– – – tratamiento quirúrgico, 165
– – – tratamiento quirúrgico,
            indicaciones, 165
– *varus*, 169
Hemivértebra, 185
Hemivertebrectomía, 190
Hombro flotante, 58

I

Inestabilidad protésica, 137
– tobillo, 154
Infección, 12
Infiltraciones anestésico local, 64
– corticoesteroides, 32, 64
– intraósea, 31
– matriz ósea desmineralizada, 33
Ingeniería tisular, 212
Injerto foco, 109
– óseo, 16
Instrumentaciones elongación sin fusión,
      191
Inyección células osteoprogenitoras, 32
– percutánea médula ósea autóloga, 17

J

Juez, 47
Juzgado, personal, 47

L

Lavado articular, 145, 146
Lepra, 42
Lesiones condrales, 147, 148
– ligamentos, 124
– neurológicas, 125
– óseas tumorales, 27
– vasculares, 125
Ligamento cruzado anterior, 130
– – posterior, 130
– lateral interno, 130
Luxaciones cadera, 118
– congénitas cadera, 114
– espontáneas, 42
– traumáticas rodilla, 123
– – – ángulo posterolateral, 130
– – – cirugía inmediata, 128
– – – clasificación, 123
– – – clasificación Kennedy, 123
– – – clasificación Schenck, 123
– – – diagnóstico, 125
– – – etiología, 124
– – – evaluación neurológica, 128
– – – evaluación vascular, 126
– – – fracturas asociadas, 125, 128
– – – lesiones asociadas, 124
– – – lesiones ligamentosas, 128
– – – mecanismos, 124
– – – pauta evaluación, 131
– – – pauta postoperatoria, 130
– – – pronóstico, 130
– – – reducción, 126
– – – resultados, 130
– – – tratamiento, 128
– – – tratamiento conservador, 128
– – – tratamiento quirúrgico, 129
– – – tratamiento urgente, 131

M

Mandamientos, 49
Matriz extracelular, 213
Médula ósea, 213
Meniscectomía, 147
Metástasis óseas, 30
Microfractura , 149
Microorganismos, 140
Miniartrotomía, 156
Moléculas osteoconductivas, 17
Mortalidad, 110

N

Necrosis avascular, 69
– – cabeza M1, 169
– – idiopática escafoide, 71
– carpo, 69
– cefálica avascular no traumática, 118
– cefálicas, 116
Neuroartropatía, 35
– diabética, 40
– patogenia, 35
– tratamiento, 38
Notificaciones, 48

O

Oficios, 49
Ondas choque, 17, 64
Opiáceos potentes, 7
Orden Jurisdiccional Civil, 45
– – Contencioso-Administrativo, 47
– – Penal, 46
– – Social, 47
Ortesis, 64
Osteoma osteoide, 28
Osteosíntesis con placa, 14
– – tornillos, 15
– percutánea, 211
Osteotomías primera cuña, 168
– proximales M1, 167

P

Partes blandas, 165
Patrón séptico, 137
Péptidos señal, 214
Pérdida hueso, 140
Pie tabético, 36
– – artropatía tibiotarsiana, 37
– – forma limitada dedo gordo, 37
Placa bloqueante compresión, 211
Polímeros, 213
Potenciales bioeléctricos hueso, 21
Principio bajo contacto, 211
Procedimientos judiciales, 47
– miniinvasivos, 27
Prótesis cadera, material base, 120
– – medios fijación, 121
– – menores 40 años, 120
– – par fricción, 120

Prótesis cadera, tipos, 120
– disco lumbar, 173
– – – complicaciones, 180
– – – contraindicaciones, 176
– – – indicaciones, 174
– – – posición, 179
– – – posición paciente, 177
– – – postoperatorio inmediato, 179
– – – resultados, 180
– – – tamaño, 179
– – – técnica quirúrgica, 177
– – – vía abordaje, 177
– – – vía retroperitoneal, 177
– híbridas, 121
– tobillo, 153, 158
– – complicaciones intraoperatorias, 159
– – contraindicaciones, *158*
– – indicaciones, *158*
Protrusión acetabular, 119
Providencias judiciales, 48
Puenteo, 211

Q

Quiste óseo simple, 31
– – – observación, 31

R

Radioablación, 31
Radiofrecuencia, 30, 149
– resultados, 30
Radiografía, 82
Radiología simple, 136
Radioterapia, 30
Requerimientos judiciales, 48
Resección cabeza radial, 83
– intralesional, 32
– segmentaria, 191
Resoluciones judiciales, 48
Resonancia magnética, 69, 82, 189, 195
Responsabilidad profesional, 51
Rigidez articular MTF, 169
Rodilla, 36
Rotura meniscal, 147

S

Scheuermann atípico, 197
– típico, 197

Secretario judicial, 47
Sentencias, 48
Seudoartrosis, 11, 24, 157
– animal, 13
– atróficas, 11
– causas, 12
– complicaciones, 23
– escafoides, 69
– fisiopatología, 12
– hipertróficas, 11
– infectada, 12
– modelos experimentales, 13
– tasa consolidación, 22, 24
– tratamiento, 14
– – conservador, 14
– – métodos, 14
– – objetivos, 14
Signos radiográficos, 39
Síndrome túnel radial, 63
Sinovitis vellonodular pigmentaria, 119
Subluxaciones espontáneas, 42
Sucedáneos óseos, 213
Superficies óseas, 138

T

Teoría mecánica, 35
– trófica, 35
Terapia celular, 213
– médica, 29
Tomografía computarizada, 82
– – helicoidal, 189
Trastornos motores, 39
Tratamiento mediante radiofrecuencia, 28
Tuberculosis cadera, 118
Tumores, 118

U

Ultrasonidos, 17

V

Vértebra cuneiforme, 187

Y

Yeso braquiopalmar, 82

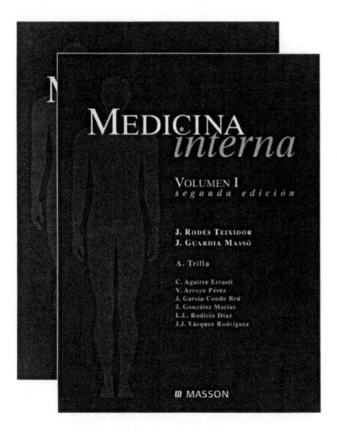

MEDICINA
interna

VOLUMEN I
segunda edición

J. RODÉS TEIXIDOR
J. GUARDIA MASSÓ

A. Trilla

C. Aguirre Errasti
V. Arroyo Pérez
J. García-Conde Bró
J. González Macías
L.I. Rodicio Díaz
J.J. Vázquez Rodríguez

MASSON

LA NUEVA MEDICINA INTERNA DEL SIGLO XXI

→ **Obra** ambiciosa que refleja la realidad científico-asistencial en España y América Latina.

→ **JUAN RODÉS y JAUME GUARDIA** vuelven a dirigir esta **2ª edición** renovada sustancialmente, en la que se han incorporado aquellas novedades de especial relevancia registradas en los últimos años y se han reorganizado y ampliado algunas de las partes para su mejor comprensión.

→ **Colaboran 7 codirectores y 22 coordinadores,** todos ellos **prestigiosos especialistas,** y aglutina la intervención de más de 600 autores mayoritariamente pertenecientes al entorno español y latinoamericano, expertos todos ellos en sus respectivos campos, lo que garantiza la calidad del carácter científico y didáctico de la obra.

→ Los **dos tomos** se estructuran en **28 secciones** constituidas en **479 capítulos,** todo ello en un **atractivo diseño a dos colores** e ilustrado con más de **1.500 tablas y 1.200 figuras.**

Directores:

J. RODÉS TEIXIDOR
Catedrático de Medicina, Facultad de Medicina, Universidad de Barcelona, Director General, Hospital Clínic i Provincial, Barcelona

J. GUARDIA MASSÓ
Catedrático de Medicina, Facultad de Medicina, Universidad Autónoma de Barcelona, Jefe de Servicio de Medicina Interna-Hepatología, Hospital General Vall d'Hebron, Barcelona

VOLUMEN I

I Ética y Medicina
II Manifestaciones Clínicas Generales
III Epidemiología
IV Medicina Preventiva y Salud Pública
V Biología Molecular
VI Genética Clínica
VII Farmacología Clínica
VIII Enfermedades del Sistema Cardiovascular
IX Enfermedades del Sistema Respiratorio
X Enfermedades del Sistema Digestivo y del Páncreas
XI Enfermedades del Hígado y de las Vías Biliares
XII Enfermedades Infecciosas
Índice de materias

VOLUMEN II

XIII Enfermedades del Sistema Nervioso
XIV Psiquiatría
XV Enfermedades del Riñón
XVI Enfermedades del Aparato Urinario y Reproductor Masculino
XVII Enfermedades del Sistema Endocrino
XVIII Enfermedades del Metabolismo y la Nutrición
XIX Enfermedades del Sistema Hemopoyético
XX Oncología
XXI Enfermedades del Aparato Locomotor y Enfermedades Sistémicas
XXII Trastornos del Sistema Inmunitario
XXIII Toxicología Clínica
XXIV Enfermedades por Agentes Físicos
XXV Geriatría
XXVI Economía de la Salud
XXVII Sistema de Información y Medicina
XXVIII Pruebas de Laboratorio
Índice de materias

Lightning Source UK Ltd.
Milton Keynes UK
UKOW022143040613

211768UK00006B/767/P